普通高等学校药学类一流本科专业建设教材

 化学工业出版社"十四五"普通高等教育本科规划教材

药学分子生物学

余 蓉 主编

罗学刚 吕正兵 副主编

化学工业出版社

·北京·

内 容 简 介

《药学分子生物学》全书共有十章内容，其中：第一章基因与基因组，主要介绍不同生物系统（原核生物、真核生物、病毒）遗传信息的存在和组织形式；第二章遗传信息的传递、维持与稳定，主要介绍原核生物与真核生物 DNA 复制和损伤修复系统；第三章～第五章围绕中心法则，介绍遗传信息的表达和调控机制，分别为转录与转录后加工（第三章）、蛋白质合成与合成后加工（第四章）和基因表达调控（第五章）；第六章主要介绍表观遗传的分子基础；第七章主要介绍信号转导的分子基础；第八章主要介绍分子生物学研究方法与技术，涉及目的基因制备技术、核酸序列测定技术、分子杂交技术、基因敲除（基因重组）技术、基因编辑技术、RNA 干扰技术、生物大分子相互作用分析技术和生物信息学技术等；第九章组学研究主要介绍基因组学、转录组学和蛋白质组学；第十章主要介绍精准医疗的分子生物学基础。在各章编写过程中，注重阐述分子生物学的基础知识，强化分子生物学与疾病、药物机制及药物研发方面的有机融合，特别是"知识链接"模块的引入，使得全书内容更加饱满。此外，每章后附有本章小结，以"思维导图"的创新形式总结每章重点内容，便于学生学习与理解。

《药学分子生物学》不仅适用于我国高等院校药学、制药工程、生物制药等专业本科生、研究生教学，也可供从事分子生物学研究、新药研究、疾病机制研究领域的从业人员参考与学习。

图书在版编目（CIP）数据

药学分子生物学/余蓉主编；罗学刚，吕正兵副主编． —北京：化学工业出版社，2022.10
普通高等学校药学类一流本科专业建设教材　化学工业出版社"十四五"普通高等教育本科规划教材
ISBN 978-7-122-42001-5

Ⅰ.①药…　Ⅱ.①余…　②罗…　③吕…　Ⅲ.①药物学-分子生物学-高等学校-教材　Ⅳ.①R915

中国版本图书馆 CIP 数据核字（2022）第 147066 号

责任编辑：褚红喜　宋林青　　　　　　　　文字编辑：王聪聪　朱　允
责任校对：边　涛　　　　　　　　　　　　装帧设计：关　飞

出版发行：化学工业出版社（北京市东城区青年湖南街 13 号　邮政编码 100011）
印　　装：大厂聚鑫印刷有限责任公司
880mm×1230mm　1/16　印张 19¾　字数 636 千字　2023 年 3 月北京第 1 版第 1 次印刷

购书咨询：010-64518888　　　　　　　　售后服务：010-64518899
网　　址：http://www.cip.com.cn
凡购买本书，如有缺损质量问题，本社销售中心负责调换。

定　　价：59.80 元

《药学分子生物学》编写组

主　编　余　蓉

副主编　罗学刚　吕正兵

编　者　（按姓氏笔画排序）

吕正兵（浙江理工大学）　　　　　刘　亭（贵州大学）

刘振兴（天津科技大学）　　　　　李晓红（四川大学华西药学院）

余　蓉（四川大学华西药学院）　　张　纯（四川大学华西药学院）

罗学刚（天津科技大学）　　　　　周　飒（天津科技大学）

章　良（苏州大学）　　　　　　　蒋　雪（重庆医科大学）

前　言

　　分子生物学由生物化学、生物物理学、遗传学等多学科相互交叉融合而产生并发展起来，是通过对核酸、蛋白质等生物大分子的结构、功能及其相互作用的研究来阐明生命现象分子基础的科学。

　　分子生物学的出现和发展，推动生命科学全方位进入到分子水平，也促使药学研究出现了新的研究模式和研究方法。目前，分子生物学的理论和技术已渗透到药效学、药代动力学、毒理学、药物制剂学、临床（体内）药物分析等药学各个领域中，在新药研发、药物作用机制研究及合理用药指导等方面都发挥着越来越重要的作用。药学分子生物学的概念也因此而诞生，并日益受到人们的重视。

　　目前，适用于生命科学专业、侧重于分子生物学理论知识及相关技术介绍的分子生物学教材较多，供医学专业使用的医学分子生物学教材也不少，但面向药学类专业的药学分子生物学教材则相对匮乏。力求为药学及相关专业学生打造一本具有先进性和实用性、准确性和生动性、科学性和探索性，符合精准医疗及大健康时代背景下创新型药学人才培养需求的《药学分子生物学》教材，结合多年的教学经验，我们广泛参考了国内外同行教材版本，同时兼顾同学科其他教材的统一和协调性，并考虑使用本教材的教师和学生人群特点，采用了适合大多数院校老师授课习惯的章节编排布局和顺序，并重点突出创新药学人才培养的特点，加强药物和疾病实例解析，将分子生物学机理与病理和药理机制深度融合，使得分子生物学理论为药学服务、疾病和药物实例为分子生物学理论知识提供应用场景，彼此相辅相成、相得益彰，以期可使学生建立完整的面向药物研发与精准应用的分子生物学理论知识系统，通过接触学科前沿，训练学生开展分子生物学相关研究的方法和思维，培养药学创新能力。

　　为了提升教材的前瞻性、启迪性、生动性，我们将重要的科学故事、最新学术进展等以知识链接的方式接入教材编写内容，以缩小教材与研究前沿、学术动态、实际案例之间的差距，并启发学生的创新思维、引导学生树立投身于生物医药与人类健康事业中的远大理想及社会责任感。同时，为了契合创新型药学人才的新时代需求，训练学生的创新思维和创新能力，章节结束时提出非标准答案分析思考题，引导学生将知识转化为分析问题、解决问题的创新能力。

　　在编写内容上，我们以遗传信息的存在形式、维持、传递和表达为主线，着重构建独立的原核生物、真核生物、病毒等知识系统，为药物机制提供直接的契合点。全书共十章，其中：第一章基因与基因组，介绍不同生物系统（原核生物、真核生物、病毒）遗传信息的存在和组织形式；第二章遗传信息的传递、维持与稳定，着重介绍原核生物与真核生物 DNA 复制和损伤修复系统；第三章～第五章介绍遗传信息的表达和调控机制，包括转录与转录后加工（第三章）、蛋白质合成与合成后加工（第四章）、基因表达调控（第五章）；第六章介绍表观遗传的分子基础；第七章介绍信号转导的分子基础；第八章介绍分子生物学研究方法与技术，包括目的基因制备技术、核酸序列测定、分子杂交技术、基因敲除技术（同源重组）、基因编辑技术、RNA 干扰技术、生物大分子相互作用分析技术和生物信息学技术等；第九章介绍组学研究，包括基因组学、转录组学和蛋白质组学；第十章介绍精准医疗的分子生物学基础。各章节均力求在阐释分子生物学知识的同时，强化与疾病、药物机制及药物研发方面的融合。此外，每章设有本章节学习目标、知识链接以及本章小结、思考题等，部分章节后还有拓展学习，方便广大师生结合不同形式与素材，多层次地掌握重点知识体系。本书不仅适用于我国高等院校药学、制药工程及相关专业的本科、研究生教学，也可用于医药领域从业人员的学习与参考。

　　本书由长期在一线从事分子生物学、生物制药工艺学、分子药理学等教学与科研的老师编写，采用集体讨论、分别执笔的方式，由主编负责全书的统筹规划。2019 年四川大学华西药学院获批国家级药学一流本科专业建设点，本教材的出版得到了四川大学华西药学院的立项支持和化学工业出版社优秀教材发展基金项目的支持，在此，一并表示感谢。由于分子生物学发展十分迅速，研究进展迭代快，又鉴于编者水平有限，疏漏之处在所难免，欢迎广大读者批评指正。

编者

2022 年 2 月

目 录

第三章　转录与转录后加工 / 52

第四章　蛋白质合成与合成后加工 / 75

第五章　基因表达调控 / 130

第六章　表观遗传的分子基础 / 162

第七章　信号转导的分子基础 / 184

第八章　分子生物学研究方法与技术 / 208

第十章　精准医疗的分子生物学基础 / 276

绪　论

　　生命科学是研究生命现象和生命活动规律的一门综合性学科。生命科学的研究内容包括生命物质的结构与功能、生物与生物之间及生物与环境之间的相互关系。分子生物学、分子遗传学、细胞生物学、发育生物学和神经生物学是生命科学的前沿领域，其中分子遗传学是生命科学的重要支撑，而分子生物学是生命科学的核心前沿，是现代生命科学的"共同语言"。分子生物学是在分子水平上研究生命现象和本质的科学，它在现代药学研究领域中的作用日益显著。随着科技的发展，药学研究已从传统的化学模式转变为化学和生物学相融合的综合模式，分子生物学的新理论和新技术在新药发现与设计、药物靶标以及药物作用机制等研究中发挥着越来越重要的作用。

一、分子生物学的概念

　　分子生物学（molecular biology）是从分子水平研究生命现象的科学，其核心是通过研究生物的物质基础——核酸、蛋白质、酶等生物大分子的结构、功能及其相互作用等运动规律来阐明生命分子基础，探讨生命的奥秘。

　　分子生物学是由生物化学、生物物理学、遗传学、微生物学、细胞学以及信息科学等多学科相互交叉、渗透、融合而产生并发展起来的。分子生物学的发展对其他生物学科的发展也产生了重大影响，现代生物学的其他学科也发展到了分子水平，学科之间的相互交叉和渗透越来越广泛。以生物大分子为研究对象的分子生物学已成为现代生物学领域里最具活力的学科之一。目前分子生物学的新理论、新技术已渗透到药学研究的各领域，因而药学分子生物学的概念也应运而生。药学分子生物学是将分子生物学的理论、技术等应用于药学学科所涉及的药物学、药理学、毒理学、药代动力学、临床药学、药物分析、药物制剂、生物制药等各领域中。

二、分子生物学主要研究内容

　　分子生物学以核酸和蛋白质等生物大分子的结构及其在遗传信息和细胞信息传递中的作用为研究对象，探究核酸、蛋白质等生物大分子的形态、结构特征及其重要性、规律性等。尽管分子生物学涉猎的范围十分广泛，研究内容也包罗万象，但是按照狭义分子生物学的定义，分子生物学的主要研究内容为：基因及基因组结构分子生物学，基因表达与调控机制，基因组、功能基因组等组学以及分子生物学技术等。分子生物学的发展为人类认识生命现象带来了前所未有的契机，也为人类利用和改造生物开辟了极为广阔的前景。生命科学的发展过程见图 0-1。

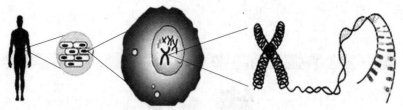

图 0-1　生命科学的发展过程（整体水平→细胞水平→分子水平）

三、分子生物学发展历程与展望

生物学最早从人们研究动物和植物的形态、解剖和分类开始，随后又发展了细胞学、遗传学、微生物学、生理学、生物化学，从而进入细胞水平的研究，而自 20 世纪中叶以来，生物学以生物大分子为研究目标，分子生物学开始形成了独立的学科。尤其是 20 世纪 50 年代，Watson 和 Crick 提出的 DNA 双螺旋结构，标志着现代分子生物学的兴起，为揭开人类生命现象的本质、探究疾病现象、研制靶向药物、实现精准医疗奠定了基础。

分子生物学发展历程大致如下：

1944 年，Oswald T. Avery 等进行了肺炎双球菌转化实验，证明了遗传物质是 DNA。

1953 年，Watson 和 Crick 阐明了 DNA 的二级结构——双螺旋结构。

1957 年，Crick 提出了遗传信息传递的"中心法则"。

1958 年，Meselson 和 Stahl 用实验证实了 DNA 半保留复制模型。

1961 年，Jacob 和 Monod 共同提出了操纵子的概念。

1967 年，在大肠埃希菌（俗称大肠杆菌）中发现了 DNA 连接酶。

1969 年，Pardue 和 John 等用放射性标记 DNA 或 28S rRNA 发明了原位杂交技术（ISH）。

1969 年，完成了全部 64 种遗传密码的破译。

1970 年，R. Yuan 和 H. O. Smith 分离到第一种限制性核酸内切酶。

1973 年，Boyer 和 Cohen 建立了 DNA 重组技术，标志着基因工程的诞生，分子生物学开启新纪元。

1975 年，Milstein 和 Köhler 创建了杂交瘤技术。

1975 年，Sanger 和 Coulson 创立了测序的加减法，又于 1977 年，引入双脱氧核苷酸，创立了双脱氧末端终止法测序技术。

1981 年，T. Cech 发现核酶（ribozyme），打破了酶的化学本质都是酶的传统观念。

1982 年，世界上第一个基因工程产品重组胰岛素上市。

1985 年，Mullis 等建立聚合酶链式反应（PCR）技术。

1986 年，美国微生物学和分子生物学家、诺贝尔奖获得者 H. Dulbecco 在 *Science* 杂志上率先提出"人类基因组计划"（简称 HGP）。

1989 年，Delong 首次使用荧光标记寡核苷酸探针建立了荧光原位杂交技术。

1990 年，人类基因组计划启动，借助先进的 DNA 测序技术和相关基因分析，探明人类基因组全部核苷酸的序列。

1991 年，Fodor 等提出了 DNA 芯片的概念。

1995 年，英国 *Nature* 杂志发表了人类全基因组物理图。

1996 年，英国爱丁堡罗斯林研究所培养出第一只克隆羊多莉。

1998 年，Fire 等发现 RNA（siRNA 和 miRNA）干扰现象。

1999 年，中国正式加入人类基因组计划，负责测定人类基因组计划的 1%。

2000 年，第一个人类基因组工作草图公布。

2003 年，人类基因组序列图绘制成功。后基因组（post-genomics）开启，各种组学（转录组学、蛋白质组学和代谢组学等）以及与之相关的药物组学诞生并逐步发展。

20 世纪 70 年代以基因工程技术的出现作为新的里程碑，标志着人类深入认识生命本质并能动改造生命的新时期开始。其间的重大成就包括：重组 DNA 技术的建立和发展；基因组研究的发展；单克隆抗体及基因工程抗体的建立和发展；基因表达调控机制、细胞信号转导机制研究的发展。而后基因组时代研究由结构基因组学研究向功能基因组学转变，结构生物学和功能生物学的发展促进了蛋白质结构与功能的研究，目前除了继续研究蛋白质翻译、加工作用机制之外，对蛋白质降解机制的研究也备受瞩目。CRISPR/Cas9 等基因编辑技术，也为基因功能研究、疾病模型的建立、发病机制研究以及细胞治疗提供了有力手段。因此，当今生命科学研究的特点是对分子、细胞、组织、器官乃至整体水平的多层次系统综合研究。分子生物学作为各层次的基础，其发展也有赖于其他层次、其他学科的协调发展和相互促进。

四、分子生物学与生物医药

分子生物学的快速发展使得医药研究进入分子水平，如在分子水平上阐明人体发育、分化和衰老的分子生物学基础，细胞增殖调控的分子基础，人体三大功能调控系统（神经、内分泌和免疫）的分子生物学基础，基因结构异常或调控异常与疾病发生、发展之间的关系等；同时，应用分子生物学理论和技术体系可开展疾病的基因诊断、基因治疗以及医疗卫生防疫。

现代药学是以化学和生命科学为基础的应用型学科，而分子生物学作为生命科学领域发展最快的学科之一，其理论和实验技术已经渗透到药品研发与生产的各个领域中。

（一）疾病机制研究

现代医药科学与分子生物学是密不可分的。在疾病研究中，分子生物学的原理和技术可用于人体的发育、分化与衰老，细胞增殖调控，神经、内分泌和免疫调控等机制方面的研究。基因结构与功能的改变、基因表达调控异常、病原体的基因结构与功能都与疾病的发生和发展有关。对疾病相关基因的研究，不仅可以从分子水平阐明疾病发生、发展的机制，而且能为基因诊断和基因治疗奠定基础。

（二）基因诊断和基因治疗

分子生物学技术在基因诊断和基因治疗等医学领域发挥了重要作用。

基因诊断是通过基因检测寻找内源基因异常变化以及发现与鉴定病原性外源基因的存在，如 PCR 技术、分子杂交技术、基因芯片技术等已经在临床疾病检测中广泛应用。基因诊断在肿瘤基因的检测、遗传性疾病的检测、感染性疾病的检测等多个方面，正发挥并将继续发挥其独特的优势。

基因治疗是指将正常的外源基因导入生物体的靶细胞内，以弥补或纠正基因缺陷或异常表达，从而达到治疗目的。例如，通过特定的分子生物学技术关闭或降低异常表达的基因，或者将正常的外源基因导入体内特定的靶细胞以弥补缺陷基因，或将某种特定基因导入体细胞表达以产生特定的蛋白因子等。

（三）药物靶标研究

在现代药物开发过程中，发现和选择合适的药物靶标是药物研发的第一步，也是药物筛选及药物定向制备的关键因素之一。药物靶标是指生物体内的一类大分子及其特定结构位点，具有重要的生理功能。药物分子与药物靶标结合可产生一定的药理效应。因此，靶标确证是药物发现的关键。目前已知的药物作用靶标约有 500 个，而根据人类基因组研究结果预测，细胞内药物分子能作用的靶标至少有 5000～10000 个。目前已知的药物作用靶标主要是蛋白质，故药物与靶蛋白的相互作用是很多药物发挥生物学功能的基础。分子生物学技术能确定并克隆许多调节蛋白的编码基因，阐明调节蛋白在疾病状态下的变化，从而解释信号转导异常，为靶标确证提供基础理论与技术支撑。蛋白质组学就是利用能够与靶蛋白发生特异性相互作用的药物分子来分析、筛选，在分子水平上系统揭示特定蛋白质的功能以及蛋白质与药物分子的相互作用，从而准确找到药物作用靶标。分子生物学以及生物技术的发展，特别是药物基因组学、蛋白质组学、代谢组学等各种组学以及基因芯片、蛋白质芯片等多种生物芯片的发展，在药物作用靶标的发现、确认和药物多靶标研究等方面都将起到越来越重要的作用，并将大大提高药物发现的效率。

（四）生物技术药物

分子生物学对药学的推动作用是非常显著的，尤其是生物药学模式的形成与发展已渗透到药学各个领域。生物技术药物也称基因工程药物，是以基因组学研究中发现的功能性基因或基因产物为起始材料，通过生物学、分子生物学或生物化学、生物工程等相应技术制成的，并以相应分析技术控制中间产物和成品质量的生物活性产品，临床上可用于某些疾病的诊断和治疗。基因工程药物类型广泛，包括重组蛋白质药物、人源化单克隆抗体、基因治疗药物、重组蛋白质疫苗、核酸类药物等多种类型。应用基因工程技术可以制取自然界非常稀少、难以获得的蛋白质与核酸，与药物分子结构改造相结合，使之有成为新药的可能，也可利用转基因动物或转基因植物生产药物。到目前为止，已经采用 DNA 重组技术生产出了多种药物，并广泛应用于临床治疗。例如，利用基因工程生产的多肽类药物，如人胰岛素、人生长激素、干扰素、促红细胞生成素、孕激素、白细胞介素-6（IL-6）、集落刺激因子、免疫球蛋白、B 细胞生长因子等；利用基因工程技术制取的酶制剂，如尿激酶、链激酶；利用微生物特定性状产生的目标物质，如抗生素等；利用重组 DNA 技术和转基因技术改造病原体或有关蛋白质成分而研制出的各种基因工程疫苗。另外，DNA 序列分析技术、DNA 指纹图谱技术、高特异性 PCR 技术、等位基因特异 PCR 技术以及生物芯片技术等分子生物学技术为药物的质量控制提供了技术手段，分子生物学也在个体化精准医疗中发挥着重要作用。

分子生物学的发展和研究结果有助于解决医药科学中许多重大的前沿课题，如：基因结构与功能的关系，蛋白质结构与功能的关系，基因表达调控机制及其分子基础，疾病发生发展及其机制的分子基础，器官移植，再生医学，新药研发，新型诊断试剂等。

参考文献

［1］ Weaver R F. Molecular Biology ［M］. 5th ed. New York：McGraw-Hill Higher Education，2012.

［2］ Watson J D. Molecular Biology of the Gene. 7th ed. New York：Cold Spring Harbor Laboratory press，2013.

［3］ 胡维新. 医学分子生物学 ［M］. 2 版. 北京：科学出版社，2014.

［4］ 张景海. 药学分子生物学 ［M］. 5 版. 北京：人民卫生出版社，2016.

（余蓉）

第一章
基因与基因组

学习目标

1. 掌握　基因与基因组的概念；操纵子概念；转录因子的概念。
2. 熟悉　原核基因和真核基因的结构；真核生物基因组的特征；管家基因、增强子及沉默子的概念；染色质的化学组成。
3. 了解　病毒基因组和原核生物基因组的特点、染色体的结构特征。

细胞内蕴藏着整套的遗传信息，它决定了生物个体的遗传和表型。人类基因组有 2 万～2.5 万个基因。这些基因首先转录形成 RNA，再经过翻译形成具有各种功能的多肽或者蛋白质。

第一节　基　因

一、基因的概念

生物性状的遗传规律早在 19 世纪 60 年代已经被奥地利遗传学家格雷戈尔·孟德尔（Gregor Johann Mendel）所认识。1909 年，丹麦生物学家约翰逊（Wilhelm Ludwig Johannsen）根据希腊文"给予生命"之义，创造了**基因**（gene）一词，代替了孟德尔提出的"遗传因子"一词，但是基因的本质和机制在 20 世纪后半叶的分子生物学时代才真正得以认识。

现代分子生物学中基因的概念为：能够表达蛋白质或 RNA 等具有特定功能产物的遗传信息的基本单位，是染色体或基因组的一段 DNA 序列；但对以 RNA 作为遗传信息载体的 RNA 病毒而言则是一段 RNA 序列。

二、基因的命名与表示方法

基因的命名遵循一定规则。给细菌基因命名时，前面用小写的三个字母缩写表示该基因编码产物参与的生物学过程，后面紧跟着一个大写字母来和其他参与该生物学过程的基因作区分。此外，后面还可加数字来表示突变位点。所有的字母和数字均以斜体表示。例如，*leuA* 表示参与亮氨酸生物合成途径的基因之一，而 *leuA273* 表示该基因第 273 位碱基突变后的基因型。相应地，细菌蛋白质缩写与基因缩写相似，只是蛋白质缩写不用斜体，且第一个字母要大写。例如，$rpoB$ 基因编码 RNA 聚合酶 β 亚基，对应的蛋白质缩写为 RpoB。给脊椎动物基因命名时，不同种属基因名称保持与人类同源基因相同，通常将基因名称简写为 3～8 个字母，蛋白质名称与之相同，但两者在不同物种中的表示方式略有差异。人类基因缩写和蛋白质缩写均要求大写，并且人类基因缩写要以斜体表示；小鼠和大鼠基因缩写要求斜体且首字母大写，蛋白质缩写只要求大写。例如，以 "sonic hedgehog" 基因为例：人类基因缩写为 SHH，蛋白质缩写为 SHH；小鼠和大鼠基因缩写为 Shh，蛋白质缩写为 SHH。

三、基因的功能与分类

DNA 是基因的物质基础，所以基因的功能实际上是 DNA 的功能。基因的功能包括：①利用 4 种碱基的不同排列荷载遗传信息。②通过复制将遗传信息稳定、忠实地遗传给子代细胞；同时为了适应环境变化，生物体的遗传性和变异性同时存在。其中变异性即基因突变，也是普遍存在的现象。③作为基因表达的模板，表达为 RNA 和/或蛋白质产物。

根据基因的功能可分为：①**结构基因**（structural gene），表达产物为蛋白质但不参与调节其他基因表达；②**调节基因**（regulatory gene），表达产物为蛋白质且参与调节其他基因表达，③**RNA 基因**（RNA gene），表达产物为非编码 RNA（ncRNA）如 tRNA、rRNA、lncRNA 和 miRNA 等；④**假基因**（pseudogene），与正常基因序列非常相似但已失活，不能表达功能产物（蛋白质或 RNA）。

四、基因的结构

对一个基因的完整描述不仅应包括它的被转录区，同时也应包括它的调控区。因此，广义上讲，基因的序列包括两部分：一是通常所说的基因自身的序列，即从转录起始位点开始到转录终止位点结束的作为转录模板的被转录区域；二是其调控区序列，如启动子、增强子等。一般来讲，调控区序列位于基因转录起始位点的上游。

（一）原核生物基因的结构

原核生物中，绝大多数基因按功能相关性成簇地串联排列于染色体上，共同组成一个转录单位——**操纵子**（operon）。操纵子也是原核生物基因表达的协调控制单位，其被转录区包括功能上相关的几个结构基因前后相连成串，位于上游的调控区序列（包括启动序列、操纵元件以及其他调节序列）同时调控下游的多个结构基因的表达。图 1-1 是原核生物操纵子的典型结构。

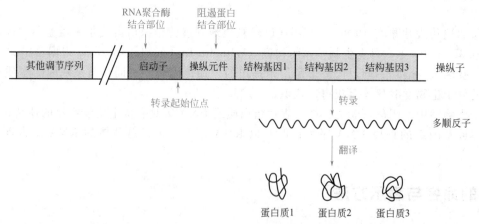

图 1-1　操纵子的典型结构及其表达调控（双斜线表示其他调节序列在不同操纵子中的位置不同）

1. 启动子

启动子（promoter，又称启动序列）具有方向性，一般位于结构基因转录起始位点的上游。不同基因间的启动子存在一定保守性。启动子的序列本身一般不在 RNA 产物中出现，仅提供转录起始信号。大肠杆菌启动子的长度为 40 bp～60 bp，至少包括三个功能区：一是转录起始位点，即+1 位碱基；二是位于－10 bp 区的 RNA 聚合酶核心酶结合部位，有着 TATAAT 的共有序列，亦称为 **Pribnow 盒**（Pribnow box）；三是位于－35 bp 区的 RNA 聚合酶 σ 亚基识别部位，共有序列是 TTGACA。尽管存在着上述共有序列，但原核生物的启动子间可存在较大差异。启动子的序列越接近共有序列，起始转录的作用越强，称为强启动子；反之为弱启动子。例如，λ 噬菌体的 *PL*、*PR* 以及 T7 位菌体的 P_{T7} 是强启动子，而乳糖操纵子的 P_{LAC} 是弱启动子。

2. 终止子

终止子（terminator）出现在操纵子中成簇串联排列的最后一个结构基因中。在依赖 ρ 因子的转录终止中，终止子是位于结构基因下游近 3′ 端的一段富含 CA 的序列，该序列通过招募 ρ 因子来终止转录；在不依赖 ρ 因子的转录终止中，终止子包含一段富含 GC 的回文序列和一段富 U 区，其中前者对应转录出具有发夹结构的 RNA 区段，后者使 RNA 与模板链的结合不稳定，进而终止转录。

3. 操纵元件

操纵元件（operator）是一些启动序列邻近部位的一小段特定序列，可被具有抑制转录作用的阻遏蛋白识别并结合，通常与启动序列有部分重叠。

4. 其他调节序列

除了启动子、终止子和操纵元件，操纵子还含有其他调节序列。例如，位于启动序列上游的编码阻遏蛋白的调节基因，产生的阻遏蛋白将结合操纵元件来阻止转录（图 1-1）。另外，在前文已述及的原核基因的弱启动子附近常有一些特殊的 DNA 序列，某些具有转录激活作用的正调控蛋白可以识别并结合这种 DNA 序列，加快转录的启动。

（二）真核生物基因的结构

与原核生物相比较，真核生物编码蛋白质的基因最突出的特点是其不连续性，称为**断裂基因**（split gene）。如图 1-2 所示，如果将成熟的 mRNA 分子序列与其基因编码序列比较，可以发现并不是全部的基因序列都保留在成熟的 mRNA 分子中，有一些区段被剪接去除了。在基因序列中，与成熟 mRNA 分子相对应的序列称为**外显子**（exon），即真核生物断裂基因中被转录的、在转录后加工剪接时被保留并最终呈现于成熟 RNA 中的 DNA 片段。**内含子**（intron）是位于外显子之间、与 mRNA 剪接过程中删除部分相对应的序列，即真核生物断裂基因中被转录的但在转录后加工剪接时被除去的 DNA 片段。外显子与内含子相间排列，共同组成真核生物基因的被转录区。每个基因的内含子的数目比外显子要少 1 个。内含子和外显子同时出现在最初合成的 mRNA 前体中，在合成后被剪接。例如，全长为 7.5 kb 鸡卵清蛋白基因有 8 个外显子和 7 个内含子，最初合成的 RNA 前体与相应的基因是等长的，内含子序列被切除后的成熟 mRNA 分子的长度仅为 1.8 kb。在不同的基因中，外显子的数量不同，少则数个，多则数十个。外显子的数量是描述基因结构的重要特征之一。

除组蛋白编码基因外，高等真核生物中绝大部分编码蛋白质的基因都有内含子。此外，编码 rRNA 和个别 tRNA 的基因也都有内含子。低等真核生物的内含子分布差别很大，有的酵母基因较少有内含子，有的则较常见。原核生物的结构基因基本没有内含子。病毒的基因常与宿主基因的结构特征相似：感染细菌的病毒（噬菌体）的基因与细菌基因的结构特征相似，基因是连续的；而感染真核细胞的病毒的基因具有某些真核生物基因结构特征，少量的基因也由于含有内含子而间断。病毒基因由于基因组大小的限制，有的还存在着重叠编码，以便更为有效地利用基因序列。

真核生物基因的调控序列较原核生物更为复杂，迄今了解仍很有限，主要包括启动子、增强子和沉默子等（图 1-2）。

1. 启动子

大部分真核生物基因的启动子位于其基因序列转录起始位点的上游，启动子本身通常不被转录；但有些启动子（如编码 tRNA 基因的启动子）的 DNA 序列位于转录起始位点的下游，这些 DNA 序列可以被转录。

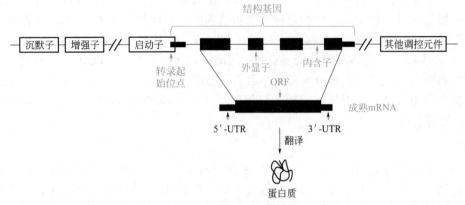

图 1-2 真核生物断裂基因及其表达调控（双斜线表示增强子和其他调控元件的位置不固定）

ORF—可读框；UTR—非编码区

真核生物主要有三类启动子（图 1-3），分别由细胞内三种不同的 RNA 聚合酶识别启动。

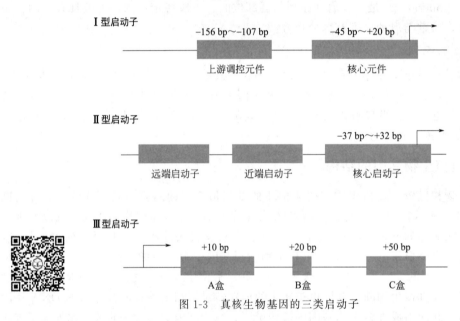

图 1-3 真核生物基因的三类启动子

① Ⅰ型启动子：由 RNA 聚合酶Ⅰ识别。Ⅰ型启动子富含 GC 碱基对，包括核心元件（core element）和上游调控元件（upstream control element，UCE）两部分，其中前者位于 −45 bp～+20 bp，转录起始的效率很低；后者位于 −156 bp～−107 bp，用于增强转录的起始。两个元件之间的距离非常重要，距离过远或过近都会降低转录起始效率。具有Ⅰ型启动子的基因主要是编码 rRNA 的基因。

② Ⅱ型启动子：由 RNA 聚合酶Ⅱ识别。Ⅱ型启动子通常是由核心启动子、近端启动子和远端启动子组成。核心启动子常见有 TFⅡB 识别组件、TATA 盒、起始序列/起始子和下游启动子等保守性序列组件。其中 TATA 盒位于转录起始位点上游 −25 bp 处，其核心序列是 TATA（A/T）A（A/T），决定着 RNA 合成的起始位点。但有些基因并不含有 TATA 盒，如**管家基因**（house-keeping gene）和**同源盒基因**（homeobox gene，一类与发育相关的基因）。具有Ⅱ型启动子的基因主要是编码蛋白质（mRNA）的基因和一些小 RNA 基因。

③ Ⅲ型启动子：由 RNA 聚合酶Ⅲ识别。Ⅲ型启动子的位置较独特，如 tRNA 基因的启动子，包括 A 盒、B 盒和 C 盒三部分，位于 +10 bp～+20 bp 和 +50 bp～+60 bp 两个区域。Ⅲ型启动子基因主要编码 5S rRNA、tRNA、U6 snRNA 等 RNA 分子。

2. 增强子

增强子（enhancer）是可以增强真核生物基因启动子转录的特异 DNA 序列，是真核生物基因中最重要的调控序列，决定着每一个基因在细胞内的表达水平。增强子位置灵活，可位于启动子的任何方向和任何位置，大部分位于上游，有的位于下游，距离所调控基因近者达几十个碱基对，远者则可达几千个碱基对。不同的增强子序列结合不同的调节蛋白。

3. 沉默子

沉默子（silencer）是对基因转录起阻遏作用的特异 DNA 序列，属于负性调控元件。当一些调节蛋白结合到沉默子时，能够抑制基因的转录。

4. 其他调控元件

其他调控元件有**绝缘子**（insulator）、位点控制区（locus control region，LCR）、核基质附着区（matrix attachment region，MAR）等。

绝缘子也称为边界元件（boundary element），位于基因或基因位点的两侧，它通过结合蛋白质阻断增强子对基因的激活作用，而且只对处于其边界另一侧的增强子有抑制作用。当绝缘子置于增强子和启动子之间时，绝缘子将抑制增强子对基因的激活作用；绝缘子并不抑制位于启动子下游的另一个增强子对同一基因的激活作用；同样也不能抑制增强子对另一基因的激活作用。

位点控制区（LCR）是真核细胞中能够远程调控相关基因表达的 DNA 序列，具有组织特异性和拷贝数依赖性。LCR 是由多序列元件组成，某些元件具有启动子、增强子、绝缘子等特点。LCR 很可能通过染色质重塑，控制大量调节蛋白的结合而调控基因的表达。

核基质附着区（MAR）是存在于真核细胞染色质中的一段与核基质或核骨架特异结合的 DNA 序列，富含碱基 A 和 T。MAR 能使染色质形成独立的环状结构，通过调节蛋白将启动子和增强子等锚定在核基质上，调节基因的表达，而且通过 MAR 形成的环状结构使得此功能区域具有位置独立效应，能独立进行表达。此外，MAR 还具有调节染色质的构象、参与 DNA 复制等功能。

五、基因的突变与疾病

基因是遗传信息的基本单位，主要通过转录和翻译来表达所携带的遗传信息，从而控制生物个体的性状表现。现代医学研究证明，除意外创伤性损伤外，人类所有的疾病都与基因有直接或间接的关系。按照参与疾病发生过程的基因的性质和来源，可将人类疾病分为三大类：**单基因病**（monogenic disease）、**多基因病**（polygenic disease）和**获得性基因病**（acquired genetic disease）。单基因病由单个基因的异常所引起，如地中海贫血、血友病、苯丙酮尿症、白化病等。多基因病由数目不等、作用不同的若干种基因相互协作，同时与环境因子共同作用而引起，如癌症、高血压、冠心病、糖尿病、消化性溃疡、哮喘、精神分裂症等。获得性基因病则是由外源性病原体携带其致病基因或毒力基因侵入机体后，在体内通过其编码产物或影响机体相关基因表达所引起，如艾滋病等。不论何种基因病的发生皆与某种或某些基因的突变相关联。

基因突变是指基因内各种类型的结构改变，包括自发突变和诱发突变。自发突变来自 DNA 复制、基因转录和 DNA 损伤修复等过程中的碱基错配、插入、缺失和重复等，发生频率很低（$10^{-10} \sim 10^{-9}$），是引起人类单基因遗传病的重要病因性突变。诱发突变由诱变剂所引起，诱变剂包括化学性诱变剂、物理性诱变剂和生物性诱变剂。不论何种突变都具有随机性、低频性和可逆性等共同特性。

基因突变产生的生物学效应包括以下情况：①产生疾病表型，引起单基因遗传性疾病；②引起致死突变，如死胎和自然流产；③产生遗传易感性，参与复杂性状疾病（如多基因病）发生过程；④增强某些表型特征，如血红蛋白 S 基因突变杂合子与正常的血红蛋白 A 纯合子相比，具有抗恶性疟疾的能力；⑤造成正常人群的遗传异质性和个体差异，例如不同的血清蛋白谱、ABO 血型、HLA 类型和同工酶谱等，可对输血配型、同种异体器官移植排斥反应以及对病原体的敏感性等表现型产生差异；⑥作为基因多态性的标记，对机体不产生可察觉反应。

由此可见，基因突变在多数情况下对人类健康产生有害效应，但在某些情况下也表现出有利的表型，同时还满足了进化的需求。

一、基因组的概念

基因组（genome）是指细胞或者生物体的一整套完整单倍体遗传物质的总和。1920 年德国科学家汉斯·温克勒（Hans Winkler）首先使用基因组这一概念，用 gene 和 chromosome 两个词组合来描述生物的全部基因和染色体。人类基因组包含了细胞核染色体（常染色体和性染色体）DNA 及线粒体 DNA 所携带的所有遗传物质。不同的生物体基因组的大小和复杂程度各不相同。表 1-1 列出了具有代表性的原核生物和真核生物 DNA 分子的大小。不同生物基因组所携带的遗传信息量有着巨大差别，其结构和组织形式也各有特点。

表 1-1　不同生物体 DNA 的比较

种类		大小/kb	编码蛋白基因数	双螺旋线性长度/m	染色体对数	染色体（拷贝数）	形状
病毒	噬菌体 φX174	5.4	11	0.0000018	—	—	线性单链
原核生物	大肠杆菌	4600	4400	0.00136	1	1	环状
真核生物	酿酒酵母	12100	5800	0.00034	17	1 或 2	线性
	黑腹果蝇	180000	14700	0.014	4	2	线性
	人	3200000	20000	1.2	22+XX/XY	2	线性

二、基因组的特征

（一）基因组的大小与 C 值悖理

生物体的单倍体基因组所含 DNA 总量称为 C 值。每种生物各有其特定的 C 值，不同物种的 C 值之间有很大差别。例如：支原体的 C 值与某些植物或两栖类动物的 C 值可相差 10 万倍。在一些低等生物中，当进化增加了生物体的复杂性时，基因组也相应地增大。如蠕虫的 C 值大于藻类、真菌、细菌和支原体。但是在某些生物中则看不到这种规律。如软骨鱼、硬骨鱼甚至昆虫和软体动物的基因组都大于包括人类在内的哺乳动物的基因组；爬行类和棘皮动物的基因组大小同哺乳动物几乎相等。因此，生物的复杂性与基因组的大小并不完全成比例地增加，这种现象称为 **C 值悖理**（C-value paradox）。

（二）原核生物基因组的结构特征

原核生物的基因组较小，对其结构和功能的认识远较真核生物深入。原核生物基因组 DNA 虽然与蛋白质结合，但并不形成真正的染色体结构，只是习惯上称之为染色体 DNA。原核生物的基因组主要是染色体 DNA，有的还含有质粒等其他携带遗传物质的 DNA。

原核生物基因组的结构具有以下特点：①基因组较小，基因组中很少有重复序列；②编码蛋白的基因多为单拷贝基因，但编码 rRNA 的基因是多拷贝基因；③编码蛋白的基因在基因组中所占的比例约为 50%；④许多编码蛋白的结构基因在基因组中以操纵子为单位排列。

1. 原核生物基因以操纵子方式组构

操纵子是原核生物基因表达的协调控制单位，包括启动子、操纵元件和结构基因等。启动子是基因转录调控中 RNA 聚合酶识别位点及其周围的序列。操纵元件并非结构基因，而是一段能被阻遏蛋白识别和结合的特异 DNA 序列。操纵子结构中，数个功能上有关联的结构基因串联排列，共同构成信息编码区。这些结构基因共用一个启动序列和一个转录终止信号序列，因此转录合成时仅产生一条 mRNA 长链，编码几种不同的蛋白质。这种 mRNA 分子携带了几个多肽链的编码信息，被称为**多顺反子 mRNA**（polycistron mRNA）。

原核生物所完成的生命活动不仅仅是简单的基因组复制，还有复杂的代谢活动，即获得外界环境的营养成分，产生能量并合成自身生长所需的材料（核苷酸、氨基酸等）。原核生物需要根据外界环境的变化，调控自身的酶系统的组成及功能，调整细胞内某些蛋白质的数量，适应环境的变化（如高温、渗透压改变等）。

2. 原核生物中的质粒 DNA

质粒（plasmid）是细菌细胞内一种自我复制的环状双链 DNA 分子，能够稳定地独立存在于宿主染色体外，并传递到子代，不整合到宿主染色体 DNA 上。质粒的分子大小一般为 $10^6 \sim 10^8$ kb，小型质粒的长度一般为 1.5～15 kb。质粒常含有抗生素抗性基因，经过人工改造后的质粒 DNA 是重组 DNA 技术中常用的载体。

质粒只有在宿主细胞内才能完成自己的复制，一旦离开宿主就无法复制和扩增。但质粒对宿主细胞的生存不是必需的，宿主细胞离开了质粒依旧能够存活。尽管质粒不是细菌生长、繁殖所必需的物质，但它所携带的遗传信息能赋予细菌特定的遗传性状，如耐药性质粒带有耐药基因，可以使宿主细菌获得耐受相应抗生素的能力；一些人类致病菌的毒力基因亦存在于质粒中，如炭疽杆菌中编码炭疽毒素的基因。

（三）真核生物基因组的结构特征

真核生物的基因组比较庞大，并且不同生物种间差异很大。真核生物基因组具有以下特点：①真核生物基因结构庞大，如人的基因组大小及所含基因数远远超过大肠杆菌基因组；②真核基因转录产物为单顺反子，即一个编码基因转录生成一个 mRNA 分子，经翻译生成一条多肽链；③真核基因组含有大量的重复序列，重复序列或集中成簇，或散在分布于基因间；④真核基因中不被转录的区域远远超过被转录的区域。基因两侧的不被转录的序列往往是基因表达的调控区。在基因内部有内含子、外显子之分，因此真核基因是不连续的。

1. 人类基因组 DNA 的组成

人类基因组 DNA 主要是指核基因组 DNA，广义讲也包括线粒体基因组 DNA（图 1-4）。

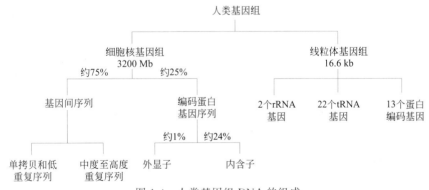

图 1-4　人类基因组 DNA 的组成

2. 人类基因组中存在大量重复序列

人类基因组中存在着大量**重复序列**（repetitive sequence），约占人基因组的 50%，其中 60%～80% 是中度、高度重复序列。

按照 DNA 序列复性的动力学性质不同，可将重复序列分为四种。①**高度重复序列**（highly repetitive sequence）：有数千到几百万个拷贝，重复单位长 6 bp～200 bp，复性速度快。②**中度重复序列**（moderately repetitive sequence）：拷贝数十到几千个，重复单位平均长约 300 bp，复性速度中等。③**低度重复序列**（lowly repetitive sequence）：拷贝数 2～10 个，复性速度慢。④**单拷贝序列**（single copy sequence）或**单**

一序列（unique sequence）：基因组中只有 1 个拷贝，复性速度慢。需要注意的是，多数基因如编码蛋白基因、RNA 基因等为单拷贝序列，但非基因序列也有单一序列，而有些基因也有多个拷贝数，如人 rRNA 基因就是以长约 44 kb 的串联重复单元存在于多处染色体，每处 150～200 个拷贝。

按照重复序列的分布方式，重复序列分为串联重复序列和散在重复序列。

（1）串联重复序列（tandem repeated sequence）

串联重复序列约占人基因组的 8%。它分为以下三种。①**卫星 DNA**（satellite DNA）：属于高度重复序列，重复单位长度不一。总量可占总基因组的 10% 以上，主要分布于染色体着丝粒和异染色质区，一般不被转录，如 α 卫星 DNA。因其碱基组成中 GC 含量少，在氯化铯密度梯度离心后形成的与主体 DNA 不同的"卫星"带而得名。②**小卫星 DNA**（minisatellite DNA）：重复单位长 6 bp～60 bp，串联重复 6～100 次，主要包括高可变小卫星 DNA 和端粒两个家族。小卫星可变的串联重复次数造成许多等位基因，故又称可变数目串联重复（variable number tandem repeat，VNTR），可作为遗传标记。③**微卫星 DNA**（microsatellite DNA）：重复单位长 2 bp～6 bp，串联重复 10～60 次，在法医遗传学和遗传系谱学中常被称为短串联重复（short tandem repeat，STR）。它大多由复制滑动而产生，在整个基因组中分布广且密度高，其多态性可作为遗传标记，在遗传图和物理图的研究中是非常有用的工具。

（2）散在重复序列（interspersed repeated sequence）

散在重复序列约占人基因组的 45%，也称散在核元件（interspersed nuclear element），主要是可移动位置的转座元件（transposable element），主要有以下几种。①**短散在重复序列**（short interspersed repeated sequence）：或称短散在核元件（short interspersed nuclear element，SINE），约占人基因组的 13%，属于非 LTR 逆转录转座子，重复单元长约 100 bp，拷贝数 40 万～100 万，如最为典型的 Alu 家族。SINE 含有内部启动子，可被 RNA 聚合酶Ⅲ转录为 ncRNA，参与调节基因表达。②**长散在重复序列**（long interspersed repeated sequence）：或称长散在核元件（long interspersed nuclear element，LINE），约占人基因组的 21%，也属于非 LTR 逆转录转座子，重复单元长约 200 bp～800 bp，拷贝数约 30 万。如常见的 *LINE-1*，编码表达内切酶和逆转录酶，使 SINE 和某些 mRNA 拷贝反转座。③**LTR 逆转录转座子**：重复单位长约 1 kb，拷贝数 5 万～20 万，如人内源性逆转录病毒（endogenous retroviruses，ERV），占人基因组的约 8%。④**DNA 转座子**：重复单位长约 250 bp，拷贝数 20 万。

关于人类基因的数目，Ensembl、CCDS 和 ENCODE 等数据库均不断实时更新且略有差异。截至 2019 年 5 月，根据 ENCODE 网站最新数据，人类基因组包含的编码蛋白基因约 2 万个，非编码 RNA（non-coding RNA，ncRNA）基因约 2.3 万个（其中 lncRNA 基因约 1.6 万个，小 ncRNA 基因约 7000 个），假基因约 1.4 万个，总基因数约 5.8 万个。

3. 线粒体 DNA 的结构

线粒体是细胞内的一种重要细胞器，是生物氧化的场所。一个细胞可拥有数百至上千个线粒体。**线粒体 DNA**（mitochondrial DNA，mtDNA）可以独立编码线粒体中的一些蛋白质，因此 mtDNA 是核外遗传物质。mtDNA 的结构与原核生物的 DNA 类似，是环状分子。线粒体基因的结构特点也与原核生物相似。

人的线粒体基因组全长 16569 bp，共编码 37 个基因，包括 13 个编码构成呼吸链多酶体系的一些多肽的基因、22 个编码 mt-tRNA 的基因、2 个编码 mt-rRNA（16S 和 12S）的基因。

（四）病毒基因组的结构特征

（1）病毒基因组大小差异较大

病毒的基因组很小，但不同病毒基因组相差较大。如乙肝病毒 DNA 只有 3 kb 大小，能编码 4 种蛋白质；痘病毒的基因组有 300 kb，可以编码几百种蛋白质，包括病毒复制所需要的酶，以及核苷酸代谢相关的酶等，因此痘病毒对宿主的依赖性较乙肝病毒小得多。

（2）有的病毒基因组是 DNA，而有的病毒基因组是 RNA

每种病毒只含有一种核酸，DNA 或 RNA，两者不共存于同一种病毒中。基因组为 DNA 的病毒称为 DNA 病毒，基因组为 RNA 的病毒称为 RNA 病毒。病毒基因组 DNA 或 RNA 可以是单链结构，也可以是双链结构，可以是闭环分子，也可以是线性分子。例如，乳头瘤病毒是一种闭环的双链 DNA，腺病毒则是线性的双链 DNA，脊髓灰质炎病毒是一种单链 RNA 病毒，呼肠孤病毒是双链 RNA 病毒。大多数

DNA 病毒基因组是双链 DNA 分子，大多数 RNA 病毒基因组是单链 RNA 分子。

（3）多数 RNA 病毒的基因组是由连续的 RNA 链组成，但有些 RNA 病毒基因组由数条不连续的 RNA 链组成

RNA 病毒基因组可以由不相连的几条 RNA 链组成。例如：流感病毒的基因组是由 8 条 RNA 分子构成，每个 RNA 分子都含有编码蛋白质分子的信息；呼肠孤病毒的基因组是由 10 条不相连的双链 RNA 片段构成，同样每段 RNA 分子都编码一种蛋白质。截至目前，尚未在 DNA 病毒中发现类似情况。

（4）病毒基因组存在着基因重叠

1977 年人们研究 φX174 噬菌体时发现了重叠基因。φX174 感染大肠杆菌后可合成 11 种蛋白质分子，总分子质量为 250 kDa 左右，相当于 6078 个核苷酸所容纳的信息量。而该病毒 DNA 本身只有 5375 个核苷酸，最多能编码总分子质量为 200 kDa 的蛋白质分子，由此发现了基因重叠现象。病毒基因组大小十分有限，因此在进化过程中形成了基因重叠编码现象，即同一 DNA 片段可以是 2 种甚至 3 种蛋白质分子的部分编码区，换句话说，两种不同蛋白质的编码区有一部分是共用的。这样的重叠编码机制提高了病毒基因组的编码能力。

病毒基因组不仅存在着结构基因的重叠，也存在着编码区和调控区的重叠。例如，乳头瘤病毒是一类感染人和动物的病毒，基因组约为 8.0 kb，其中不翻译的部分约为 1.0 kb，该区域同时作为其他基因表达的调控区。

（5）病毒基因组的大部分区域是编码蛋白质的，只有极小部分不被翻译

φX174 噬菌体中不翻译的 DNA 部分只有 217 个核苷酸（总长 5375），所占比例不到 5%。不翻译的 DNA 序列通常是基因表达的调控区，如 RNA 聚合酶结合位点、转录的终止信号及核糖体结合位点等。

（6）有的病毒基因可以转录生成多顺反子 mRNA

病毒基因组中有的功能相关的基因或 rDNA 基因（转录生成核糖体 RNA 的基因）可以形成一个转录单元。它们可被一起转录成为多顺反子 mRNA，然后再加工成为编码各种蛋白质的 mRNA 模板。例如，腺病毒晚期基因编码病毒的 12 种外壳蛋白，转录时是在一个启动子的作用下生成多顺反子 mRNA，然后再加工成各种 mRNA，进而编码病毒的各种外壳蛋白。

（7）病毒基因组都是单倍体

除逆转录病毒外，病毒基因组都是单倍体，每个基因只有一个拷贝，即在病毒颗粒中只出现一次。逆转录病毒基因组有两个拷贝。

（8）噬菌体基因是连续的，而真核细胞病毒的基因是不连续的

除了正链 RNA 病毒外，感染真核细胞的病毒基因都是先转录成 mRNA 前体，再经加工切除内含子成为成熟的 mRNA。由于基因重叠现象，某一基因的内含子或其中的一部分可以是另一个基因的外显子。

第三节　染色质与染色体

染色质与染色体是遗传物质 DNA 在细胞周期不同阶段的不同存在形式。**染色质**（chromatin）是间期细胞遗传物质的存在形式，由 DNA、组蛋白、非组蛋白及少量 RNA 等构成的细丝状复合结构，形态不规则，弥散分布于细胞核内。**染色体**（chromosome）是指细胞在有丝分裂或减数分裂过程中，染色质经复制后反复缠绕凝聚而成的条状或棒状结构，借以保证 DNA 被准确地分配到子代细胞中，对物种遗传性状稳定性的维持起重要作用。由于 DNA 是生物体遗传信息的载体，而细胞内的 DNA 主要在染色体上，所以说遗传物质的主要载体是染色体。

一、染色质

染色质分离分析表明：DNA 与组蛋白是染色质的稳定成分，二者占染色质化学组分的 98% 以上。

RNA 与非组蛋白也是染色质的构成成分，但其含量较少，且随物种或细胞生理状态的不同差异很大。真核生物染色质中的 RNA 大部分是新转录的 RNA 前体。

（一）染色质 DNA 骨架

除少数病毒之外，所有生物的遗传物质均为 DNA。同一物种体细胞之间 DNA 分子结构与含量相同，不同物种间则差异很大。染色质 DNA 分子可自我复制得到两个完全相同的 DNA 分子，将其平均分配到子细胞中，保证遗传信息的稳定传代。

在原核生物中，一般只有一条染色质 DNA 且大都带有单拷贝基因，只有很少数基因（如 rRNA 基因）以多拷贝形式存在。原核生物整个染色质 DNA 几乎全部由功能基因和调控序列组成，几乎每个基因序列都与它所编码的蛋白质序列呈线性对应状态。

真核生物细胞的染色质 DNA 分子质量一般大大超过原核生物，包含三类不同的功能序列：端粒序列、着丝粒序列及复制源序列。①**端粒序列**：它广泛存在于真核生物染色体的末端，是一个富含 G 的简单重复序列。端粒序列对于维持 DNA 分子两末端复制的完整性与染色体的稳定性方面发挥重要作用。②**着丝粒序列**：它是复制完成的两姐妹染色单体的连接部位。在细胞分裂中期，该序列与纺锤丝相连，使复制后的染色体平均分配到两个子细胞中，以维持遗传的稳定性。③**复制源序列**：它是细胞进行 DNA 复制的起始点。对于真核细胞来说，多个复制源序列可被成串激活，该序列处的 DNA 双链解旋并打开，形成复制叉。因此，一条 DNA 分子上可同时在多个复制源序列处形成多个复制叉，使得 DNA 分子可在不同部位同时进行复制。

目前采用分子克隆技术，可将真核细胞染色体的端粒序列、着丝粒序列及复制源序列拼接在一起构建成人工染色体，用于科学研究。

（二）染色质蛋白

原核生物（如细菌）的染色体外裹着稀疏的蛋白质，这些蛋白质有的与 DNA 的折叠有关，另一些则参与 DNA 复制、重组及转录过程。真核细胞的染色体中，DNA 与蛋白质完全融合在一起，其蛋白质与相应 DNA 的质量比约为 2:1。这些蛋白质包括组蛋白和非组蛋白，它们在染色体的结构中起着重要作用。

1. 组蛋白

组蛋白（histone）是构成真核染色体的基本结构蛋白，等电点大于 10.0 且富含带正电的碱性氨基酸赖氨酸和精氨酸，可以与带负电荷且呈酸性的 DNA 紧密结合组成核小体。真核细胞中，按组蛋白精氨酸/赖氨酸的比值，将组蛋白分为 5 种：H1、H2A、H2B、H3、H4。按其功能的不同，则可将组蛋白分为两类：①**核小体组蛋白**，包括 H2A、H2B、H3、H4 四种，核小体组蛋白各两分子组成八聚体，构成核心颗粒，协助 DNA 卷曲成核小体的稳定结构。它们没有种属及组织特异性，在进化上高度保守。②**H1 组蛋白**，在构成核小体时 H1 组蛋白起连接作用，它赋予染色质以极性。每个核小体只有一个 H1 组蛋白，分布在封闭 DNA 进入和离开组蛋白八聚体核心的位点上。H1 组蛋白有一定的组织和种属特异性。H1 组蛋白在 S 期于胞质中合成后转入核内，协助折叠及包装 DNA 形成染色体，还可保护 DNA 不被酶消化。组蛋白还可通过甲基化或乙酰化修饰来抑制或激活某些基因的转录，参与基因的调控。

2. 非组蛋白

非组蛋白（nonhistone）是除组蛋白之外的染色质结合蛋白的总称，它参与维持染色体的结构以及催化酶促反应。与组蛋白相比，非组蛋白数量较少但种类较多，且在不同组织细胞中的种类与数量均不相同。非组蛋白可与染色体上特异的 DNA 序列结合，协助 DNA 分子折叠，参与启动 DNA 复制，调控基因的转录。

二、染色体

染色体是真核细胞有丝分裂时遗传物质 DNA 的存在形式，在细胞周期的不同时相其形态有差异。一般来说，染色体只有在细胞有丝分裂过程中，才可在光学显微镜下观察到；在细胞周期中占较长时相的分裂间期，染色体以较细且松散的染色质形式存在于细胞核中。

因为原核生物没有真正的细胞核，染色体一般位于一个类似"核"的结构体（称为类核）上。细菌中一条外裹少量蛋白质分子量在 10^9 左右的共价闭合双链 DNA 分子，通常也称为染色体。虽然快速生长期内的大肠杆菌可以有几条染色体，但一般情况下只含有一条染色体。因此，大肠杆菌和其他原核单细胞的染色体都是单倍的。

而真核生物的细胞都具有核结构，除了性细胞以外，体细胞的染色体都是二倍体，而性细胞（即生殖细胞，精子或卵细胞）的染色体数目是体细胞的一半，故称单倍体。在二倍体阶段，每个基因都有两个拷贝，其中的一个拷贝会通过配子即性细胞从亲本传到子代。精子、卵细胞结合形成合子，也称受精卵，它包含了从父、母本来的各一个拷贝的所有基因，从而创造了一个新生的二倍体。

（一）真核细胞染色体的形态结构

在分裂中期，染色质经盘旋折叠包装成大小不等、形态各异的短棒状染色体，形态比较稳定，故常在分裂中期观察染色体形态或计数。中期染色体是由着丝粒相连的两条姐妹染色单体构成，这两条染色单体是由同一个 DNA 分子复制而来，携带相同的遗传信息。除着丝粒外，染色体上还可见主缢痕、次缢痕、端粒、随体等（图 1-5）。

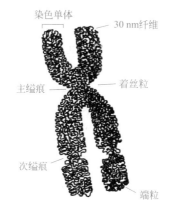

图 1-5 中期染色体的形态结构

（二）染色体的功能元件

为确保染色体的复制和稳定遗传，染色体至少应具备 3 种功能元件：①DNA 复制起点，确保染色体在细胞周期中能够自我复制，维持染色体在细胞世代传递中的连续性；②着丝粒，使细胞分裂时已经完成复制的染色体能平均分配到子细胞中；③端粒，保持染色体的独立性和稳定性。染色体 DNA 的这 3 种关键序列称为染色体 DNA 的功能元件。

本章小结

基因是能够表达蛋白质或 RNA 等具有特定功能产物的、负载遗传信息的基本单位，是染色体或基因组的一段 DNA 序列。与原核基因结构相比，真核基因结构的突出特点是其不连续性，称为断裂基因。基因组是指细胞或者生物体的一整套完整单倍体遗传物质的总和。病毒和原核生物的基因组相对较小，结构紧凑；真核生物基因组结构庞大，不被转录的区域远远超过被转录的区域，且含有大量的重复序列。

染色质与染色体是遗传物质在细胞周期不同阶段的不同存在形式。染色质是间期细胞遗传物质的存在形式，由 DNA、组蛋白、非组蛋白及少量 RNA 等构成的细丝状复合结构，形态不规则，弥散分布于细胞核内。染色体是指细胞在有丝分裂或减数分裂过程中，染色质经复制后反复缠绕凝聚而成的条状或棒状结构，借以保证 DNA 被准确地分配到子代细胞中，对物种遗传性状稳定性的维持起重要作用。

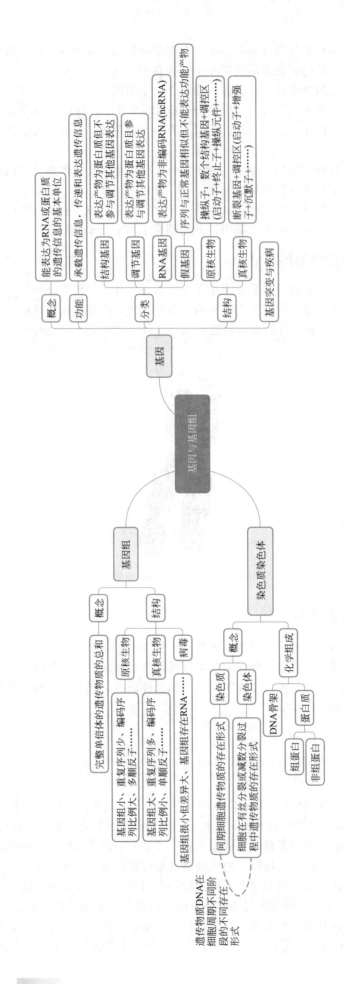

拓展学习

思考题

1. 断裂基因的意义是什么？
2. 真核基因组的结构特点是什么？
3. 人的基因组很庞大，但相对其他真核生物而言人的基因总数为什么没有绝对的优势？

参考文献

〔1〕 Ferrier D R. Lippincott's Illustrated Reviews：Biochemistry〔M〕. 6th ed. Baltimore：Lippincott Williams & Wilkins. 2014.

〔2〕 Rodwell V W，Bender D A，Botham K M，et al. Harper's Illustrated Biochemistry〔M〕. 30th ed. New York：McGraw-Hill Companies. 2015.

（蒋雪）

第二章

遗传信息的传递、维持与稳定

学习目标

1. 掌握 DNA 半保留、半不连续复制的基本规律；真核及原核细胞 DNA 复制及其调控机制；端粒复制特点和端粒酶。
2. 熟悉 DNA 损伤的概念、类型及修复方式；遗传信息稳定性的重要生理意义。
3. 了解 质粒 DNA、病毒 DNA 的复制。

细胞分裂前 DNA 需双倍复制，子代细胞才会获得一套完整的、与亲代细胞相同的遗传信息，从而使子代细胞表现出与亲代细胞相同的生物特征。**DNA 复制**（DNA replication）是 DNA 指导下的 DNA 合成，是以亲代 DNA 为模板，四种脱氧核糖核苷三磷酸（dNTPs）为原料，在 DNA 聚合酶的催化下，按照碱基互补配对原则合成新生 DNA 的过程。

第一节　DNA 复制的基本规律

DNA 复制的机制为**半保留复制**（semiconservative replication），有复制起点，绝大多数 DNA 都是在特定的复制起点开始复制。复制的方式有单向复制和双向复制等，原核生物和大多数真核生物 DNA 的复制方式均是双向复制。复制具有**半不连续性**（semidiscontinuous）和**高保真性**（high fidelity）。

一、DNA 的半保留复制

Watson-Crick 的 DNA 双螺旋结构模型已经提示了 DNA 的半保留复制机制，但当时科学家们认为或许这并不是 DNA 复制的唯一机制，DNA 分子也可能采取全保留复制或分散复制模型（图 2-1）。

1958 年，为了确定 DNA 的复制模型，梅塞尔森（Matthew Meselson）和斯塔尔（Franklin Stahl）做了一个实验，用重氮（^{15}N）同位素标记大肠杆菌 DNA，然后用密度梯度离心的方法进行研究（图 2-2）。他们将大肠杆菌放入以 $^{15}NH_4Cl$ 为唯一氮源的培养基中培养 14 代，让大肠杆菌 DNA 几乎全部被 ^{15}N 所标记（亲代）；然后将菌株转移到含有 $^{14}NH_4Cl$ 的普通培养基中培养，提取不同培养代数的细菌 DNA，进行氯化铯密度梯度离心，观察 DNA 所处位置。结果显示（图 2-2），亲代 DNA 为一条高密度带；转入 ^{14}N 培养基的子一代 DNA 仅为一条中密度带，且该带刚好位于高密度带与低密度带之间的中心位置，提示它是 ^{15}N 与 ^{14}N 以 1：1 杂合的 DNA 分子，该结果排除了 DNA 的全保留复制模型；子二代

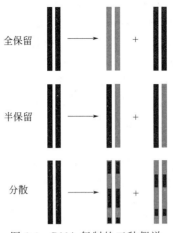

图 2-1　DNA 复制的三种假说

DNA 有两条浓度相等的带，分别为中密度带和低密度带，中密度带的位置与子一代相同，提示它们分别为 $^{15}N/^{14}N$ 杂合 DNA 及 $^{14}N/^{14}N$ 纯合 DNA，进而排除了分散复制模型。随着 $^{14}NH_4Cl$ 培养基中培养代数的增加，中密度带浓度逐渐减弱，而低密度带浓度相应增加。上述实验结果在排除了全保留复制和分散复制模型的同时，证明了 DNA 复制是以半保留方式进行。

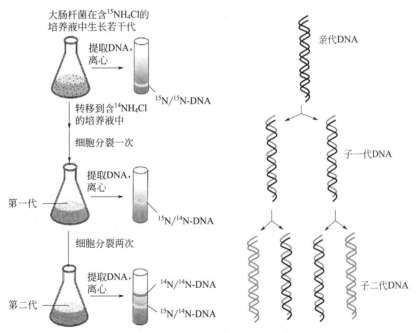

图 2-2　DNA 半保留复制模型的验证

　　DNA 复制时，两条链解开分别作为模板，在 DNA 聚合酶的催化下，按碱基互补配对的原则合成两条与模板链互补的新链，以组成新的子代双链 DNA 分子。这样新形成的两个 DNA 分子与亲代 DNA 分子的碱基顺序完全一样，从而维持了生物体遗传信息的稳定。由于子一代 DNA 分子中仅一条链是完全重新合成，另一条链则从亲代完整地接受过来，因此这种复制方式称为半保留复制。

二、DNA 的复制起点与双向复制

　　DNA 复制是从 DNA 分子上特定序列位点开始的，该位点称为**复制起点**（origin of replication，*ori*）。具体来讲，复制起点是 DNA 开始解旋、复制机器组装和复制开始的位点，由一段特殊的 DNA 序列构成。原核和真核 DNA 复制起点的序列不尽相同，但具有一些共同特征：①由多个独特的短重复序列组成，可被复制起始因子识别（有时被称为起始子蛋白）并结合；②有一段富含 AT 的解链区，利于 DNA 双链解开，获得单链 DNA 模板。原核生物 DNA 通常只有 1 个复制起点，而真核生物基因组的每条染色体 DNA 上有多个复制起点，每一个起点均可以起始一段 DNA 的复制。由一个复制起点开始进行复制的 DNA 区域被称为**复制子**（replicon），它是独立完成复制的功能单位，因此又叫复制单位。由此可见，细菌和病毒 DNA 对应一个复制子，而真核生物染色体 DNA 上有多个复制子。

复制开始时，亲代 DNA 双链首先在复制起点处解开形成单链。复制开始后，亲代 DNA 在解链处会与新生 DNA 双链形成一个 Y 型结构，称为**复制叉**（replicating fork）。随着复制的进行，复制叉持续推进，复制叉的生长也代表了正在进行的复制过程。

不同生物复制的方式不同，有单向复制（unidirectional replication）、双向复制（bidirectional replication）、不对称的双向复制和滚环复制等。**单向复制**是从特定起点开始后，单方向进行的复制过程，此时只有一个复制叉沿着一个方向在推进，如质粒 ColE1 在大肠杆菌细胞中的复制。**双向复制**则是从特定起点开始后，两个复制叉沿着相反的两个方向推进复制。细菌和大多数真核生物染色体 DNA 的复制方式都是双向复制。细菌染色体（或质粒）DNA 从单一复制起点 *oriC* 开始进行双向复制，两个复制叉沿着 DNA 环向两个方向行进，直到复制**终点**（terminus，*ter*）汇合（图 2-3）。复制进行到中段时，细菌的环状双链 DNA 分子看起来像一个字母 θ，因此被称为 θ 型复制。

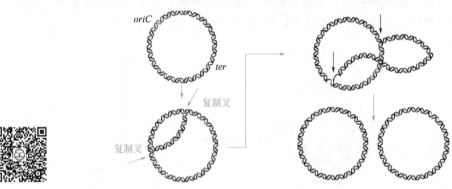

图 2-3　原核生物的单起点双向复制

真核生物每条染色体由多个复制起点开始，以多复制子的方式进行多起点双向复制（图 2-4）。在复制起点产生两个移动方向相反的复制叉，形成**复制泡**（bubble）。随着复制叉的推移，复制泡不断变大，当相邻两个复制泡的复制叉相遇并汇合连接时，DNA 复制暂停。

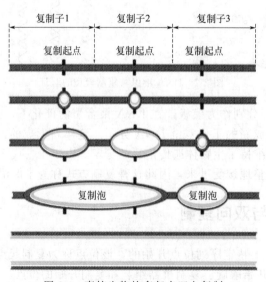

图 2-4　真核生物的多起点双向复制

三、DNA 复制的半不连续性

DNA 双螺旋由两条相互平行、方向相反的单链组成，即反向平行。顺着复制叉前进的方向，一条链的走向为 $5' \rightarrow 3'$，则另一条链为 $3' \rightarrow 5'$。复制开始后，解开的 DNA 链均可做模板，但新链合成的方向只能是 $5' \rightarrow 3'$（见本章第二节"DNA 聚合酶"）。$3' \rightarrow 5'$ 亲本链指导的子链延伸方向与复制叉前进的方向相同，复制可以连续进行，此新生子链称为**前导链**（leading strand）；而 $5' \rightarrow 3'$ 亲本链指导的子链延伸方向与复制叉前进的方向相反，故复制只能分段进行。待亲本链解开足够长度后，子链才能开始反向复制延伸，该子链片段在延伸时，又要等到下一段亲本链暴露出足够长度的模板，才再次开始反向复制延伸生成新的子链片段，最后分别复制的子链片段再连接形成完整的新生子链，按此方式不连续复制的子链称为**后随链**（lagging strand），其复制比前导链滞后大约一个子链短片段。后随链复制过程中产生的子链 DNA 短片段于 1968 年由日本科学家冈崎（Okazaki）首先报道，被称为**冈崎片段**（Okazaki fragment）。

前导链连续复制而后随链不连续复制的 DNA 复制方式称为**半不连续复制**（semidiscontinuous replication）（图 2-5）。DNA 半不连续复制的现象在生物界普遍存在，是 DNA 复制的基本规律。

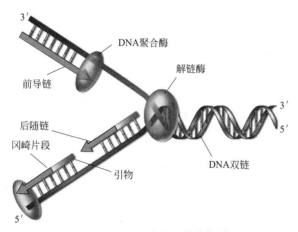

图 2-5　DNA 的半不连续复制

第二节　原核生物 DNA 复制

原核生物细胞"核"DNA 和质粒都是共价闭合环状的双链 DNA 分子，它们的复制过程既有共性，又有各自特点。大肠杆菌作为原核生物的代表，其 DNA 复制的详细过程已十分清楚，此处就以它为例来介绍原核生物 DNA 的复制机制。

一、原核生物 DNA 复制的酶系统及相关蛋白因子

DNA 复制的化学本质是多种酶共同参与的复杂酶促反应，包括 DNA 旋转酶、DNA 解旋酶、DNA 引物酶、单链 DNA 结合蛋白、DNA 聚合酶和 DNA 连接酶等等。

（一）DNA 聚合酶

DNA 聚合酶（DNA polymerase）是指以 dNTPs 为底物催化 DNA 合成的一类酶，需要 DNA 模板的指导，又称为 **DNA 依赖的 DNA 聚合酶**（DNA-dependent DNA polymerase，DDDP）。DNA 聚合酶通过

催化新生 DNA 链延长，主要行使两个基本功能：①基因组复制时 DNA 的合成；②DNA 损伤或引物切除后空缺 DNA 短片段的重新填补。

DNA 聚合酶催化新生子链延长，其机制是通过催化 dNTPs 的 5′-α-磷酸与 DNA 模板的互补核酸链上游离的 3′-OH 之间生成 3,5-磷酸二酯键，从而逐一加入核苷酸。它在发挥功能时有如下特点：①需要 DNA 模板的指导，在模板指导下合成与模板互补的新生 DNA 链。DNA 聚合酶的专一性很高，新进入的 dNTPs 必须与模板上对应的碱基正确配对时才会发挥催化作用，因此由 DNA 聚合酶催化的 DNA 复制可实现遗传信息的传递。②需要引物（primer）。DNA 聚合酶不具备直接催化两个单独的 dNTPs 生成磷酸二酯键的功能，DNA 新生链的延伸必须依赖与模板互补配对的寡核苷酸链提供游离的 3′-OH，脱氧核苷酸才能加上去。在复制时，提供 3′-OH 且与模板互补的寡核苷酸片段称为引物。③新生链合成方向是 5′→3′。④需要 Mg^{2+} 作为辅助因子。值得注意的是，DNA 聚合酶属于多功能酶，除了聚合酶活力之外，还有核酸外切酶活力，使 DNA 聚合酶在 DNA 复制和损伤修复中更好地发挥作用。

大肠杆菌细胞中有多种不同的 DNA 聚合酶（目前已发现 5 种），根据发现的时间先后顺序依次被命名为 DNA 聚合酶 I（DNA polymerase I，DNA pol I）、II、III、IV 和 V。参与 DNA 复制的是 DNA 聚合酶 I 和 III，其中 DNA 聚合酶 III 负责新生子链（包括前导链和后随链）的延长，DNA 聚合酶 I 负责引物链中部分碱基的切除以及引物切除后缺口的填补。DNA 聚合酶 II、IV 和 V 主要参与 DNA 损伤修复和移损合成。

1. DNA 聚合酶 I

1958 年，A. Kornkerg 首先从大肠杆菌中发现并分离了 **DNA 聚合酶 I**，又称 Kornberg 酶。DNA 聚合酶 I 为单链蛋白，分子质量约 109 kDa，是一个具有三种酶活力的多功能酶，包括 5′→3′DNA 聚合酶活力、3′→5′核酸外切酶活力和 5′→3′核酸外切酶活力。DNA 聚合酶 I 可以被温和水解为两个片段，小片段有 5′→3′核酸外切酶活性，大片段（又称 Klenow 片段）有聚合酶活性及 3′→5′核酸外切酶活性，是分子生物学研究常用的工具酶。

① DNA 聚合酶 I 具有聚合酶活力，能以 DNA 为模板延伸 DNA 子链，主要对 DNA 复制和损伤修复中出现的缺口进行填补。DNA 聚合酶 I 催化聚合反应的速度并不快，"染色体" DNA 复制叉的移动速度是它的 20 倍以上。它的复制连续性低，持续合成能力不强，每次与模板-引物结合仅能添加 20～100 个核苷酸。

② DNA 聚合酶 I 具有 3′→5′核酸外切酶活力，能催化 DNA 链自 3′末端进行的水解反应。当新合成子链的末端出现碱基错配时，3′→5′核酸外切酶活力可发挥作用，水解切掉该错配碱基，起到**校对**（proofreading）功能，提高 DNA 复制的保真性。

DNA 聚合酶核心酶的三维构象看起来像一只半握的右手（图 2-6）。聚合酶活性中心位于拇指与手掌结合处附近（掌心近虎口处）。新生 DNA 链躺在手掌上，其末端与模板的接头，即**引物-模板接头**（primer-template junction），刚好位于掌心聚合酶活性中心所在位置。模板链指向虎口，在指根处发生扭转，将模板上即将添加核苷酸的位置暴露在聚合酶活性中心。DNA 聚合酶根据碱基配对原则决定是否对新进入的核苷酸发挥催化作用（如果配对正确，新生链的 3′-OH 能有效进攻 dNTPs 的 5′-α-磷酸基团，形成磷酸二酯键；如果配对不正确，3′-OH 与 α-磷酸基团之间的位置变化导致催化效率大大降低）（图 2-6）。若添加

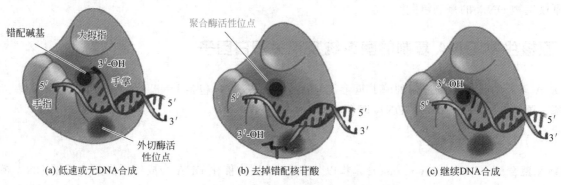

图 2-6　DNA 聚合酶对碱基的选择和校对功能

的核苷酸正确，DNA 聚合酶就会沿模板迅速向前移动一个核苷酸的距离，将新生链 3′-OH 重新定位在活性中心，等待下一核苷酸的进入。如果核苷酸错误，碱基不能与模板配对，则导致 DNA 骨架扭曲。扭曲的 DNA 双链与合成酶活性中心的亲和力下降，从合成酶中心离开并滑动到手掌小鱼际部分的 3′→5′核酸外切酶活性中心，将错误核苷酸水解下来。恢复正常结构的 DNA 双螺旋与外切酶活性中心的亲和力下降，再次滑到聚合酶活性中心，DNA 继续延伸。

③ DNA 聚合酶Ⅰ具有 5′→3′核酸外切酶活力，能催化 DNA 单链从 5′末端开始水解（图 2-7）。该活性可水解已配对的核苷酸，尤其是受损或错配的核苷酸序列，它赋予了 DNA 聚合酶Ⅰ在 DNA 复制过程中切除引物的能力以及 DNA 损伤修复中的重要功能。

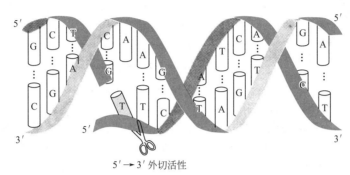

5′→3′外切活性

图 2-7　DNA 聚合酶 5′→3′外切酶活性

2. DNA 聚合酶Ⅱ

DNA 聚合酶Ⅱ的分子质量为 120 kDa，拷贝数少于 DNA 聚合酶Ⅰ。它具有聚合酶活性，但活力低，催化的聚合反应速率非常慢，无法满足 DNA 复制的需求。DNA 聚合酶Ⅱ可能有 3′→5′核酸外切酶活性，但没有 5′→3′核酸外切酶活性。DNA 聚合酶Ⅱ在体内的功能不完全清楚，可能与 DNA 损伤修复有关。

3. DNA 聚合酶Ⅲ

DNA 聚合酶Ⅲ是原核细胞的 DNA 复制酶，催化 DNA 复制中新生子链（包括前导链和后随链）的延长。与 DNA 聚合酶Ⅰ和Ⅱ相比，大肠杆菌细胞中 DNA 聚合酶Ⅲ的数量最少（每个细胞 10～20 个拷贝），但由于催化效率高且具有高度持续性（大约每秒钟可加入 1000 个 dNTPs，一般在加入多于 5000 个核苷酸之后才脱离模板），故能高效率完成 DNA 的复制。除了聚合酶活性外，DNA 聚合酶Ⅲ同时也具有 3′→5′核酸外切酶活性，具有校对功能，能实现 DNA 复制的高度保真性。

DNA 聚合酶Ⅲ全酶是由十个不同亚基构成的分子质量很大的寡聚体（表 2-1），各亚基相互协调，组装形成 DNA "复制机器"（图 2-8），它包括核心酶、滑动夹、τ亚基臂和滑动夹装载器四个功能域。

表 2-1　大肠杆菌 DNA 聚合酶Ⅲ全酶的组成

亚基	分子质量/kDa	功能	亚组装
α	129.9	DNA 聚合酶活性	核心酶
ε	27.5	3′→5′核酸外切酶活性	
θ	8.6	刺激外切酶活性	
β	40.6	形成滑动夹	滑动夹
γ	47.5	结合 ATP	γ复合物（滑动夹装载器）
δ	38.7	结合到 β 亚基	
δ′	36.9	结合到 γ 和 δ 亚基	
φ	15.2	结合到 γ 和 χ 亚基	
χ	16.6	结合到单链 DNA 结合蛋白(SSB)	
τ	71.1	二聚化核心	τ亚基臂

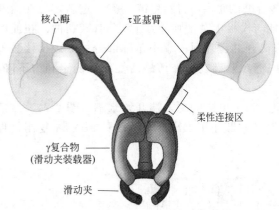

图2-8　大肠杆菌DNA聚合酶Ⅲ全酶

（1）核心酶与滑动夹

一个DNA聚合酶Ⅲ全酶包含两个拷贝的**核心酶**（core enzyme），也就是具备两只半握的右手，能高效地"抓取"核苷酸延长两条子链。核心酶由α亚基、ε亚基和θ亚基构成，其中α亚基具有聚合酶活性，ε亚基有$3'{\rightarrow}5'$核酸外切酶活性，θ亚基可能具有刺激ε亚基活性的功能。两个半环状的β亚基围绕DNA模板链形成一个环状结构，称为**滑动夹**（sliding clamp），可以环抱DNA模板并携带核心酶沿着单链DNA自由滑动，避免DNA复制过程中核心酶的掉落，提高酶的持续合成能力，进行性显著提高。

（2）滑动夹装载器

滑动夹与DNA模板的动态结合依赖全酶中另外一个功能域——γ复合物。γ亚基是一种依赖DNA的ATP酶，两个γ亚基与另外四个亚基（δ、δ′、φ及χ）组成γ复合物，也被称为**滑动夹装载器**（sliding clamp loader）。滑动夹装载器能通过结合ATP和水解ATP，使两个β亚基形成的封闭环打开或关上，实现滑动夹在DNA模板上的动态结合和解离。ATP结合型装载器结合滑动夹并使之打开，将滑动夹结合到引物-模板接头上，ATP水解后，装载器迅速脱离滑动夹，并将封闭型的滑动夹留在引物-模板接头处。

（3）τ亚基臂

两个τ亚基形成两个"臂状"构型，将两个核心酶与滑动夹装载器联系在一起，协调亚基间功能，从而使全酶形成一个协调统一的完整的功能体。在τ亚基臂上有柔性连接区靠近滑动夹装载器，该柔性连接可以确保复制叉上一个全酶分子的两个核心酶能够相对独立运动，分别负责前导链和后随链的合成；还可以赋予滑动夹装载器灵活安装卸载滑动夹的能力（图2-9）。

除了上述三种DNA聚合酶，大肠杆菌细胞里还发现了DNA聚合酶Ⅳ和Ⅴ，它们都是在基因组DNA受到严重损害时被诱导合成，介导移损合成，参与SOS修复机制。

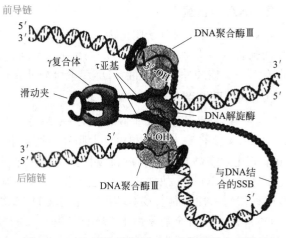

图2-9　DNA聚合酶Ⅲ同时合成前导链和后随链

（二）参与DNA复制的其他酶和相关蛋白因子

1. DNA解旋酶

DNA复制时单链模板的产生依赖于DNA双螺旋氢键的断裂，催化氢键断裂的是**DNA解旋酶**（helicase），有时又被称为解螺旋酶或者解链酶。大肠杆菌的DNA解旋酶为*DnaB*基因编码的DnaB蛋白。DNA解旋酶是一个环形六聚体蛋白质，利用ATP水解的能量结合到DNA单链上，并沿着DNA定向移动，连续不断地解开DNA双螺旋，每解开一个碱基对需要消耗一分子ATP（图2-9）。

2. 单链DNA结合蛋白

DNA双链解开后，需要维持其单链状态才能发挥模板作用；而核酸分子只要碱基配对，就会有形成双链的倾向，以使分子达到稳定状态。**单链DNA结合蛋白**（single-strand DNA-binding protein，SSB）能够与单链DNA特异性结合，维持其稳定的单链状态，防止重新配对形成双螺旋（包括链内和链间），同时保护单链模板免受核酸酶的攻击（图2-9）。DNA复制时，一旦解旋酶解开DNA双螺旋形成单链，SSB就会立即结合上去。

3. 引物酶

引物酶（primase）即催化引物合成的酶，它是一种特殊的 RNA 聚合酶，可催化短链 RNA 的合成。这种短链 RNA 片段一般有核苷酸十到数十个不等，作为引物提供 3'-OH 末端。前导链和后随链 DNA 开始合成时，都需要引物提供 3'-OH。前导链只需要在复制起始点合成一次引物，而后随链每个冈崎片段的合成都需要合成一次引物。大肠杆菌细胞的引物酶是由 *DnaG* 基因编码的 DnaG 蛋白。

4. DNA 连接酶

DNA 聚合酶是通过加入核苷酸的方式催化磷酸二酯键的生成，不能使已有 DNA 链之间相互连接。DNA 复制过程中，后随链合成时产生了许多相邻的冈崎片段，最后各片段的连接需由 **DNA 连接酶**（DNA ligase）来完成。DNA 连接酶催化 DNA 链 3'-OH 末端和相邻 DNA 链的 5'-磷酸末端之间生成 3,5-磷酸二酯键，从而使相邻两条 DNA 链连接起来。不同生物细胞 DNA 连接反应的能量来源不同，细菌的能量来自 NAD（即辅酶Ⅰ），而动物细胞的能量来自 ATP。

除了 T4 DNA 连接酶可以直接连接两条平头末端 DNA 链以外，DNA 连接酶连接的都是 DNA 链上的切口（nick）（图 2-10），即和同一条 DNA 单链互补结合的两条相邻单链之间不缺失碱基，但没有生成磷酸二酯键。

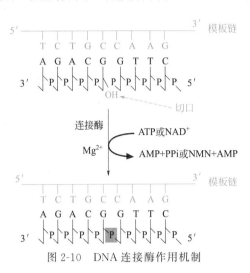

图 2-10 DNA 连接酶作用机制

5. 拓扑异构酶

在 DNA 高速复制过程中，双链的解旋会导致复制叉前方的双螺旋打结、缠绕，形成正超螺旋，阻碍复制叉的推进。为了实现复制叉的持续推进，复制叉前方的正超螺旋必须释放。而要释放正超螺旋，至少需要将 DNA 的一条链打开一个切口。

DNA 拓扑异构酶（DNA topoisomerase）兼具核酸内切酶和 DNA 连接酶活力，可以将 DNA 链瞬时切开，改变拓扑构象后再重新连接，从而实现 DNA 超螺旋结构的改变。根据酶切割的 DNA 链数量的不同，拓扑异构酶分为两大类：Ⅰ型和Ⅱ型。①Ⅰ型扑异构酶切割双链 DNA 的一条链，通过短时的单链断裂-结合循环改变 DNA 的拓扑异构状态，不需要 ATP 的参与。大肠杆菌的拓扑异构酶Ⅰ即为Ⅰ型，可消除负超螺旋（而非正超螺旋）；真核生物和古细菌的拓扑异构酶Ⅰ既能消除负超螺旋又能消除正超螺旋。②Ⅱ型拓扑异构酶可同时将 DNA 的两条链切开再重新连接，反应需要 ATP 提供能量。大肠杆菌的 **DNA 旋转酶**（DNA gyrase，又叫促旋酶）就是Ⅱ型拓扑异构酶，它可以通过向 DNA 双链引入负超螺旋的方式消除复制叉前方的正超螺旋，便于复制解链。在大肠杆菌细胞中，DNA 旋转酶似乎是唯一参与释放复制叉前方正超螺旋的拓扑异构酶。

二、原核生物 DNA 复制过程

DNA 复制是连续的生物学过程。为了便于叙述，这里将原核生物 DNA 复制过程分为三个阶段：起始、延伸和终止。

（一）复制的起始

复制起始是一个较为复杂的过程，其目标是在复制起点处解开 DNA 双螺旋形成复制叉，同时招募各种复制相关的酶和蛋白因子，为新生 DNA 链的延伸做好准备。

DNA 复制时，复制起点处最先打开 DNA 双螺旋而形成复制叉。大肠杆菌"染色体"DNA 复制起点为 *oriC*，其核心是一段 245 bp 的序列，包含 4 个 9 核苷酸（9-mers，TTATCCACA）的重复序列和 3 个串联排列的富含 AT 的 13-mers（GATCTNTTNTTTT）（图 2-11）。其中，*oriC* 右侧的 4 个 9-mers 序列为 DnaA 蛋白的识别结合位点，又称 **DnaA 盒**（DnaA boxes）；左侧的 3 个 13-mers 为解链区，复制开始时 DNA 双链最先在此解开。

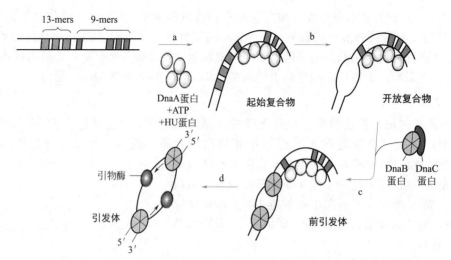

图 2-11　大肠杆菌 DNA 复制起始点与 DNA 复制在 *oriC* 处的引发

大肠杆菌 DNA 复制的起始大致包括以下几个步骤：

① 数十个 DnaA 蛋白分子识别并结合到 DnaA 盒上，形成起始复合物（图 2-11a）。具体情况大致为：DnaA 与 ATP 结合后多聚化，然后与 HU 蛋白一起结合到 DnaA 盒上，导致 DNA 弯曲缠绕在 DnaA 蛋白上，形成一个类似于核小体的结构。HU 蛋白是细胞的类组蛋白，被认为是诱发 DNA 弯曲的原因。

② DNA 双螺旋在 DnaA 蛋白上的弯曲缠绕产生扭转张力，导致 *oriC* 左侧解链区双螺旋解开，形成开放复合物（图 2-11b）。

③ 两个 DnaB 蛋白（解旋酶）在 DnaC 蛋白协助下结合于解链区，形成**前引发体**（preprimosome，图 2-11c）。DnaC 蛋白为 DnaB 蛋白的装载因子，依赖 DnaC 蛋白的单链 DNA 结合域以及与 DnaA 蛋白的相互作用，DnaB-DnaC 蛋白复合体进入解链区。DnaC 蛋白催化 DnaB 六聚体的开环及加载后从复合体中释放离开，留下被激活的 DnaB 蛋白，连续解开 DNA 双链，获得复制反应的模板。与此同时，SSB 也会结合到单链 DNA 上，防止单链降解，并阻止其退火。

④ 最后，DnaB 蛋白刺激引物酶 DnaG 的结合，形成**引发体**（primosome，图 2-11d），启动引物的合成，开始 DNA 复制。引发体位于复制叉的前端，能够合成 RNA 引物，主要功能成分为解旋酶 DnaB 蛋白、引物酶 DnaG 蛋白等。在复制延伸过程中，引发体在后随链模板上沿着 5′→3′方向与复制叉同步向前移动，负责冈崎片段的引物合成。

（二）复制的延伸

1. DNA 解旋

在复制叉处，DNA 解旋酶利用 ATP 水解释放的能量，在后随链模板上沿着 5′→3′方向移动，连续不断地解开双螺旋，获得的单链随即被 SSB 结合。

2. 引发

在复制起点处，引发体的组装刺激前导链合成的转录激活，即在 RNA 聚合酶的作用下，前导链的 RNA 引物首先被合成，实现 DNA 复制的转录激活。然后，解旋酶招募的引物酶在后随链模板上合成一小段 RNA 引物，其合成与前导链的启动相比落后一个冈崎片段。随着复制叉的不断向前推移，引物酶周期性地与解旋酶结合，并在后随链模板上合成新的 RNA 引物。

3. 复制叉处前导链和后随链协同合成

在 DNA 复制过程中，包括 DNA 解旋酶、引物酶和 DNA 聚合酶Ⅲ在内的与 DNA 复制有关的各种蛋白质相互作用、彼此协调，形成了一个功能关联体，被称为**复制体**（replisome）。DNA 解旋酶似乎在复制体中发挥着纽带作用，协调引物酶和 DNA 聚合酶Ⅲ的功能。

DNA 聚合酶Ⅲ全酶通过 τ 亚基与解旋酶相互作用，跟随解旋酶顺着复制叉前进的方向移动，τ 亚基结合的核心酶分别复制前导链和后随链。引物酶在完成引物合成并释放后，DNA 聚合酶Ⅲ的滑动夹装载器在引物-模板接头处组装滑动夹，τ 亚基将核心酶送至滑动夹并与之结合，核心酶就在引物的 3′ 端开始合成新生 DNA 链。前导链的合成是连续的，而后随链的合成是不连续的。当后随链上的核心酶完成一个冈崎片段的合成后，核心酶与滑动夹及 DNA 的亲和力下降，从滑动夹和 DNA 上掉落，滑动夹也离开 DNA。随即，滑动夹装载器重新将滑动夹装载到下一个引物-模板接头处，启动下一个冈崎片段的合成。如此重复，在后随链模板上合成若干冈崎片段。

基于上述以复制体为功能单位实现的 DNA 复制被称为 DNA 复制的回旋模型（图 2-9），复制叉处仅有一个大型复制体（包括上述多种参与 DNA 复制的酶）向前移动，后随链的一个冈崎片段模板 DNA 以倒退的方式从 DNA 聚合酶Ⅲ中释放出来，这样，冈崎片段就可以与前导链一样，按 5′→3′ 方向进行复制。在回旋模型中，复制体在复制叉上进行着前导链和后随链的协同合成。

4. 引物的切除和填补及冈崎片段的连接

由 DNA 聚合酶Ⅲ催化合成的后随链，是由若干冈崎片段组成的，中间还夹杂着 RNA 引物需要去掉。RNA 引物绝大部分序列由核糖核酸酶 H（RNase H）切除，最后留下与新生 DNA 链 5′ 末端直接相连的核糖核苷酸，由 DNA 聚合酶Ⅰ的 5′→3′ 外切酶活性切除。引物切除之后留下的缺口由 DNA 聚合酶Ⅰ填补。最后，DNA 片段间的切口由连接酶连接，形成一条完整的 DNA 分子（图 2-12）。前导链 RNA 引物水解后留下的缺口，可以利用环状 DNA 最后复制添加核苷酸的 3′-OH 端为引物，由 DNA 聚合酶Ⅰ进行填补。

（三）复制的终止

当两个复制叉在复制终止区相遇时，DNA 复制就进入终止阶段。大肠杆菌的复制终点位于环状 DNA 上与 oriC 相对的一侧，该区有多个终止位点（terminus，ter）按照特定方向排列。ter 可以与终止位点利用物质（terminus utilization substance，Tus）蛋白结合，形成 Tus-ter 复合物，阻碍某一方向复制叉的前进。Tus-ter 复合物制造了一个复制叉 "陷阱"，复制叉可以进入，但不能出去 [图 2-13（a）]。终止位点 terF、terB、terC 阻止顺时针方向复制叉的前进，而终止位点 terE、terD、terA 阻止逆时针方向复制叉的前进。复制终止后，两个环状子代 DNA 分子以链环体的形式套在一起，由拓扑异构酶Ⅳ（一种Ⅱ型拓扑异构酶）负责分开 [图 2-13（b）]。位于终止区尚未复制的序列会在两条亲本链分开后通过损伤修复的方式完成填补和连接。

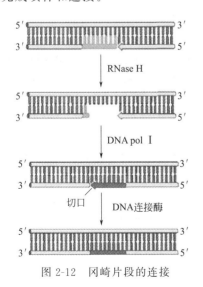

图 2-12 冈崎片段的连接

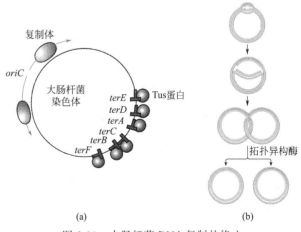

图 2-13 大肠杆菌 DNA 复制的终止

三、DNA 复制的高保真性

DNA 复制过程中，半保留的复制方式和 DNA 聚合酶的高度专一性（严格遵循碱基配对原则）有利于实现遗传信息传递的高保真性；此外，DNA 聚合酶还通过其 $3' \rightarrow 5'$ 核酸外切酶活性实施及时校对功能，对错配碱基进行纠正。由于 DNA 聚合酶具有 $3' \rightarrow 5'$ 外切酶活性，能校对复制过程中添加的核苷酸，这意味着聚合酶在形成一个新的磷酸二酯键之前，总要检查前一个碱基是否正确，从而决定了它不能从头开始合成，需要先合成一条低保真性的 RNA 引物来开始 DNA 的合成。当 DNA 子链开始合成以后，DNA 聚合酶再利用 $5' \rightarrow 3'$ 外切酶活性切除 RNA 引物，然后用高保真性的脱氧核苷酸取而代之，进一步确保复制的保真性。通过上述机制的协同作用，DNA 复制的错配概率可降至约 10^{-10}，从而保证了遗传信息的稳定性。

第三节　真核生物 DNA 复制

真核生物基因组的复制过程发生在细胞分裂周期的 DNA 合成期，即 S 期，合成的基本机制和过程与原核生物相似，为半保留、半不连续的双向复制。但由于真核生物基因组庞大，且存在染色体的高级结构，真核生物 DNA 复制具有明显的多层次性和更复杂的特征。

总的来讲，真核生物 DNA 聚合酶种类多、数量大、复制速度慢。真核生物 DNA 有多个复制起点，采取的是多点双向复制，即分段复制的方式，其复制起始的调控更为复杂和精细，复制时需要解决核小体的分离和再组装以及线性染色体末端复制的问题。

一、真核生物 DNA 复制的酶系统及相关蛋白因子

（一）真核生物 DNA 聚合酶

真核细胞中目前发现的 DNA 聚合酶至少有 15 种，其中参与 DNA 复制的包括 DNA 聚合酶 α（DNA-pol α）/引物酶、DNA 聚合酶 δ（DNA-pol δ）和 DNA 聚合酶 ε（DNA-pol ε），它们都具有半握右手的空间构象。DNA 聚合酶 α/引物酶是一个四亚基蛋白，其中两个亚基具有引物酶活性，用于合成 RNA 引物，另外两个亚基用于合成 DNA。引物酶合成 RNA 引物之后，迅速将引物-模板接头交给 DNA 聚合酶 α，开始 DNA 链的合成。但是，DNA 聚合酶 α 延伸能力不强，不具备 $3' \rightarrow 5'$ 外切酶活性所赋予的校对功能，在合成一段 DNA 之后，DNA 聚合酶 α 很快由高延伸性、高保真性的 DNA 聚合酶 δ 和 ε 取代，这个过程叫做 **DNA 聚合酶转换**（DNA polymerase switching）。DNA 聚合酶 δ 负责合成后随链，DNA 聚合酶 ε 负责合成前导链。真核细胞中其他 DNA 聚合酶均主要在 DNA 修复过程中发挥作用。

（二）参与 DNA 复制的其他酶和相关蛋白因子

真核 DNA 复制也需要多种酶和蛋白因子参与到 DNA 解旋、正超螺旋释放、引物切除和冈崎片段的连接等过程中，参与其中的主要蛋白质及其功能见表 2-2。

表 2-2　真核生物复制叉上的主要蛋白质及其功能

蛋白质	功能
DNA-pol α/引物酶	合成 RNA-DNA 引物
DNA-pol δ	催化后随链延长
DNA-pol ε	催化前导链延长
Mcm2-7	解旋酶,打开 DNA 双螺旋
RPA	单链 DNA 结合蛋白,促进复制起点解旋,刺激 DNA 聚合酶 α/引物酶
RFC	依赖 DNA 的 ATPase 活性,PCNA 装载因子(即滑动夹装载器)
PCNA	滑动夹,增加 DNA 聚合酶的进行性

蛋白质	功能
RNase H1	切除 RNA 引物大部分序列
FEN-1	$5'{\to}3'$核酸外切酶,切除 RNA 引物直接与冈崎片段 $5'$末端连接的核苷酸
DNA 连接酶Ⅰ	连接冈崎片段
拓扑异构酶Ⅰ	消除复制叉前方产生的正超螺旋
拓扑异构酶Ⅱ	复制结束后,拆分两个环套在一起的子代 DNA 分子

二、真核生物 DNA 的复制起点

真核生物 DNA 复制起点具有与原核类似的特征：有可被复制起始因子识别的短序列重复和一段富含 AT 的解链区。

酵母染色体 DNA 的复制起点被称为**自主复制序列 1**（autonomous replicating sequence 1，ARS1）。酵母的 ARS1 中有四个重要元件，包括 A、B1、B2 和 B3（图 2-14），元件 A 和 B1 是**复制起点识别复合体**（origin recognition complex，ORC）的识别结合位点，B2 促进 DNA 解链和其他复制因子的结合，B3 被认为是 ARS1 在复制起始过程中 DNA 双链弯曲的重要原因。

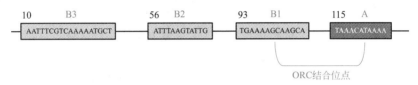

图 2-14　酵母染色体的 ARS1

三、真核生物 DNA 复制过程

这里介绍酵母细胞的 DNA 复制机制，它是真核细胞 DNA 体内复制机制的典型代表。真核生物 DNA 复制过程包括：复制的起始、复制的延伸、核小体的解离和组装、复制的终止。

1. 复制的起始

DNA 复制起点首先被 ORC 识别结合，募集两个解旋酶装载蛋白，即**细胞分裂周期蛋白 6**（cell division cycle 6，Cdc6）和**染色质许可和 DNA 复制因子 1**（chromatin licensing and DNA replication factor 1，Cdt1），然后 ORC 和两个装载蛋白共同招募解旋酶 Mcm2-7 组装成前复制复合体（pre-replicative complex，pre-RC）（图 2-15）。

当细胞从 G_1 期进入 S 期后，pre-RC 被磷酸化激活，DNA 双链局部解开。随后，单链 DNA 结合蛋白**复制蛋白 A**（replication protein A，RPA）结合上来，刺激 DNA 拓扑异构酶Ⅰ和 DNA 聚合酶 α/引物酶的结合，开始合成 RNA 引物。接下来，**细胞复制因子 C**（replication factor C，RFC）结合到引物-模板接头上，刺激 DNA 聚合酶 α 合成 DNA 链，同时催化由**增殖细胞核抗原**（proliferating cell nuclear antigen，PCNA）形成的滑动夹替代 DNA 聚合酶 α/引物酶与引物末端结合，然后 DNA 聚合酶 δ 和 ε 结合到 PCNA 上并开始子链的延伸。PCNA 与大肠杆菌 DNA 聚合酶Ⅲβ 亚基功能类似，可稳定 DNA 聚合酶 δ 和 ε 与模板的结合，增强其延伸能力。RFC 则与 DNA 聚合酶Ⅲγ 复合体功能类似，是滑动夹装载器。

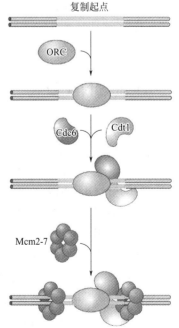

图 2-15　pre-RC 的形成

2. 复制的延伸

在复制的延伸阶段，解旋酶向前移动，推动复制叉前进。随着复制叉的不断向前推进，DNA 聚合酶 ε 连续催化前导链的合成，DNA 聚合酶 δ 催化后随链冈崎片段的合成（图 2-16）。实验证明，真核生物后随链冈崎片段的长度与一个核小体内的碱基数相等。在复制过程中，后随链合成到核小体单位末端时，DNA 聚合酶 δ/PCNA 复合物脱落，再由 DNA 聚合酶 α/引物酶重新合成引物，之后再由 RFC 加载 PCNA 并招募 DNA 聚合酶 δ。由此可见，真核生物后随链的合成涉及 DNA 聚合酶 α/引物酶与 DNA 聚合酶 δ 之间的多次转换。RNase H1 和 FEN-1 协同完成 RNA 引物的切除，其中 RNA 引物绝大部分序列由 RNase H1 切除，而直接与冈崎片段 5′末端连接的核苷酸由 FEN-1（5′→3′核酸外切酶）切除。引物切除后留下的缺口由 DNA 聚合酶 δ 用 5′端临近的冈崎片段为引物进行填补，最后留下的切口由 DNA 连接酶 I 连接起来。

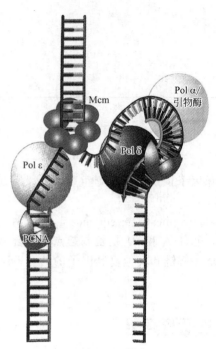

图 2-16　真核生物 DNA 复制模型

3. 核小体的解离和组装

真核生物染色体 DNA 缠绕在组蛋白八聚体上，复制过程中组蛋白需要解离和重新组装。目前，核小体的解聚和重新装配模式还并不完全清楚。生化分析及核素标记实验证明，复制过程中核小体的破坏仅局限于紧邻复制叉的一段区域，复制叉向前移动时，核小体在新生 DNA 双链上很快重新形成。原有组蛋白大部分可重新组装至新生 DNA 双链上，同时细胞也会大量、迅速地合成新的组蛋白。

染色质在复制时，核小体需要解体为亚组装部件，但 H3-H4 四聚体并不从 DNA 上释放，而是整体随机地与两个子代双螺旋结合，而两个 H2A-H2B 异源二聚体则是以二聚体的形式释放，然后再参与子代核小体的组装。在核小体组装时，需要**组蛋白伴侣**（histone chaperone）的参与。如组蛋白伴侣 CAF-1 可装载游离的 H3-H4 四聚体，将其运送到新生 DNA 双链上进行核小体的组装。

4. 复制的终止

当相邻两个复制子的两个反向复制叉相遇时，复制就会停止，这与原核生物环状 DNA 的两个反向复制叉在复制终点相遇的情况类似，因此真核生物 DNA 复制停止后也会产生连环体。连环体依赖 DNA 拓扑异构酶 II 分开，形成两个独立的子代 DNA 分子。

四、端粒 DNA 复制

DNA 复制的引物切除后需要填补。原核生物 DNA 是环状，所有引物切除后都能被填补；而绝大多数真核生物染色体 DNA 是线性分子，新生子链中间的引物缺口，可以利用其 5′端冈崎片段为引物，由 DNA 聚合酶进行填补；而 5′末端引物缺口，由于没有引物无法填补，导致 DNA 复制不完全，出现 3′末端单链。单链区的母链会被核内 DNase 水解，从而导致染色体链缩短，这就是线性 DNA 复制的末端问题（图 2-17）。如果这个问题不能解决，DNA 复制一次缩短一次，最后导致遗传信息丢失、基因组不稳定等严重问题。

真核生物利用端粒来应对染色体 DNA 复制的末端问题。正常生理状况下，真核生物染色体 DNA 复制时能保持应有长度，关键原因是端粒和端粒酶的相互作用。

1. 端粒

端粒（telomere）是真核细胞染色体末端的特殊结构 [图 2-18（a）]，是由串联重复序列和端粒庇护蛋白（shelterin）组成的复合体，形态上像两顶帽子嵌在染色体两端。端粒序列是富含 G 的简短串联重复序列（如人类 TTAGGG，四膜虫 TTGGGG），3′端单链突出 [图 2-18（b）]。

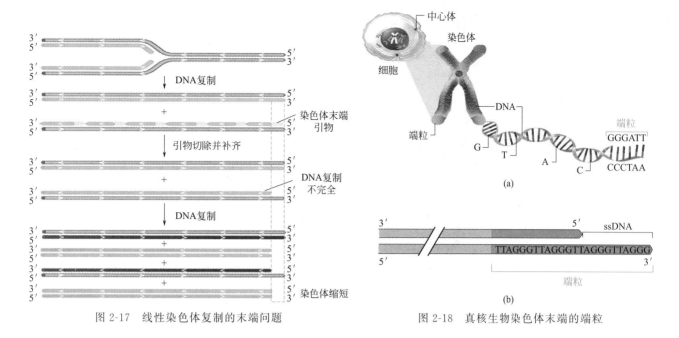

图 2-17　线性染色体复制的末端问题

图 2-18　真核生物染色体末端的端粒

端粒具有非常重要的功能，包括将端粒固定在核纤层上，维持染色体的完整性并防止染色体间末端非特异连接，决定细胞的寿命和应对末端复制问题等，其中端粒序列和端粒庇护蛋白均发挥着重要功能。研究证实，端粒长度的变化与退行性疾病和癌症均相关。

2. 端粒酶及其催化的端粒 DNA 合成机制

端粒 DNA 的合成依赖于**端粒酶**（telomerase）的催化。端粒酶是由 RNA 和蛋白质组成的复合物，为一种逆转录酶，能以其自身携带的 RNA 为模板逆转录合成端粒 DNA。人类的端粒酶由三部分组成：人端粒酶 RNA（human telomerase RNA，hTR）、人端粒酶协同蛋白 1（human telomerase associated protein 1，hTP1）和人端粒酶逆转录酶（human telomerase reverse transcriptase，hTRT）。hTR 的序列可以与端粒的 TTAGGG 序列互补。

复制终止时，端粒酶 RNA 通过碱基配对的方式引导端粒酶结合在端粒 DNA 3′ 端游离的单链上，退火后形成引物-模板接头 [图 2-19（a）]。端粒酶 RNA 的一部分仍保持单链作为模板，而端粒 DNA 单链作为引物，提供 3′-OH，在端粒酶催化下，通过逆转录方式延长端粒 DNA 3′ 端游离单链；当端粒 DNA 链延伸至 RNA 模板末端时，端粒酶 RNA 与端粒 DNA 解离，带着端粒酶向前移动，重新与端粒上最后三个核苷酸退火，形成新的引物-模板接头，继续通过逆转录方式延长端粒 DNA 3′ 端游离单链至 RNA 模板末端，RNA 模板与端粒 DNA 再次解离向前位移。这样通过延伸与移位交替进行，端粒酶就反复将重复单位加到 3′ 端游离单链末端，从而延伸端粒 DNA。

端粒酶只能合成染色体 3′ 末端游离的那条单链，其互补链是由 DNA 聚合酶按照后随链的复制机制完成的 [图 2-19（b）]，最终还会留下 3′ 突出末端，所以端粒酶只是为染色体末端的后随链合成提供了额外延长的模板。

3. 端粒庇护蛋白和端粒酶活性调控

理论上端粒酶可以无限延长端粒 DNA，但事实上每种生物端粒 DNA 的平均长度是一定的，端粒庇护蛋白对端粒酶的活性和端粒长度进行了精确的调控。

在哺乳动物细胞中，目前已经发现了六种端粒庇护蛋白，分别是 TRF1、TRF2、TIN2、POT1、TPP1 和 RAP1，它们分别结合在端粒 DNA 的单链或双链区。一般来说，端粒庇护蛋白主要有以下功能：保护端粒末端免受核酸外切酶的降解；将染色体末端与染色体损伤性断裂区分，从而避免了损伤修复系统的非特异性末端连接；参与端粒 T-环的形成；调控端粒酶活性，控制端粒长度。端粒庇护蛋白为端粒酶的弱抑制剂。当端粒比较短，结合的庇护蛋白比较少时，端粒酶会被激活而延伸端粒；当端粒比较长，结合了大量端粒庇护蛋白时，端粒酶活性被抑制，从而停止端粒的进一步延伸。这是一种负反馈调节机制。

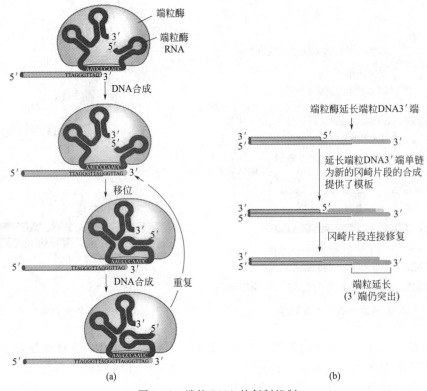

图 2-19　端粒 DNA 的复制机制

值得注意的是，哺乳动物细胞染色体末端并不是线性结构，而是形成了 DNA 环，叫端粒环（T-环），它是由突出的 3' 单链插入端粒双链区而形成的（图 2-20）。端粒庇护蛋白参与了将端粒线性末端重建为环状结构的过程。T-环不仅可保护端粒，还与端粒长度控制有关。端粒越短，T-环越难形成，3' 端越易接近而被延伸。

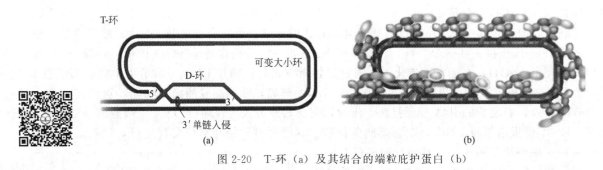

图 2-20　T-环（a）及其结合的端粒庇护蛋白（b）

第四节　病毒的复制

病毒将核酸分子注入宿主细胞，依赖宿主细胞的物质和能量进行 DNA 复制。

一、DNA 病毒的复制

DNA 病毒入侵细胞后，复制机制仍遵循碱基配对原则，但不同病毒的复制模式不同，这里仅介绍感染人类的乙肝病毒（hepatitis B virus，HBV）。

HBV 基因组 DNA 为 3.2 kb，包含四个部分重叠的开放阅读框，主要编码参与病毒复制的病毒聚合酶（HBV-POL）、表面抗原和核心蛋白、核衣壳蛋白等。病毒蛋白与宿主蛋白共同推动 HBV 生命周期的完成。HBV 基因组复制的完成包括共价闭合环状 DNA（covalently closed circular DNA，cccDNA）的形成、前基因组 RNA（pgRNA）的合成与包装、DNA 负链及正链合成等步骤，其中涉及 DNA 指导的 DNA 合成、DNA 指导的 RNA 合成以及 RNA 指导的 DNA 合成（逆转录）三种核酸合成机制。由于存在逆转录，HBV 属于拟逆转录病毒。

HBV 基因组为松弛环状 DNA（relaxed circular DNA，rcDNA），负链全环、正链半环，即部分双链部分单链。进入细胞后，rcDNA 被运输到细胞核，在 HBV-POL 的作用下修复形成完整的 cccDNA。染色质化的 cccDNA 作为模板，转录产生 pgRNA 和多个亚基因组 mRNA（sgRNA），其中 sgRNA 可翻译成多种病毒蛋白，包括 HBV-POL、核心抗原（核衣壳）和表面抗原等。HBV-POL 与 pgRNA 的结合刺激子代核衣壳包装 pgRNA。在核衣壳内，HBV-POL 通过逆转录的方式合成新的子代 rcDNA。产生的子代 rcDNA 可以由核衣壳重新导入细胞核，也可以包裹成病毒颗粒。最后，病毒颗粒的排出完成了 HBV 的生命周期。

二、RNA 病毒的复制

（一）逆转录病毒

逆转录病毒（retrovirus）属于 RNA 病毒，其基因组为二倍体，含有两条相同的单股正链 RNA（＋ssRNA），携带逆转录酶和整合酶。逆转录和整合是界定逆转录病毒科的主要特征。目前发现的各种致癌 RNA 病毒和人类免疫缺陷病毒（human immunodeficiency virus，HIV）就是逆转录病毒。

逆转录酶是 RNA 依赖的 DNA 聚合酶，能以 RNA 为模板，在引物的 3′端逐个添加 dNMPs，按照 5′→3′方向延长 DNA 链，又称为 RNA 指导的 DNA 聚合酶（RNA directed DNA polymerase，RDDP）。病毒颗粒的逆转录酶同时有三种酶活性：RNA 依赖的 DNA 聚合酶活性、RNase H 活性及 DNA 依赖的 DNA 聚合酶活性。

逆转录可以简单分为三步（图 2-21）：首先，逆转录酶以病毒基因组 RNA 作为模板，催化合成 RNA-DNA 杂交双链；然后，RNase H 将杂交双链的 RNA 链水解，留下 DNA 单链；最后逆转录酶以 DNA 单链为模板，催化合成第二条 DNA 单链，从而得到双链 DNA。逆转录酶缺乏校对功能，导致逆转录病毒在复制时错配率较高，容易突变。

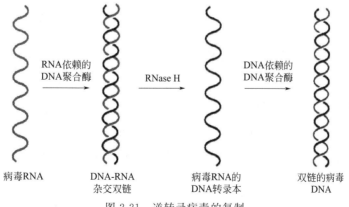

图 2-21　逆转录病毒的复制

病毒RNA　DNA-RNA 杂交双链　病毒RNA的 DNA转录本　双链的病毒 DNA

RNA依赖的 DNA聚合酶　RNase H　DNA依赖的 DNA聚合酶

逆转录病毒 RNA 在宿主细胞内逆转录生成的双链 DNA 称为**前病毒**（provirus），它保留了 RNA 基因组的全部遗传信息。在一定情况下，通过整合酶的作用，前病毒可以随机插入宿主基因组内，并随宿主基因组的复制而复制。整合进宿主染色体的原病毒 DNA 可以转录出新的病毒 RNA，并指导病毒蛋白的合成，最后病毒 RNA 被病毒蛋白包装成新的病毒颗粒，重新释放，感染新的宿主细胞。

逆转录病毒通过前病毒上的**病毒癌基因**（v-oncogene）编码的蛋白质使细胞发生癌变。逆转录酶是针对致癌 RNA 病毒和 HIV 等进行新药设计和疾病治疗的重要靶酶。3′-叠氮脱氧胸苷（azidothymidine，AZT）对逆转录酶有很强的选择性，能终止其催化的逆转录过程，从而干扰 HIV 前病毒的形成。但由于其能杀伤骨髓中的血前体细胞，因此其临床使用剂量受到限制。

（二）其他 RNA 病毒

除逆转录病毒外，其他的 RNA 病毒都是单倍体，由 RNA 复制酶催化 RNA 的复制。RNA 复制酶，是 RNA 依赖的 RNA 聚合酶（RNA dependent RNA polymerase，RdRP），以 RNA 为模板，按照碱基互补配对的方式，沿 5′→3′方向合成新生 RNA 链。病毒 RNA 复制酶缺乏校对功能，导致病毒 RNA 在复制时错配率较高，容易突变。

病毒 RNA 的种类不同，其复制方式也不一样。（＋）RNA 病毒复制时，以自身 RNA 为模板，复制合成（－）RNA，再以（－）RNA 为模板合成（＋）RNA；（－）RNA 病毒复制时先合成（＋）RNA，再以（＋）RNA 为模板复制出（－）RNA；双链 RNA 病毒复制时以（－）RNA 为模板合成（＋）RNA，以（＋）RNA 为模板合成（－）RNA。

知识链接 2-1　　　　　　　　　　　**SARS-CoV-2 基因组的复制**

SARS-CoV-2 基因组 RNA（gRNA）为线性 ss（＋）RNA，具有 5′帽子和 3′Poly(A) 尾巴。进入宿主细胞后，其开放阅读框 ORF1ab 直接被翻译成多肽 1ab(polypeptide 1ab，pp1ab)，然后切割产生多种非结构蛋白（non-structural proteins，NSPs），包括 RdRP。RdRP 介导 gRNA 在宿主细胞内的复制和转录过程。RdRP 以（＋）gRNA 为模板，催化生成中间体（－）RNA；再以（－）RNA 为模板合成出新的（＋）gRNA 和短的亚基因组 RNA（sgRNA）。sgRNA 指导合成病毒结构蛋白（S 蛋白、E 蛋白、M 蛋白和 N 蛋白）和辅助蛋白（3a、6、7a、7b、8 和 10）。gRNA 则和新的病毒结构蛋白组装成新的子代病毒颗粒，释放后感染新的宿主细胞。

第五节　DNA 复制的调控与药物干预

为了维持染色体数目和细胞数量的适当平衡，生物细胞会严格调控复制，尤其是复制起始。与原核生物细胞相比，真核生物细胞的复制调控更为精细和严格，并与细胞周期的调控紧密协同。

一、原核生物 DNA 复制的调控与药物干预

（一）原核生物 DNA 复制的调控

起始频率是原核细胞复制的主要调控机制。在不同生长和增殖速率的细胞中，DNA 链延伸的速率几乎恒定，但复制起始（即复制叉）的数量不同。迅速分裂的细胞复制起始频繁，复制叉较多，而分裂缓慢的细胞复制叉较少并出现复制间隙。

大肠杆菌以二分裂的方式繁殖，细胞分裂与染色体复制同步但不直接偶联，复制终止能引发细胞分裂。为了实现细胞分裂与染色体复制间的同步，大肠杆菌利用了多个不同的机制来防止 oriC 不受控制的快速重启动，防止染色体在细胞分裂之前多次复制。

1. 大肠杆菌复制起始受 DnaA 和 DnaA-ATP 水平的调控

DNA 双螺旋在 DnaA 蛋白上的弯曲缠绕产生扭转张力，导致 oriC 左侧解链区双螺旋解开，形成开放复合物，从而起始复制。DnaA 既是复制起始中的功能因子，也是复制起始调控中的关键靶点。细胞内

DnaA 蛋白浓度决定了复制起始的频率。

DnaA 与 oriC 的结合为 ATP 依赖性的，只有与 ATP 结合的 DnaA，即 DnaA-ATP，才能指导复制的起始。复制起始结束后，DnaA-ATP 转化成 DnaA-ADP 而失活。由 DnaA-ADP 再生 DnaA-ATP 是一个非常缓慢的过程，这阻滞了 DnaA 的再次激活及其在复制起始中的重新使用。此外，在 oriC 之外，还有大约 300 多个拷贝的 9-mers DnaA 结合位点位于基因的启动子处，DnaA 可作为转录调节子结合上去。当一轮复制结束后，这些结合位点数量加倍，大量结合 DnaA，使得复制可用的 DnaA 数量降低，从而阻滞新的复制起始。

2. 大肠杆菌复制起始受甲基化和 SeqA 的调控

大肠杆菌的复制起点有 oriC 和 oriH 两种，其中 oriC 是主要复制起点。oriC 位点中有 11 个 4 bp 回文序列 GATC，Dam 甲基化酶可使其中 A 甲基化。复制刚结束时，子代双链 DNA 的 oriC 由于新合成的单链尚未被甲基化而处于半甲基化状态。半甲基化的 oriC 可被蛋白 SeqA 识别结合。SeqA 阻止了 DnaA 与子代双链 oriC 的结合，从而阻断了新一轮复制在子代双链上的快速起始。此外，SeqA 的结合还极大地降低了 oriC 处 GATC 的甲基化速率。一般，由于 SeqA 的结合，oriC 处 GATC 位点在复制后一直保持着半甲基化状态，需经 13 min 才再甲基化（基因组其余部位的 GATC 在复制后通常在 1.5 min 内就能全甲基化）。由于 DnaA 蛋白基因的启动子常常靠近 oriC，半甲基化状态下，转录被阻遏，DnaA 表达水平降低。简言之，SeqA 与半甲基化 oriC 的结合同时阻断了 DnaA 的表达和结合，从而阻断了新一轮复制在子代双链上的快速重启动，保证细胞分裂与染色体复制间的同步。

上述机制的协同作用使大肠杆菌在 oriC 的新拷贝上启动复制的能力快速显著地降低。虽然这些机制防止了快速的重起始，但是抑制作用并不需要一直持续到细胞分裂完成之时。事实上，为了使大肠杆菌细胞用最大速率进行 DNA 分裂，oriC 的子拷贝必须在上一轮复制完成之前就启动复制。这是因为大肠杆菌细胞每二十分钟分裂一次，而基因组复制一次需要四十多分钟。因此，在快速生长条件下，大肠杆菌细胞在上一轮复制完成之前就要重新启动一次，有时候是两次。但即使在快速的生长条件下，每轮细胞分裂中复制起始也不超过一次，即每一轮细胞分裂就只有一轮自 oriC 的复制起始。

（二）药物对原核生物 DNA 复制的干预

细菌 DNA 的复制依赖于 oriC 介导的有效起始，对复制起始的干预可有效阻断复制的正常进行，这是干预 DNA 复制过程的抗菌药物开发的有效思路。从理论上讲，阻断或干预复制起始的关键环节、关键因子的功能都有可能阻断复制的起始过程，从而干预细菌的复制，如通过抑制 DnaA-ATP 的生成干预 DnaA 与 oriC 的结合，抑制 DnaA 对 DnaB 的招募以及抑制 DnaB 的解旋酶功能等，这些都可作为抗菌药物开发和筛选的潜在思路。

除了起始环节，DNA 模板和 DNA 聚合酶也可作为干预 DNA 复制的有效靶点，如控制 DNA 模板超螺旋状态的拓扑异构酶就是抗菌药物开发的有效靶标。

目前被鉴定的细菌拓扑异构酶有 4 种，即拓扑异构酶Ⅰ、Ⅱ、Ⅲ和Ⅳ，其中Ⅰ和Ⅲ属于ⅠA 型拓扑异构酶，Ⅱ和Ⅳ则属于ⅡA 型拓扑异构酶，是目前拓扑异构酶抑制剂研究的主要对象。作为多种抗菌药的有效作用靶点，拓扑异构酶Ⅱ和Ⅳ具有如下特点：①两者均为细菌存活所必需。拓扑异构酶Ⅱ能消除 DNA 复制模板的正超螺旋并引入负超螺旋，便于解链；拓扑异构酶Ⅳ则参与细胞分裂时子代 DNA 的分离。②其结构与人拓扑异构酶存在明显差异，可实现药物设计的靶向性，降低药物副作用。③两者的结构具有一定相似性，且均有多个作用靶区，为寻找能同时干预Ⅱ和Ⅳ的双靶点抗菌药物提供可能。

目前临床上使用的一线抗菌药物喹诺酮类（如萘啶酮酸和环丙沙星）就是拓扑异构酶抑制剂，具有广谱抗菌作用，既可抑制 G$^+$ 细菌的拓扑异构酶Ⅱ，又可抑制 G$^-$ 细菌的拓扑异构酶Ⅳ。

二、真核生物 DNA 复制的调控与药物干预

（一）真核生物 DNA 复制的调控

真核细胞的基因组复制与细胞周期紧密协调，以防止基因组 DNA 丢失或过剩。在 S 期，细胞内所有 DNA 都必须精确地只复制一次。DNA 复制的不完整会造成子代染色体间不恰当的连接，导致互联染色体

分离时染色体断裂或缺失；而重复复制则会导致拷贝数增加，重要调控序列的拷贝数变异会导致基因表达、细胞分裂或对环境信号应答的灾难性缺陷。

每条真核染色体上有多个复制起点，采取的是多复制子的分段复制方式。要实现每个细胞周期精确复制一次，必须激活足够多的复制起点，以保证每条染色体都被完全复制。通常，完成复制并不需要激活所有复制起点，但如果激活数量太少，就会出现不完全复制。此外，复制起点不管是由于激活而复制还是被邻近复制起点产生的复制叉所复制，一旦复制都必须失活，直至下一轮细胞分裂开始。否则，就会出现细胞周期内的重复复制。

1. pre-RC 的形成和激活指导真核细胞中的复制起始

与原核生物 DNA 不同的是，真核生物 DNA 复制起始中复制起点的选择与激活分离。复制起点的选择发生于 G_1 期，是对复制起始序列进行识别的过程，在选择的起点上组装多蛋白复合体 pre-RC；而起点的激活只在细胞进入 S 期后发生。当细胞从 G_1 期进入 S 期后，pre-RC 被细胞 CDK 磷酸化（图 2-22），导致 Cdc6 和 Cdt1 脱离（磷酸化 Cdc6 脱离后将被降解），pre-RC 激活。激活的 pre-RC 局部解开 DNA 双链，招募 DNA 聚合酶及各种复制蛋白，启动复制过程。

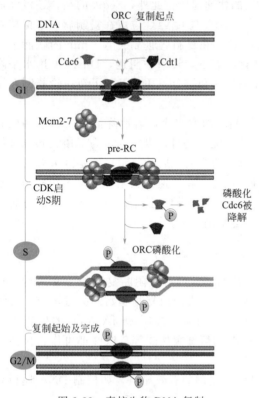

图 2-22　真核生物 DNA 复制

2. 一个细胞周期内所有 DNA 都必须精确地只复制一次

pre-RC 的功能、CDK 水平与细胞周期之间密切的联系保证了真核生物基因组在一个细胞周期内只复制一次。CDK 激活 pre-RC，也会抑制形成新的 pre-RC，这是通过磷酸化 Cdc6 导致其脱离，同时 ORC 也被磷酸化而实现的。ORC 的磷酸化状态不能招募 Cdc6 和 Cdt1，从而阻止新 pre-RC 的形成。此外，通过磷酸化 Cdc6，CDK 引发 Cdc6 快速降解。CDK 还会使一部分 Mcm 磷酸化，磷酸化之后的 Mcm 被转运出核，进一步阻止了 pre-RC 的组装。

在 S、G_2 和 M 期，高 CDK 活性激活了 pre-RC，同时也维持了 ORC 的磷酸化状态，降低了核内 Cdc6 和 Mcm 的水平，阻止了新 pre-RC 的形成；只有当染色体分离且完成细胞分裂，细胞进入 G_1 期时，CDK 活性水平降低，ORC 脱磷酸化，新的 pre-RC 才开始组装。因此，在每个细胞周期内，pre-RC 仅仅有一次形成机会（G_1 期），而且这些 pre-RC 被激活的机会也仅有一次（在 S、G_2 和 M 期）。

3. CDK 与细胞周期调控

细胞周期是真核细胞生命的核心，是一个高度有序、环环相扣、精细调控的细胞内外信号交互作用过程。细胞周期的推动力主要来自 CDK，它是细胞周期引擎。CDK 属丝/苏氨酸激酶家族，整个 CDK 家族有 13 个成员，即 CDK1～CDK13，它们参与细胞周期调控、调节细胞分化和凋亡。在人类细胞中，控制 G_1 期的是 CDK4/CDK6 和 CDK2，它们使视网膜母细胞瘤蛋白（pRb）磷酸化，释放转录因子 E2F。E2F 与转录因子 DP 结合成异源二聚体，促进与 DNA 合成有关的基因开始转录，推动细胞进入 S 期（图 2-23）；S 期和 G_2 期依赖于 CDK2；M 期则主要由 CDK1（即 Cdc2）负责。

由于细胞周期的各个时相内有着不同的事件发生，因此推动细胞周期运行的 CDK 的活性受到严格调控。CDK 在细胞周期中的表达量相对稳定，本身以非活性形式存在，故 CDK 的激活是细胞周期运行的核心问题。CDK 的活性受许多因素影响（图 2-23），包括 cyclin /CDKIs、CAK、Wee1 和 Cdc25 等，其中 cyclin（细胞周期蛋白）和 CDK 抑制因子（CDK inhibitors，CDKIs）分别为 CDK 活性的正负调节因子。哺乳动物 cyclin 家族有 A、B、C、D、E 等 9 类蛋白，各种 cyclin 含量呈细胞周期性变化，不同的 cyclin 在相应的细胞周期各时相中与不同的 CDK 结合，激活 CDK 活性，从而推动和协调细胞周期的运行。如哺乳动物细胞中，在 G_1 期，CDK2 与 cyclin E 结合，CDK4/CDK6 与 cyclin D 相结合；在 S 期和 G_2 期，

CDK2 则与 cyclin A 结合；而在 M 期，CDK1 与 cyclin B 结合。

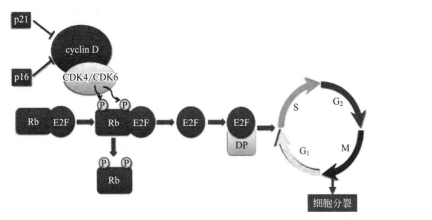

图 2-23　cyclin D-CDK4/CDK6 推进细胞周期进入 S 期

CDK 的活性除了受 cyclin 的正向调节外，还受 CDKIs 的负向调节。目前已鉴定的 CDKIs 有 7 个成员，包括 p21 和 p16。其中 p21 可与多种 cyclin-CDK 复合物结合（图 2-23），抑制底物磷酸化作用，导致 G_1 期阻滞；p16 能与 cyclin D1 竞争结合 CDK4，特异性地抑制 CDK4 的活性，从而阻止细胞进入 S 期，细胞周期停滞。

4. 细胞周期紊乱与肿瘤

细胞周期监控和驱动机制的紊乱是细胞失控性生长、肿瘤发生发展的根本原因。细胞周期驱动机制的紊乱会导致细胞基因组不稳定，这对正常细胞是致命的，也是肿瘤细胞特有的现象。驱动机制的上调往往表现为细胞周期蛋白 cyclin 或 CDK 的过度表达，而减缓细胞分裂的蛋白 CDKIs 却常常失活。作为细胞周期的正调节因子，cyclin 和 CDK 在肿瘤发生、发展中扮演着重要的角色，不同肿瘤细胞中存在着不同的 cyclin 或 CDK 的突变和高表达，如 cyclin D-CDK4/CDK6 通路在多种肿瘤中均出现了异常激活。

（二）药物对真核生物 DNA 复制的干预

过度活化、持续的细胞增殖是肿瘤的基本特征，因此阻断 DNA 复制、诱导细胞周期阻滞可有效抑制肿瘤细胞的生长。

1. DNA 模板作为抗肿瘤药物的作用靶点

DNA 是多种抗肿瘤药物，包括烷基化药物、抗肿瘤类抗生素和铂类药物的作用靶点。这些药物通过引起 DNA 烷基化、链交联或链剪切（断裂）等形式导致 DNA 模板出现损伤，从而干扰或阻断 DNA 复制，抑制肿瘤细胞的生长和分裂，最终杀死肿瘤细胞。

氮芥和环磷酰胺等烷基化药物可使碱基或磷酸酯烷基化而损伤 DNA。醌类抗生素（如丝裂霉素 C）、肽类抗生素（如博来霉素）和生物碱类（如喜树碱）等可导致 DNA 链剪切，其中博来霉素和喜树碱类药物已经在我国应用于多种肿瘤的临床治疗。铂类药物（包括一代顺铂、二代卡铂和三代奥沙利铂）则是目前多种肿瘤治疗的一线药物，可导致 DNA 链内或链间交联。

从机制上讲，以 DNA 模板为靶点的肿瘤化疗药物同时也具有潜在的致癌性，提高药物的肿瘤细胞选择性是该类药物研发的重要内容。

2. 拓扑异构酶作为抗肿瘤药物的抑制靶点

真核生物细胞内也有两类拓扑异构酶，即拓扑异构酶Ⅰ和Ⅱ，其中拓扑异构酶Ⅰ有ⅠA、ⅠB和ⅠC三个亚型，拓扑异构酶Ⅱ有Ⅱα和Ⅱβ两个亚型。人类细胞主要包含拓扑异构酶ⅠB和Ⅱα。拓扑异构酶Ⅰ在 DNA 复制时负责消除复制叉前方的正超螺旋，拓扑异构酶Ⅱ在复制结束后拆分环套在一起的子代 DNA。

与正常细胞相比，肿瘤细胞中拓扑异构酶表现出不受其他因素影响的高水平表达。拓扑异构酶在

DNA 复制和子代 DNA 分离中发挥着重要作用，因此拓扑异构酶亦可作为抗肿瘤药物的设计靶标。目前，临床上使用的喜树碱类（如拓扑替康等）和依托泊苷等抗肿瘤药物就是拓扑异构酶抑制剂。喜树碱类选择性抑制拓扑异构酶 I，而依托泊苷选择性抑制拓扑异构酶 II。

大体上来说，DNA 拓扑异构酶抑制剂的作用机制可以分为两种：毒性机制和催化抑制机制。毒性机制是指抑制剂与拓扑异构酶-DNA 共价复合物形成三元复合物，通过提高拓扑异构酶-DNA 共价复合物的稳态浓度使酶"中毒"，最终导致 DNA 链断裂。而催化抑制机制是指抑制剂通过阻滞拓扑异构酶的某一特定功能或催化反应中的某一步骤，进而抑制拓扑异构酶总的催化活性。目前，临床使用的拓扑异构酶抑制剂绝大多数是拓扑异构酶"毒剂"。例如，喜树碱类通过稳定拓扑异构酶 I-DNA 可断裂复合物，阻碍 DNA 链的闭合，导致细胞 DNA 单链断裂的累积。这种单链断裂对细胞来说并不是致死性的，但当可断裂复合物与正在进行复制的 DNA 复制叉相遇时，会继发地造成不可逆的 DNA 双链断裂，最终引起细胞死亡。

3. 核苷类似物用于抗肿瘤

核苷类似物能阻断 DNA 合成原料 dNTPs 的合成或被 DNA 聚合酶掺入新生 DNA 链中，从而阻断 DNA 的合成。目前，核苷类似物（主要是嘧啶核苷类似物），如阿糖胞苷（cytarabine，Ara-C）已广泛应用于肿瘤的临床治疗，包括实体瘤和血液系统恶性肿瘤。Ara-C 进入细胞后被转变为三磷酸胞苷类似物（Ara-CTP），然后掺入正在进行复制的 DNA 链中，通过干扰 DNA 聚合酶的校对功能进而阻断 DNA 的复制，从而导致细胞中 DNA 单链断裂的累积而触发凋亡；或成功掺入后阻断其修复或其子代 DNA 的复制。故 Ara-C 对 S 期细胞最敏感。此外，Ara-C 还可掺入在进行切除修复的 DNA 链中。

4. CDK 作为抗肿瘤药物的作用靶点

CDK 是细胞周期的引擎，在肿瘤细胞中有表达升高倾向，是抗肿瘤药物研究的重要靶点。截至 2021 年，全球共批准了 4 款 CDK 抑制剂上市（表 2-3），均作用于 CDK4/CDK6 靶点，主要以乳腺癌为适应证。CDK4/CDK6 可触发细胞周期从 G_1 期向 S 期转变，在很多恶性肿瘤尤其是激素受体（HR）阳性的乳腺癌中过度活跃，导致细胞增殖失控，而 CDK4/CDK6 抑制剂则可将细胞周期阻滞于 G_1 期，从而抑制肿瘤细胞的增殖。肿瘤异质性高，CDK 抑制剂联合用药比单药使用更有效。

表 2-3 CDK 抑制剂（截至 2021 年）

通用名	商品名	研发企业	靶点	上市时间	适应证
Palbociclib（哌柏西利）	Ibrance®	辉瑞	CDK4/CDK6	2015 年	HR$^+$/HER2$^-$乳腺癌
Ribociclib（瑞波西利）	Kisqali®	诺华	CDK4/CDK6	2017 年	HR$^+$/HER2$^-$乳腺癌或转移性乳腺癌
Abemaciclib（阿贝西利）	Verzenio®	礼来	CDK4/CDK6	2017 年	HR$^+$/HER2$^-$晚期或转移性乳腺癌
Trilaciclib	Cosela®	G1 Therapeutics	CDK4/CDK6	2021 年	骨髓保护

5. 端粒酶作为抗肿瘤药物的作用靶点

人体除了生殖细胞、干细胞和免疫细胞以外，正常细胞的端粒酶活性极低，端粒长度随个体的老化逐步缩短。目前，多种肿瘤细胞均发现了端粒酶的高活性。端粒酶的激活亦是肿瘤发生的重要机制。因此，从机制上讲，端粒酶亦可作为抗肿瘤药物的作用靶点，端粒酶抑制剂可选择性抑制肿瘤细胞的生长。但端粒酶抑制剂作为抗肿瘤药物存在初始治疗疗效延迟的问题。

第六节 DNA 的突变与损伤

DNA 存储着生物体赖以生存和繁殖的遗传信息，其完整性和稳定性是维持生物物种相对稳定的关键因素。DNA 复制的偶然错误会改变基因的核苷酸序列，一些理化或生物因素也能破坏 DNA 的结构和功能。这种出现在 DNA 分子上的碱基改变（即突变）以及各种结构和功能的异常变化被统称为 **DNA 损伤**（damage）。

一、DNA 突变

（一）DNA 突变的概念

DNA 突变是指 DNA 碱基序列产生了可遗传的永久性改变。没有发生突变的基因称为**野生型基因**（wild type gene），而带有突变位点的基因称为**突变基因**（mutant gene），带有突变基因的生物个体或群体就叫**突变体**（mutant）。

（二）DNA 突变的主要类型

从序列改变的情况来讲，DNA 突变主要有**碱基置换**（base substitution）、**插入**（insertion）、**缺失**（deletion）、**倒位**（inversion）、**易位**（translocation）和**重复**（duplication）等。

1. 碱基置换

碱基置换是一种最为简单的突变形式，是指 DNA 分子中一个碱基被另一个碱基替代，常常又称为**点突变**（point mutation）。根据替换方式的不同，碱基置换可分为转换和颠换两种。转换发生在同型碱基之间，是嘌呤与嘌呤、嘧啶与嘧啶替换；颠换则是发生在异型碱基之间，是嘌呤与嘧啶间的替换。若点突变发生在基因的编码区，则可导致蛋白质一级结构的改变而影响其生物学功能。根据突变对蛋白质产物氨基酸序列的影响情况，发生在编码区的碱基置换又可分为同义突变、错义突变和无义突变。

同义突变（samesense mutation），又称**沉默突变**（silent mutation），指没有改变密码子含义即蛋白质产物氨基酸序列的点突变。其原因在于突变前后的密码子互为简并密码，编码同一个氨基酸。故同义突变往往不会有生物学效应。**错义突变**（missense mutation）指使一个氨基酸的密码子变成另一个氨基酸密码子的点突变。错义突变有可能使其编码的蛋白质产物部分或全部失去活性，尤其是氨基酸类型和性质明显发生改变或重要功能域的关键氨基酸改变等情况。**无义突变**（nonsense mutation）指碱基的替换使编码氨基酸的密码子变成终止密码子的突变。无义突变使多肽链的合成提前终止，产生截短蛋白，而截短蛋白通常是没有活性的。

2. 插入/缺失突变

插入/缺失突变指碱基序列中碱基的增加或缺失，可分为少数碱基的插入/缺失和大片段插入/缺失两种情况来理解。

如果编码序列中插入或缺失一个、两个或少数几个（非 3 的倍数）碱基，会使 DNA 的阅读框架发生改变，导致插入缺失部位之后的密码子均发生改变，这种突变称为**移码突变**（frameshift mutation），也叫移框突变。移码突变往往会产生截短蛋白或异常多肽，常常使产物彻底失去功能。

大片段的缺失在细菌基因组中比较常见，且其中很多是非致死性的，主要原因是细菌很多基因只在一定环境条件下是必须的。例如，大肠杆菌乳糖操纵子的缺失只会阻止其利用乳糖作为碳源，除此以外并无其他有害效应。大片段的插入通常由可移动元件插入 DNA 序列中引起，包括转座子和前病毒等。可移动元件通常为几 kb，如此大片段的序列插入靶基因，往往彻底破坏靶基因的功能。转座子和前病毒通常还含有多个转录终止子，会介导插入序列转录的终止；对于操纵子来讲，它还会导致插入位点后同一操纵子中其他结构基因转录的终止。

3. DNA 重排

DNA 重排包括倒位、易位和重复等。倒位是一段碱基序列在原位置发生的方向倒转，易位是一段碱基序列从一个位置转移到另外一个位置。一段碱基序列的重复如果发生在基因内部，则会破坏基因的结构甚至功能，而如果是携带完整基因的 DNA 片段发生重复，将会导致基因拷贝数的增加，产生拷贝数变异。基因重复及随后发生的序列变异被认为是新基因产生的重要途径。

DNA 重排的生物学效应会有多种不同的情况，可能激活基因，也可能抑制基因或其产物的功能，这需要具体分析不同重排方式对基因功能表达的影响情况。

二、DNA 损伤

（一）内源性损伤

内源性损伤是细胞在生长繁殖中由内源因素导致的、自然发生的 DNA 损伤，是无法避免的，会导致自发突变的产生。导致内源性损伤的原因主要包括：复制错误、碱基互变异构体、DNA 的化学不稳定性、氧化作用损伤碱基等。

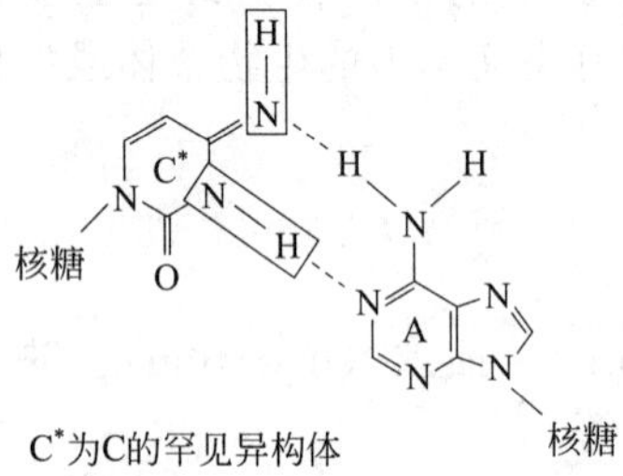

碱基互变异构体导致碱基配对特性改变（图 2-24），然后通过下一轮 DNA 复制引发碱基置换。

DNA 的化学不稳定性主要体现在碱基自发水解脱氨基（deamination）和 C—N 糖苷键自发水解脱碱基两个方面。正常生理条件下，碱基 A、G 和 C（尤其是 C）均可自发水解脱氨基。C 脱氨基转变为 U [图 2-25(a)]，U 可被尿嘧啶糖基酶系统修复，若未能修复，则会通过 DNA 复制与 A 配对，从而导致碱基置换。A 自发脱氨基转变成次黄嘌呤 I，优先与 C 配对。G 自发脱氨转变成黄嘌呤，仍与 C 配对，不会引起碱基改变。此外，DNA 分子中碱基与脱氧核糖间的 C—N 糖苷键可能自发水解，导致碱基脱落而形成**无碱基**（apurinic/apyrimidinic，AP）**位点** [图 2-25(b)]，在下一轮 DNA 复制中，该位置会引发随意碱基的加入，导致碱基置换。

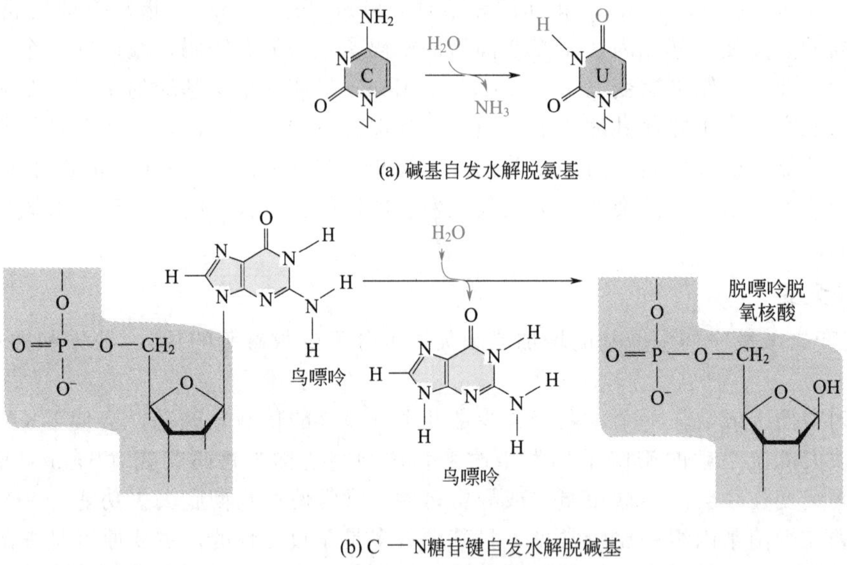

图 2-24 胞嘧啶异构体
C* 与 A 配对

C* 为 C 的罕见异构体

图 2-25 DNA 的化学不稳定性

(a) 碱基自发水解脱氨基

(b) C—N 糖苷键自发水解脱碱基

细胞内 DNA 分子上的碱基容易遭受多种形式的氧化损伤。能够导致 DNA 碱基氧化损伤的氧自由基可能仅仅来自于细胞自身的氧化代谢。碱基的氧化可能导致其碱基配对特性发生改变。例如，鸟嘌呤的氧化产生 8-氧鸟嘌呤（8-oxoG），复制中被 DNA 聚合酶误读为胸腺嘧啶，从而在新生子链上插入腺嘌呤，导致该位置的碱基对从 G-C 替换为 A-T。

（二）外源性损伤

外源性损伤是由环境中的物理因素、化学因素和生物因素等引起的 DNA 损伤。外源性损伤会进一步诱发突变，这些能诱发突变的外源性因素被称为**诱变剂**（mutagen）。

1. 物理因素

能够引起 DNA 损伤的物理因素主要包括电离辐射（X 射线和 γ 射线等）和紫外线。

（1）电离辐射

电离辐射可以直接导致 DNA 损伤，也可作用于水分子或细胞内其他分子产生离子和自由基，尤其是氧自由基。具有高度反应活性的氧自由基会广泛造成 DNA 分子出现损伤，包括碱基置换、单链断裂或**双链断裂**（double-strand break，DSB）。由于能导致 DNA 断裂（包括单链断裂和 DSB），电离辐射常被称为染色体**断裂剂**（clastogen）。单链断裂容易被修复，而 DSB 的修复难度大，容易导致突变的发生，对细胞具有潜在致死性。

（2）紫外线

紫外线照射使同一条 DNA 链上两个相邻的嘧啶碱基（尤其是胸腺嘧啶）发生共价结合，生成嘧啶二聚体，导致双螺旋骨架扭曲，干扰 DNA 模板功能（图 2-26）。胸腺嘧啶二聚体会使得 DNA 聚合酶以及 RNA 聚合酶沿 DNA 模板的移动受阻，从而造成复制和转录的障碍。

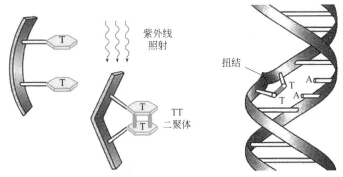

图 2-26　紫外线照射导致胸腺嘧啶二聚体的形成

2. 化学因素

能够引起 DNA 损伤的化学因素主要包括碱基类似物、碱基修饰剂、嵌入剂。

（1）碱基类似物

碱基类似物是一些化学结构与碱基类似的化合物。DNA 合成时，碱基类似物取代正常碱基掺入新生链，然后以更高频率发生酮式和烯醇式互变异构，引起碱基置换。如 5′-溴尿嘧啶通常以酮式结构存在，是 T 的类似物，DNA 复制时通过与 A 配对掺入新生链，但其烯醇式互变异构体在下一轮复制中与 G 配对，再经过一轮的复制，A-T 碱基对就替换成了 G-C 碱基对，导致碱基置换（图 2-27）。

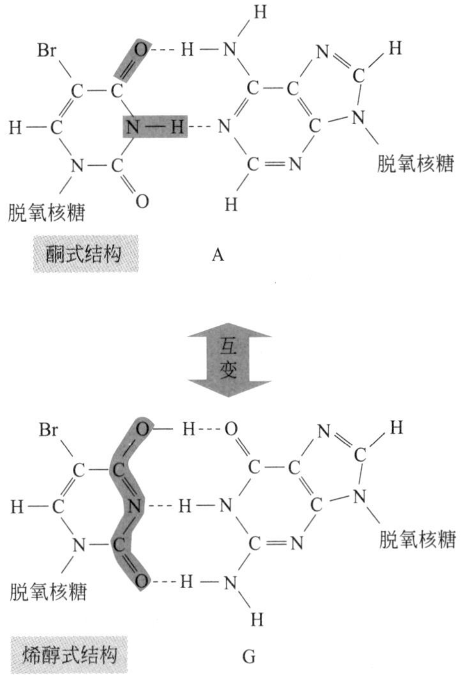

（2）碱基修饰剂

碱基修饰剂直接修饰碱基，导致碱基化学结构改变，从而改变其碱基配对特性，引发突变。常见的碱基修饰剂有亚硝酸和烷化剂，如甲基化试剂。甲基化试剂可使 G 甲基化形成 O^6-甲基鸟嘌呤（O^6-meG），在下一轮 DNA 复制中 O^6-meG 与 T 配对而引发碱基置换。

（3）嵌入剂

原黄素、吖啶橙和溴乙啶（ethidium bromide，EB）等平面分子可插入 DNA 双螺旋的相邻碱基对平面之间（图 2-28），使相邻碱基对之间增加一个碱基对的位置，从而引入插入突变。如果在编码序列中嵌入，将造成移码突变。实验研究中，它们可以作为核酸指示剂，在紫外灯照射下指示 DNA 的存在。

图 2-27　5′-溴尿嘧啶作为 T 的类似物与 G 配对

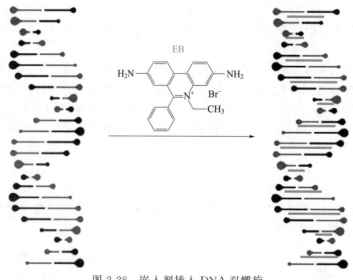

图 2-28 嵌入剂插入 DNA 双螺旋

3. 生物因素

能够导致 DNA 损伤（突变）的生物因素主要是病毒和霉菌。逆转录病毒可以随机整合入宿主基因组，导致基因组结构和表达的改变，如导致抑癌基因的失活或原癌基因的激活等。霉菌如黄曲霉、寄生曲霉等表达的蛋白质产物或产生的毒素也可以诱发突变。

第七节 DNA 损伤修复系统

在体内外各种因素作用下，细胞内 DNA 损伤不可避免地会发生。为了维持生物特征的稳定性和完整性，通过长期的生物进化，生物细胞内产生了一系列的 DNA 损伤修复系统，它们能有效识别并修复各种 DNA 损伤。

一、错配修复

DNA 错配修复系统（mismatch repair system）可以修复 DNA 复制时插入的错配碱基，进一步提高 DNA 复制的精确性。要实现修复功能，错配修复系统必须在下一轮复制之前扫描整个基因组，寻找错误配对的位点，然后准确纠正子链中的错配碱基，即必须完成错配位点的扫描、子链的识别和修复三个功能。

大肠杆菌染色体 DNA 双链是被甲基化的。**DNA 腺嘌呤甲基化酶**（DNA adenine methylase，Dam）可将 GATC 序列中的 A 修饰成 N^6-甲基腺嘌呤。**DNA 胞嘧啶甲基化酶**（DNA cytosine methylase，Dcm）可将 CCAGG 和 CCTGG 中的 C 转换成 5-甲基胞嘧啶。刚完成复制的 DNA 双链，由于新生链尚未被甲基化而处于半甲基化状态，这种半甲基化状态使修复系统能够正确区分亲本链和新生链。

MutSHL 修复系统（图 2-29）是大肠杆菌主要的错配修复系统，它通过判断 GATC 序列是否甲基化来区分新生链和亲本链。具体修复机制为：MutS 二聚体通过扫描 DNA 双链骨架的扭曲变形而定位错配位点，结合上去后进一步扭曲骨架，接着 MutL 蛋白结合到 MutS-DNA 复合体上。核酸内切酶 MutH 能识别半甲基化的 GATC 并结合上去，MutS 二聚体通过 MutL 将 MutH 招募至错配位点附近并激活 MutH，在最近的 GATC 5′端切开子链产生切口。接下来核酸外切酶在解旋酶（UvrD）的协作下，从切口处开始去除包括错配碱基在内的一段序列。最后，DNA 聚合酶Ⅲ和 DNA 连接酶根据亲本链的序列填补子链上被切除的部分，从而完成修复。

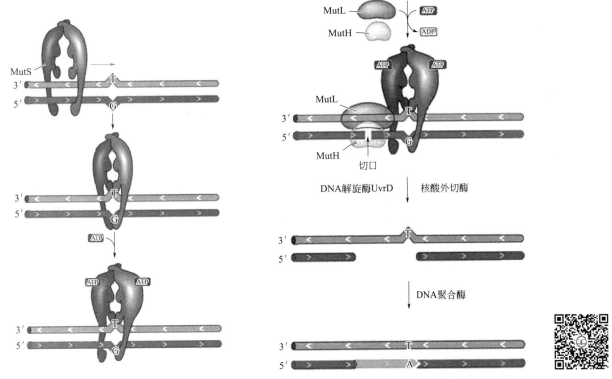

图 2-29　大肠杆菌错配修复机制

知识链接 2-2

错配修复与人类疾病

人类有 9 个错配修复基因（*hMSH2*、*hMSH3*、*hMSH4*、*hMSH5*、*hMSH6*、*hMLH1*、*hMLH3*、*hPMS1*、*hPMS2*）为 MutS 和 MutL 的类似物，尚未发现 MutH 类似物，修复机制尚待探索。人类错配修复系统缺陷导致的微卫星 DNA 不稳定性（microsatellite DNA instability，MSI）是脆性 X 综合征（CGG 异常扩展导致的 FMRI 基因失活，使 Xq27.3 产生一脆性断裂点）、亨廷顿舞蹈症和多种肿瘤（如遗传性非息肉病性结肠癌）的重要发病机制。

二、DNA 损伤修复

DNA 损伤修复的策略主要有**直接逆向修复**（direct reversal repair）、**切除修复**（excision repair）和**损伤跨越修复**等。

（一）直接逆向修复

直接逆向修复是 DNA 损伤最简单的修复方式，修复酶直接作用于受损碱基，恢复 DNA 的正常结构。直接逆向修复方式的典型机制包括**光复活**（photoreactivation）、烷基化碱基修复和单链断裂修复。对于发生单链断裂的 DNA，DNA 连接酶可以直接催化生成磷酸二酯键，修复 DNA 单链上的切口。

1. 光复活作用修复嘧啶二聚体

细胞内存在光复活酶（photo-reactivating enzyme），有时也叫 DNA 光裂合酶（DNA photolyase），可以直接识别紫外线照射引起的胸腺嘧啶二聚体。在可见光照射下被激活后，光复活酶直接发挥催化作用解开嘧啶二聚体，恢复正常的 DNA 结构。目前，胎盘类哺乳动物和人体尚未发现该修复机制。

2. 烷基转移酶直接修复烷基化碱基

细胞内存在烷基转移酶，可以直接将烷基从碱基上移除，如甲基转移酶。甲基转移酶直接将 O^6-meG

的甲基转移至自身 Cys 残基上，恢复正常的鸟嘌呤。甲基转移酶在携带上甲基后就失去了活性，无法再发挥功能。

（二）切除修复

切除修复是在一系列酶的作用下，将损伤片段或碱基从 DNA 分子中切除，然后用正常的链作为模板进行修复。切除修复是细胞内最普遍和最重要的修复机制，绝大多数 DNA 损伤，包括碱基错配和嘧啶二聚体等引起的结构缺陷，均可通过切除修复的方式进行修复。不同损伤切除修复方式之间的差异在于损伤的识别及切口打开的方式不同，据此可以将切除修复分为**碱基切除修复**（base excision repair，BER）和**核苷酸切除修复**（nucleotide excision repair，NER）两种类型。

1. 碱基切除修复

碱基切除修复是清除受损碱基的一种主要方法，它是由各种特异性的 **DNA 糖基化酶**（DNA glycosylase）除去特定类型的损伤碱基后，再进行 AP 位点修复。

大肠杆菌碱基切除修复的具体修复过程如下：①DNA 糖基化酶特异性识别并切除损伤碱基，产生一个 AP 位点，如 U 和氧代鸟嘌呤（oxoG）分别被尿嘧啶-N-糖基化酶和氧代鸟嘌呤糖基化酶特异性识别。糖基化酶在识别损伤碱基时会将其从螺旋内部弹出，装入自己的底物口袋内，然后再切除。②AP 位点被 AP 内切酶识别并打开 5′端。③DNA 磷酸二酯酶将 AP 位点处的磷酸戊糖切除。④DNA 聚合酶 I 填补缺口，后由 DNA 连接酶将切口封闭，完成修复（图 2-30）。

真核生物细胞的碱基切除修复过程与大肠杆菌相类似，只是 AP 位点的磷酸戊糖是直接由负责修复的 DNA 聚合酶 β 在填补碱基缺口前将其切掉。

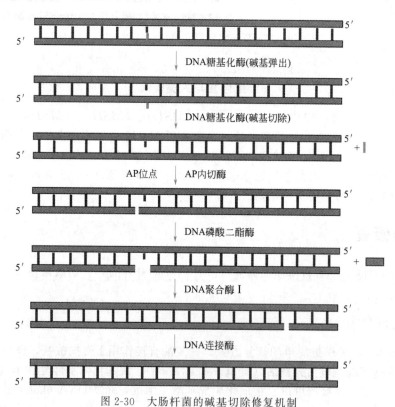

图 2-30　大肠杆菌的碱基切除修复机制

2. 核苷酸切除修复

与碱基切除修复不同，核苷酸切除修复系统没有区分不同损伤的特异性，它通过识别 DNA 双螺旋结构的扭曲找到损伤位点，然后由核酸内切酶在受损位点两端打开切口，使得受损位点所在的一小段 DNA 被切除后再进行修复。

在大肠杆菌细胞中，核苷酸切除修复主要由 UvrABCD 系统完成。首先，UvrA 和 UvrB 组成的复合体在 DNA 链上滑动，扫描双螺旋的结构扭曲。一旦发现扭曲位点，UvrA 就从复合体中解离，留下 UvrB 将扭曲位点附近的 DNA 变性并募集 UvrC 蛋白。接着 UvrC 在损伤位点两侧分别打开一个切口，然后由解旋酶 UvrD 将切口间的损伤 DNA 单链释放，留下一段缺口由 DNA 聚合酶进行填补后再由连接酶连接（图 2-31）。

真核细胞核苷酸切除修复的机制和大肠杆菌类似，参与功能的蛋白复合体包括了 XPA～XPG、RPA 等多个蛋白质（图 2-32）。XPC-hHR23B 复合体识别 DNA 双螺旋的扭曲，引起扭曲部位局部双链的有限融解而启动修复。XPC 招募 XPA、RPA 和 TFⅡH，其中 TFⅡH 利用其解螺旋酶活性亚基（由 XPB 和 XPD 基因编码的两个亚基）继续解开 DNA 双链，RPA 结合到 DNA 单链上，并募集 XPG 和 ERCCI-XPF 蛋白分别在损伤位点的两端产生切口，释放长约 24～32 nt 的损伤单链。最后，由 DNA 聚合酶和连接酶进行修复。人体细胞切除修复机制的缺陷会诱发着色性干皮病，患者对日光非常敏感，并最终发展为皮肤癌。

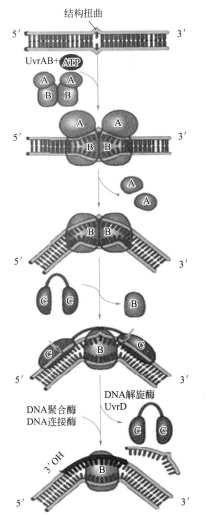

图 2-31　大肠杆菌的核苷酸切除修复机制

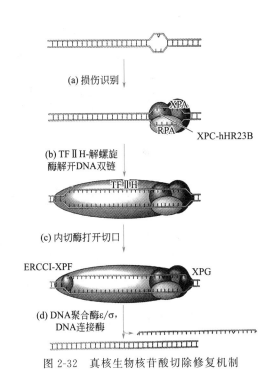

图 2-32　真核生物核苷酸切除修复机制

（三）损伤跨越修复

有时当 DNA 双链发生损伤，尤其是大范围损伤时，细胞无法通过直接逆向修复和切除修复系统进行有效修复，此时细胞会跨越损伤部位先进行复制，再设法进行修复，这种方式被称为**损伤跨越修复机制**（damage bypass repair mechanism）。重组和 SOS 修复均可实现损伤跨越修复。

1. 重组跨越损伤修复

DNA 重组跨越损伤修复是属于先复制后修复，也被称为复制后修复。复制过程中，DNA 聚合酶前进到损伤部位（如胸腺嘧啶二聚体）时会停顿下来，然后跳过损伤部位，在其下游约 1 kb 处重新开始合成，于是新生子链在损伤模板对应的位置产生了一段缺口。该缺口可以由细胞内的重组系统进行修复（图 2-33）。细胞通过重组的方式将另一条子代双链 DNA 的完整母链上与缺口同源的序列移至子链缺口处，在母链上形成新的缺口；然后母链缺口以其子链为模板，由 DNA 聚合酶进行填补，最后由 DNA 连接酶连接完成修复。

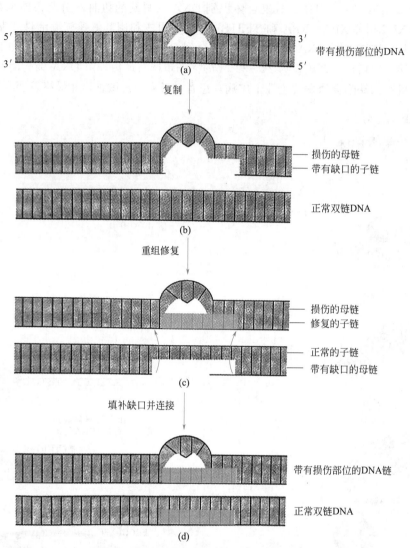

图 2-33　单链损伤的重组跨越损伤修复机制

重组跨越损伤修复并不能将 DNA 单链上的损伤去除，但它可以使细胞完成 DNA 复制，且子链 DNA 均正常。经过数代复制后，损伤被"稀释"，DNA 损伤的影响降低。重组跨越损伤修复机制对于细胞应对难修复损伤具有重要意义。

2. 合成跨越损伤修复

合成跨越损伤修复也叫移损合成，是一种差错倾向跨越修复机制。在 DNA 受损严重（如产生了较多的胸腺嘧啶二聚体）的情况下，当 DNA 聚合酶前进到受损位点时，其活性受到抑制，由一类特殊的 DNA 聚合酶（移损合成酶 DNA 聚合酶Ⅳ或者Ⅴ）继续进行合成。移损合成酶催化的 DNA 合成为模板依赖性的差错倾向合成，不遵循碱基配对原则，具有高度的易错性。当越过受损部位后，DNA 合成酶又可以取代易损合成酶完成 DNA 的复制，避免 DNA 不能复制的严重后果。

由于错误率高，细胞内不会有大量的移损合成酶，移损合成机制也只能是细胞求生存的最后备选方式。人类细胞核中有一定水平的移损合成酶，但大肠杆菌细胞中通常情况下是没有的，只有在 DNA 损伤后才诱导产生。编码移损合成酶的基因是大肠杆菌 SOS 反应途径的一部分，其转录受蛋白 LexA 的调节。DNA 损伤会诱导重组蛋白 RecA 的共蛋白水解酶活性而使其激活，然后刺激阻遏蛋白 LexA 自身断裂失去阻遏作用，使得 SOS 相关操纵子的基因表达，产生校对功能缺失的 DNA 聚合酶 V 及其他相关蛋白，进行移损合成，启动 SOS 修复。

（四）DSB 的修复

双链 DNA 发生单链断裂时，可依赖另一条完整单链为模板进行修复；但双链都发生断裂时，由于没有互补链提供模板，需要另外的机制来完成修复。真核细胞主要通过**非同源末端连接**（non-homologous end joining，NHEJ）和**同源重组**（homologous recombination，HR）修复两种方式进行修复。

1. 非同源末端连接

非同源末端连接是一种不依赖于同源 DNA 序列的修复方式，通过 DNA 连接酶将 DSB 末端直接连接，整个细胞周期均可发生。哺乳动物非同源末端连接的大致机制为：Ku 蛋白复合物（Ku70/Ku80 二聚体）识别结合到 DSB 末端，依次招募 DNA 依赖的蛋白激酶催化亚基（DNA-PKcs）和重组酶 Artemis。上述四聚体蛋白在双链末端的装配激活了 DNA-PKcs 的激酶活性，使 Artemis 蛋白磷酸化并激活其核酸酶活性，Artemis 切割加工 DNA 断裂末端，创造出连接酶的有效底物。最后，DNA 连接酶 Ⅳ 复合体（即 XRCC4-DNA 连接酶 Ⅳ-XLF 复合物，XRCC4 和 XLF 为辅助亚基）催化 DNA 末端进行连接（图 2-34）。

非同源末端连接是一种高效但不够精细的修复方式，任何两个断裂的双链末端不需要同源性就能直接连接起来，因此可能导致 DNA 链的错误连接，产生染色体臂间的交换。非同源末端连接的不精细还体现为修复时容易随意插入或缺失几个碱基而引发插入/缺失突变，导致基因沉默。

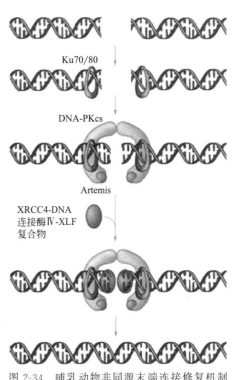

图 2-34　哺乳动物非同源末端连接修复机制

2. 同源重组修复

DSB 更精细的修复方式是同源重组修复。同源重组修复以未受伤的姐妹染色单体的同源序列作为修复的模板，可以确保修复的准确性。原核生物的同源重组修复发生在 DNA 复制过程中，而真核生物发生于细胞周期的 S～G₂ 期。

同源重组的 DSB 修复模型为：DSB 5′ 末端被加工切除部分序列，产生 3′ 单链 DNA（ssDNA）突出，然后 3′ssDNA 在重组酶介导下入侵到姐妹染色单体上的同源序列双链中，与同源 DNA 序列配对。通过两次入侵，两条 3′ssDNA 与同源双链 DNA 的两条单链分别配对形成引物-模板接头。以同源 DNA 链为模板，DNA 聚合酶在 3′ssDNA 末端添加脱氧核苷酸，完成序列填补，分支迁移形成两个 Holliday 交叉，最后 Holliday 交叉拆分，完成修复过程（图 2-35）。在同源重组修复中，重组酶介导了 ssDNA 入侵的重要功能，大肠杆菌重组酶是 RecA 酶，真核重组酶是 Rad51。这里我们详细介绍一下真核细胞 DSB 的同源重组修复机制。

真核细胞首先由 MRN 复合物识别 DSB，并与 CtIP 一起结合到断裂末端。CtIP 促进 DNA 5′ 末端切割，产生 3′ ssDNA。3′ ssDNA 被复制蛋白 A（RPA）包被，使其免受核酸酶降解并保持单链状态；然后在 BRCA1-PALB2-BRCA2 复合物的帮助下，BRCA2 蛋白介导 RPA 被重组酶 Rad51 替换，形成核蛋白丝寻找姐妹染色单体上的同源序列，并在 Rad51 蛋白介导下侵入 DNA 双链模板，与同源 DNA 序列配对完成修复过程（图 2-36）。

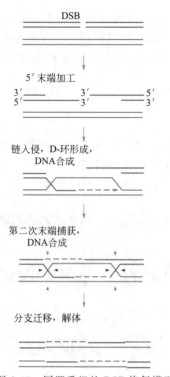

图 2-35 同源重组的 DSB 修复模型 　　图 2-36 真核细胞 DSB 的同源重组修复机制

DSB 及其修复与人类疾病

　　DSB 是一种潜在的危险损伤，可由电离辐射、拟辐射化合物或 DNA 复制抑制剂引起。细胞通过两条部分重叠的信号通路来感知和修复 DSB，即非同源末端连接和同源重组。研究表明，两条修复途径的缺陷都与人类疾病有关，包括癌症和衰老性疾病。如，*BRCA1/BRCA2* 突变与遗传性乳腺癌和卵巢癌高度相关。著名影星安吉丽娜·朱莉因为携带 *BRCA1* 基因突变，提前切除了乳腺和卵巢，以预防乳腺癌和卵巢癌。在两条修复途径的选择中，CtIP 发挥着重要功能。有研究表明，CtIP 参与了拓扑异构酶抑制剂类药物，如喜树碱和足叶乙苷的细胞耐受性机制，而这些药物的作用机制是通过导致肿瘤细胞 DNA 产生双链断裂来抑制肿瘤细胞的生长。

三、DNA 损伤与损伤修复系统的意义和应用

　　DNA 损伤不可避免会发生。由于 DNA 损伤会导致细胞功能紊乱，一般情况下损伤会被修复，未被修复的损伤则会导致突变的发生。生物物种的多样性依赖于 DNA 突变与损伤修复之间的良好平衡。

（一）DNA 损伤的双重效应

　　DNA 损伤具有双重效应。一方面，损伤后 DNA 不能再作为复制和转录的模板，使细胞出现功能障碍或因无法增殖而死亡。另一方面，损伤会给 DNA 带来永久性改变，导致突变的发生。突变会导致细胞功能的紊乱和疾病的发生，也会促进生物进化。

1. 突变可创造新物种

　　诱变育种（mutation breeding）是人为诱发生物体产生突变，从中选择、培育新品种。利用诱变育种技术，可以人为改变抗生素生产菌的基因型，获得高生产能力的新菌株。

2. 突变可产生遗传多态性和生物多样性

　　遗传多态性和生物多样性的基础在于突变的产生和保留。在医学实践中，遗传多态性可被利用，也需关注。如法医学上的个体识别和亲子鉴定利用的是个体间的遗传多态性差异；器官移植配型则需要考虑个

体间的遗传多态性，避免或降低排斥反应；而个体对某些疾病的易感性以及对药物反应的多样性也与个体的遗传多态性有关。

3. DNA 损伤和突变可导致疾病

遗传病和具有遗传倾向的疾病（高血压、糖尿病、溃疡和肿瘤等）均具有基因异常。肿瘤具有遗传倾向，其生物学基础是多基因多步骤突变。原癌基因与抑癌基因间功能的失衡是肿瘤发生的重要机制。原癌基因的激活或水平增加以及抑癌基因的失活或水平降低都将导致肿瘤的发生，而 DNA 突变或损伤的发生都将可能导致上述情况的出现。

由于 DNA 损伤和突变可导致疾病的发生，药物的遗传毒性是药物开发中安全性评价的重要内容。除极少数老年用药外，一般药物均需排除遗传毒性。

（二）DNA 损伤修复与疾病和药物的关系

1. DNA 损伤修复与癌症

研究表明，DNA 修复功能低下会增加肿瘤的发病风险，而个体 DNA 修复功能低下可能由遗传因素决定。DNA 损伤发生后，若修复机制异常，未被修复的损伤将进一步造成基因突变，最后突变的累积导致肿瘤的发生。如介导 DSB 同源重组修复的 *BRCA* 基因，其突变将导致乳腺癌和卵巢癌的发生。

DNA 修复能力增强是肿瘤化疗之后的明显特征，这会增加肿瘤细胞的耐药性。肿瘤化疗药物烷化剂和铂类药物等通过损伤肿瘤细胞的 DNA，抑制肿瘤细胞的生长。药物引起的 DNA 损伤会刺激肿瘤细胞修复能力增强，从而降低药物效果，产生耐药性。渥曼青霉素可通过抑制 PI3K 信号通路而抑制 DNA 修复，因此烷化剂或铂类化合物与渥曼青霉素联合用药可提高治疗效果。

2. DNA 损伤修复与衰老

细胞中累积的遗传物质损伤是造成衰老的重要原因，DNA 损伤修复能力与衰老直接相关。寿命长的动物 DNA 修复能力一般较强。人类 DNA 修复能力很强，但随着年龄的增加，修复能力逐渐减弱，突变细胞数与染色体畸变率相应增加。

DNA 损伤修复功能的异常低下导致衰老性疾病的发生。如 *ERCC1*（切除修复交叉互补基因 1）基因突变导致的核苷酸切除修复功能受损，遗传物质的损伤被累积，从而导致早衰。这是儿童早老症的重要发病机制。

DNA 损伤修复能力缺陷还与一些遗传疾病有关，如着色性干皮病、共济失调-毛细血管扩张症等。还有一些免疫性疾病如 T 淋巴细胞功能缺陷，也与 DNA 损伤修复先天性缺陷有关。

本章小结

DNA 复制、损伤与修复参与遗传信息的传递、维持与稳定。

半保留和半不连续复制、需要引物和复制起点是 DNA 复制的一般特征。原核生物和真核生物有不同的 DNA 复制酶系统及具体的复制机制，但功能过程是对应的或者说相似的，也有功能对应的蛋白。如它们都依赖 DNA 聚合酶的催化，DNA 聚合酶核心酶的空间构象均形似"半握右手"，其中大肠杆菌依赖 DNA 聚合酶Ⅰ、Ⅲ，真核依赖 DNA 聚合酶 α、δ、ε。

为了维持染色体数目和细胞数量的适当平衡，所有生物细胞都会严格地调控复制，尤其是复制起始。大肠杆菌复制起始受 DnaA 和 DnaA-ATP 水平以及甲基化和 SeqA 的调控。与原核生物相比，真核生物细胞的复制调控更为精细和严格，并与细胞周期的调控紧密协同。pre-RC 的形成和激活指导真核细胞中的复制起始，而 pre-RC 的功能、CDK 水平与细胞周期之间密切的联系保证了真核生物基因组在一个细胞周期内只复制一次。

在体内外各种因素作用下，细胞内 DNA 损伤不可避免地会发生。为了维持遗传信息的稳定性和完整性，DNA 损伤修复系统起着关键作用。生物细胞内存在一系列多层次的 DNA 损伤修复机制，包括错配修复以及通过直接逆向修复、切除修复和损伤跨越修复等多种策略实现的 DNA 损伤修复。当双链都发生断裂时，真核细胞还可通过非同源末端连接和同源重组方式进行修复。

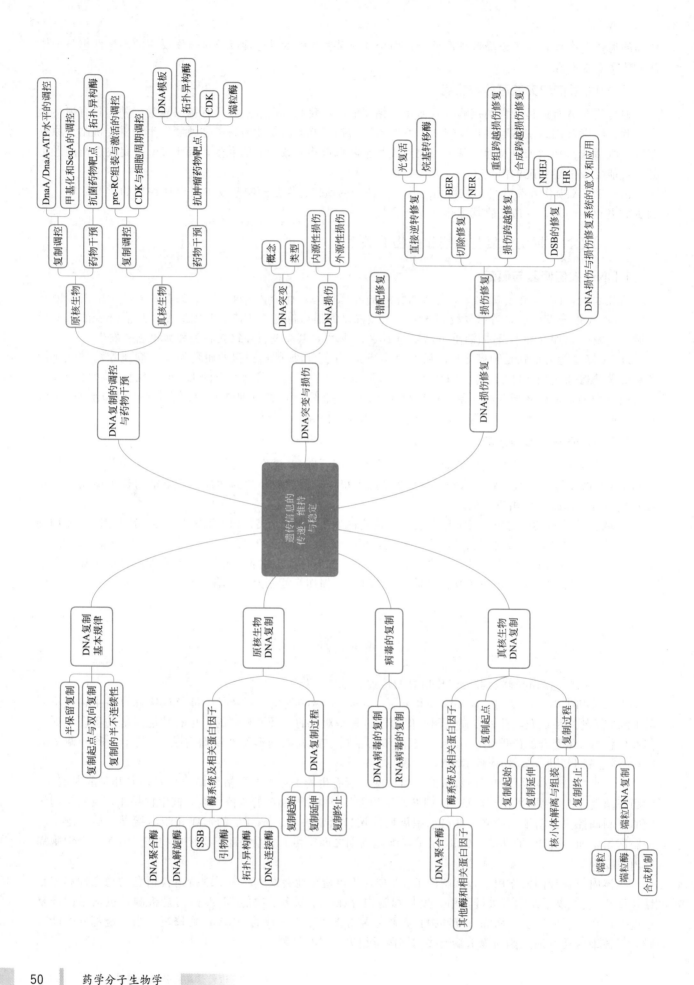

拓展学习

思考题

1. 结合真核 DNA 的复制过程，思考以 DNA 复制为靶点（如 CDK、端粒酶和拓扑异构酶等）的抗肿瘤药物的作用机制。

2. 请查阅将 DNA 损伤或突变手段应用于临床医药上的实例并思考机制。

3. 与遗传信息稳定性有关的肿瘤发生机制可能有哪些?

参考文献

［1］ Weaver R F. Molecular Biology ［M］. 5th ed. New York：McGraw-Hill，2012.

［2］ 沃森 J D，贝克 T A，贝尔 S P，等. 基因的分子生物学 ［M］. 7 版. 杨焕明，译. 北京：科学出版社，2015.

［3］ 张景海. 药学分子生物学 ［M］. 5 版. 北京：人民卫生出版社，2016.

［4］ 袁红雨. 分子生物学 ［M］. 北京：化学工业出版社，2012.

［5］ 郑杰. 肿瘤的细胞和分子生物学 ［M］. 上海：上海科学技术出版社，2011.

（李晓红）

第三章

转录与转录后加工

学习目标

1. 掌握 转录和转录后加工的概念和步骤，原核生物和真核生物的转录单位。
2. 熟悉 真核生物与原核生物转录和转录后加工的异同。
3. 了解 干预转录的策略。

真核生物和原核细胞的遗传信息存储于 DNA 中，需要将 DNA 的碱基序列转抄为 RNA，才能将遗传信息传递到蛋白质。转抄的过程，就是生物体以 DNA 为模板合成 RNA 的过程，称之为**转录**（transcription）。对转录和转录后加工的调控会引发一系列细胞功能变化。学习转录和转录后加工机制对于认识许多生物学现象具有重要意义。

第一节　转录单位及转录基本过程

RNA 的合成由 **RNA 聚合酶**（RNA polymerase）催化。RNA 聚合酶结合到 DNA 模板上的一段特定序列——**启动子**（promoter）上时，起始转录，开始不断合成 RNA，直到遇到**终止子**（terminator）序列。基于这一过程，将启动子到终止子这一段 DNA 序列称为**转录单位**（transcription unit）。如图 3-1 所示，转录单位就是一段能结合 RNA 聚合酶并合成出一条 RNA 单链的 DNA 片段。一个转录单位可能包含

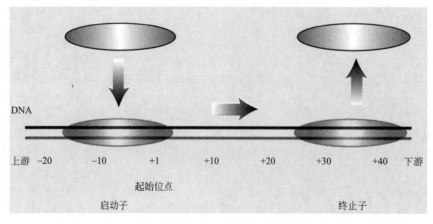

图 3-1　转录单位开始于启动子，结束于终止子

一个基因或多个基因。转录起始主要由 DNA 分子上的启动子控制，而控制终止的部位称为终止子。

分子杂交实验表明，合成的 RNA 只与 DNA 分子上一条链形成杂交体，这说明 RNA 是以一条 DNA 单链为模板，通过碱基配对规律而合成的。DNA 的两条链中仅有一条链作为 RNA 转录的模板，因此称为模板链；而另一条不能进行转录的 DNA 链被称为非模板链，因为其序列和 RNA 转录产物在序列上完全一致，又称为编码链（图 3-2），转录出来的 RNA 序列与模板链序列互补，与编码链完全一致，只是以尿嘧啶（U）取代了胸腺嘧啶（T）。

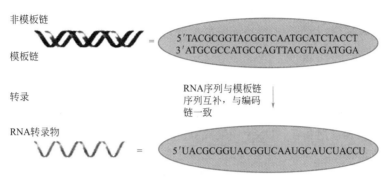

图 3-2　模板链与编码链

RNA 聚合酶对模板的利用与 DNA 聚合酶不同。在 DNA 复制时，首先需将两条链解开才能将它们作为模板合成各自的互补链。转录时无须将 DNA 双链完全解开，而是局部解链，以其中一条链为有效模板合成。DNA 经转录后仍以全保留方式保持双螺旋结构，而已合成的 RNA 链则脱离 DNA 链。以一个转录单位为例，无论是原核细胞还是真核细胞，转录反应都包括转录**起始**（initiation）、**延伸**（elongation）和**终止**（termination）三个基本过程（图 3-3）。

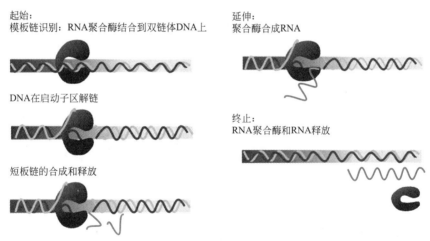

图 3-3　转录的三个阶段：起始、延伸和终止

一、转录起始

首先 RNA 聚合酶要结合在双链 DNA 的启动子处，此过程称为模板识别。然后 RNA 聚合酶将启动子附近的 DNA 双链解开，形成**开放复合体**（open complex）。开放复合体又称转录泡，其中包括了转录起始点。双链 DNA 分开后，暴露出模板链，使得核糖核苷酸可与模板链 DNA 的碱基配对，产生 RNA 上第一个核苷酸键。转录起始从化学过程来看是单个核苷酸与开放复合体结合构成新生 RNA 的 5′端，再以磷酸二酯键的形式与第二个核苷酸相结合。过去认为磷酸二酯键的形成就是转录起始阶段的终止，实际上，RNA 聚合酶会制造短的转录物（通常小于 10 个核苷酸），此时聚合酶一直处于启动子区，而这些短的转录物与 DNA 模板链的结合不够牢固，很容易从 DNA 链上脱落并导致转录重新开始。只有当稳定的聚合酶-DNA-RNA 复合物后，RNA 聚合酶成功离开启动子区，转录才进入延伸期。通常，RNA 聚合酶通过启动子

的时间代表一个启动子的强弱。一般说来，通过启动子的时间越短，该基因转录起始的频率也越高。

二、转录延伸

RNA 聚合酶离开启动子，沿 DNA 链移动并使新生 RNA 链不断延长的过程就是转录延伸。随着 RNA 聚合酶的移动，DNA 双螺旋持续解开，暴露出新的单链 DNA 模板，核苷酸共价结合到新生 RNA 链的 3′ 端，在解链区形成一个 RNA-DNA 杂合链。而在解链区之后，DNA 模板链与其原来配对的非模板链结合并重新形成双螺旋结构，RNA 则解离成游离单链。

三、转录终止

当 RNA 链延伸到特定 DNA 序列（终止子）时，RNA 聚合酶不再加入任何核苷酸到 RNA 新链上。RNA-DNA 杂合链分离，转录泡瓦解，DNA 恢复成双链状态，而 RNA 聚合酶和 RNA 链都从模板上释放出来，这一过程就是转录终止。

转录和翻译的速度基本相等，37℃时，转录生成 mRNA 的速度大约是每分钟 2500 个核苷酸，即每秒合成 14 个密码子，而蛋白质合成的速度大约是每秒 15 个氨基酸。正常情况下，从一个基因开始表达到细胞中出现其 mRNA 的间隔约为 2.5 min，再过 0.5 min 就能在细胞内检测到相应的蛋白质。

知识链接 3-1　　　　　　　　　　**RNA 聚合酶的发现**

塞韦罗·奥乔亚在大学里对新兴的生物学科有强烈的兴趣，他在并不被教授看好的情况下，大胆地另辟蹊径，一举创造了胆固醇提纯新方法，从而使他得到指导教授的信任、倚重。凭借着这股热情，奥乔亚在三羧酸循环、脂肪酸代谢等功能方面取得了一系列的研究成果，成为该领域极具影响力的人物。然而在成绩面前他没有止步，他深知科学王国有着无穷无尽的奥秘有待探索，又全身心地投入了核酸生物合成机制的研究之中。1956 年，奥乔亚成功分离出了 RNA 聚合酶。1959 年，因为发现 RNA 聚合酶，奥乔亚和美国生物学家科恩伯格（发现 DNA 聚合酶）共同获得了诺贝尔生理学或医学奖。

第二节　原核生物转录

一、原核生物 RNA 聚合酶

目前在细菌中只发现了一种 RNA 聚合酶，该聚合酶几乎负责所有的 mRNA、tRNA 和 rRNA 的合成。一个大肠杆菌细胞中约有 13000 个 RNA 聚合酶分子，几乎所有的聚合酶都特异性或非特异性结合在 DNA 上，但并非所有的聚合酶都在执行转录。

大肠杆菌的 **RNA 聚合酶全酶**（RNA polymerase holoenzyme）是由 α、β、β′、σ 和 ω 5 个亚基组成的六聚体蛋白质，分子质量约为 460 kDa。α、β、β′、σ 和 ω 亚基的编码基因分别是 $rpoA$、$rpoB$、$rpoC$、$rpoD$ 和 $rpoZ$。RNA 聚合酶全酶可以被分为两个组分：**核心酶**（core enzyme，$\alpha_2\beta\beta'\omega$）和 σ 因子（图 3-4）。2 个 α 亚基形成的二聚体是核心酶装配的骨架；β 和 β′ 亚基一起组成了酶催化中心，负责 RNA 合成的催化，β 和 β′ 亚基的编码基因 $rpoB$、$rpoC$ 的突变可影响转录的所有阶段；ω 亚基在酶的装配上起到一定作用，并可能在某些调节功能中也发挥了作用；而 σ 因子主要负责启动子的识别。

核心酶对 DNA 有普遍的亲和力，能在 DNA 模板上合成 RNA，但不能识别启动子，不能在正确的位点起始转录。σ 因子不仅负责启动子的识别，并且还能降低全酶与非特异 DNA 序列的结合（图 3-5）。在

σ因子的作用下，聚合酶全酶可以非常紧密地结合在启动子上，保证了聚合酶从特定位点上起始转录。σ因子与全酶结合疏松，容易与酶分离，通常在 RNA 链合成 8～9 个碱基后，σ因子会离开负责延伸的核心酶。

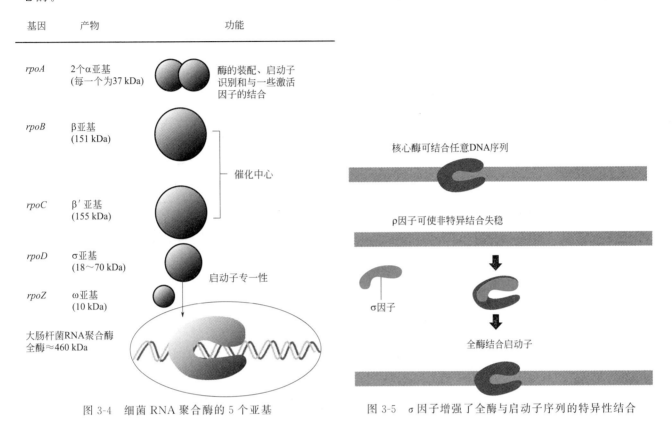

图 3-4　细菌 RNA 聚合酶的 5 个亚基

图 3-5　σ因子增强了全酶与启动子序列的特异性结合

二、原核生物启动子和终止子

（一）原核生物的启动子

　　启动子是指 DNA 模板上被 RNA 聚合酶识别并结合形成开放复合体的一段序列。在原核生物的启动子中，有几个对 RNA 聚合酶全酶识别有贡献的元件：−10 区、−35 区以及−10 区和−35 区之间的序列。除此之外，在转录起始点上或紧挨转录起始点的启动子序列、−10 区任何一侧的序列、−35 区上游的被称为 UP 元件的 10 bp～20 bp 序列，也能特异性地与 RNA 聚合酶相互作用，影响聚合酶结合强度。启动子控制下游基因的表达强度。在启动子的结构中，有两处位于−35 区和−10 区的保守序列——不同转录单位的启动子中，或是两处保守序列均有所差异，或是一处保守序列有所不同，这些不同的保守序列组合能被不同的σ因子所识别。在大肠杆菌中，RNA 聚合酶要负责所有基因的转录，需要识别所有转录单位的启动子。

（二）原核生物的终止子

　　转录一旦起始，通常都能继续下去，直至转录完成而终止。提供转录停止信号的 DNA 序列称为终止子（图 3-6）。RNA 聚合酶延伸至终止部位时，转录产物与模板链以氢键结合（图 3-7）。此时 RNA 茎的一半已经游离出模板，通过 RNA 分子内相互作用形成茎环结构，促使该处 DNA 链恢复螺旋结构，使茎环位于螺旋之外。这时 RNA 聚合酶就从延伸构象转变为终止构象，进而释放出转录产物。

　　转录的终止有两种形式：一种是不依赖于终止蛋白 Rho（ρ因子）而靠 DNA 自身的序列终止；另一种是需要依赖终止蛋白（ρ因子）的转录终止。依赖ρ因子的终止位点结构不够稳定，RNA 聚合酶只是在此暂停但不终止，需要 ρ 因子的帮助才能停止转录。ρ 因子是一种分子量为 2.0×10^5 的六聚体蛋白，只在终止阶段发挥作用。ρ 因子能水解各种核苷三磷酸，实际上是一种 NTP 酶。由于它能催化 NTP 的水解，ρ 因子能促使新生的 RNA 链从转录复合物中解离出来，从而终止转录（图 3-8）。

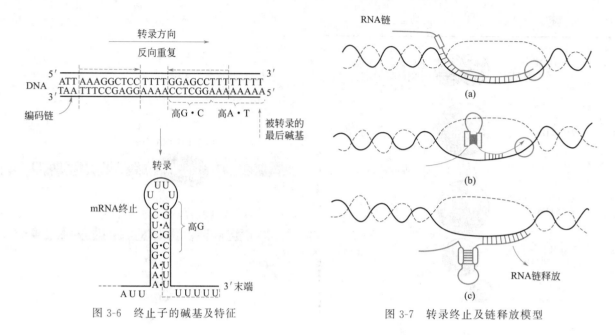

图 3-6　终止子的碱基及特征

图 3-7　转录终止及链释放模型

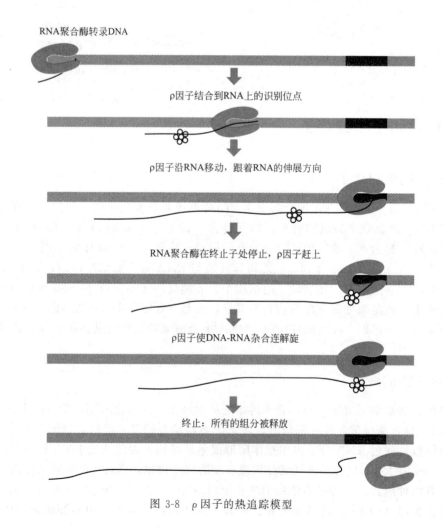

图 3-8　ρ 因子的热追踪模型

三、原核生物的转录过程

原核生物的转录过程可分为转录的起始、延伸和终止三个阶段。

（一）原核生物的转录起始与延伸

1. 转录起始需要 RNA 聚合酶全酶

转录全过程均需 RNA 聚合酶催化，起始过程需 RNA 聚合酶全酶，由 σ 亚基辨认起始点，延伸过程的核苷酸聚合仅需核心酶催化。

起始阶段的第一步是由 RNA 聚合酶识别并结合启动子，形成**闭合转录复合体**（closed transcription complex），其中的 DNA 仍保持完整的双链结构。原核生物需要靠 RNA 聚合酶中的 σ 亚基辨认转录起始区和转录起点。首先被辨认的 DNA 区段是 −35 区的 TTGACA 序列，在这一区段，酶与模板的结合松弛；接着，酶移向 −10 区的 TATAAT 序列并跨过了转录起点，形成与模板的稳定结合。

起始的第二步是 DNA 双链打开，闭合转录复合体成为开放转录复合体。开放转录复合体中 DNA 分子接近 −10 区域的部分双螺旋解开后转录开始。

起始的第三步是第一个磷酸二酯键的形成。转录起始不需要引物，两个与模板配对的相邻核苷酸，在 RNA 聚合酶催化下生成磷酸二酯键。转录起点配对生成的 RNA 的第一位核苷酸，也是新合成的 RNA 分子的 5′端。当 5′端第一位核苷酸与另一个核苷酸聚合生成磷酸二酯键后，仍保留其 5′端的 3 个磷酸基团，其 3′端的游离羟基可以接收新的核苷酸并与之聚合，使 RNA 链延长下去。RNA 链的 5′端结构在转录延伸中一直保留，直至转录完成。

RNA 合成开始时会发生**流产式起始**（abortive initiation）的现象。发生流产式起始的时候，RNA 聚合酶在完全进入延伸阶段前不从启动子上脱离，而是合成长度小于 10 个核苷酸的 RNA 分子，并将这些短片段 RNA 从聚合酶上释放而终止转录。这个过程可在进入转录延伸阶段前重复多次，从而产生多个短片段 RNA。流产式起始被认为是**启动子校对**（promoter proofreading）的过程，其发生可能与 RNA 聚合酶和启动子的结合强度有关。

当一个聚合酶成功合成一条超过 10 个核苷酸的 RNA 片段时，便形成一个稳定的包含有 DNA 模板、RNA 聚合酶和 RNA 片段的三重复合体，从而进入延伸阶段。当 RNA 合成起始成功后，RNA 聚合酶离开启动子，即发生**启动子清除**（promoter clearance），转录随即进入延伸阶段。

2. RNA 聚合酶的核心酶独立延长 RNA 链

第一个磷酸二酯键生成后，转录复合体的构象发生改变，σ 亚基从转录起始复合物上脱落，并离开启动子，RNA 合成进入延伸阶段。此时，仅有 RNA 聚合酶的核心酶留在 DNA 模板上，并沿 DNA 链不断前移，催化 RNA 链的延长。实验证明，σ 亚基若不脱落，RNA pol 则停留在起始位置，转录不继续进行。脱落后的 σ 因子又可再形成另一全酶，反复使用。

RNA 链延长时，核心酶会沿着模板 DNA 不断向下游前移。聚合反应局部前方的 DNA 双链不断解链，合成完成后的部分又重新恢复双螺旋结构。在解链区局部（图 3-9），RNA 聚合酶的核心酶催化模板指导的 RNA 链延长，转录产物 3′端会有一小段暂时与模板 DNA 保持结合状态，形成一条 8 bp 的 RNA-DNA **杂合双链**（hybrid duplex）。随着 RNA 链不断生长，5′端脱离模板向转录泡外伸展。从化学结构看，DNA/DNA 双链结构比 DNA/RNA 形成的杂化双链稳定。核酸的碱基之间有 3 种配对方式，其稳定性是：$G\equiv C > A = T > A = U$。GC 配对有 3 个氢键，是最稳定的；AT 配对只在 DNA 双链形成；AU 配对可在 RNA 分子或 DNA/RNA 杂化双链上形成，是 3 种配对中稳定性最低的。所以已转录完毕的局部 DNA 双链，就必然会复合而不再打开。

转录延长有以下特点：核心酶负责 RNA 链延长反应；RNA 链从 5′端向 3′端延长，新的核苷酸都是加到 3′-OH 上；对 DNA 模板链的阅读方向是 3′端向 5′端，合成的 RNA 链与之呈反向互补，即酶是沿着模板链的 3′→5′方向或沿着编码链的 5′→3′方向前进的；合成区域存在着动态变化的 8 bp 的 RNA-DNA 杂合双链；模板 DNA 的双螺旋结构随着核心酶的移动发生解链和再复合的动态变化。

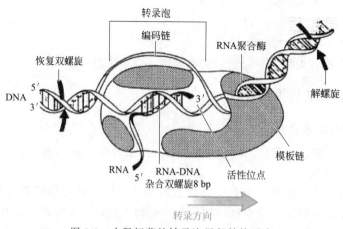

图 3-9　大肠杆菌的转录泡局部结构示意

电子显微镜下，可看到同一个 DNA 模板分子上，有多个转录复合体同时在合成 RNA，并且多个核糖体结合在新合成的 mRNA 链上，这样的结构称为多聚核糖体（图 3-10）。这是因为原核生物中 RNA 链的转录合成尚未完成，已经作为模板开始蛋白翻译了。转录和翻译的同步进行在原核生物是较为普遍的现象，保证了转录和翻译都以高效率运行，满足它们快速增殖的需要。

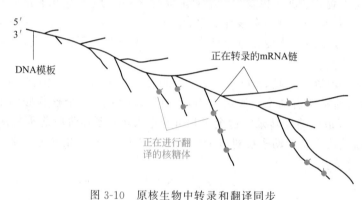

图 3-10　原核生物中转录和翻译同步

（二）原核生物转录的终止

一般情况下，RNA 聚合酶起始基因转录后，它就会沿着模板 5′→3′方向不停地移动合成 RNA 链，直至遇到终止信号时才与模板 DNA 脱离并释放新生 RNA 链，发生转录终止。终止发生时，所有参与形成 RNA-DNA 杂合体的氢键都必须被破坏，模板 DNA 链才能与非模板链重新形成 DNA 双链。根据对蛋白因子的依赖与否，可将原核生物的转录终止分为**依赖 ρ（Rho）因子的转录终止**与**不依赖 ρ 因子的转录终止**两大类。

1. 依赖 ρ 因子的转录终止

以 T4 噬菌体 DNA 作为模板，进行体外转录实验，结果发现其转录产物比在细胞内转录出的产物要长。这一发现说明 RNA 聚合酶无法识别某些转录终止信号而继续进行转录；还说明细胞内存在某些具有识别终止信号的因子。1969 年，科学家在 T4 噬菌体感染的大肠杆菌中发现了蛋白质——**ρ 因子**。在体外转录体系中加入 ρ 因子后，其转录产物与细胞内的转录产物长度一致，说明 ρ 因子能识别终止信号并控制转录终止。ρ 因子是由相同亚基组成的六聚体蛋白质，能结合 RNA，又以对 Poly C 的结合力最强，但对 Poly dC/dG 组成的 DNA 的结合能力就低得多。

在依赖 ρ 因子终止的转录中，产物 RNA 的 3′端会依照 DNA 模板，产生较丰富而且有规律的 C 碱基。ρ 因子正是识别产物 RNA 上这些终止信号序列，并与之结合。结合 RNA 后的 ρ 因子和 RNA pol 都可发生构象变化，从而使 RNA pol 的移动停顿，ρ 因子中的解旋酶活性能使 DNA/RNA 杂化双链拆离，RNA 产物从转录复合物中释放（图 3-11），转录终止。

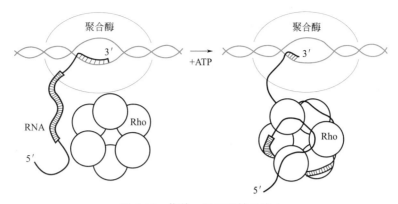

图 3-11 依赖 ρ 因子的转录终止

2. 不依赖 ρ 因子的转录终止

RNA 链延长至接近终止子时，转录出的 RNA 片段随即形成茎环结构（图 3-12），阻止转录继续向下游推进。其机制可从两方面理解：一是 RNA 分子形成的茎环结构可能改变 RNA 聚合酶的构象，从而使 RNA 聚合酶-DNA 模板的结合方式发生改变，导致 RNA 聚合酶不再向下游移动，转录停止；二是转录复合物（RNA 聚合酶-DNA-RNA）上形成的局部 RNA/DNA 杂化短链的碱基配对是不稳定的，随着 RNA 茎环结构的形成，RNA 从 DNA 模板链上脱离，单链 DNA 复原为双链，转录泡关闭，转录终止。另外，RNA 3′端寡聚 U 的存在使杂合链的 3′端部分出现不稳定区域，这也是 RNA 脱离 DNA 模板链的重要因素之一。

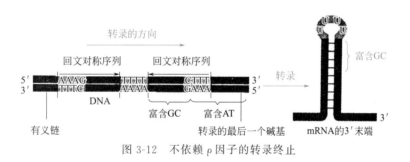

图 3-12 不依赖 ρ 因子的转录终止

第三节 真核生物转录

由于真核生物和原核生物在基因组结构上的不同，它们的 mRNA 转录也存在较大差异。在细菌中，转录发生在裸露的基因组 DNA 上；而在真核生物中，转录发生在染色质模板上。因此，染色质的结构对真核生物的转录有着较大的影响。其次，细菌 RNA 聚合酶可以通过阅读 DNA 序列来发现启动子，但是真核生物的 RNA 聚合酶不能直接识别基因的启动子区，需要一些被称为转录调控因子按特定顺序结合于各种顺式作用元件上，接着 RNA 聚合酶结合在调控因子/DNA 复合体上，才能起始转录。

一、真核生物 RNA 聚合酶及相关因子

（一）真核生物 RNA 聚合酶

真核生物 RNA 聚合酶可分为三类（表 3-1），每种酶合成不同类型的 RNA。**RNA 聚合酶 Ⅰ**（RNA

pol Ⅰ）位于细胞核的核仁，负责 rRNA（28S rRNA、18S rRNA 和 5.8S rRNA）的合成。rRNA 的表达水平远远高于其他任何基因，是细胞内占优势的转录产物，占细胞 RNA 总量的 $80\%\sim90\%$，这表明 RNA 聚合酶Ⅰ承担了细胞内大部分 RNA 的合成。**RNA 聚合酶Ⅱ**（RNA pol Ⅱ）位于核质中（细胞核中核仁以外的区域），在核内负责**核内不均一 RNA**（heterogeneous nuclear RNA，hnRNA），即前体 mRNA 和某些非编码 RNA（如长非编码 RNA）的合成。**RNA 聚合酶Ⅲ**（RNA pol Ⅲ）在核质中负责催化 tRNA、5S rRNA 和一些小 RNA 的合成。

表 3-1　真核细胞三种 RNA 聚合酶的某些性质

RNA 酶	位置	相对活性	产物	α-鹅膏蕈碱的敏感性
RNA pol Ⅰ	核仁	$50\%\sim70\%$	18S rRNA、28S rRNA	不敏感
RNA pol Ⅱ	核质	$20\%\sim40\%$	mRNA，少量小 RNA	高度敏感
RNA pol Ⅲ	核质	大约 10%	tRNA、5S rRNA、某些小 RNA	片段特异，中度敏感

真核细胞的三种 RNA 聚合酶不仅在功能上不同，并且对各种抑制剂的敏感性也不同。例如，所有真核生物的 RNA 聚合酶Ⅱ的活性可被低浓度的 α-鹅膏蕈碱所抑制，而 RNA 聚合酶Ⅰ却不被抑制；RNA 聚合酶Ⅲ对 α-鹅膏蕈碱的反应有所差异，在动物细胞中 RNA 聚合酶Ⅲ的活性可被高浓度的 α-鹅膏蕈碱抑制，但在酵母和昆虫中不受抑制。实际上，科学家们就是利用了对 α-鹅膏蕈碱的不同应答来区分这 3 种 RNA 聚合酶。

真核生物 RNA 聚合酶的结构比原核生物复杂。RNA 聚合酶Ⅰ、Ⅱ、Ⅲ一般由 12 个左右的亚基组成，分子质量超过了 500 kDa。与细菌 RNA 聚合酶不同的是，真核生物 RNA 聚合酶中不存在与 σ 因子相似的亚基，其功能已经包含在转录相关因子中。

（二）真核生物转录相关因子

在转录起始前，染色质需要被重塑开放构象，去除掉定位于启动子的核小体八聚体，以供转录相关因子结合。

1. RNA 聚合酶Ⅰ的转录因子

RNA 聚合酶Ⅰ需要两种转录因子。其一是可与**上游控制元件**（upstream control element，UCE）中富含 GC 序列的区域结合的蛋白质，被称为 **UCE 结合因子**（UCE binding factor，UBF）。另一个重要的转录因子是选择因子 1（selectivity factor 1，SL1），由一个 TATA 框结合蛋白（TATA-binding protein，TBP）和三个不同的 TAB 相关因子（TBP-associated factor，TAF）组成。TBP 共有 180 个氨基酸残基，有 2 个非常相似的由 6 个氨基酸残基组成的马镫状结构域，这 2 个结构域被一个短的碱性肽段分开。TBP 主要识别 TATA 序列，并与 DNA 小沟结合，使小沟扩展为几乎是平面的构象，TATA 盒因此而弯曲约 $80°$，TBP 如同马鞍一般横跨在 DNA 分子上。

SL1 在 UBF 存在下，既可与 UCE 的 $5'$ 端区域结合，也可结合于核心启动子区域，其作用很像细菌的 σ 因子。它参与 RNA 聚合酶对核心启动子的识别，保证聚合酶正确定位在转录起点，因此称为**定位因子**（positioning factor）。

2. RNA 聚合酶Ⅱ的转录因子

RNA 聚合酶Ⅱ能催化 mRNA 的合成，但是不能起始转录，除非有转录因子的存在。RNA 聚合酶Ⅱ的转录因子有两类：一类为**基础转录因子**（basal transcription factor）或通用转录因子（general transcription factor，GTF）；另一类属于**特异性转录因子**（specific transcription factor）。前者为所有的蛋白质基因表达所必需，后者为特定的基因表达所必需。

RNA 聚合酶Ⅱ的 GTF 种类较多（表 3-2），主要有 TFⅡA、TFⅡB、TFⅡD、TFⅡE、TFⅡF、TFⅡH 六大类，其主要功能是识别和结合核心启动子，招募 RNA 聚合酶Ⅱ到启动子上，再通过蛋白质-蛋白质相互作用与其他上游元件或反式作用因子结合，形成前起始复合物。

TFⅡA 由 3 个亚基组成，其功能包括与 TBP 氨基端的马镫状结构域结合，取代与 TBP 结合的负调控因子，稳定 TBP 与 TATA 盒的结合。

表 3-2 RNA 聚合酶 Ⅱ 的通用转录因子

转录因子	功能
TF Ⅱ A	辅助和加强 TBP 与 DNA 的结合
TF Ⅱ B	结合 TF Ⅱ D,稳定 TF Ⅱ D-DNA 复合物;介导 RNA pol Ⅱ 的募集
TF Ⅱ D	含 TBP 亚基,结合启动子的 TATA 盒 DNA 序列
TF Ⅱ E	募集 TF Ⅱ H 并调节其激酶和解螺旋酶活性;结合单链 DNA,稳定解链状态
TF Ⅱ F	结合 RNA Pol Ⅱ 并随其进入转录延伸阶段,防止其与 DNA 的接触
TF Ⅱ H	具有解旋酶和 ATP 酶活性;作为蛋白激酶参与 CTD 磷酸化

TF Ⅱ B 为单一肽链,同 TATA 元件上游大沟和下游小沟的碱基有特异性相互作用。TF Ⅱ B 能稳定 TF Ⅱ D 与 DNA 的结合,介导 RNA 聚合酶Ⅱ的招募。

TF Ⅱ D 含一个 TBP 和 8～10 个 TAF。TBP 与两个大的 TAF (TAF250 和 TAF150) 一起与起点附近的 DNA 接触,覆盖－37 bp～－17 bp 区域。TF Ⅱ D 的功能除识别和结合核心启动子外,还可结合和招募其他 GTF,为多种调控蛋白的作用目标。TAF 对转录的起始有调控作用,可以调控 TBP 的一个盖子结构,只有移动这个盖子,TBP 才能同 TATA 结合。

TF Ⅱ E 由分子质量为 34 kDa 的亚基和 57 kDa 的亚基组成,其功能包括与 RNA 聚合酶Ⅱ结合,招募 TF Ⅱ H。调节 TF Ⅱ H 的解链酶和激酶活性,参与启动子的解链。

TF Ⅱ F 由 RAP38 和 RAP74 亚基组成,可以同 RNA 聚合酶Ⅱ及其他因子结合,一起被募集到启动子上,稳定 DNA-TBP-TF Ⅱ B 复合体,并为募集 TF Ⅱ E 和 TF Ⅱ H 创造条件。还可降低延伸过程中的暂停,保护延伸复合物免受阻滞。RAP74 具有解链酶活性,可能参与启动子的解链。

TF Ⅱ H 有 9 个亚基,具有解旋酶、ATP 酶和蛋白激酶活性,促进转录过程中 DNA 模板的解链。TF Ⅱ H 还参与 RNA 聚合酶Ⅱ的**羧基端结构域** (CTD) 磷酸化,从而促进启动子的清空。TF Ⅱ H 解旋酶活性还参与核苷酸切除修复,其突变可导致着色性干皮病。

RNA 聚合酶Ⅱ的延伸因子包括 P-TEFb、hSPT5、TF Ⅱ S 和 TAT-SF1。P-TEFb 是一种激酶,可被转录激活因子募集到聚合酶上,使 CTD 重复序列的丝氨酸磷酸化,进而促使转录由起始阶段进入延伸阶段。TF Ⅱ S 由约 300 个氨基酸组成,可以促进延伸和进行转录校对。与原核生物类似,真核生物在转录延伸过程中,RNA 聚合酶Ⅱ有可能遇到一些特殊的碱基序列,导致 RNA 聚合酶Ⅱ后退,致使转录物的 3′端突出,进而使转录被阻滞。阻滞的解除需要 TF Ⅱ S 的参与,TF Ⅱ S 含有两个保守的结构域,中央结构域参与同 RNA 聚合酶Ⅱ的结合,C 端结构域促使 RNA 聚合酶Ⅱ从 3′端剪切核苷酸。射线衍射研究表明,TF Ⅱ S 有一个锌指结构,使一个突出的 β 发夹结构正好与 RNA 聚合酶Ⅱ的活性中心互补,从而激活 RNA 聚合酶Ⅱ内在的 RNA 剪切活性。此活性不仅可以解除转录的阻滞状态,而且可能被用来切除错误掺入的核苷酸,即可用来进行转录校对。

中介蛋白复合体是在纯化 RNA 聚合酶Ⅱ时得到的与 CTD 结合的复合物,约由 20 个亚基组成,是转录前起始复合物的成分。它们在体外能够促进基础转录水平提高 5～10 倍,加速 CTD 依赖于 TF Ⅱ H 的磷酸化反应达 30～50 倍。酵母和人的中介蛋白复合体均有 20 个以上亚基,其中 7 种有序列同源性,但由于研究方法不同,而被冠以不同的名称,各个亚基的功能几乎都未被确定。中介蛋白复合体参与了转录激活因子与前起始复合物的相互作用,可以通过调节 TF Ⅱ H 的激酶活性来促进转录的起始,还可以破坏核小体的结构,促进染色质的重塑。此外,RNA 聚合酶Ⅱ的转录还需要**染色质重塑因子**和**组蛋白乙酰转移酶** (histone acetylase,HAT) 参与。

3. RNA 聚合酶Ⅲ的转录因子

RNA 聚合酶Ⅲ的启动子分为类型Ⅰ启动子和类型Ⅱ启动子,相关的转录因子有 3 种。部分 RNA 聚合酶Ⅲ结合的启动子(如 *tRNA* 基因的启动子)包含两个区域,称为盒子 A 和盒子 B,二者被一个短的元件分隔开;另一些包含盒子 A 和盒子 C(如 *5 rRNA* 基因)。TF Ⅲ A 是一种锌指蛋白,可优先与 A 盒结合。TF Ⅲ C 是由 5 个以上的亚基组成的一个大复合物,可在 TF Ⅲ A 的引导下,与类型Ⅰ和类型Ⅱ启动子结合,促使 TF Ⅲ B 与 A 盒 50 bp 上游序列(即转录起点附近)结合,A 盒又进而能稳定 TF Ⅲ C 的结合。TFⅢB 由一个 TBP 和两个 TAF 组成，它可作为**定位因子**（positioning factor）促使 RNA 聚合酶 Ⅲ 正确结合到起始复合物，从而起始转录。类型Ⅲ启动子的转录因子与 RNA 聚合酶 Ⅱ 的转录因子相似。

二、真核生物启动子和终止子

（一）真核生物的启动子

和原核生物相比，真核生物的启动子有如下不同：

① 真核生物的启动子有多种元件，如 TATA 框、GC 框、CAAT 框、OCT 等。并且其结构不恒定，有的有上述多种框，如组蛋白 H2B；有的只有 TATA 框和 GC 框，如 SV40 早期转录蛋白。它们的位置、序列、距离和方向都不完全相同。

② 存在远距离的调控元件。这些元件常常起到控制转录效率和选择起始位点的作用，且不直接和 RNA 聚合酶结合。例如，通用转录因子先与调控元件结合，才能招募 RNA 聚合酶进而起始转录。

真核生物中有三种 RNA 聚合酶，因此也有三类不同的启动子，其中以 RNA 聚合酶Ⅱ的启动子最为复杂。真核细胞中模板的识别与原核细胞有所不同。真核生物 RNA 聚合酶不能直接识别基因的启动子区，需要一些被称为**转录调控因子**的辅助蛋白质按特定顺序结合于启动子上，RNA 聚合酶才能与之相结合并形成复杂的**前起始复合体**（pre-initiation complex，PIC），以保证有效地起始转录。

1. RNA 聚合酶Ⅰ的启动子

RNA 聚合酶Ⅰ仅转录 rRNA 基因，只有一类简单启动子。它由两部分序列构成，一是**核心启动子**（core promoter）或**核心元件**（core element）位于 $-45 \sim +20$ 区，负责转录的起始。另一部分是**上游启动子元件**（upstream promoter element，UPE），从 $-180 \sim -107$ 区，可大大增加核心启动子的转录起始效率。RNA 聚合酶Ⅰ需要两种转录因子的辅助来结合到启动子上。UBF 结合在核心启动子特异序列 UPE 上，SL 与 UBF-DNA 复合物结合使其稳定然后招募 RNA 聚合酶Ⅰ结合，起始转录（图 3-13）。

2. RNA 聚合酶Ⅱ启动子

人们比较了上百个真核生物 RNA 聚合酶Ⅱ的启动子核苷酸序列后发现，RNA 聚合酶Ⅱ的启动子由两大部分组成：上游启动子元件和核心启动子。上游元件与转录的效率有关；核心启动子包括 TATA 框、**起始子**（initiator，Inr）及**下游启动子元件**（downstream promoter element，DPE）。TATA 框为转录调控因子包括各种调节蛋白的结合区，与转录起始位点的精确选择及转录有关，起始子是转录起始所必需的，而下游元件作用尚不清楚。

RNA 聚合酶Ⅱ转录起始点的序列同源性不高，但 mRNA 的第一个碱基往往是腺嘌呤（A），其两侧则为嘧啶（Py），这个同源区域被称为起始子，常用 Py_2APy_5 描述其序列特征。起始子对于启动子的强度和起始位点的选择都十分重要，且旁侧序列对起始子活性也有重要影响。目前，已经发现了多种启动子序列，同时也发现了多种与之特异性结合的转录因子，如 TFⅡD、TFⅡA 等。

3. RNA 聚合酶Ⅲ启动子

RNA 聚合酶Ⅲ负责催化 tRNA、5S rRNA 和一些小 RNA 的合成。在 5S rRNA 和 tRNA 基因中，启动子位于起始点下游；而其他一些小 RNA 比如核内小 RNA 基因的启动子则位于起始点上游。同样的，启动子首先要与某一类转录因子结合，转录因子进而指导 RNA 聚合酶Ⅲ的结合。

（二）真核生物的终止子

有关真核生物转录的终止信号和终止过程了解甚少。实验表明，RNA 聚合酶Ⅱ的转录产物是在 3′ 端切断，然后腺苷酸化，而并无终止作用。不过也有研究发现 RNA 聚合酶Ⅰ、Ⅱ、Ⅲ在加尾信号出现之后会发生延伸停顿，推断 mRNA 分子上的加尾信号可能指导转录的终止反应。此外，RNA 聚合酶Ⅰ、Ⅲ转录产物末端常有 2~4 个连续的 U。显然仅仅 2~4 个连续的 U 不足以成为终止信号，很可能连续 U 序列附近的特殊序列结构在终止反应中起到重要作用。

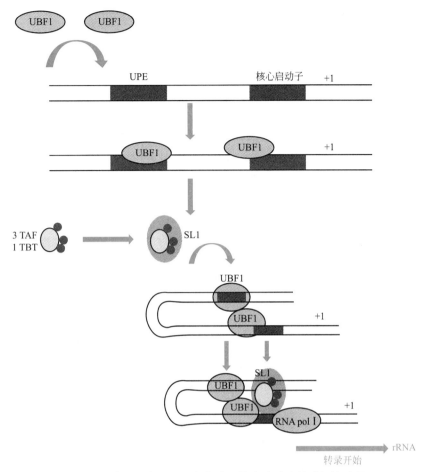

图 3-13　真核生物 RNA 聚合酶 I 的启动子及转录起始过程

三、真核生物转录过程

真核生物和原核生物的 RNA 聚合酶种类不同，结合模板的特性不一样，两者的转录起始过程有较大区别，转录终止也不相同。原核生物 RNA 聚合酶可直接结合 DNA 模板，而真核生物 RNA 聚合酶需与辅助转录因子结合后才能结合 DNA 模板；真核基因组中转录生成的 RNA 中有 20％以上存在**反义 RNA**（antisense RNA），提示某些 DNA 双链区域在不同的时间点两条链都可以作为模板进行转录。另外，真核生物的基因间区也可以作为模板被转录为长非编码 RNA 等。

真核生物转录的过程，也可以分为起始期（RNA 聚合酶和通用转录因子形成闭合复合体）延伸期和终止期。

（一）真核生物的转录起始

真核生物的转录起始上游区段比原核生物更加多样化。转录起始时，RNA 聚合酶不直接结合模板，其起始过程比原核生物复杂。真核生物的转录起始点上游可以有不同的 DNA 序列，但这些序列都可统称为顺式作用元件，一个典型的真核生物基因上游序列示意如图 3-14。顺式作用元件包括核心启动子序列、**上游启动子元件**（upstream promoter element）［又叫**近端启动子元件**（proximal promoter element）］等近端调控元件和**增强子**（enhancer）等远隔序列。

真核生物 RNA 聚合酶不与 DNA 分子直接结合，而是众多的转录因子识别和结合核心启动子后，再招募 RNA 聚合酶到启动子上。以 RNA 聚合酶 II 为例，首先是 TF II D 的 TBP 亚基结合 TATA 框，并在 TF II A 和 TF II B 的促进和配合下，形成 TF II D-TF II A-TF II B-TF DNA 复合体。TF II B 再与 RNA 聚合酶II-TF II F 复合体结合。最后是 TF II E 和 TF II H 加入形成闭合复合体，即转录起始前复合物。

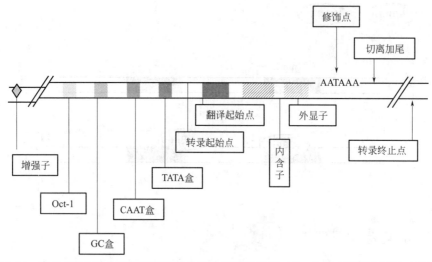

图 3-14 真核 RNA 聚合酶 Ⅱ 识别的部分启动子共有序列 (Oct-1 为 ATTTGCAT 八聚体)

TF Ⅱ H 具有解旋酶活性，能使转录起始点附近的 DNA 双螺旋解开，使闭合复合体成为开放复合体，启动转录。TF Ⅱ H 还具有激酶活性，它的一个亚基能使 RNA pol Ⅱ 的 CTD 磷酸化。CTD 磷酸化能使开放复合体的构象发生改变，启动转录。这时 TF Ⅱ D、TF Ⅱ A 和 TF Ⅱ B 等就会脱离转录起始前复合物。当合成一段含有 30 个左右核苷酸的 RNA 时，TF Ⅱ E 和 TF Ⅱ H 释放，RNA pol Ⅱ 进入转录延伸期（图 3-15）。在延伸阶段，TF Ⅱ F 仍然结合 RNA pol Ⅱ，防止其与 DNA 的结合。CTD 磷酸化在转录延伸期也很重要，而且影响转录后加工过程中转录复合体和参与加工的酶之间的相互作用。

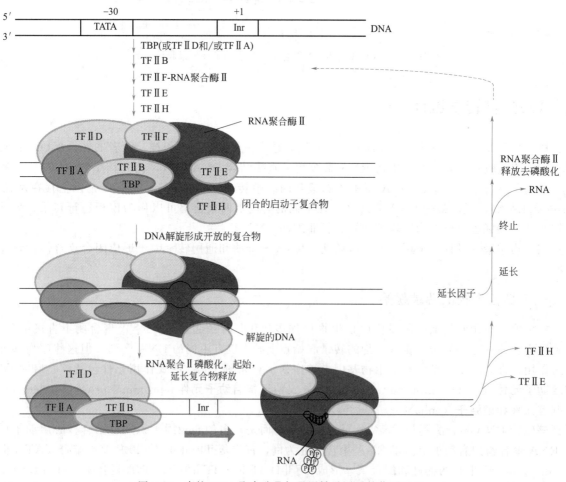

图 3-15 真核 RNA 聚合酶 Ⅱ 与通用转录因子的作用过程

（二）真核生物的转录延伸

真核生物转录延长过程与原核生物大致相似。但真核生物存在细胞核结构，有核膜将刚转录出来的RNA产物与细胞质中的核糖体相隔，所以没有边转录边翻译的现象。真核生物基因组DNA还具有核小体这一高级结构。在转录延伸过程中，RNA聚合酶前移时会遇上核小体，为了让RNA聚合酶越过与之大小相等的核小体，会发生核小体的移位和重装配。体外转录实验发现：用DNA酶水解正在延伸的DNA模板，会观察到约200 bp及其倍数的阶梯形电泳条带。这一结果证明了核小体在转录过程中存在，提示转录过程中核小体只是发生了移位（图3-16）。但在细胞转录实验中发现，组蛋白中的精氨酸发生了乙酰化，降低了组蛋白的正电荷；而核小体组蛋白正是靠正电荷与带负电荷的DNA结合的。因此，科学家认为核小体在转录过程中可能发生了一时性的解聚，并重新进行了装配。

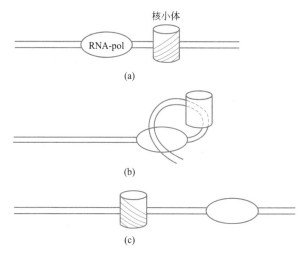

图 3-16 真核生物转录延长中的核小体移位
(a) RNA 聚合酶前移将遇到核小体；(b) 原来绕在组蛋白上的DNA 解聚及弯曲；(c) 一个区段转录完毕，核小体移位

（三）真核生物的转录终止

真核生物的转录终止和转录后修饰密切相关。真核生物 mRNA 有**多聚腺苷酸**［Poly（A）］尾巴结构，是转录后加进去的，因为在模板链上没有相应的**多聚胸苷酸**（Poly dT）。转录不是在 Poly（A）的位置上终止，而是超出数百个乃至上千个核苷酸后才停止。已发现在可读框的下游常有一组共同序列 AATAAA，在下游还有相当多的 GT 序列。这些序列称为转录终止的修饰点（图3-17）。真核生物的转录终止和加尾修饰同时进行。

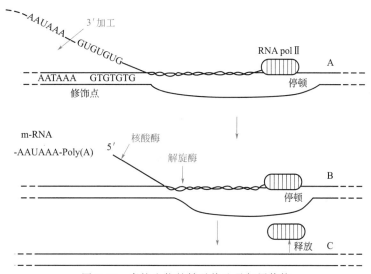

图 3-17 真核生物的转录终止及加尾修饰

第四节　转录后加工

细胞转录生成的 RNA 分子是**初级 RNA 转录物**（primary RNA transcript），或称前体 RNA（pre-

RNA)。前体 RNA 往往都需要经过一系列的加工，才能转变为成熟的 RNA 分子发挥功能。RNA 转录首先会合成出初级转录产物，经过一系列的加工，转变为 mRNA、rRNA、tRNA 等成熟 RNA 分子，发挥相应的生物学功能，这一过程称为**转录后加工**（post-transcriptional processing）。

一、mRNA 转录后加工

原核细胞的 mRNA 一般不需要加工，一经转录即可直接指导翻译。有时甚至在转录终止之前，其 5′端就与核蛋白体结合，开始蛋白质的合成，出现转录、翻译同时进行的情况。真核生物存在细胞核结构，转录与翻译在时间上和空间上被分隔开来，也不会存在边转录边翻译的情况。

真核细胞 mRNA 的最初转录产物是分子质量极大的前体，它们被称为**核内不均一 RNA**（heterogeneous nuclear RNA，hnRNA）。hnRNA 加工在细胞核中进行，其形成 mRNA 的过程相当复杂，包括 5′端形成特殊的帽子结构，3′端加上**多聚腺苷酸**[Poly(A)]尾，中间非编码序列的切除、拼接等（图 3-18）。

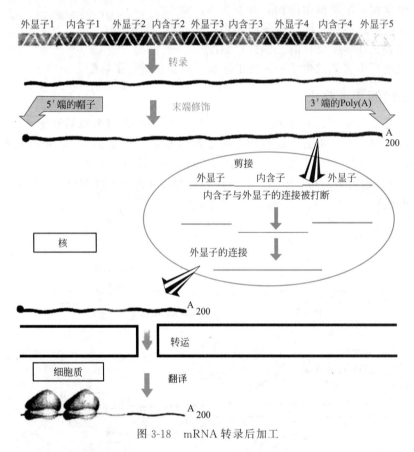

图 3-18　mRNA 转录后加工

（一）mRNA 前体 5′端加帽

大多数真核生物的 mRNA 和某些 snRNA 都有帽子结构（图 3-19）。mRNA 的帽子结构本质上是一个 7-甲基鸟嘌呤核苷酸。当 RNA 聚合酶Ⅱ催化合成的新生 RNA 的长度达到 25～30 个核苷酸时，其 5′端的核苷酸就与 7-甲基鸟嘌呤核苷通过 5′—5′三磷酸酯键相连。

加帽是一个多步骤加工过程（图 3-20），由**加帽酶**（capping enzyme）和**甲基转移酶**（methyltransferase）催化完成。加帽反应初始，新生 RNA 5′端的 γ-磷酸基团被加帽酶去除；然后同样在加帽酶作用下，RNA 5′末端核苷酸的 β-磷酸基团亲核进攻 GTP 的 α-磷酸基团，产生 5′—5′对接的 G 三磷酸酯键，同时释放出焦磷酸。然后甲基转移酶先后将甲基加到鸟嘌呤环的第 7 位 N 原子上，使鸟嘌呤转变成 7-甲基鸟嘌呤，并使原新生 RNA 的 5′端核苷酸的核糖 2′-OH 甲基化。

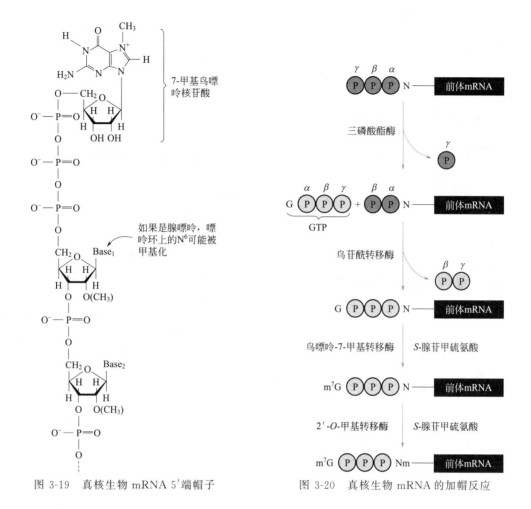

图 3-19 真核生物 mRNA 5′端帽子　　　图 3-20 真核生物 mRNA 的加帽反应

　　mRNA 5′端帽子结构具有重要的功能，主要表现在以下四个方面：①阻止 RNase 对 mRNA 的降解，延长 mRNA 的半衰期。②真核生物 mRNA 的 5′端帽子结构可与帽结合蛋白复合体结合，参与mRNA 和核糖体的结合，并提高翻译的效率。③作为转运出细胞核的识别标记。④提高 mRNA 的剪接效率。

（二）mRNA 前体 3′端加尾

　　真核细胞中几乎所有成熟 mRNA 的 3′末端都有一个 Poly(A) 尾，含 80～250 个腺苷酸。Poly(A)尾并非由 DNA 编码，而是在 mRNA 3′端成熟的过程中由 Poly(A) 聚合酶添加到前体 mRNA 分子上的。mRNA 3′端加尾实际上涉及切割和加尾两种性质不同的反应，并且有多种蛋白质的参与。在前体 mRNA 3′端有加尾信号 5′-AAUAAA-3′，在加尾信号下游还有一段富含 G 和 U 的序列。切割与多聚腺苷酸化特异性因子 （cleavage and polyadenylation specificity factor，CPSF）和加尾信号结合，切割激发因子（cleavage stimulation factor，CstF）会特异性地附着于加尾信号下游 G/U 序列。CPSF 和 CstF 发生相互作用使它们之间的 RNA 分子环化，**切割因子 I** （cleavage factor，CF I）和**切割因子 II**（cleavage factor II，CF II）与 RNA 结合，并在两个加尾信号之间切割 RNA。Poly(A) 聚合酶接着在切割产生的新 3′-OH 上连续添加腺苷酸，给前体 mRNA 加上了 Poly(A) 尾（图 3-21）。

　　Poly(A) 同样具有重要的功能，其可以提高翻译效率。实验表明，带 Poly(A) 尾的 mRNA 的翻译效率明显高于不带 Poly(A) 尾的 mRNA。Poly(A) 还起着表达调控的作用。例如，在一些生物的受精卵中储存着很多携带一个具有较短 Poly(A) 尾的不被翻译的 mRNA，而当受精作用加长了 Poly(A) 尾后，这些 mRNA 就能被激活，指导合成胚胎发育早期所需的蛋白质。此外，Poly(A) 尾还可以与相关蛋白结合，保护 mRNA 不受 3′端核酸外切酶的降解，提高 mRNA 的稳定性。

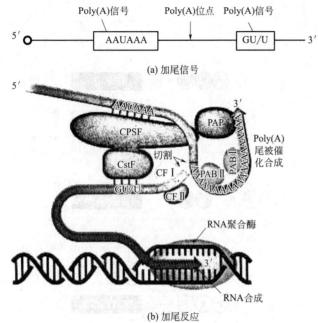

Poly(A)信号　　Poly(A)位点　Poly(A)信号

5′○——[AAUAAA]————↓————[GU/U]———— 3′

(a) 加尾信号

图 3-21　真核生物 mRNA 3′端加尾

（三）　mRNA 前体剪接

在真核生物的前体 mRNA 分子（hnRNA）中，包含了外显子和内含子序列。需要在细胞核中切除内含子，并按照正确的顺序将外显子连接起来，才能形成有功能的成熟 mRNA 分子。这一过程称为**剪接**（splicing）（图 3-22）。

细胞核内存在许多种类的小分子 RNA，其大小为 100～300 个核苷酸，称为**核内小 RNA**（small nuclear RNA，snRNA）。其中，有一类 snRNA 的尿嘧啶含量较高，被命名为 U 系列 snRNA。一个 snRNA 可与数个甚至数十个蛋白结合，称之为 snRNP。在 U 序列 snRNA 中，U1 snRNP、U2 snRNP、U4 snRNP、U5 snRNP、U6 snRNP 参与了 hnRNA 的剪接。这 5 种 U 系列 snRNP 与数十种**剪接因子**（splicing factor）和**调节因子**（regulator）组成了名为**剪接体**（spliceosome）的复合物。在剪接体的作用下，经过两次转酯反应，内含子形成的套索结构被切除，两个外显子得以连接在一起（图 3-23）。

图 3-22　真核生物前体 mRNA 的剪接

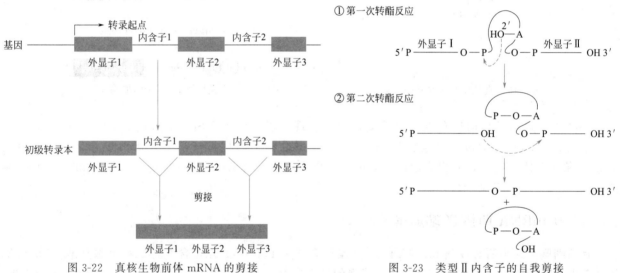

图 3-23　类型 Ⅱ 内含子的自我剪接

上述的剪接方式发生在同一个 mRNA 前体分子上，因此被称为**顺式剪接**（*cis*-splicing）。实际上，在某些生物体内，如锥体虫和线虫，还有一些植物的叶绿体内，剪接可发生在两种不同的 mRNA 前体分子之间，这种剪接称为**反式剪接**（*trans*-splicing）。通过反式剪接，一种 mRNA 前体上的外显子可以与另一种 mRNA 前体上的外显子进行连接，从而形成一种杂合的 mRNA（图 3-24）。

此外，科学家还发现，一个基因的 mRNA 前体在不同的细胞、组织或者不同的生理条件下，可以通过不同的方式进行剪接，得到不同的 mRNA 和翻译产物，这种现象被称为**选择性剪接**（alternative splicing）。所产生的多个蛋白质即为**同源体**（isoform）。例如，在 B 淋巴细胞分化的早期，其抗体 mRNA 的前体在剪接过程中会保留编码跨膜结构域的外显子，结果产生的抗体合成好以后就定位在膜上。但在分化的后期，B 细胞使用另外的外显子，原来编码跨膜结构域的外显子被当作内含子切除，因而产生的抗体就分泌到胞外。

mRNA 前体的选择性剪接可导致少量的基因编码出更多的蛋白质。人类基因组计划的研究结果表明，我们只有 2 万多个蛋白质基因，却能制造出几十万种蛋白质，这主要归功于选择性剪接。mRNA 前体之所以能够发生选择性剪接主要原因有以下 4 种：①剪接产物缺失一个或几个外显子；②剪接产物保留一个或几个内含子作为外显子的编码序列；③外显子中存在 5′或者 3′剪接点，使得部分外显子丢失；④内含子存在 5′或者 3′剪接点，使部分内含子变为编码序列（图 3-25）。

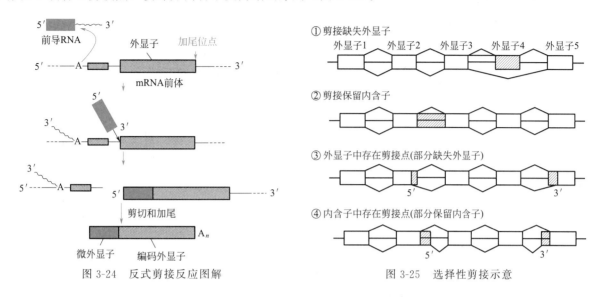

图 3-24　反式剪接反应图解

图 3-25　选择性剪接示意

反式剪接

反式剪接指的是两条不同的 pre-mRNA 的外显子连接到一起。与正常的顺式剪接不同，这里的两段外显子是来自不同的 pre-mRNA 的，但却可能来自同一基因。在 1982 年，Boothroyd、Van der Ploeg 等首先在锥虫的 RNA 过程中观察到反式剪接，其中一个短的前导序列被转移到变异表面糖蛋白前体 mRNA 的 5′端。在 1987 年 Krause 在秀丽隐杆线虫的肌动蛋白 mRNA 的 5′端也发现了一个 22-nt 剪接前导序列（SL），在 SL 反式剪接中，一个短的非编码外显子被剪接到不同结构基因的 mRNA 的 5′端，产生具有共同前导序列的 mRNA，SL 反式剪接为原核生物提供了进化优势。在低等真核生物中，SL 反式剪接在成熟 mRNA 加工中起着关键作用，尤其是多顺反子转录单元。

反式剪接可以发生在原核生物和真核生物中。在一些古细菌和细菌中，反式剪接可能会分裂 tRNA 基因，这意味着不同物种之间存在连续 tRNA 基因的进化轨迹。最近，通过高通量 RNA 分析技术也在脊椎动物中检测到了许多反式剪接事件。在哺乳动物中，已经在包括癌症在内的许多生理和病理过程中观察到反式剪接。然而，与无脊椎动物相比，脊椎动物中反式剪接的发生、程度和影响可能大不相同。

二、tRNA 转录后加工

无论是真核生物还是原核生物，其前体 tRNA 分子必须经过多种转录后加工才能成为成熟的 tRNA 分子。

（一）真核生物的 tRNA 转录后加工

真核生物 tRNA 初级转录产物的 5′端具有一个前导序列，3′端具有一拖尾序列。在前体 tRNA 中，没有反密码子环，而是存在一个序列多样的内含子环。前体 tRNA 会折叠成一个特征性的二级结构，RNA 内切酶可特异性识别该结构，并切去前导序列、拖尾序列和内含子。由于前体 RNA 已经形成了三叶草形的二级结构，所以失去内含子的 RNA 仍然结合在一起，然后由连接酶将其连接成一个完整的成熟 tRNA 分子（图 3-26）。

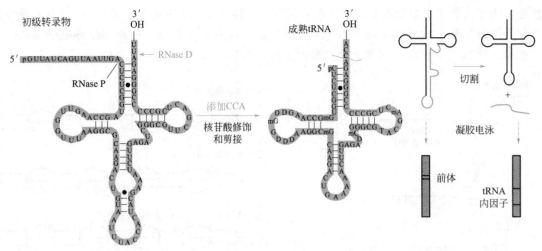

图 3-26 真核生物 tRNA 前体的加工

知识链接 3-3 **酶母 tRNA 的剪接**

酵母细胞核中 400 个 tRNA 基因中约有 40 个是断裂基因。这些基因均只有一个内含子，位于与反密码子的 3′ 侧相隔一个核苷酸之处，长度为 14～46 bp。

不同氨基酸的 tRNA 基因中的内含子不相同，因此，剪接酶类看来并不能识别任何共同序列。

（二）原核生物的 tRNA 转录后加工

原核生物 tRNA 的基因一般不是单拷贝而是多拷贝 tRNA 基因成簇存在，转录产物为 tRNA 前体，通过加工形成成熟的 tRNA。其加工过程包括：

① 由核酸内切酶切断 tRNA 两端；

② 核酸外切酶从 3′ 端逐个切去附加序列；

③ 在 tRNA 3′ 端加上 CCA-OH 结构；

④ 碱基的修饰反应。

核酸内切酶与 DNA 限制性内切酶不同。核酸内切酶不能识别特异的序列，所识别的是加工部位的空间结构。**大肠杆菌核糖核酸酶 P**（RNaseP）能切除前体 tRNA 5′ 端的多余序列，形成成熟的 tRNA 5′ 端。而 tRNA 3′ 端的成熟需要核酸外切酶和内切酶的共同参与。先由核酸内切酶 RNaseF 对 3′ 端进行加工，再由核酸外切酶 RNase D 逐个切去附加序列，直至得到成熟的 3′ 端。所有成熟的 tRNA 的 3′ 端都有 CCA-OH 结构。细菌的 tRNA 前体存在两类不同的 3′ 端序列：一类具有 CCA-OH 结构，被附加序列掩藏，当附加序列被切除后，即显露出该末端结构；另一类 tRNA 并无 CCA-OH 结构，当附加序列切除后，外加上 CCA-OH 结构，催化此反应的酶称为 **tRNA 核苷酰转移酶**。修饰碱基形成的成熟的 tRNA 含有大量的稀有碱基，如甲基化碱基、二氢尿嘧啶等。这些都是由高度特异性的 tRNA 修饰酶作用形成的。

三、rRNA 转录后加工

真核和原核细胞的前体 rRNA 分子必须经过多种转录后加工才能成为成熟的 rRNA 分子。

（一）真核生物的 rRNA 转录后加工

真核生物的核糖体较大，结构复杂。其核糖体的小亚基含有一条 16S～18S rRNA，大亚基含有 26S～28S、5S 和 5.8S 三条 rRNA。每个 rRNA 基因由 16S～18S、5.8S 和 26S～28S rRNA 基因组成一个转录单位，彼此被间隔区分开，经 RNA 聚合酶转录产生较长的 rRNA 前体。5S rRNA 也是成簇排列，中间以不被转录的区域间隔。

　　大多数真核生物 rRNA 基因无内含子，有些 rRNA 基因有内含子，但转录产物中的内含子可自体催化切除，或不转录内含子序列。例如，果蝇的 285 个 rRNA 基因中约 1/3 含有内含子，但都不转录。**四膜虫**（*Tetrahymena*）的 rRNA 基因和酵母线粒体的 rRNA 基因含有内含子，它们的转录产物可自体催化切除内含子序列。

　　目前的研究表明，rRNA 前体要经过甲基化，然后再被切割。在这一过程中，**核仁小 RNA**（small nucleolar RNA，snoRNA）起到了关键的作用。snoRNA 与 rRNA 前体形成的特定立体结构为参与切割的 RNase 提供了识别位点。

　　不同真核生物 rRNA 前体的大小和加工过程略有不同，但其主要步骤是相同的。线粒体和叶绿体 rRNA 基因的排列方式和转录后加工过程则与原核生物相似。

（二）原核生物的 rRNA 转录后加工

　　一个原核生物的 rRNA 转录单位由 16S rRNA、23S rRNA、5S rRNA 以及一个或者几个 tRNA 基因组成。rRNA 基因的初级转录物为 30S 的 rRNA 前体分子（P30）。由于原核生物 rRNA 前体的加工一般与转录同时进行，因此不易得到完整的前体。rRNA 前体的加工主要由 RNase Ⅲ 负责。RNase Ⅲ 是一种核酸内切酶，它的识别部位是特定的 RNA 双螺旋区。23S rRNA 和 16S rRNA 前体的两侧序列互补，形成茎环结构，可被 RNase Ⅲ 在茎部切割产生 16S rRNA 前体 P16（17S）和 23S rRNA 前体 P23（25S）。RNase E 可切割 5S rRNA 的前体产生 P5（图 3-27）。P15、P23 和 P5 两端的多余附加序列进一步被核酸酶切除后，则产生了成熟的 16S rRNA、23S rRNA、5S rRNA 分子。

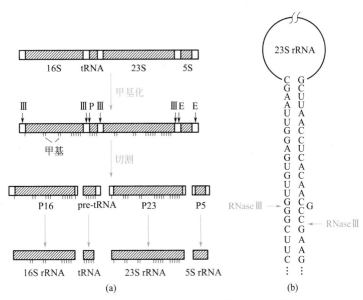

图 3-27　大肠杆菌 rRNA 前体的加工过程

第五节　干预转录的药物

一、干预转录模板的药物

（一）放线菌素 D

　　放线菌素 D（actinomycin D）又称更生霉素，属于周期非特异性药物。一次静脉注射给药后，很快从血浆消除，多数药物以原型经胆汁和尿液排出。放线菌素 D 抗瘤谱较窄，常用于肾母细胞瘤、绒毛膜上皮癌、横纹肌肉瘤和神经母细胞瘤等。其分子中含有一个苯氧环结构，通过它连接两个等位的环状肽链。此肽链可与 DNA 分子的脱氧鸟嘌呤发挥特异性相互作用，使放线菌素 D 嵌入 DNA 双螺旋的小沟中，与 DNA 形成复合体，阻碍 RNA 合成酶的功能，抑制 RNA（特别是 mRNA）的合成。

（二）蒽环类抗肿瘤药

蒽环类药物或蒽环类抗生素是一类来源于波赛链霉菌青灰变种的广谱抗肿瘤抗生素，能够抑制 DNA 的转录和修复，对多种实体肿瘤和血液系统肿瘤具有良好的治疗效果，但是具有较强心脏毒性。它们能够治疗的癌症种类比任何其他类型的化疗药物都要多，是目前最有效的抗癌药物之一。蒽环类药物可用于治疗包括白血病、淋巴瘤、乳腺癌、子宫癌、卵巢癌和肺癌等癌症，其作用机制为：

① 通过嵌入 DNA 双链的碱基之间，形成稳定复合物，抑制 DNA 复制与 RNA 合成，从而阻碍快速生长的癌细胞的分裂。

② 抑制拓扑异构酶Ⅱ，影响 DNA 超螺旋转化成为松弛状态，从而阻碍 DNA 复制与转录。

③ 促进自由基的生成，造成细胞损伤。

二、干预 RNA 聚合酶的药物

（一）利福霉素

利福霉素类（rifamycins）是由地中海链丝菌产生的一类抗生素。其抗菌谱广，对结核杆菌、麻风杆菌、链球菌、肺炎球菌等革兰阳性细菌，特别是耐药性金黄色葡萄球菌具有较强的抗菌作用，广泛应用于结核病、麻风病等分枝杆菌感染的治疗。利福霉素类药物有利福平、利福霉素 B 等。目前在临床应用的有利福平、利福喷汀及利福布汀。

利福平又名甲哌利福霉素，为利福霉素的半合成衍生物，橘红色结晶粉末，对光不稳定。利福平1966 年用于临床，在结核病防治中发挥了巨大作用，成为结核病短程化疗成功的关键药物。利福平在肝微粒体氧化酶作用下，脱乙酰基生成具有抗菌活性的代谢物 25-去乙酰利福平，在大部分组织和体液中均能达到有效的抗菌浓度。

利福平具有肝药酶诱导作用，连续应用可促进自身及其他药物的代谢。临床长期连续应用利福平或与其他药物联合用药时，应注意调整利福平及相关药物的剂量。

（二）利地霉素

利地霉素（lidimycin）由链霉菌产生，其作用机制可以归纳为：

① 活性物质结合在 RNA 聚合酶活性中心附近，阻止 RNA 初期产物的形成。

② 影响 RNA 聚合酶活性中心，使活性中心两个亚基部分重叠，抑制 RNA 聚合酶活性中心的构象转变。

③ 结合在远离 RNA 聚合酶活性中心的部位，干扰 RNA 聚合酶活性空间的打开从而阻止 DNA 的进入和解旋，或者干扰 RNA 聚合酶与 DNA 模板链的结合。

三、干预转录后加工的药物

在选择性剪切作用下，运动神经元存活基因 1（survival motor neuron 1，SMN1）转录本变成了较短的运动神经元存活基因 2（survival motor neuron 2，SMN2）转录本，合成功能性缺陷 SMN 蛋白，导致脊髓性肌萎缩（spinal muscular atrophy，SMA）。SMA 主要影响包括胸部肋间肌在内的近端肌肉，患者往往会因为呼吸系统并发症而死亡。据统计，每 1 万新生儿中就有 1 名受到这种疾病的影响。罗氏制药、PTC Therapeutics、SMA 基金会、南加州大学和哈佛大学合作开发了一个可以口服的小分子药物，这种药物是 SMN2 基因的剪切调节物，能够选择性改变 SMN2 pre-mRNA 的剪切，生成稳定的全长 SMN 蛋白。他们用这种药物对 SMA 小鼠模型进行治疗，成功改善了小鼠的肌肉量、运动机能和生存情况。

本章小结

真核生物和原核生物的 RNA 聚合酶均以 DNA 或 RNA 为模板合成 RNA 链，用作模板的称模板链，或反义链，另一条链则称为编码链，或有义链。转录的基本过程都包括模板识别、转录起始、与启动子的识别及转录的延伸和终止。原核生物只有一种 RNA 聚合酶，几乎负责合成所有的 RNA。真核生物 RNA 聚合酶比原核生物 RNA 聚合酶多，至少有三种，它们高度分工，有着各自的功能，与原核生物不同的是真核生物不能直接识别启动子。

在真核生物中，基因的初始转录物一般是没有功能的，经过转录后加工才会表现出相应的活性。mRNA 的加工通常包括 5′端加帽、内含子和外显子的剪接以及 3′端加尾；tRNA 的加工主要由内切酶识别并切除前导序列和拖尾序列；rRNA 的加工经 rRNA 前体加工后形成。原核生物转录得到的 RNA 就是 mRNA，而 tRNA 前体必须经过切割和核苷酸的修饰，才能成为有功能的成熟分子。

用于干预转录的药物包括干预转录模板、干预 RNA 聚合酶及干预转录后加工等几大类，如放线菌素 D、利福霉素等。

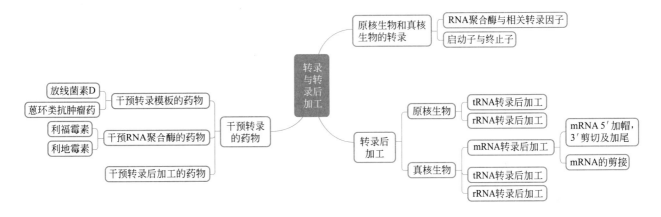

思考题

1. 真核生物的 RNA 聚合酶有哪几种类型？它们各自的主要功能是什么？
2. 初级转录产物是什么？真核生物和原核生物的初级转录产物有何区别？
3. 真核生物 mRNA 加工的主要事件有哪些？为什么要进行真核生物 mRNA 的加工？
4. 在 Altman 刚刚公布核糖核酸酶 P 是核酶的研究成果的时候，就遭到了很多人的质疑。其中，就有人认为他在分离这种酶的 RNA 和蛋白质的时候不彻底，有少量的蛋白质仍然与 RNA 结合，正是残留的蛋白质进行了催化。对此，你如何设计一个实验加以反驳？

拓展学习

参考文献

［1］ 杨荣武. 分子生物学［M］.2 版. 南京：南京大学出版社，2017.
［2］ 查锡良. 生物化学与分子生物学［M］.9 版. 北京：人民卫生出版社，2018.

［3］朱圣庚，徐长法．生物化学［M］．4 版．北京：高等教育出版社，2019．

［4］Lewin GENES Ⅷ［M］．Upper Saddle River，Pearson Prentice Hall Pearson Education，Inc，2004．

［5］Jocely E K，Elliott S G，Stephen T K. LEWIN'S GENES Ⅶ，JONES & BARTLETT LEARNING，Inc，2018．

［6］Lei Q，Li C，Zuo Z X，et al. Evolutionary insights into RNA *trans*-splicing in vertebrates［J］．Genome biology and evolution，2016，8（3）．

（刘亭）

第四章

蛋白质合成与合成后加工

学习目标

1. 掌握　蛋白质合成、折叠、加工、转运、定位、降解的概念、原理和基本过程；
2. 熟悉　蛋白质合成与合成后加工在生物医药研发中的应用；
3. 了解　蛋白质合成与合成后加工相关研究的发展历史及动态。

在生物体内，蛋白质主要是在 mRNA、核糖体、tRNA、氨酰-tRNA 合成酶以及各种辅助因子的协同作用下，经过氨基酸的活化，多肽链合成的起始、延伸、终止，以及多肽链的折叠与翻译后修饰等阶段而产生的。由于蛋白质合成过程相当于是将 4 种字母（核苷酸）组成的核酸"语言"转换为 20 种字母（氨基酸）组成的蛋白质"语言"，所以被称为**翻译**（translation）。对于许多蛋白质而言，在翻译之后还需要折叠形成特定的空间构象、进行不同方式的修饰加工、转运定位到正确的位置，才能具有最终的生理功能。而细胞内也同时通过不同的蛋白质降解途径，维持蛋白质含量及功能的动态平衡。

第一节　蛋白质合成体系

一、mRNA 与遗传密码

（一）遗传密码的概念

在蛋白质的生物合成过程中，其氨基酸序列是由 mRNA 中的核苷酸序列所决定的，二者间存在着规律性的对应关系，3 个特定的核苷酸组合会翻译成 1 个特定的氨基酸，这种存在于基因中的能够编码蛋白质氨基酸序列的核苷酸规律组合，被称为**遗传密码**（genetic code）。

知识链接 4-1　　　　　　　　**密码子的破译**

1954 年，美国华盛顿大学的 George Gamow 与提出 DNA 双螺旋模型的 James Watson 联合 20 多位科学家成立了一个 RNA 领带俱乐部，俱乐部每位成员都领到了一条领带，负责破译一个氨基酸（刻在领带夹上）的密码，另外还有 4 位荣誉委员，分别代表一种核苷酸。然而，最终成功完成密码破译的人却不是这个俱乐部的成员。1961 年，美国国立卫生研究院（NIH）的 Marshall Nirenberg 等用多核苷酸磷酸化酶合成了 Poly U，加入无细胞蛋白质合成系统，发现只有 ^{14}C 标记的苯丙氨酸能大量掺入新合成的多肽分子里，这说明苯丙氨酸的密码子应该是若干个 U，尽管当时还不确定究竟是几个 U，但这开启了准确破译遗传密码的历史。后来 Nirenberg 的持续研究逐步破译了 43 个密码子，但因无法合成序列确切的较长链 RNA，使一些密码子一时难以破译。1965 年，威斯康星大学的 Har Gobind Khorana 等利用化学方法合成了 2～3 种核苷酸的重复序列，从而解决了这一问题。最终 Nirenberg 和 Khorana 与分离测定了 tRNA 结构的 Robert Holley 共同获得了 1968 年的诺贝尔生理学或医学奖。

遗传密码将 DNA 或 RNA 序列以特定的规律转译为蛋白质的氨基酸序列，决定了蛋白质肽链上每一个氨基酸和各氨基酸之间的合成顺序，以及蛋白质合成的起始、延伸和终止等过程。按照这种三联密码的形式，4 种核苷酸将可以形成 64 种组合，其中 61 种是编码具体氨基酸的密码子，而 UAA、UGA 和 UAG 不会编码任何氨基酸，被称为**终止密码子**（stop codon；termination codon）或**无义密码子**（nonsense codon），它们没有对应的 tRNA 反密码子与之结合，但能被蛋白质合成的终止因子或释放因子识别，从而终止肽链合成。其中 UAA 也被称为赭石（ochre）型终止密码子，UGA 被称作蛋白石（opal）型终止密码子，UAG 则是琥珀（amber）型终止密码子。此外，密码子 AUG 具有双重功能，既可以是甲硫氨酸的密码子，同时也作为起始密码子来启动蛋白质的翻译。表 4-1 为通用的遗传密码。

表 4-1　通用遗传密码及相应氨基酸

第一位(5′端)核苷酸	第二位(中间)核苷酸				第三位(3′端)核苷酸
	U	C	A	G	
U	苯丙氨酸 (Phe,F)	丝氨酸 (Ser,S)	酪氨酸 (Tyr,Y)	半胱氨酸 (Cys,C)	U
	苯丙氨酸 (Phe,F)	丝氨酸 (Ser,S)	酪氨酸 (Tyr,Y)	半胱氨酸 (Cys,C)	C
	亮氨酸 (Leu,L)	丝氨酸 (Ser,S)	终止 (Stop)	终止 (Stop)	A
	亮氨酸 (Leu,L)	丝氨酸 (Ser,S)	终止 (Stop)	色氨酸 (Trp,W)	G
C	亮氨酸 (Leu,L)	脯氨酸 (Pro,P)	组氨酸 (His,H)	精氨酸 (Arg,R)	U
	亮氨酸 (Leu,L)	脯氨酸 (Pro,P)	组氨酸 (His,H)	精氨酸 (Arg,R)	C
	亮氨酸 (Leu,L)	脯氨酸 (Pro,P)	谷氨酰胺 (Gln,Q)	精氨酸 (Arg,R)	A
	亮氨酸 (Leu,L)	脯氨酸 (Pro,P)	谷氨酰胺 (Gln,Q)	精氨酸 (Arg,R)	G
A	异亮氨酸 (Ile,I)	苏氨酸 (Thr,T)	天冬酰胺 (Asn,N)	丝氨酸 (Ser,S)	U
	异亮氨酸 (Ile,I)	苏氨酸 (Thr,T)	天冬酰胺 (Asn,N)	丝氨酸 (Ser,S)	C
	异亮氨酸 (Ile,I)	苏氨酸 (Thr,T)	赖氨酸 (Lys,K)	精氨酸 (Arg,R)	A
	甲硫氨酸 (Met,M;起始)	苏氨酸 (Thr,T)	赖氨酸 (Lys,K)	精氨酸 (Arg,R)	G

第一位(5′端)核苷酸	第二位(中间)核苷酸				第三位(3′端)核苷酸
	U	C	A	G	
G	缬氨酸 (Val,V)	丙氨酸 (Ala,A)	天冬氨酸 (Asp,D)	甘氨酸 (Gly,G)	U
	缬氨酸 (Val,V)	丙氨酸 (Ala,A)	天冬氨酸 (Asp,D)	甘氨酸 (Gly,G)	C
	缬氨酸 (Val,V)	丙氨酸 (Ala,A)	谷氨酸 (Glu,E)	甘氨酸 (Gly,G)	A
	缬氨酸 (Val,V)	丙氨酸 (Ala,A)	谷氨酸 (Glu,E)	甘氨酸 (Gly,G)	G

知识链接 4-2

人工碱基

除了 A、T、G、C 四种碱基之外，还有没有其他的可存储生命遗传信息的物质？2014 年，美国科学家 Floyd Romesberg 等将两个人工合成的新碱基 dNaM、dTPT3（二者可互补配对，分别称为 X 和 Y）整合进大肠杆菌的 DNA，并让带有人工碱基的 DNA 像天然 DNA 一样复制，形成半人工合成生命。不过，当时这些大肠杆菌还只能复制，并不能将人工碱基表达成蛋白质。2017 年，Romesberg 的研究团队将绿色荧光蛋白（GFP）中丝氨酸的密码子 AGC 改成了包含人工碱基的 AXC，同时专门特制了一个能将 AXC 翻译为丝氨酸的"人工 tRNA"，将这个带有人工碱基的 GFP 基因和编码"人工 tRNA"的基因一起转入大肠杆菌细胞内，结果成功地实现了人工碱基的翻译，让这些大肠杆菌发出了绿色荧光；而只有"人工 GFP 基因"但没有"人工 tRNA"的大肠杆菌则无法顺利翻译出绿色荧光蛋白。

（二）遗传密码的基本特性

遗传密码的基本特性包括方向性、连续性、简并性、偏爱性、摆动性、通用性、歧义性。

1. 方向性

mRNA 分子中遗传密码阅读方向是从 5′端到 3′端，即起始密码子总是位于 mRNA 可读框架的 5′末端，而终止密码子在 mRNA 的 3′末端，遗传信息在 mRNA 分子中的这种方向性排列决定了多肽链合成的方向是从氨基端到羧基端。

2. 连续性

mRNA 分子中编码蛋白质氨基酸序列的各个三联体密码子之间是连续排列的，没有间隔。翻译时从 5′端 AUG 起始密码子开始，每三个碱基为一组，向 3′方向连续阅读。如果 mRNA 可读框架内插入或缺失一个或两个碱基，将会引起**移码突变**（frameshift mutation），使下游翻译出的氨基酸序列完全改变。

3. 简并性与偏爱性

已知 61 个密码子编码 20 种氨基酸，显然两者不是一对一的关系。从遗传密码表（表 4-1）中可知，除甲硫氨酸和色氨酸只对应 1 个密码子外，其他氨基酸都有 2、3、4 或 6 个密码子为之编码，这种同一种氨基酸对应多个密码子的现象称为遗传密码的**简并性**（degeneracy）。编码相同氨基酸的密码子称为密码子家族，其成员互称为**同义密码子**（synonymous codon），如甘氨酸的同义密码子是 GGU、GGC、GGA、GGG，缬氨酸的同义密码子是 GUU、GUC、GUA、GUG，这些同义密码子第 3 位碱基的突变并不影响所翻译氨基酸的种类，这种突变类型称为**同义突变**（synonymous mutation）。同义密码子及对应氨基酸见表 4-2。

在通用遗传密码表中，同义密码子并不是随机排列的，而是成组排列的。简并性有两种类型：一种类型是指简并密码子的第 1、2 位碱基不同仍可编码相同的氨基酸；另一种类型是指简并密码子的第 1、2 位碱基相同，而第 3 位碱基不同仍编码相同的氨基酸。绝大多数的简并性是指后一种类型，即密码子的特异性是由前两位碱基决定的。如果第三位碱基是嘧啶（U、C），将编码相同的氨基酸（是同义的）。在绝大多数情况下，如果第三位碱基是嘌呤（A、G），则其密码子也是同义的。

表 4-2 同义密码子及对应氨基酸

同义密码子数目	氨基酸
6	Leu,Ser,Arg
4	Gly,Pro,Ala,Val,Thr
3	Ile
2	Phe,Tyr,Cys,His,Gln,Glu,Asn,Asp,Lys
1	Met,Trp

一般认为遗传密码是以突变影响最小化的方式管理进化的。最常见的突变类型是**转换**（transition），即由一种嘧啶突变为另一种嘧啶，或者由一种嘌呤突变为另一种嘌呤。而**颠换**（transversion）则是由嘧啶突变为嘌呤或由嘌呤突变为嘧啶。密码子第三位碱基的转换通常不会改变其编码的氨基酸，但是会引起甲硫氨酸与异亮氨酸或色氨酸与终止密码子间的互换。对于密码子第三位碱基的颠换，有一半以上是不会改变编码氨基酸的，其余的则通常会导致相似氨基酸间的互换，如天冬氨酸与谷氨酸间的互换。密码子第二位的转换将导致化学性质相似氨基酸间的转变，而颠换则将改变氨基酸类型。密码子第一位的突变（不论是转换还是颠换）通常编码性质相似的氨基酸，在极少数情况下是同一种氨基酸。

多数氨基酸有一个以上的密码子，但这些密码子的使用频率各不相同（与对应的 tRNA 丰度有关），表现出某密码子优先选择使用的特性，称之为遗传密码的**偏爱性**（也称偏倚，bias）。原核生物和真核生物有各自的密码子偏爱性。例如：大肠杆菌中编码脯氨酸的密码子大多数使用 CCG，几乎不使用 CCC；相反，哺乳动物编码脯氨酸却偏爱 CCC，少用 CCG。某种密码子使用频率高意味着需要较多相应的 tRNA，两者之间相互协调有利于细胞内某氨基酸含量高的蛋白质顺畅表达。此外，终止密码子后的第一个核苷酸使用频率也不一样，细菌更喜欢使用 U，而真核生物则更偏爱 G。

4. 摆动性

翻译过程中，氨基酸的正确引入依赖于 mRNA 的密码子与 tRNA 的反密码子之间的相互辨认结合。然而密码子与反密码子配对时，有时会出现不严格遵从常见的碱基配对规律的情况，具有摆动性，称为**摆动配对**（wobble base-pairing）。按照 5′→3′ 阅读规则，摆动配对常见于密码子的第三位碱基与反密码子的第一位碱基间，两者虽不严格互补，也能相互辨认。如 tRNA 反密码子的第一位出现稀有碱基次黄嘌呤（I）时，可分别与密码子的第三位碱基 U、C、A 配对。

5. 通用性与歧义性

总体而言，对于蛋白质生物合成的整套遗传密码，原核生物和真核生物都是可以通用的，即遗传密码并没有种属特异性，即具有**通用性**（universality）。不过，研究也已证实：在动物的线粒体和植物的叶绿体中还存在有独立的密码系统，与通用密码子有一定的差别，而且在不同物种间也存在变异情况。例如：在线粒体内，起始密码子可以是 AUG，也可以是 AUA 和 AUU，其中 AUA 还可破译为甲硫氨酸（在通用密码中为异亮氨酸），而通用密码中的终止密码子 UGA 在线粒体中则编码色氨酸，ACA、AGG 则为终止密码子。此外，现在已知一些单细胞生物也会使用一些变异的遗传密码，例如一些生物偶尔也会使用 GUG（通用密码为缬氨酸）、UUG（通用密码为亮氨酸）作为可供替代的起始密码子编码甲硫氨酸，而终止密码子 UGA 在支原体中会被翻译为色氨酸，终止密码子 UAG 在一些古细菌中则会被翻译为吡咯赖氨酸（赖氨酸的一种修饰形式）。密码子的这种歧义性有时与其上下游序列特征有关，如终止密码子 UGA 在某些情况下可被翻译为一种特殊氨基酸——硒代半胱氨酸，这种情况下需要 UGA 的下游存在一段被称为**硒代半胱氨酸插入序列**（selenocysteine insertion sequence，SECIS）的特殊序列元件。部分遗传密码的变异情况见表 4-3。

表 4-3　部分遗传密码的变异情况

密码子	通用密码	变异密码	所在生物或细胞器
AGA	Arg	终止、Ser	一些动物线粒体
AGG	Arg	终止、Ser	一些动物线粒体
AUA	Ile	Met	线粒体
CGG	Arg	Trp	植物线粒体
CUN	Leu	Thr	酵母线粒体
AUU	Ile	起始	一些原核生物
GUG	Val	起始	一些原核生物
UUG	Leu	起始	一些原核生物
UAA	终止	Glu	一些原生生物
UAG	终止	Glu	一些原生生物
UGA	终止	Trp	线粒体、支原体

知识链接 4-3　　　　　　　　　　**线粒体和叶绿体的遗传体系**

　　线粒体和叶绿体是真核细胞内的重要细胞器，拥有自身的遗传体系，在不同生物中的数量及所含基因数目存在显著差异，但在某一物种内则高度保守。"内共生"起源学说认为：线粒体有可能起源于好氧性细菌（很可能是接近于立克次体的变形菌门细菌），叶绿体可能源于原核生物蓝藻，它们在远古时被真核细胞吞入，由于某种原因没有被分解掉，而是进化为细胞器保留了下来。由于它们与物种进化的密切关系，因此可被用作 DNA 条形码分子鉴定，比如叶绿体 *psbA-trnH* 基因和线粒体 *COI* 基因可分别用于植物类、动物类中药材的鉴定。

（三）核糖体结合位点

　　蛋白质生物合成需要核糖体与 mRNA 结合，并按照 mRNA 上的遗传密码翻译成多肽链的氨基酸序列。这个过程中，需要核糖体小亚基先识别 mRNA 上的特定位点并与之结合，进而才能启动蛋白质的生物合成，这一特定的结合位点，称为**核糖体结合位点**（ribosome binding site，RBS）。核糖体结合位点通常是位于起始密码子 AUG 上游的一段富含嘌呤的非翻译区。一般来说，mRNA 与核糖体的结合程度越强，翻译的起始效率就越高。

1. 原核生物的 SD 序列

　　细菌的 RBS 通常位于 mRNA 起始密码子 AUG 上游约 8 个碱基的位置，主要由 6 个碱基的保守序列 5′-AGGAGG-3′组成（其中大肠杆菌的 SD 序列为 AGGAGGU），这一序列最早是由澳大利亚科学家 John Shine 及其导师 Lynn Dalgarno 发现的，因此被称为 **SD 序列**（Shine-Dalgarno sequence）。细菌核糖体小亚基 16S rRNA 与 RBS 的结合及后续对翻译的引发强度取决于 SD 序列的结构及其与起始密码子 AUG 之间的距离。6 个碱基保守序列中，GGAG 这 4 个碱基序列尤为重要。对多数基因而言，这 4 个碱基中任何一个换成 C 或 T，均会导致翻译效率大幅度降低。SD 序列与起始密码子 AUG 之间的序列对翻译起始效率的影响则表现在碱基组成和间隔长度两个方面。实验结果表明：SD 序列后面的碱基若为 AAAA 或 UUUU，翻译效率最高；若是 CCCC 或 GGGG，翻译效率则分别是最高值的 50% 和 25%。紧邻 AUG 的前 3 个碱基对翻译起始效率也有影响，对于大肠杆菌 β-半乳糖苷酶的 mRNA 而言，在这个位置上最佳的碱基组合是 UAU 或 CUU，如果用 UUC、UCA 或 AGG 取代之，酶的表达水平会降为 1/20。此外，SD 序列与起始密码子之间的精确距离保证了核糖体在 mRNA 上定位后，翻译起始密码子 AUG 正好处于核糖体中的 P 位，这是翻译启动的前提条件。SD 与 AUG 之间相距一般以 4～10 个碱基为佳（通常以 7～9 个碱基更佳），在此间隔中少一个或多一个碱基，会显著影响翻译起始效率。另外，mRNA 5′端非编码区自身形成的特定二级结构也能协助 SD 序列与核糖体结合，任何错误的空间结构均会不同程度地削弱

mRNA 与核糖体的结合强度。

2. 真核生物的核糖体结合特点

虽然真核生物的 18S rRNA 比细菌的 16S rRNA 更具有保守性，但其 mRNA 中并不具有 SD 序列，而是可能使用 5′端的帽子结构来行使 SD 序列的功能。同时，真核生物 mRNA 起始密码子 AUG 两侧的一段特定序列（较为常见的是 5′-ACCACCAUGG-3′，其中 AUG 即为起始密码子），可通过与翻译起始因子的结合来介导含 5′帽子结构的 mRNA 翻译起始，这一序列规律最早是由美国科学家 Marilyn Kozak 于 1984 年发现的，因此该序列被称为 **Kozak 序列**。其中，AUG 之后的第一位（+4 位）碱基 G 以及之前的第三位（−3 位）碱基 A 或 G 对翻译起始至关重要。此外，AUG 上游的 15 个碱基中一般不含 U。

3. 内部核糖体进入位点

真核生物的许多病毒 mRNA 的翻译是由其自身的**内部核糖体进入位点**（internal ribosomal entry site，IRES）以非依赖 5′-甲基化帽状结构的翻译机制来进行的，其长度通常为三四百个碱基对。根据功能的差异，IRES 可以分为 4 种类型，分别以脊髓灰质炎病毒（PV）、脑心肌炎病毒（EMCV）、丙肝病毒（HCV）、蟋蟀麻痹病毒（CrPV）等作为代表。目前，研究发现 IRES 元件可诱导核糖体拓扑结构发生改变，进而影响 mRNA 在识别核糖体翻译孔道过程中的进入、定位和固定，同时能加强起始 tRNA 在 40S 核糖体小亚基 P 位点的稳定性，启动翻译起始复合物在蛋白质合成的下游事件，并且诱导亚基组装和在初步新生多肽延伸过程中核糖体的易位。IRES 元件可使下游顺反子独立于上游顺反子进行翻译表达，因此 IRES 已被用在基因工程中，以实现多个基因在同一条 mRNA 上独立共表达。

（四）阅读框与重叠基因

阅读框是指 mRNA 中一段含有翻译密码的碱基序列。mRNA 中的编码序列在被核糖体阅读和翻译时，从起始到终止都是以不重叠和不停顿的方式连续进行的，即每个三联体密码子既相对独立为一组，且密码子之间又是连续的，不存在间隔碱基。正因为遗传密码的阅读过程是从 mRNA 的 5′端开始，以三个核苷酸为一组（一个密码子）的方式进行的，因而就有可能存在三种阅读框（图 4-1），每种读码框只发生一个碱基的位移。三种读码框的出现完全取决于哪一个核苷酸作为第一个密码子的第一个碱基，但是，通常只有一种阅读框能够正确地编码有功能活性的蛋白质，而其他两种读码框由于存在太多的终止密码子而无法解读和翻译为正常功能蛋白质的氨基酸序列。细胞内核糖体通过正确识别编码序列的起始密码子 AUG 而建立和选择出正确的读码框，以保证蛋白质合成的顺利进行。所以，习惯上又把从 AUG 开始到终止密码子处的正确可读序列称为**开放阅读框**（open reading frame，ORF）。

阅读框1　5′-UUA UGA GCG CUA AAU-3′
　　　　　　Leu　Stop　Ala　Leu　Asn

阅读框2　5′-UUAU GAG CGC UAA AU-3′
　　　　　　　　Tyr　Glu　Arg　Stop

阅读框3　5′-UUAUG AGC GCU AAA U-3′
　　　　　　　　 Met　Ser　Ala　Lys

图 4-1　同一个 mRNA 序列可能存在三种阅读框

一般一条 mRNA 序列仅编码一条蛋白质多肽链，不过目前也已发现在质粒、线粒体、噬菌体和细菌中还存在许多重叠基因的例子，即同一 mRNA 序列可以被阅读两次以上、编码两种以上的蛋白质多肽链。基因重叠的原因之一，是需要在较小基因组上拥有更大的信息储存密度，核糖体必须找出第二个起始密码子以便能够翻译重叠基因，这一步可在不解离 mRNA 模板的状态下进行。例如：噬菌体 φX174 基因组只有 5386 bp，如果基因不重叠，最多只能编码分子质量为 200 kDa 的蛋白质。然而，这个基因组却编码了总分子质量达 262 kDa 的 11 种蛋白质。真核生物中也有一些重叠基因的例子，虽然其中也有一些来自同一条链的重叠基因的情况，但大多数涉及重叠基因的转录产物来自同一基因的两条 DNA 链（有义链和反义链）。

二、tRNA

在蛋白质生物合成过程中，tRNA 是氨基酸的"搬运者"，发挥类似"接头"的作用，使胞浆中的游离氨基酸可以与 mRNA 链上对应的密码子识别并结合。根据碱基互补的原则，tRNA 必须带有可以和 mRNA 上密码子反向互补的反密码子。同一个氨基酸可以被几种 tRNA 所识别，它们在功能上可以相互替换。

真核生物的 tRNA 是由Ⅲ型 RNA 聚合酶转录后，经过 4 种不同类型的加工过程而产生的，这些过程包括：移除外部序列（多余的 5′端序列）、移除内含子、3′-CCA 序列的加入、某些核苷酸碱基的甲基化或尿嘧啶向假尿嘧啶核苷（pseudouridine）的转化。

每一个 tRNA 分子都有一个三叶草型（clover leaf pattern）二级结构。该结构中含有三个茎环结构（stem loop），其中一个茎环结构的末端存在反密码子，而 tRNA 与氨基酸识别和结合的位点在其 3′端。

（一）tRNA 的结构

1. 一级结构

tRNA 由 60～95 个（根据物种而不同）核苷酸组成，通常为 76 个核苷酸。3′末端为 CpCpAOH。tRNA 的碱基组成中含有较多的稀有修饰碱基，占其总碱基数的 20% 左右。迄今为止，已在 tRNA 分子中发现了至少 50 种不同类型的修饰碱基，都是在转录后由特定的 tRNA 修饰酶催化形成的。其中，胸腺嘧啶核糖核苷（T）、假尿嘧啶核糖核苷（假尿苷，Ψ）、二氢尿嘧啶核糖核苷（二氢尿苷，D）和次黄嘌呤核糖核苷（肌苷，I）是在 tRNA 分子中最常见的 4 种修饰碱基，几乎存在于所有 tRNA 序列中的相似位置。胸腺嘧啶核糖核苷含有在 RNA 分子中不常见的胸腺嘧啶（即 DNA 碱基），而肌苷中含有次黄嘌呤碱基。在 tRNA 的一级结构中，有 15 个是不变的核苷酸，有 8 个是半可变的核苷酸，即要么是嘌呤（R）要么是嘧啶（Y）。在维持二级或三级结构方面，这些核苷酸所处的位置是非常重要的。

2. 二级结构

tRNA 的二级结构如三叶草形，按照 5′→3′的方向，分别由氨基酸接受臂、二氢尿嘧啶环（D 环）、反密码子环、额外环和 TΨC 环（含有不变碱基 GTΨC）五个部分组成（图 4-2）。双螺旋区构成了氨基酸接受臂和各环的相应叶柄，二氢尿嘧啶环、反密码子环和 TΨC 环恰似是三叶草的三片小叶。这一结构有一个由 RNase P 剪切形成的 5′磷酸端，而不是通常的 5′三磷酸或 mRNA 的帽结构。

反密码子环中含有可与 mRNA 三联体密码序列反向互补的相邻三核苷酸，即**反密码子**（anticodon）。在反密码子中会出现肌苷，它使 tRNA 能够与一个以上的密码子序列进行碱基配对。

尽管 D 环的长度也具有一定的可变性，但不同 tRNA 额外环的大小变化是 tRNA 分类的重要指标（因此额外环又被称为可变环）。大约有 3/4 的 tRNA 的额外环是由 3～5 个碱基组成的，称为第Ⅰ类 tRNA；其余 tRNA 的额外环含有 13～21 个碱基，称为第Ⅱ类 tRNA。

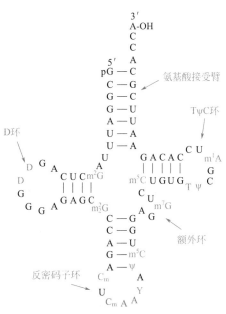

图 4-2　tRNA 二级结构（以酵母 tRNA$^{Phe}_{UUC}$ 为例）

D—二氢尿苷；Ψ—假尿苷；Y—嘧啶

3. 三级结构

tRNA 的三级结构形状像一个倒写的 L 字母（图 4-3），在这个结构中，氨基酸接受臂和反密码子环分别位于两条双螺旋的顶端，这样使得 tRNA 所携带的氨酰基靠近核糖体大亚基的肽基转移酶位点，而反密码子能够与小亚基上的 mRNA 密码子配对，TΨC 环和二氢尿嘧啶环位于 L 的两臂交界处，有利于控制 RNA 的三维结构。

（二）tRNA 的功能

1. tRNA 的氨酰化

在蛋白质生物合成时，tRNA 活化成携带有相应氨基酸的**氨酰-tRNA**（aminoacyl-tRNA）是翻译过程启动的先决条件。此过程的化学本质是在氨酰-tRNA 合成酶催化下，胞浆中的游离氨基酸与 tRNA 分子

3′端的—CCA—OH基团以酯键的形式共价结合形成氨酰-tRNA。氨酰-tRNA的合成又可看成是氨基酸的活化过程，因为未形成氨酰-tRNA的游离氨基酸是不能够直接参与肽链延伸的。

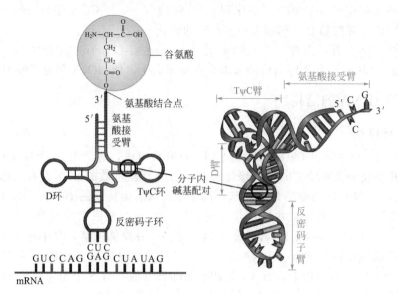

图 4-3 tRNA 二级及三级结构

细胞内共有二十余种氨酰-tRNA合成酶分别参与合成不同的氨酰-tRNA。氨酰-tRNA合成酶具有底物的绝对专一性，对氨基酸、tRNA两种底物都能高度特异地识别。氨酰-tRNA的合成反应也需要ATP提供能量，该过程分两步进行：第一步形成**氨酰-腺嘌呤核苷酸**（aminoacyl-AMP），即首先要生成ATP-E（E指氨酰-tRNA合成酶）的复合体；第二步为氨酰-腺嘌呤核苷酸中的氨酰基转移至tRNA的3′末端，具体反应过程如下：

氨基酸＋ATP-酶 ——→ 氨酰-AMP-E ＋ PPi

氨酰-AMP-E ＋tRNA ——→ 氨酰-tRNA ＋ AMP＋E

氨酰-tRNA-E复合物作为中间产物，有利于酶对氨基酸和tRNA两种底物的选择性辨认。位于氨基酸和tRNA之间的共价键属于高能键，可为后续形成新的肽键提供所需要的能量。

氨酰-tRNA的生成还涉及信息传递的问题，如同转录过程是信息从DNA分子转移至另一种结构极为相似的RNA分子上的过程一样，信息转移靠的是碱基配对。翻译阶段则是遗传信息从mRNA分子转移到结构不相同的蛋白质分子上，其信息是以能够翻译成单个氨基酸的三联体密码子形式存在的。这一解码机制需要一种特异的接合体分子，而氨基酸本身并不识别密码子，只有tRNA上的反密码子与mRNA上的密码子可以配对，从而互相识别。tRNA是一种接合体分子，氨基酸必须结合到tRNA上生成氨酰-tR-NA，才能被带到mRNA-核糖体复合体上，通过其tRNA的反密码子以及mRNA的密码子，被插入正在合成的多肽链的适当位置上。

2. 同工 tRNA

由于有的氨基酸可有多个密码子为其编码，因此需要数种tRNA作载体。具有相同反密码子的tRNA的结构也会有很大的差异。有的含量很高，称为**多数 tRNA**（major tRNA）。有的含量很低，称为**少数 tRNA**（minor tRNA）。另外，有些tRNA彼此的反密码子并不相同，但却是识别同种氨基酸的，称为**同工 tRNA**（isoacceptor tRNA）。它们的相对丰度也会影响密码子的选择性利用率。为什么反密码子不同的同工tRNA和反密码子相同但结构不同的tRNA都能够携带同一种氨基酸？这是由密码子的简并性引起的，另外，很多同工tRNA在副密码子等结构上也具有某种共同性。**副密码子**（paracodon）是指tRNA分子上决定其携带何种氨基酸的区域，它能被AA-RNA合成酶识别。副密码子没有固定的位置，也往往不止1个碱基对。尽管副密码子不能单独与氨基酸发生作用，但却可能与氨基酸的侧链基团有某种相应性，从而影响tRNA携带氨基酸的选择性。具体来说，如果将亮氨酸tRNA分子（tRNA^{Leu}）的副密码子替换成丝氨酸的副密码子（tRNA$^{Leu-Ser}$），则tRNA$^{Leu-Ser}$变成了携带丝氨酸的tRNA（Ser-tRNA$^{Leu-Ser}$），由于其反密码子仍是亮氨酸的，因此，在蛋白质翻译过程中，当遇到亮氨酸的密码子时，会出现携带丝氨酸的 tRNA 进入核糖体，从而使肽链中本应是亮氨酸的位置被替换成丝氨酸，引发蛋白质的变化。

3. 校正 tRNA

编码蛋白质的基因如发生移码突变可引起密码错读、造成蛋白质序列异常。异常蛋白质通常对机体有害，生物体需要纠正这些变异，其中一种纠正方法是医用**校正 tRNA**（correction tRNA）进行纠正。当反密码子上发生了某种突变，或是决定 tRNA 特异性的碱基发生了改变时，校正 tRNA 往往可以校正基因突变所产生的不良后果。例如：研究发现有些大肠杆菌突变株中色氨酸合成酶基因中有 Gly 的密码子 GGA 发生了突变，成为了 Arg 的密码子 AGA，导致该酶序列中一个 Gly 被 Arg 取代，使酶活性丧失；而在校正的变异菌株中，则发现产生了一个校正 tRNA，它的反密码子是 UCU，恰好可以识别变异的密码子 AGA，并依然携带 Gly 进入肽链，使该酶恢复正常序列，获得催化活力。但是，它并不能识别正常的 Gly 密码子。

4. 其他

除了在蛋白质翻译过程中的作用之外，研究发现 tRNA 还具有一些其他功能，例如：可以作为反转录酶引物参与 DNA 合成，可以被切割为 sitRNA 介导基因表达调控，可以作为某些酶的抑制剂等。

三、rRNA 与核糖体

生物细胞内，核糖体像一个能沿 mRNA 模板移动的工厂，执行着蛋白质合成的功能。核糖体是由几十种蛋白质和几种**核糖体 RNA**（ribosomal RNA，rRNA）组成的亚细胞颗粒，包括两个亚基，大亚基约为小亚基分子质量的 2 倍，每个亚基包含一个或几个主要的 rRNA 和许多功能不同的蛋白质分子。

（一）rRNA

1. 原核生物 rRNA

原核生物核糖体沉降系数为 70S（小亚基 30S，大亚基 50S），分子质量约 2.5×10^6 Da，其中大亚基由 23S rRNA（约 2900 个核苷酸）、5S rRNA（约 120 个核苷酸）和 31～35 种蛋白质构成，小亚基由 16S rRNA（约 1540 个核苷酸）和约 21 种蛋白质构成。

原核生物有 16S rRNA、23S rRNA 及 5S rRNA 三种，这三种 rRNA 起初均存在于 30S rRNA 前体中。转录作用完成后，在 RNaseⅢ 催化下，将 rRNA 前体切开产生 16S rRNA、25S rRNA 及 5S rRNA 的中间前体。进一步在核酸酶的作用下，切去部分间隔序列，产生成熟的 16S rRNA、23S rRNA 及 5S rRNA，还有成熟的 tRNA。

（1）5S rRNA
细菌 5S rRNA 含有两个高度保守的区域，其中一个区域含有保守序列 CGAAC，与 tRNA 分子 TΨC 环上的 GTΨCG 序列相互作用，是 5S rRNA 与 tRNA 相互识别的序列。另一个区域含有保守序列 GCGC-CGAAUCGUAGU，与 23S rRNA 中的一段序列互补，是 5S rRNA 与 50S 核糖体大亚基相互作用的位点。

（2）23S rRNA
23S rRNA 存在一段能与 tRNA 序列互补的片段，可能与 tRNA^{Met} 的结合有关。在靠近 5′ 端有一段 12 个核苷酸的序列与 5S rRNA 互补，因而在 50S 大亚基上这两种 RNA 之间存在相互作用。此外，其 3′ 端及 5′ 端都存在与其他真核生物的 5S rRNA 以及叶绿体、线粒体的 4.5S rRNA 对应的序列。

（3）16S rRNA
16S rRNA 的结构十分保守，其中 3′ 端有一段 ACCUCCUUA 的保守序列，与 mRNA 5′ 端翻译起始区富含嘌呤的序列（SD 序列）互补；16S rRNA 邻近 3′ 端处还有一段与 23S rRNA 互补的序列，在 30S 与 50S 亚基的结合过程中起作用。

物种间 16S rRNA 序列既有高变区（V 区，物种之间有差异），也有保守区（物种之间高度相似），呈交替排列，保守序列区域反映了生物物种间的亲缘关系，而可变序列区域则能体现物种间的差异。原核生物的 16S rRNA 序列包含 9 个高变区，其中，V4、V5 区因其特异性好、信息全，是细菌物种鉴定及多样性分析注释的理想选择。因此，16S rDNA（16S rRNA 的编码 DNA）也被称为细菌系统分类研究中最有用和最常用的分子钟。

2. 真核生物 rRNA

真核生物核糖体沉降系数为 80S（小亚基 40S，大亚基 60S），其分子质量约为 $4.2×10^6$ Da，其大亚基由 28S rRNA（约 4700 个核苷酸）、5.8S rRNA（约 160 个核苷酸）、5S rRNA（约 120 个核苷酸）以及 45～50 种蛋白质构成；其小亚基则由 18S rRNA（约 1900 个核苷酸）和约 30 种蛋白质构成。真核细胞器线粒体和叶绿体中的核糖体则和原核生物的非常类似，大小为 70S，由 30S 小亚基和 50S 大亚基组成，但也有一些细胞器中的核糖体大小只有约 60S。

真核生物的 5S rRNA 是独立成体系的，在成熟过程中加工甚少，不进行修饰和剪切。18S rRNA、5.8S rRNA 及 28S rRNA 则首先存于 45S rRNA 前体中，在加工过程中切割产生，并且还会发生广泛的甲基化修饰，特别是在 28S rRNA 及 18S rRNA 中。

（1）5S rRNA

真核生物 5S rRNA 与原核生物的 5S rRNA 很相似，但结构上存在一定的差异。例如，真核生物的 5S rRNA 不存在 CGAAC 这一保守序列，因而不能与 tRNA 序列互补，但其中的 GAUG 序列与起始 tRNA 中的某些序列有互补作用。

（2）5.8S rRNA

这是真核生物核糖体大亚基特有的 rRNA，含有与原核生物 5S rRNA 中保守序列 CGAAC 相同的序列，是与 rRNA 作用的识别序列，这说明 5.8S rRNA 与原核生物的 5S rRNA 具有相似的功能。

（3）28S rRNA

真核生物的 28S rRNA 和原核生物的 23S rRNA 具有同源性。在真核细胞中，28S rRNA 具有较大的变异性，可用来研究生物类群高级阶元的进化发生关系，是一种很好的分子标记。由于 28S rRNA 二级结构中的一些保守区中夹有一些多变异的序列，称为 D 区或扩展区，可以用来解决种到科级水平上的系统发育分析难以解决的一些问题。

（4）18S rRNA

18S rRNA 基因是编码真核生物核糖体小亚基的 DNA 序列，其中既有保守区，也有可变区（V1～V9，没有 V6 区）。保守区域反映了生物物种间的亲缘关系，而可变区则能体现物种间的差异，可以作为种级及以上的分类标准。其中，V4 区是常用的物种鉴定检测片段。另外，酵母 18S rRNA、大肠杆菌 16S rRNA 和人线粒体 12S rRNA 在 3′端有 50 个核苷酸序列相同，提示在原核生物、真核单细胞生物及真核生物细胞器之间或许存在一定的进化关系，但酵母 18S rRNA 没有发现像 16S rRNA 那样的 CCUC 序列。

综上所述，原核生物与真核生物核糖体 RNA 的亚基组成对比见图 4-4。

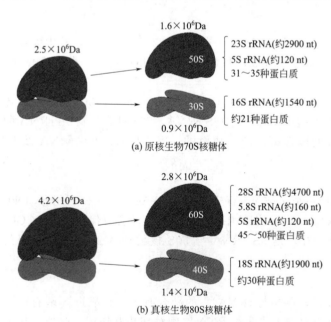

图 4-4　原核、真核生物核糖体 RNA 的亚基组成

（二）核糖体的结构与功能

1. 原核生物、真核生物核糖体及其差异

在细胞内，蛋白质的合成是在胞浆中的核糖体上进行的。核糖体就像沿 mRNA 移动的高速编织机，

可快捷地合成肽链。肽链延伸的速度很快，平均每秒延伸 3～5 个氨基酸残基，合成由 100～200 个氨基酸组成的多肽仅需不到一分钟的时间。运送氨基酸的氨酰-tRNA 进入核糖体的速度也很快，在起始和延伸因子的作用下，与 mRNA 模板相互作用，将氨基酸传递到延伸的肽链后立即离开核糖体。

核糖体的结构组成既复杂又精密。从外形上看，核糖体像一个扁球形的颗粒，含有 Mg^{2+}、蛋白质和 rRNA，大小为 15～20 nm，由大、小两个亚基组成，分散于细胞质中，或附着在核外膜与内质网上，此外也有存在于线粒体、叶绿体中的。

尽管原核生物、真核生物细胞质和细胞器中的核糖体在大小组成上有较大差别，但它们的核心结构都是类似的。大亚基略呈半圆形，直径约为 23 nm，在一侧伸出三个凸起，中央为一凹陷；小亚基呈长条形，大小约为 23 nm×12 nm，在约 1/3 长度处有一个细的裂缝，将小亚基分为大小两个区域。大小亚基结合形成完整核糖体的时候，凹陷部分彼此对应形成隧道，mRNA 将从此穿过。此外，在大亚基上也有一条垂直于 mRNA 通道的隧道。蛋白质合成时，新合成的肽链由此隧道中穿出，可保护新生肽链免受蛋白水解酶的降解。

单个核糖体上有 6 个与蛋白质合成有关的活性位点（如图 4-5），在蛋白质合成中各司其职：①mRNA 结合位点；②**A 位点**（aminoacyl-tRNA site），即氨酰-tRNA 位点，是新掺入的氨酰-tRNA 结合位点；③**P 位点**（peptidyl-tRNA site），即肽酰-tRNA 位点，为延伸中的肽酰-tRNA 结合位点；④**E 位点**（exit site），即释放位点，为肽酰转移后即将释放的空载 tRNA 结合位点；⑤肽酰基转移酶的催化位点，可催化氨基酸间形成肽键，这是蛋白质合成中的关键反应；⑥GTP 酶的结合位点，为延伸因子 EF-G 的结合位点，可催化肽酰-tRNA 从 A 位点转移到 P 位点，促进肽链延伸。

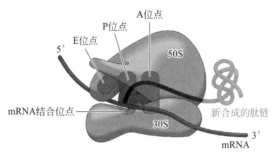

图 4-5　核糖体的主要活性位点

核糖体大、小亚基相互配合，共同完成蛋白质的生物合成。大亚基有肽酰基转移酶中心（peptidyl transferase centre），催化肽酰转移反应，负责肽键的形成以及氨酰-tRNA、肽酰-tRNA 的结合等。A 位（结合氨酰-tRNA 的部位）、P 位（结合肽酰-tRNA 的部位）转肽酶中心等主要在大亚基上。小亚基为解码中心（decoding centre），负责序列特异的识别，如起始部分的识别、密码子与反密码子的相互作用等，同时小亚基还具有复杂的校正机制，使翻译发生的错误减少到最小程度。

晶体结构等分析显示：核糖体蛋白往往结合在 rRNA 外面，没有完全埋在 rRNA 内的蛋白质，在大、小亚基的界面处也极少有蛋白质结合。tRNA 的 A 位点、P 位点、E 位点虽然有蛋白质，但除去蛋白质并不会影响其结构与功能。同样，位于大亚基上的肽酰基转移酶中心，也只有 RNA，并无蛋白质。这些研究表明：核糖体的蛋白质组分主要是作为结构框架，核糖体翻译蛋白的过程基本上是由 rRNA 来催化进行的，但某些蛋白质能帮助 rRNA 形成适当的折叠结构，共同完成肽酰基转移过程。换句话说，核糖体可以看作是一个大的**核酶**（ribozyme）。

细菌核糖体小亚基的 16S rRNA 序列也十分保守，其 3′端的一段 5′-CCUCCUUA-3′保守序列与离 mRNA 起始密码子 AUG 上游 4～13 个核苷酸距离的一段 UAAGGAGG 的保守序列（即原核 SD 序列）互补。不同来源 mRNA 的 SD 序列不完全相同，因此与 16S rRNA 上的保守序列不一定能完全互补，但平均每 8 个碱基中会有 6 个互补，这种互补性使 mRNA 能在核糖体上正确定位。细胞核糖体大亚基的 5S rRNA 中有两段保守区域，其中一个区域含有保守序列-CGAAC-，能与 tRNA 分子 TΨC 环上 GTΨCG 序列相互识别；另一个保守区域则含有保守序列-CGCGCCGAAUGGUAG-，与 23S rRNA 的某段序列能互补，在维系核糖体结构稳定性上有着重要作用。

　　　　　　　　　　　核糖体的发现与结构解析

1955 年，美国科学家 George Palade 用电子显微镜观察到了核糖体（当时也被称作 Palade 颗粒），并因此在 1974 年获得了诺贝尔生理学或医学奖。2000 年，美国科学家 Thomas A. Steitz 首次解析了嗜盐菌 *H. marismortui* 核糖体 50S 大亚基 2.4Å 的高分辨率晶体结构，以色列科学家 Ada E. Yonath 解析获得了嗜热菌 *T. thermophilus* 核糖体 30S 小亚基 3.3Å 的晶体结构。2001 年，英国科学家 Venkatraman Ramakrishnan 获得了分辨率更高的 *T. thermophilus* 核糖体小亚基 3.0Å 晶体结构。后续他们又分别对核糖体的 tRNA 选择、抗生素结合等机制进行了深入研究，最终这三位科学家于 2009 年共同获得了诺贝尔化学奖。

2. 核糖体循环——多核糖体

在蛋白质合成的过程中，并不是一条 mRNA 只与一个核糖体结合直至新生的多肽链生成，往往是几个核糖体同时附着在同一条 mRNA 链上，形成所谓的**多核糖体**（polyribosome/polysome）结构。故实际的情况是当一个核糖体已经沿着 mRNA 链滑动至 3′ 端，新生肽链将要合成完毕时，在 mRNA 的 5′ 端，另一个核糖体的亚单位可能才刚开始组装和启动肽链的合成。多核糖体现象的存在，使得一条 mRNA 链可同时启动多条肽链的合成，大大提高蛋白质合成的效率。

四、翻译辅助因子

蛋白质生物合成包括起始、延伸和终止三个步骤，每一步都还需要特定的辅助因子参与。

（一）起始因子

起始因子（initiation factor，IF）参与蛋白质合成的起始过程。在原核生物中，翻译起始时首先形成一个 **30S 的起始复合物**。原核生物有 IF-1、IF-2 和 IF-3 三种起始因子，其中：IF-2 在 30S 亚基存在时有很强的 GTPase 活性；IF-3 能促进 mRNA 与 30S 亚基结合；IF-1 能增强 IF-2 和 IF-3 的活性。

真核生物有十余种起始因子，以 eIF 表示（以便与原核生物加以区别）。按其功能可大致分为 4 类：①与核糖体亚基结合的 eIF，如 eIF-1 和 eIF-3 可与 40S 亚基结合；②识别 5′ 帽子结构、与 mRNA 结合，并解开其二级结构的 eIF，如 eIF-4E 是帽子结合蛋白，eIF-4A 有解旋酶活性；③参与 tRNA 转运的 eIF，如 eIF-2 和 eIF-2B 等；④与其他起始因子相互作用的 eIF，如 eIF-4G 是能够提供多种起始因子结合的接头，eIF-5 能水解 GTP 并促使其他起始因子脱离复合物。此外，起始因子 eIF-2、eIF-6 也具有防止核糖体亚基在胞浆中相互作用的抗缔合作用。在参与真核翻译起始的诸多蛋白因子中，eIF-2 是相对最重要的，它是生成起始复合物首先必需的蛋白质因子，也是真核生物蛋白质合成调控的关键物质。

（二）延伸因子

肽链的延伸过程又可分为三个步骤：**进位**（entrance）、**转肽**（transpeptidation）和**转位**（translocation）。这三个步骤组成一个循环，每循环一次，肽链增加一个氨基酸，所以肽链的延伸过程实际上是循环反复进行的过程，直至合成终止。具体而言：

（1）进位

mRNA 上第二个密码子对应的氨酰-tRNA 结合到核糖体小亚基上的 A 位，该结合反应需要 GTP，并由延伸因子（elongation factor，EF）EF-T 所催化；

（2）转肽

在肽酰基转移酶（peptidyl transferase）的催化下，在 P 位的肽酰-tRNA 上氨基酸的羧基与 A 位的氨酰-tRNA 上氨基酸的氨基之间形成肽键；

（3）转位

由于 tRNA 的离开而空出 P 位，新生的肽酰-tRNA 即从 A 位移至 P 位，核糖体沿着 mRNA 移动一个密码子的距离，使新的密码子进入 A 位，如此反复循环，肽链不断延伸。

细胞内存在两类延伸因子可以协助氨酰-tRNA进入A位。原核生物的EF-Tu、EF-Ts和真核生物的eEF-1α、eEF-1β、eEF-1γ，同属一类能帮助氨酰-tRNA进入核糖体A位点的延伸因子；而原核生物的EF-G和真核生物的eEF-2，则是另一类催化肽酰-tRNA从A位移动到P位的延伸因子。

（三）终止因子

UAA、UAG和UGA是终止密码子，没有对应的tRNA能识别它们，只有细胞内的**释放因子**（release factor，RF）能识别这些终止密码子。当3个终止密码子中的任何一个出现在A位时，将促使其与释放因子结合，进而激活一系列终止过程，包括：肽酰基转移酶活化、多肽水解、tRNA和mRNA脱离核糖体、核糖体分解成亚单位结构等，然后肽链合成进入新的一轮循环。

原核生物有三种释放因子：RF-1识别UAA和UAG；RF-2识别UAA和UGA；而RF-3不识别终止密码子，它与GTP结合可激活RF-1或RF-2。真核生物释放因子主要是eRF-1和eRF-3。根据晶体结构和计算机辅助分析，这些释放因子可分为两类：第I类是RF-1、RF-2和eRF-1，其结构与tRNA相似，被称为tRNA样翻译因子（tRNA-like translation factor）或tRNA模拟物（tRNA mimicry）；第I类释放因子能结合在核糖体的A位点，识别终止密码子，促进肽酰-tRNA的酯键水解；第II类释放因子是RF-3和eRF-3，具有GTPase活性，能增强第I类释放因子的活性。这两类释放因子协同作用，共同完成翻译的终止。

第二节　蛋白质生物合成机制

蛋白质生物合成是以mRNA作为模板，核糖体沿着mRNA的5′→3′方向进行阅读，因而蛋白质合成的方向是从N端到C端。这一翻译过程依赖于氨酰-tRNA来搬运特异的氨基酸，并借助于自身的反密码子，通过密码子-反密码子之间的碱基配对来识别mRNA上的对应序列。翻译过程是在核糖体上进行的，大致可以分为三个步骤，即肽链合成的起始、延伸和终止。

一、原核生物蛋白质合成机制

（一）起始

肽链合成的起始是核糖体亚基和起始氨酰-tRNA在起始因子的参与下识别mRNA上的起始信号并组装成起始复合物的过程。

1. 起始密码子的识别

翻译的起始首先在mRNA分子上选择合适位置的起始密码子AUG。起始密码子上游（5′端）约10个核苷酸处往往有一段富含嘌呤的SD序列，它可与核糖体小亚基的16S rRNA 3′端富含嘧啶的序列互补。正是SD序列与16S rRNA 3′端的这种相互作用，使得核糖体能区别起始信号AUG与编码肽链中甲硫氨酸的密码子AUG，正确地定位于mRNA上起始信号的位置。

多肽链合成开始时，在特定的氨酰-tRNA合成酶催化下，生成甲硫氨酰-tRNA^{Met}。细胞内至少存在两种能携带甲硫氨酸的tRNA：一种是tRNA$_i^{Met}$（i表示起始），携带甲酰甲硫氨酸，它只能识别mRNA起始密码子AUG；另一种是tRNA$_m^{Met}$，它能携带甲硫氨酸进入正在延伸的肽链中，但不能识别起始密码子AUG。这两种tRNA的识别由参与蛋白质合成的起始和延伸因子决定，起始因子识别tRNA$_i^{Met}$，而延伸因子识别tRNA$_m^{Met}$。此外，由于细菌和哺乳动物线粒体内的tRNA$_i^{Met}$所带的Met的—NH$_2$是甲酰化的，因此书写时通常以fMet-tRNA^{fMet}表示。真核生物tRNA$_i^{Met}$的Met并不被甲酰化。

N-甲酰甲硫氨酰-tRNA^{fMet}由两步反应合成：

$$Met+tRNA^{fMet}+ATP \longrightarrow Met\text{-}tRNA^{fMet}+AMP+PPi$$

$$\text{Met-tRNA}^{\text{fMet}} + N^{10}\text{-甲酰四氢叶酸} \longrightarrow \text{fMet-tRNA}^{\text{fMet}} + \text{四氢叶酸}$$

2. 起始复合物的组装

肽链合成的起始是一个很复杂的过程，大致可以分为以下三个阶段（如图 4-6）。

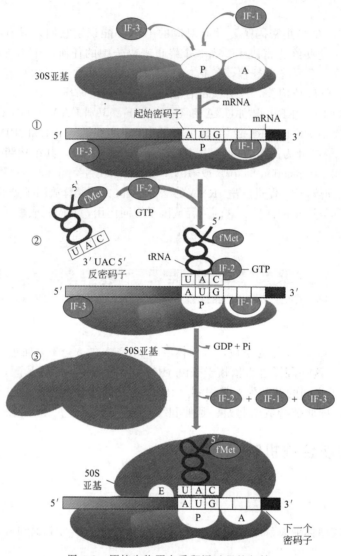

图 4-6　原核生物蛋白质翻译过程的起始

（1）三元复合物的形成

起始因子 IF-1、IF-3 与游离的 30S 亚基结合，以阻止在与 mRNA 结合前 30S 亚基与 50S 亚基发生结合，接着 IF-3·30S 复合物通过核糖体结合位点与 mRNA 结合，形成 IF-3-30S-mRNA 三元复合物。

（2）30S 起始复合物的形成

起始因子 IF-2 与一分子 GTP 以及一分子 fMet-tRNA^{fMet} 生成三元复合物。在 IF-2 和 GTP 的帮助下，fMet-tRNA^{fMet} 与 mRNA 分子中的起始密码子结合，形成 30S 起始复合物，即 fMet-tRNA^{fMet}·IF-2·GTP·30S-mRNA。在这一过程中，mRNA 借助 SD 序列与 16S rRNA 的 3'-ACCUCCUUA 保守序列互补，使起始密码子处于能对准大亚基 P 位点的位置。只有在 mRNA 的起始密码子正确定位之后，大亚基才与 30S 起始复合物结合。

（3）70S 起始复合物的形成

GTP 水解、IF-2 释放，使 30S 起始复合物和 50S 亚基的构象改变，二者结合，同时结合在 30S 起始复合物上的 IF-1 和 IF-3 也发生解离，形成 70S 的核糖体起始复合物。在此复合物中，fMet-tRNA^{fMet} 已经定位到 P 位点，A 位点也准备接纳能与第二密码子配对的氨酰-tRNA。

（二）延伸

在原核生物中，当 70S 起始复合物形成后，GTP 水解和 IF-2 的释放同时也会触发延伸的开始。GTP 水解和 IF-2 的释放导致 fMet-tRNA^{fMet} 产生构象变化，使核糖体的肽基转移酶活性位点能与 fMet-tR-NA^{fMet} 的 3' 端以及与之连接的甲硫氨酸发生相互作用，肽链的延伸循环随即开始。延伸循环包括 3 步反应，每步都是在相应的延伸因子（EF）的参与下完成，同时还需要 GTP 和 Mg^{2+} 的参与。

1. 进位反应

① EF-Tu 和 EF-Ts 是延伸因子 T 上的两个亚基，EF-Tu 和一分子 GTP 结合后，放出 EF-Ts，形成 EF-Tu·GTP 二元复合物。

② EF-Tu·GTP 复合物通过识别 tRNA 的 TΨC 环与氨酰-tRNA（AA-tRNA）结合，生成 AA-tRNA·EF-Tu·GTP 三元复合物。在这一过程中，EF-Tu·GTP 只能与 fMet-tRNA^{fMet} 以外的其他 AA-tRNA 发生反应，所以起始 tRNA 是不会被结合到 A 位上的，肽链中间不会出现甲酰甲硫氨酸。

③ AA-tRNA·EF-Tu·GTP 三元复合物进入核糖体的 A 位点。如果 AA-tRNA 的反密码子与 A 位的 mRNA 密码子不能配对，复合物很快从核糖体上脱离；如果复合物的 AA-tRNA 反密码子与 A 位的密码子配对，复合物中的 GTP 水解成 GDP 和 Pi，导致 EF-Tu-GDP 游离出来，在另一个延伸因子 EF-Ts 催化下，GTP 取代 GDP 重新生成 EF-Tu-GTP，以便能够结合下一个氨酰-tRNA 分子（如图 4-7）。

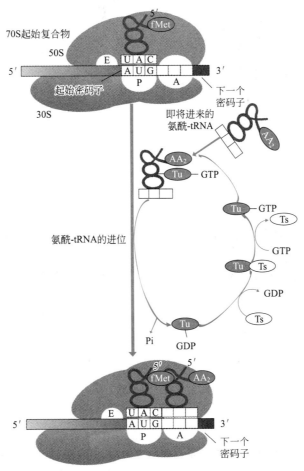

图 4-7　原核生物蛋白质合成的进位反应

2. 转肽反应

当氨酰-tRNA 定位在 A 位后，在肽酰基转移酶催化下，A 位氨酰-tRNA 上的氨基酸的氨基对 P 位肽酰-tRNA 上氨基酸的羧基碳进行亲核攻击，使其活化，从相应的 tRNA 上解离下来，转移到 A 位氨酰-tRNA 氨基酸的氨基上形成肽键，在 A 位上形成肽酰-tRNA，把无负载的 tRNA 留在 P 位

（如图 4-8）。

3. 转位反应

催化转位的延伸因子是 EF-G（转位酶，对于真核生物是 EF-2）。转位的能量来源于 GTP 的水解。在延伸因子 EF-G 的作用下，核糖体沿 mRNA 5′→3′的方向移动，每次移动一个密码子，结果使肽酰-tRNA 从 A 位移到 P 位，空载的 tRNA 进入了 E 位点。EF-G 对 GTP 具有很强的亲和力，它催化的转位过程需要 GTP 水解提供能量。在转位之后，EF-G 和 GDP 从核糖体上释放出来，下一个 AA-tRNA·EF-Tu·GTP 三元复合物才能进入 A 位点，从而进入下一循环。以后肽链上每增加一个氨基酸残基，就重复进位、转肽、转位这三个步骤，氨酰-tRNA 和空载的 tRNA 有序地进出核糖体，在核糖体上反复地发生肽键生成和转位的耗能过程，直至所需的长度（如图 4-9）。

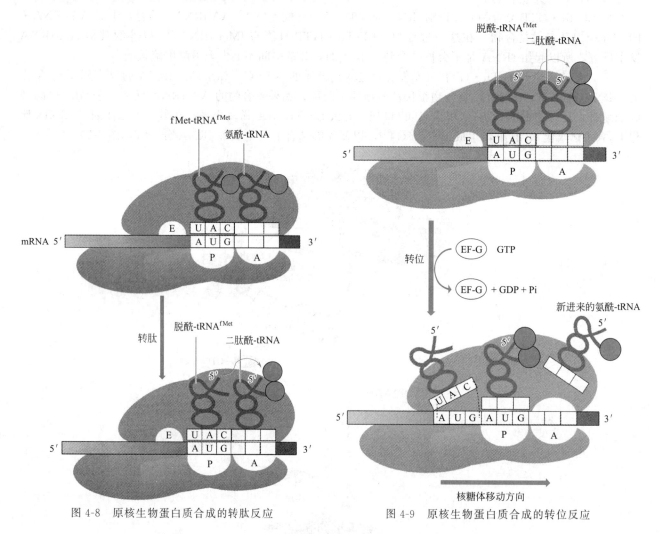

图 4-8 原核生物蛋白质合成的转肽反应　　　　图 4-9 原核生物蛋白质合成的转位反应

（三）终止

当 mRNA 的终止密码子（UAA、UAG、UGA 中的任何一个）进入核糖体 A 位时，没有相应的氨酰-tRNA 能与之结合，这时释放因子（RF）便会结合上去。大肠杆菌中有 RF-1、RF-2、RF-3 三种释放因子，其中 RF-3 不能识别终止密码子，它与 GTP 结合可激活 RF-1 或 RF-2。RF-1 或 RF-2 则与终止密码子结合，不仅阻止了氨酰-tRNA 进入 A 位，同时也改变了肽酰基转移酶的活性，使得该酶能够将肽酰-tRNA 水解为合成好的肽链和空载的 tRNA，并从核糖体上释放下来，然后整个 70S 复合物解离成大小两个亚基，为合成另一个多肽分子做准备（如图 4-10）。核糖体的解离需要消耗一分子 GTP。

蛋白质生物合成和所有的代谢合成过程一样，是耗能过程，初步估计，从 tRNA 的活化开始计算，每生成一个肽键，平均消耗 5 个高能磷酸键。因为在氨酰-tRNA 生成时，由 ATP 变为 AMP，消耗了 2

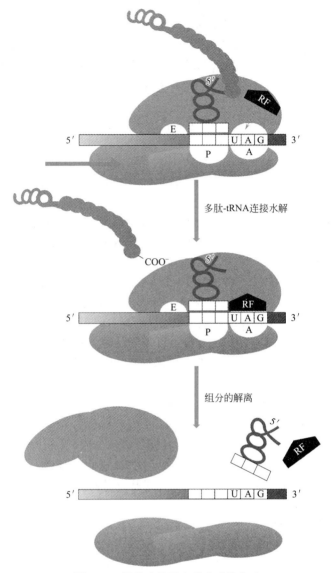

图 4-10 原核生物蛋白质合成的终止

个高能磷酸键；在翻译起始阶段，从 GTP、fMet-tRNA^{fMet} 与核糖体小亚基结合，直至起始复合物生成，GTP 水解又消耗了 1 个高能磷酸键；此后，核糖体上反复地发生肽键生成和转位也是耗能过程，每增加一个氨基酸残基的长度，还需要消耗 2 个 GTP 分子。

二、真核生物蛋白质合成机制

（一）起始

真核生物蛋白质生物合成的起始与原核生物基本相同，但是真核生物的翻译过程更加复杂一些，主要体现在：

① 真核生物的核糖体为 80S（大亚基 60S、小亚基 40S），而原核生物是 70S（大亚基 50S、小亚基 30S）。

② 蛋白质合成起始于 Met（不是原核生物的 fMet），不需要被甲酰化。

③ 在 mRNA 结构上，真核生物的 mRNA 没有发现类似原核生物 SD 序列那样的核糖体结合位点序列，但真核生物 mRNA 有 5′端帽子结构帮助起始识别，帽子结构与 mRNA 在核糖体上的就位有关，这

一结构与核糖体的 40S 亚基结合，通过滑动扫描寻找 AUG 起始密码子。现在已知有一类**帽子结合蛋白**（cap-binding protein，CBP），能结合 mRNA 的帽子结构，并促使 mRNA 与 40S 大亚基结合。实际上，eIF-4E 和 eIF-4F 分别就是 CBP-Ⅰ 和 CBP-Ⅱ，后者还兼有解旋酶和 ATP 酶的活性。

④ 真核生物蛋白质合成的起始因子 eIF 种类比原核生物的 IF 更多，起始过程复杂。

⑤ 真核生物核糖体的 40S 亚基在与 mRNA 结合前，先与 Met-tRNA$_i^{Met}$ 结合，形成 43S 前起始复合物。

⑥ 形成起始复合物需要依赖于 RNA 的 ATP 酶和解旋酶消除 mRNA 的二级结构，即起始过程不仅需要 GTP，而且需要 ATP。

真核生物蛋白质合成的起始，需要在 mRNA 5′端的多个 AUG 中寻找正确的起始密码子。核糖体对 AUG 的识别，依赖于 AUG 上下游序列的一个共同序列 5′-CCRCCAUGG-3′（即 Kozak 序列，其中 R 代表 A 或 G）和多种蛋白质因子。

真核细胞的 mRNA 要经历复杂的转录后加工，所以翻译系统首先需要对 mRNA 进行检查，以确保只有加工好的 mRNA 才能用作模板。参与这一步反应的起始因子是 eIF-4 系列，其中 eIF-4E 为帽子结合蛋白。eIF-4G 是一种接头分子，既能与 eIF-4E 结合，又能与结合在 3′端尾巴上的 PABP〔Poly（A）binding protein〕结合，还能结合 eIF-3，使 mRNA 的 5′端和 3′端相互靠近成环。eIF-4G 与 PABP 的结合不仅保证了只有成熟的完整 mRNA 才能被翻译，而且还可招募其他起始因子，如 eIF-4A 和 eIF-4B。eIF-4A 是一种依赖于 ATP 的 RNA 解旋酶，负责破坏 mRNA 的 5′端二级结构，暴露起始密码子，以利于核糖体的结合。eIF-4B 是一种 RNA 结合蛋白，可刺激 eIF-4A 的解旋酶活性。而 eIF-4F 实际上是 eIF-4E、eIF-4A 和 eIF-4G 的复合物，这 3 种蛋白质之间的相互作用加强了 eIF-4E 与 mRNA 帽子结构的结合。

真核生物蛋白质合成起始复合物的组装大概有如下步骤（图 4-11）：

（1）43S 前起始复合物的形成

eIF-2 与 GTP、Met-tRNA$_i^{Met}$ 结合形成三元复合物，并在 eIF-1、eIF-1A（此前曾命名为 eIF-4C）、eIF-3 和 eIF-5 的作用下，与 40S 核糖体亚基结合形成 43S 前起始复合物（preinitiation complex，PIC）。在此过程中，eIF-1、eIF-1A、eIF-3 会阻止核糖体 60S 亚基过早的与 40S 亚基结合，Met-tRNA$_i^{Met}$ 则会被 eIF-2-GTP 安排到 40S 亚基的 P 位点上。

（2）起始复合物与 mRNA 的结合

前起始复合物在帽结合复合物（cap binding complex，CBC）的介导下，与 mRNA 的 5′端结合。CBC 主要由 eIF-4A、eIF-4E、eIF-4G 等组成，其中：eIF-4E 负责与帽子结构结合；eIF-4A 有解旋酶活性、可去除 mRNA 的二级结构以利于结合；eIF-4G 则是多功能接头，可连接 eIF-4A 和 eIF-4E，还可与 eIF-3、Poly（A）结合蛋白（PABP）等结合；eIF-4G 对 eIF-3 的亲和力使得起始复合物与 CBC 及 mRNA 得以结合，而与 PABP 的结合作用则使 mRNA 发生环化。mRNA 的环化使完成翻译新释放的核糖体亚基所处的位置恰到好处，容易在同一个 mRNA 分子上重新启动翻译。

（3）扫描寻找起始密码子

43S 复合物连接到 mRNA 的 5′端后，在 mRNA 链上滑动扫描寻找起始密码子，在遇到 Kozak 序列后，使小亚基上的 Met-tRNA$_i^{Met}$ 对准起始密码子。这一滑行可能需要数十到数百个核苷酸，其间常含有空间复杂的发夹区域，这种结构通常可以被 eIF-4A 等解旋酶活性去除，使起始复合体得以顺利通过。

（4） 80S 起始复合物的形成

大亚基未与小亚基结合前是与 eEF-6 结合在一起的。一旦起始复合物被定位在起始密码子上，Met-tRNA$_i^{Met}$ 的反密码子与起始密码子互补配对，eIF-5 触发 eIF-2 水解 GTP，促使 eIF-1、eIF-2、eIF-3、eIF-5、eIF-6 等从核糖体亚基解离。在 eIF-5B 的辅助下，60S 亚基与 40S 亚基结合，形成完整的 80S 起始复合物，然后 eIF-1A 和 eIF-5B 也被释放。这一过程中所释放的各种蛋白质因子，可进入下一轮起始循环。

在上述翻译起始过程中，eIF-2 是其中关键的调控物质。eIF-2 的 α 亚基可被磷酸化，调控蛋白质合成的速率。例如，病毒感染及随后干扰素的产生等反应均能促进 eIF-2 的磷酸化，从而抑制蛋白质的合成。

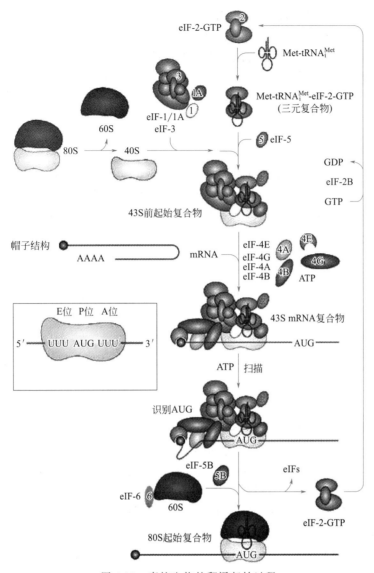

图 4-11　真核生物的翻译起始过程

有些真核生物 mRNA 的起始密码子 AUG 位于 5′端的 40 nt 范围内,核糖体的结合可以覆盖 5′帽子结构和起始密码子。但多数 mRNA 的起始密码子 AUG 离 5′帽子较远,**滑动扫描模型**(scanning model)认为 40S 亚基首先识别 5′帽子,然后沿 mRNA 移动进行扫描。当 40S 亚基扫描先导序列时,可以解开稳定性小于 126 kJ 的二级结构,当 40S 亚基遇到位置合适的起始密码子 AUG 时即停止移动。一般来说,若 AUG 前后符合 Kozak 序列规则,特别是 A 之前第 3 个碱基(−3 位)为 A(或 G)、A 之后第 4 个碱基(+4 位)为 G,翻译效率可提高 10 倍,有人称之为−3A/+4G 规律。当 40S 亚基定位于 AUG 上,即停止扫描,60S 亚基加入,形成完整的 80S 起始复合物。

若前导序列很长,第一个 40S 亚基还未离开起始位点,5′端又会被新的 40S 亚基识别,从而在前导序列和起始位点之间形成多个核糖体亚基。

多数真核 mRNA 的翻译是从离 5′端最近的 AUG 开始的,但如果第一个 AUG 所在的位置不好,40S 亚基会跳过第一个 AUG,继续搜索下游位置更好的 AUG,这样的模式被称为**遗漏扫描**(leaky scanning)。如−3 位或+4 位的是嘧啶碱基,40S 亚基一般会漏过这个 AUG,继续扫描,从而产生丰度不等、长度不等的翻译产物。一种地中海贫血症的病因就是 α 珠蛋白基因的前导序列由 ACCAUGG 变成了 CCCAUGG,使翻译效率大大降低。遗漏扫描并不都是有害的,在病毒中这种模式被用来更加经济地利用其编码空间。例如,HIV-1 病毒的包膜蛋白 Env,是 HIV 免疫学诊断的主要检测抗原。该蛋白 mRNA 的第一个 AUG 位置不好,是病毒辅助蛋白 Vpu 的起始密码子。其后一个位置更好的 AUG 是 Env 的起始密码子。由于 Env 的起始密码子位置更好，遗漏扫描的机会就会更多，翻译出需求量大的包膜蛋白 Env，而需求量不多的 Vpu 蛋白则因为起始密码子被识别的效率低而产量较少。

若 40S 亚基遇到强二级结构，就会跳过一大段包括 AUG 在内的序列，在下游继续扫描寻找合适的起始密码子，这种跳跃扫描模式称为**翻译跳跃**（translation jumping）。若 mRNA 上有两个 ORF，第一个 ORF 翻译完后，40S 亚基并不离开 mRNA，而是继续恢复扫描，寻找第二个 ORF 的起始密码子，这便是**重启扫描**或**翻译重启**（translation reinitiation）。

（二）延伸

真核生物肽链的延伸也经历进位、转肽和转位的不断循环，只是由 eEF-1α 和 eEF-1βγ 代替了原核系统中的 EF-Tu 和 EF-Ts，eEF-2 代替了 EF-G，转肽酶的活性可能由核糖体的 28S rRNA 和蛋白质提供。真菌还需要第三种延伸因子 eEF-3，该延伸因子的作用是维持翻译的保真性。真核生物肽链延伸的速度低于原核生物，大概是每秒钟掺入 2 个氨基酸。

（三）终止

真核生物的肽链终止只需 2 种释放因子，eRF-1 可识别 3 种终止密码子，eRF-3 是 G 蛋白，结构和功能与 RF-3 相似。

三、病毒蛋白质合成机制

（一）病毒蛋白质合成的经典途径

病毒蛋白质合成的经典途径是直接利用宿主细胞合成蛋白质。在这种途径下，病毒蛋白质的合成也是在核糖体上进行的。病毒的核酸（DNA 或 RNA）先转录成 mRNA，然后再由 mRNA 转译成蛋白质。病毒蛋白质合成经典途径的特点主要有以下几点：①病毒由于自身没有核糖体和产能机构，合成蛋白质所需的核糖体、氨基酸及 tRNA 等都是由寄主细胞提供的；②病毒合成的蛋白质除衣壳蛋白质外，还包括能抑制寄主细胞代谢过程的酶类和病毒释放时所需的蛋白质；③有些病毒合成蛋白质的信息传递并不遵守像寄主细胞蛋白质合成这样的传统中心法则，这类病毒的核酸是 RNA，遗传信息的传递是由 RNA 经过反转录等过程合成蛋白质，或直接以病毒 RNA 为 mRNA 合成蛋白质。

（二）病毒蛋白质合成的非经典途径

1. 非经典途径中的蛋白质起始

（1）遗漏扫描

到目前为止，在 DNA 病毒和 RNA 病毒中都发现有遗漏扫描翻译现象，通过遗漏扫描机制从一条 mRNA 上可合成 N 端截短的几个蛋白质异形体，甚至 3～4 个理化性质完全不同的蛋白质。

（2）内部核糖体进入

内部核糖体进入位点（IRES）是一段特异的核酸序列，在反式作用因子的辅助下，可招募核糖体小亚基到 mRNA 的翻译起始位点，可不依赖 mRNA 5′端的帽子结构，从而直接起始 mRNA 的翻译。因此，全面了解 RNA 病毒中 IRES 元件的分类、结构与功能，不仅有助于阐明相关疾病的发生机制，也为利用病毒进行疾病治疗奠定基础。

（3）非 AUG 引发的起始

真核生物的蛋白质合成几乎都是以 AUG 为起始密码子，通过携带有甲硫氨酸（Met）的转运起始 tRNA（tRNA$_i$），将 Met 运送到 mRNA 链上进行蛋白质的起始合成。然而，并不是所有蛋白质的起始合成都发生在 AUG 密码子上。在特定的情况下，CUG 和 ACG 也能被 Met-tRNA$_i$ 识别，从而起始蛋白质的合成，这与非 AUG 起始密码子上下游特定的核苷酸序列有关。如果非 AUG 起始密码子上游第三个核苷酸位置处为 A 或 G，以及非 AUG 起始密码子下游第一个核苷酸位置为 G，则都有利于 mRNA 上非 AUG 的翻译起始。到目前为止，已发现 CUG、GUG、ACG、AUU、AUA、AUC 和 UUG 都可启动蛋白质合成的起始，其中 CUG 是最有效的非 AUG 起始密码子。例如：木槿褪绿环斑病毒（*Hibiscus chlorotic* ringspot virus，HCRSV）p27 衣壳蛋白、鼠白血病病毒（murine leukemia virus，MLV）gp85gag 表面抗原蛋白就是从 CUG 起始翻译的，小珀椿象肠道病毒（*Plautia stali* intestine virus，PSIV）衣壳蛋白翻译则是从 CAA 起始。不仅是病毒，非 AUG 起始蛋白质的合成作为一种调控机制也广泛存在于真核生物中，例如人 DNA γ-多聚酶基因 *POLG* 就是从 CUG 起始翻译的。

（4）重新起始

通常情况下，在翻译终止后，核糖体的 40S 和 60S 亚基解离并从 mRNA 上脱落下来，这些核糖体可进入蛋白质合成的循环利用中。然而，如果所翻译的核苷酸序列不到 30 个密码子，则核糖体的 40S 亚基仍能够结合在 mRNA 上，沿着 mRNA 继续扫描，并在下游 ORF 的 AUG 处重新起始蛋白质的合成。通常，在一个短 ORF 的翻译结束之后，核糖体的 40S 亚基并不立即启动下一个 ORF 的重新合成，需要核糖体沿着 mRNA 继续滑行一定的距离（<40 nt），在滑行的过程中招募到一些起始因子后，才能够启动下一个 ORF 的翻译起始；而如果翻译的 ORF 序列较长，翻译终止后则很少再发生蛋白质合成的重新起始。病毒可以通过翻译上游短 ORF 产生可调控下游基因表达的蛋白质产物，从而应对胞内环境的变化，该分子机制广泛存在于 RNA 病毒的蛋白质合成中。

（5）核糖体分流

核糖体识别 mRNA 5′端帽子结构，并沿着 mRNA 进行线性扫描，在遇到茎环结构之前，核糖体已完成了一个微小 ORF 的翻译，核糖体小亚基可通过茎环结构直接与其后的 mRNA 进行结合，这一能力被认为与所结合的一些起始因子有关，而核糖体大亚基可跳跃式地与小亚基结合，并对下一个 ORF 进行翻译，因此，这种蛋白质合成方式被称为**核糖体分流**（ribosome shunting），如图 4-12。研究表明，能够利用这种分子机制来合成蛋白质产物的 ORF 通常具有一些共同的特征：其前体 RNA 5′端有一个 m⁷G 组成的帽子结构及一个较长的非翻译区（UTR），该 UTR 区域内 RNA 能形成一个茎环结构，且在茎环结构前还存在一个序列较短的 ORF，该 ORF 的定位与短序列特征对核糖体分流的效率至关重要。

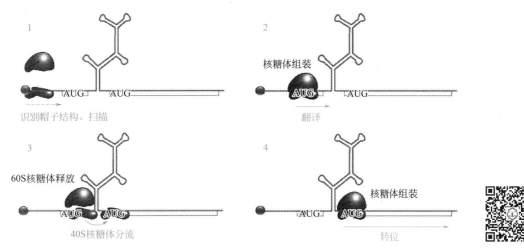

图 4-12　核糖体分流

2. 非经典途径中的肽链延伸和终止

（1）核糖体移码

核糖体移码是病毒用来融合表达两个以上阅读框的一种有效策略。具体而言，就是在肽链的延伸过程中，核糖体会往 5′或 3′方向程序性地移动 1 个核苷酸的位置，致使阅读框发生改变，从而翻译出两个阅读框融合在一起的蛋白质前体，这种现象称为**核糖体移码**（ribosomal frameshift）。核糖体移码效率如果发生改变，通常会使病毒降低甚至丧失生存能力。

（2）终止密码子通读

肽链合成的终止通常是一个高效的过程，但是终止密码子（UAA、UAG 和 UGA）3′端毗连的序列会对终止的效率产生影响，如终止密码子 UGA 后紧接着 C，则 UGA 可在 0.3%～5% 的频率范围被误读，核糖体就可以沿着 mRNA 继续扫描，直到遇到下一个终止密码子，肽链的延长才发生终止，该过程就叫**终止密码子通读**（stop codon read-through）。到目前为止，已在一些病毒和真核生物中发现可对终止密码子进行通读，用于合成病毒复制酶以及一些病毒衣壳蛋白的异形体。

（3）核糖体跳跃

在许多病毒当中，存在一种 2A 多肽序列，通常由 18～22 个氨基酸组成，在 C 端有一个高度保守的共有基序（Asp-Val/Ile-Glu-X-Asn-Pro-Gly-//-Pro）。在蛋白质合成过程中，2A 多肽序列的高级结构会对核糖体肽基转移酶中心造成空间排阻，会阻止其 C 端 Gly 和 Pro 之间肽键的正常形成（即在 Gly-//-Pro 之间发生了剪切），使产生的多肽从核糖体上释放出来。但核糖体可继续沿着 mRNA 进行翻译，产生以脯氨酸为第一个氨基酸的第二条肽链，直到核糖体遇到终止密码子为止，这种蛋白质合成方式叫做**核糖体跳跃**（ribosome skipping，又称 Stop-Carry On 或 StopGo）。到目前为止，已在心肌炎病毒、手足口病毒和鼠脑脊髓炎病毒等病毒中发现该合成方式。研究表明，NPGP（Asn-Pro-Gly-Pro）中任何一个氨基酸的突变都会阻止核糖体跳跃合成方式的发生，从而影响病毒蛋白质的合成和病毒的活力。

由于核糖体跳跃可以利用 1 条 mRNA 链同时产生两条蛋白质产物，所以 2A 序列已被用在基因工程中，以实现多个基因的共表达。

第三节　蛋白质合成后的折叠与加工

一、蛋白质合成后的折叠

从热力学角度来看，蛋白质多肽链折叠成天然空间构象是一种释放自由能的自发过程。目前已经清楚，蛋白质分子的折叠过程实际就是大量非共价键形成的过程，对于核糖核酸酶来讲，其折叠过程在初始状态及变性之后都能自动完成，这种能力称为**自组装**（self-assembly）。然而，细胞中大多数天然蛋白质折叠都不是自动完成的，而是需要其他酶和辅助蛋白的参与和帮助，这些辅助性蛋白质可以指导新生肽链按特定方式进行正确的折叠。

（一）蛋白质折叠的作用与特点

在生物体内，生命信息的流动可以分为两个部分：第一部分是储存于 DNA 序列中的遗传信息通过转录和翻译传入蛋白质的一级序列中，这是一维信息之间的传递，三联密码子介导了这一传递过程；第二部分是肽链经过疏水塌缩、空间盘曲、侧链叠集等折叠过程形成非常复杂的特定空间结构，同时获得生物活性，从而将生命信息表达出来。而蛋白质作为生命信息的表达载体，它折叠所形成的特定空间结构是其具有生物学功能的基础，也就是说，这个一维信息向三维信息的转化过程是表现生命活力所必需的。

根据安芬森（Anfinsen）法则，每一种蛋白质分子都有自己特定的氨基酸组成和排列顺序，蛋白质一级结构的氨基酸序列包含和确定了其三维折叠结构的全部信息，即一级结构决定了高级结构。蛋白质的折叠就是指一个蛋白质从它的变性状态转变到它的特定的生物学天然构象的过程。在这一过程中，除了共价二硫键之外，主要是氢键、范德华力和离子键等一些非共价键的断裂和形成。

蛋白质折叠包含以下两个方面的内容：①变性的蛋白质或多肽链的折叠；②通过三联密码子翻译成的氨基酸序列链（新生肽链）的折叠。由蛋白质的一级结构生成三级结构的折叠过程也是非常复杂的，包括二级结构的初步形成、疏水塌缩、侧链的簇集、折叠中间体的形成、脯氨酸的顺反异构等过程。在机体内，蛋白质必须折叠成合适的结构才能正确地发挥其功能，然而蛋白质折叠成精确而紧密的结构是一个复杂而容易出错的过程，一般发生错误折叠的蛋白质会被运送到细胞的再循环"垃圾箱"中。

但如果发生错误折叠的蛋白质过多，则会使再循环机制无法应付，导致"废弃"蛋白质不断积累、聚集，最终会引发阿尔茨海默病、牛海绵状脑病（疯牛病）等在内的若干种神经退行性疾病。因此，有关蛋白质折叠的研究对于一些疾病的致病机制和药物开发有很大意义。

研究蛋白质分子的折叠过程能使我们了解氨基酸序列如何决定蛋白质分子结构，并可帮助我们预测其结构及结构所表现出来的蛋白质分子性能。在这个过程中，氨基酸与氨基酸紧密接触的相互作用起着十分重要的作用。实际上在蛋白质的折叠过程中，其分子大小也发生了明显变化。同时，不同序列的蛋白质分子，其分子大小及分布情况也是不同的。

知识链接 4-5　　　　　　　　　　　蛋白质结构预测技术的发展

20 世纪 50 年代，科学家开始用 X 射线晶体衍射技术研究蛋白质结构。之后，冷冻电子显微镜、核磁共振等技术也陆续被用于确定蛋白质结构，但这些方法的成本高达成千上万美元。近年来，由于基因测序成本的快速降低，基因组学领域大数据日益丰富，同时计算机信息技术飞速发展，使得人工智能深度学习及解析逐渐成为一种很好的蛋白质空间结构预测分析新方法。2018 年，曾开发 AlphaGo 击败人类围棋冠军的 DeepMind 公司推出的 AlphaFold，在第 13 届国际蛋白质预测竞赛上击败其余 98 名参赛者取得优胜。2020 年，新版 AlphaFold2 再创佳绩，将蛋白质结构预测提高到了前所未有的精确度，预测结果和真实结构之间只差一个原子的宽度。2021 年，AlphaFold2 完成了 98.5％人类蛋白质结构的预测，并将其数据集面向全世界免费开放。

（二）分子伴侣

分子伴侣（molecular chaperone）是一类在动物、植物、细菌内存在的、呈广泛分布的、进化上非常保守的蛋白质超家族。它们在序列上没有相关性但却有共同功能，即在蛋白质的折叠、组装、转运等过程中，能够辅助蛋白质的折叠、组装，但并不直接参与蛋白质的执行功能。热激蛋白（heat shock protein，Hsp，又称热休克蛋白）是最早被发现的分子伴侣家族，是通过热激作用诱导而被发现的。在高温条件下，Hsp 被诱导而表达增加，以尽量减少热变性对蛋白质的损害。

分子伴侣可识别肽链的非天然构象，促进各种功能域和整体蛋白质的正确折叠。分子伴侣的作用体现在两方面：①刚合成的蛋白质以未折叠的形式存在，其中的疏水性片段很容易相互作用而自发折叠，分子伴侣能有效地封闭蛋白质的疏水表面，防止错误折叠的发生。②对已经发生错误折叠的蛋白质，分子伴侣可以识别并帮助其恢复正确的折叠；分子伴侣的这一作用还表现在它能识别变性的蛋白质，避免或消除蛋白质变性后因疏水基团暴露而发生的不可逆聚集，并且帮助其复性，或介导其降解。

细胞内的分子伴侣主要可分为两大类，一类为核糖体结合性分子伴侣，如触发因子（trigger factor，TF）和新生链相关复合物（nascent chain-associate complex，NAC）；另一类为非核糖体结合性分子伴侣，至少包括两大家族：热激蛋白 70（heat shock protein 70，Hsp70）家族和热激蛋白 60（heat shock protein 60，Hsp60）家族。此外，还有分子内分子伴侣。

1. 热激蛋白 70 家族

Hsp70 家族包括 Hsp70、Hsp40 和 CrpE 三种成员，广泛存在于各种生物。在大肠杆菌中，Hsp70 是由基因 *danK* 编码的，故称 DnaK；Hsp40 是由基因 *danJ* 编码的，故称 DnaJ。人的 Hsp70 家族成员存在于细胞质、内质网、线粒体、细胞核等部位，涉及多种细胞保护功能。典型的 Hsp70 具有两个结构域：①N 端存在高度保守的 ATP 酶结构域，能结合和水解 ATP；②C 端存在多肽链结合的结构域。蛋白质的折叠需要这两个结构域的相互作用。热激蛋白的作用是结合保护待折叠多肽片段，再释放该片段进行折叠，形成 Hsp70 和多肽片段依次结合、解离的循环。Hsp70 等协同作用可与待折叠多肽片段的 7～8 个疏水残基结合，保持肽链成伸展状态，避免肽链内、肽链间疏水基团相互作用引起的错误折叠和聚集，再通过水解 ATP 释放此肽段，以利于肽链进行正确折叠。

在大肠杆菌中，Hsp70（DnaK）的这种作用与另外两种蛋白质（DnaJ 和 GrpE）的调节有关。具体机制为：DnaJ 结合待折叠多肽片段，并将多肽导向 DnaK-ATP 复合物，产生 DnaJ-DnaK-ATP-多肽复合物。DnaK 与 DnaJ 的相互作用激活 DnaK 的 ATP 酶活性，使 ATP 水解释放能量，产生稳定的 DnaJ-DnaK-ADP-多肽复合物。GrpE 是核酸交换因子，与 DnaJ 作用后将 ADP 取代，使复合物变得不稳定而迅速解离，释出 DnaJ、DnaK 和被完全折叠或部分折叠的蛋白质。接着 ATP 与 DnaK 再结合，继续进行下一轮循环，所以蛋白质的折叠是经过多次结合与解离的循环过程而完成的（如图 4-13）。

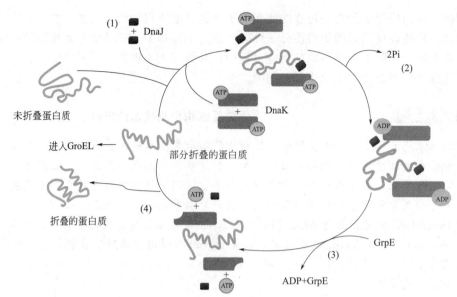

图 4-13　大肠杆菌中的 Hsp70 反应循环

2. 热激蛋白 60 家族

许多蛋白质分子仅在 Hsp70 存在时不能完成其折叠过程，还需要 Hsp60 家族的辅助。Hsp60 家族主要包括 Hsp60 和 Hsp10，其在大肠杆菌的同源物分别为 GroEL 和 GroES。Hsp60 家族的主要作用是为非自发性折叠蛋白质提供能折叠形成天然空间构象的微环境。据估计大肠杆菌中 10％～20％蛋白质折叠需要这一家族辅助。

在大肠杆菌内，GroEL 是由 14 个相同亚基组成的反向堆积在一起的两个七聚体环构成，每环中间形成桶状空腔，每个空腔能结合 1 分子底物蛋白。每个亚基都含有一个 ATP 或 ADP 的结合位点，实际上组成环的亚基就是 ATP 酶。GroES 是一种同亚基七聚体，可作为"盖子"瞬时封闭 GroEL 复合物的一端。封闭复合物空腔提供了能完成该肽链折叠的微环境。伴随 ATP 水解释能，GroEL 复合物构象周期性改变，引起 GroES"盖子"解离和折叠后肽链释放。重复以上过程，直到蛋白质全部折叠形成天然空间构象（如图 4-14）。

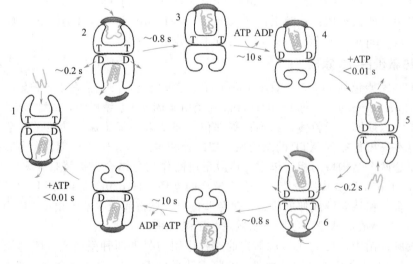

图 4-14　GroEL-GroES 反应循环
T—ATP；D—ADP

在上述过程中，分子伴侣并未加快折叠反应速率，但防止了蛋白质错误折叠或是消除不正确折叠，增加了功能性蛋白质的折叠产率。

3. 分子内分子伴侣

一些蛋白质的折叠需要自身一段特殊肽段的协助，此肽段与蛋白质共同表达，以肽键相连，具有与分子伴侣类似的功能，并在蛋白质折叠完成后被降解，因此将其称为**分子内分子伴侣**（intra molecular chaperone，IMC）。由 IMC 协助的蛋白质折叠并不完全符合蛋白质折叠的热力学假说，它们的天然构象不是处于热力学最稳定的构象，而是处于一种受动力学控制的亚稳态。

此类蛋白质的多肽链一般可分为两段：一段是 IMC，位于多肽链的 N 端或 C 端；另一段是成熟肽，执行蛋白质的生物学功能。IMC 引导成熟肽折叠，使其具有完整的生物活性后，自身则被降解。虽然 IMC 在成熟的蛋白质中并不存在，同样也不参与其生物学功能的执行，但它们在成熟肽的折叠过程中起到很重要的作用，IMC 一级结构和高级结构的改变可影响成熟肽的折叠、结构及功能，甚至完全阻止成熟肽的折叠。折叠时期 IMC 对成熟肽结构和功能的影响作用，也被称为**蛋白质记忆**（protein memory）。由 IMC 发生变化造成的成熟肽高级结构和生物学功能改变进而导致的疾病，被称为蛋白质记忆疾病。由于成熟肽的氨基酸序列并无变化，而 IMC 在完成其功能之后就被降解，因此这些疾病的发病原因很难找到。例如：人脑源性神经营养因子（human brain-derived neurotrophic factor，hBDNF）的 IMC 上发生 Val66Met 突变后，尽管 BDNF 一级结构并不发生变化，但这个单点突变会引起 hBDNF 高级结构和功能的变化，从而会导致人失忆。

根据 IMC 在多肽链中的位置及分子机制，可将 IMC 分为两类（图 4-15）。第一类 IMC 一般位于蛋白质的 N 端，作用是帮助成熟肽由一条无结构的多肽链折叠成为有空间结构的蛋白质，并获得生物学功能。第二类 IMC 一般位于蛋白质 C 端，作用是帮助成熟肽由无功能的单体形成有功能的多聚体；此类 IMC 所协助的成熟肽，虽然单体具有空间结构，但是并没有生物学功能，其功能的获得是随着多聚体的形成而拥有的。

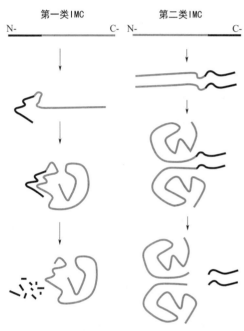

图 4-15　两类分子内分子伴侣的作用机制
（蓝色为成熟肽段，黑色为 IMC）

（三）蛋白质折叠酶

1. 蛋白质二硫键异构酶

多肽链内或肽链之间二硫键的正确形成对稳定分泌蛋白、膜蛋白等的天然构象十分重要，这一过程主要在细胞内质网进行。多肽链的几个半胱氨酸间可能出现错配二硫键，影响蛋白质正确折叠。**蛋白质二硫键异构酶**（protein disulfide isomerase，PDI）在内质网腔活性很高，可在较大区段链中催化错配二硫键断裂，并形成正确的二硫键连接，最终使蛋白质形成热力学最稳定的天然构象。

2. 肽基脯氨酰基顺反异构酶

脯氨酸为亚氨基酸（分子中不是含有氨基—NH_2，而是含有亚氨基—NH—），多肽链中肽酰-脯氨酸间形成的肽键有顺反异构体，空间构象有明显差别。天然蛋白质多肽链中肽酰-脯氨酸间肽键绝大部分是反式构型，仅 6% 为顺式构型。**肽基脯氨酰基顺反异构酶**（peptidyl-prolyl *cis-trans* isomerase，PPIase）可促进上述顺反两种异构体之间的转换，在肽链合成需形成顺式构型时，可使多肽在各脯氨酸弯折处形成准确折叠。肽基脯氨酰基顺反异构酶也是蛋白质三维空间构象形成的限速酶。

二、蛋白质折叠异常与错折叠疾病

（一）蛋白质折叠异常的分子途径

蛋白质构象元件的结构转换是导致蛋白质错误折叠进而引起病理性积聚的主要原因，多种疾病与不同蛋白质分子的错误折叠有关。研究表明，具有 β 折叠结构的蛋白质分子容易形成积聚，而纤维状的蛋白质分子积聚体中往往蕴含大量的β结构，α/β的结构转换是蛋白质结构转换和分子积聚的重要原因。通过 X 射线衍射和固相核磁共振研究证实，在神经退行性疾病的蛋白质分子聚集体中富含β折叠结构，而正常的天然构象主要是由 α 螺旋等组成的。

另外，研究还发现，发生错误折叠的蛋白质具有在正常功能蛋白中通常不存在的疏水表面，错误折叠的蛋白质分子间可通过疏水相互作用而导致聚集，而聚集是异常折叠蛋白质分子的最突出特点，也是蛋白质功能产生异常的根本所在。

事实上，为了使蛋白质形成正确的结构，减少错误折叠以及聚集体的形成，保证蛋白质发挥应有的生物学功能，细胞内早已进化形成了一套蛋白质质量控制体系。这一控制系统主要依赖于以下两套保护策略：①分子伴侣介导的"积极"保护作用。如前文所述，分子伴侣是促进蛋白质正确折叠、组装、转运以及介导错误折叠蛋白质降解等方面的重要调控因子。②由溶酶体-自噬系统、泛素蛋白酶体系统等构成的高特异性、高选择性蛋白质降解途径，它是一种清除错误折叠蛋白质的"消极"保护作用。然而，在特定病理情况下，蛋白质质量控制体系依然无法抵御错误的蛋白质折叠，此时就会引发错折叠疾病。

（二）错折叠疾病

蛋白质的折叠异常不会改变其一级结构（氨基酸序列），但会造成空间结构和生物活性的改变甚至丧失，从而引发疾病，例如：传染性海绵状脑病、阿尔茨海默病、囊性纤维化病、家族性高胆固醇血症、某些肿瘤、白内障等。

1. 传染性海绵状脑病

传染性海绵状脑病（trans-missible spongiform encephalopathy，TSE）是由朊病毒（prion）引起的人和动物的一组具有共同特征的亚急性、渐进性、致死性中枢神经系统变性疾病，又称朊病毒病，包括羊瘙痒病、牛海绵状脑病、人库鲁病等。TSE 的共同特征是机体感染后不发热、不产生炎症、无特异性免疫应答，表现进行性共济失调、震颤、姿势不稳、知觉过敏、痴呆和行为反常等神经症状，病程发展缓慢，但会以死亡告终。组织学方面则均表现出神经元空泡化、脑灰质海绵状病变等中枢神经系统病变特征。

目前，国际上对 TSE 的认识是：这类疾病是由具有传染性的朊病毒引起的。朊是蛋白质的旧称，朊病毒本意就是蛋白质病毒。与常规病毒一样，朊病毒也有可滤过性、传染性、致病性、对宿主范围的特异性。但严格来说，朊病毒并不是病毒，它比已知的最小的常规病毒还小得多（30～50 nm），电镜下观察不到病毒粒子的结构，且不呈现免疫效应，不诱发干扰素产生，它是一类不含核酸而仅由小分子无免疫性疏水蛋白质构成的可感染动物并在宿主细胞内自我复制的因子，又被称为朊粒或蛋白质侵染因子。朊病毒感染牛后就会引起疯牛病，感染羊后引起羊瘙痒病，感染鹿后引起慢性消耗性疾病。而在人体，目前已经发现克-雅病、格-斯特曼综合征、库鲁病、致死性家族型失眠症 4 种朊病毒病。朊病毒潜伏期很长，在进入人类脑内后可以保持休眠状态长达 15 年，可一旦受到某种刺激引起发作，通常在短短的 12～18 个月内便会导致死亡。出现的症状包括消沉、协调问题、情绪不稳、四肢有针刺痛感觉、头痛、脚疼痛、皮肤红肿、短暂失忆等。

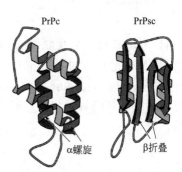

图 4-16　朊蛋白的结构变化

进一步研究发现许多种正常动物和人的脑细胞及其他细胞也有这类**朊蛋白**（prion protein，PrP）。PrP 由 246 个氨基酸组成，有两种形式：细胞正常型 PrPc 和异常型 PrPsc。二者在氨基酸序列上并无差异，但在蛋白质折叠的立体结构及生物学特性方面存在明显不同（如图 4-16）。正常的 PrPc 二级结构中 α 螺旋占 42%、β 折叠占 3%，而异常构象的 PrPsc 中 α 螺旋占 3%、β 折叠占 43%，PrPc 和 PrPsc 间由 α 螺旋向 β 折叠的转变即为朊病毒蛋白的形成过程。PrP 通常存在于神经系统、免疫系统等组织器官的细胞膜表面，在正常的神经传导、记忆、维持昼夜节律和睡眠模式中有重要的作用，没有感染性，易被蛋白酶消化降解，但当结构异常转变为 PrPsc 后，就会呈现出致病性，同时对蛋白酶也会产生一定的抵抗力。PrPsc 蛋白会聚集蓄积，引发疾病并具有传染性。如果在 PrPsc 蛋白中加入六氟异丙醇，则 β 折叠就会重新转化为 α 螺旋，同时积聚溶解并丧失传染性。目前，朊病毒具体的活动和复制机制还不是很清楚，还需要科研工作的持续深入探索。

2. 阿尔茨海默病

阿尔茨海默病（Alzheimer disease，AD），是中枢神经系统的退行性疾病，具有极高的死亡率，与遗传因素和年龄密切相关。由于患病人群常为 70 岁以上老人，故又称为老年痴呆症。AD 的病理学特征主要表现为大脑皮层和海马区大量淀粉样老年斑（senile plaque，SP）块沉积、神经原纤维缠结（nerve fiber twineing，NFT）及特定脑区选择性神经元和突触丢失，主要临床表现为进行性加重的记忆和认知功能下降，同时出现行为障碍和多种神经疾病症状。

尽管目前存在争议，但众多科学家依然认为 β 淀粉样蛋白质（amyloid β-protein，Aβ）和 Tau 蛋白质的错误折叠堆积引起 SP 和 NFT 形成，可能是阿尔茨海默病形成的重要原因。SP 广泛分布于阿尔茨海默病患者的大脑皮层，SP 由 Aβ 构成，Aβ 则是由 β 淀粉样前体蛋白（β-amyloid precursor protein，APP）经酶切水解而产生的。人体内 Aβ 最常见的亚型是 Aβ40 和 Aβ42，其中 Aβ42 具有更强的毒性，且更容易聚集，是形成 Aβ 沉积、引发神经毒性作用的关键。此外，Aβ 的聚集还能诱导小胶质细胞和星形胶质细胞的增生活化，促使神经毒性细胞因子和活性氧的合成，同样会使运动型神经元发生变性。NFT 是 AD 的第二个主要病理学变化，由于过度磷酸化的 Tau 蛋白以配对螺旋丝结构形成神经原纤维缠结并聚集，胞质空间被其占据将使神经元趋向死亡。

三、蛋白质合成后的加工

一般而言，从核糖体上释放出的新生多肽链还不具备蛋白质生物活性，首先必须正确折叠成具有三级结构的空间构象，然后再经过一系列的加工和修饰过程才能真正成为有生物活性的蛋白质，该过程称为**翻译后加工**（post-translational processing），加工过程主要包括蛋白质一级结构的加工、蛋白质空间结构的修饰和前体蛋白的加工等。

（一）蛋白质一级结构的加工

1. 肽链 N 端 Met 或 fMet 的切除

在蛋白质合成过程中，真核生物 N 末端第一个氨基酸总是甲硫氨酸（Met），原核生物则是 α-氨基甲酰化的甲硫氨酸（fMet）。但人们发现天然蛋白质 N 末端的第一位氨基酸往往并不是甲硫氨酸或甲酰甲硫氨酸。细胞内有脱甲酰基酶或氨基肽酶可以除去 N-甲酰基、N 端甲硫氨酸或 N 端一段序列。C 端的氨基酸残基有时也会出现被修饰的现象。这一过程可在肽链合成中进行，不一定等肽链合成后发生。

2. 前体肽的剪切

细胞内许多蛋白质都是以前体蛋白质的方式合成，然后加工转化为成熟蛋白质。分泌型蛋白质需要切除信号肽（详见本章第四节），一些无活性的酶原（糜蛋白酶原、胃蛋白酶原、胰蛋白酶原）转变为有活性的酶（糜蛋白酶、胃蛋白酶、胰蛋白酶），某些肽类激素（如胰岛素、神经肽类及生长激素等）由无活性的前体变为有活性的形式，都是合成后在不同的细胞场所被特异的蛋白水解酶切除修饰的结果。

例如胰岛素的生物合成，首先是在胰岛 β 细胞的细胞核中，第 11 对染色体短臂上编码胰岛素的 DNA 向 mRNA 转录，mRNA 从细胞核移向细胞质的内质网，翻译成由 105 个氨基酸构成的前胰岛素原。在信号肽酶的作用下，前胰岛素原的信号肽被切除，同时形成二硫键，成为由 86 个氨基酸组成的胰岛素原。胰岛素原随细胞质中的微泡进入高尔基体，经胰岛素原转化酶（PC1 和 PC2）和羧肽酶 E 的作用，将胰岛素原中间部分（C 肽）切下，而胰岛素原的羧基端部分（A 链）和氨基端部分（B 链）通过二硫键结合在一起形成胰岛素（如图 4-17）。胰岛素与 C 肽一起分泌到 β 细胞外，进入血液循环中。由于 C 肽与胰岛素一同被释放入血，两者的分泌量呈平行关系，故测定 C 肽含量可反应 β 细胞的分泌功能。同时，也会伴随有一小部分未经过蛋白酶水解的胰岛素原一起进入血液循环，但是胰岛素原的生物活性仅有胰岛素的 3%～5%。C 肽虽无胰岛素活性，但具有激活钠泵及内皮细胞中一氧化氮合酶等作用。最终形成的人胰岛素分子质量为 5.2 kDa，由 21 肽的 A 链和 30 肽的 B 链组成。A、B 链之间借助两个二硫键相连，A 链内还有一个二硫键，如果二硫键断开，胰岛素便失去活性。

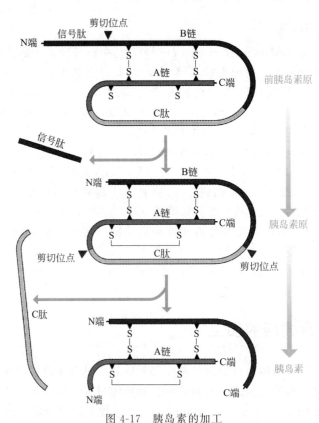

图 4-17　胰岛素的加工

3. 内含肽的切除

某些新生蛋白质内还会含有部分间隔序列，在其成熟中需要被剪切去除，其意义类似于 RNA 中的内含子，此片段称为**内含肽**（intein）。内含肽对应的核酸序列嵌合在宿主蛋白对应的核酸序列之中，与宿主蛋白基因在同一开放阅读框（ORF）内进行同步转录和翻译，当翻译形成蛋白质前体后，内含肽从宿主蛋白质中切除，从而形成成熟的具有活性的蛋白质。与内含肽相对应的另一术语是**外显肽**（extein），即内含肽两侧的氨基酸序列。

至今已在酵母及细菌中发现了多种内含肽，分子质量为 40～60 kDa，其 N 端常为 Cys 或 Ser，C 端通常以 Asn 结尾，C 端倒数第二个通常是 His，这个 His 可以辅助相邻的末位 Asn 进行环化，而末尾 Asn 的环化是内含肽剪接过程中关键的一步。按照序列结构特点，内含肽可以分为**经典内含肽**（canonical intein，也叫全功能型内含肽，maxi intein）、**微小内含肽**（mini intein）、**断裂型内含肽**（split intein）3 种。

经典内含肽和微小内含肽都属于整体型内含肽，均由两端的剪接区域和中间区域连续组成，而两者不同的是，经典内含肽的中间区域是核酸内切酶结构域。这一核酸内切酶结构域可以识别、切割不含内含肽的同源蛋白质的等位基因，利用同源重组，将编码内含肽的基因转移到没有这一序列的等位基因上，这一作用称为**内含肽归巢**（intein homing）。内含肽归巢并不会在插入位点两端形成重复序列，因此编码这种内含肽的 DNA 分子是一种有别于转座子的可移动遗传因子。微小内含肽的中间区域是没有核酸内切酶活性的连接结构域。不同微小内含肽连接结构域的长度并不相同。断裂型内含肽的中间区域则是在特定位点断开，形成 N 端片段（I_N）和 C 端片段（I_C），而且分别位于基因组上相距较远的 2 个基因上，在前体蛋白翻译成熟过程中，这 2 个片段相互识别并恢复核酸内切酶活性，介导蛋白质剪切。很显然，与整体型内含肽进行**顺式剪接**（cis-splicing，同一个蛋白质内的剪接）不同，断裂型内含肽进行的是**反式剪接**（trans-splicing，不同蛋白质间的剪接）。

目前，内含肽已被应用在蛋白质分离纯化、蛋白质拼接、基因突变体构建、基因诊断与基因治疗、药物多肽文库构建等药物研发领域。此外，由于内含肽拆分后的基因片段无法直接翻译成为功能性蛋白质，因此将内含肽用于转基因植物构建时，还可防止基因水平转移导致的转基因污染，提高安全性。

4. 多蛋白的加工

真核生物 mRNA 的翻译产物为单一多肽链，有时这一肽链经不同的切割加工，可产生一个以上功能不同的蛋白质或多肽，此类原始链称为**多蛋白**（polyprotein），例如垂体前叶所合成的促黑素与促肾上腺皮质激素（ACTH）的共同前身物质——前阿黑皮素原（pre proopiomelanocortin，pre-POMC）是由 265 个氨基酸残基构成的多肽，经不同的水解酶加工，可生成至少 10 种不同的肽类激素，包括 ACTH、α-促黑激素（α-MSH）、β-促黑激素（β-MISH）、γ-促黑激素（γ-MSH）、α-内啡肽（α-endorphin）、β-内啡肽（β-endorphin）、γ-内啡肽（γ-endorphin）、β-脂酸释放激素（β-lipotropin，β-LT）、γ-脂酸释放激素（γ-lipotropin，γ-LT）、甲硫氨酸脑啡肽等活性物质。

（二）蛋白质空间结构的修饰

多肽链合成后，除了正确折叠成天然空间构象之外，还需要经过某些其他的空间结构的修饰，才能成为有完整天然构象和全部生物功能的蛋白质。

1. 二硫键的形成

mRNA 中没有胱氨酸的密码子，但许多蛋白质都含有二硫键，这是多肽链合成后通过两个半胱氨酸的氧化作用生成的，二硫键对于维系蛋白质的空间构象是很重要的。如核糖核酸酶合成后，肽链中 8 个半胱氨酸残基构成了 4 对二硫键，此 4 对二硫键对它的酶活性是必需的。二硫键也可以在链间形成，使蛋白质分子的亚单位聚合。

2. 特定氨基酸的共价修饰

某些蛋白质肽链合成之后，会在一些特定的氨基酸残基上发生共价修饰，这些修饰对于调节蛋白质的生物学功能具有重要的作用。目前，在生物体内已经发现了 500 多种蛋白质的翻译后修饰形式，主要包括磷酸化、甲基化、乙酰化、羟基化、糖基化、脂质化等修饰。蛋白质修饰分为可逆和不可逆两种方式。不可逆的蛋白质修饰如 O 位的羧基端甲基化，而磷酸化、甲基化、乙酰化修饰均属于可逆的修饰，会随着细胞的生理状态和外界环境变化而改变，从而起到细胞内外信号传递、基因转录调控、酶原激活等作用，因此可以作为蛋白质表达以及构象和活性改变的调控开关，一旦发生异常，常常会导致疾病的发生。

（1）磷酸化

磷酸化是研究最广泛以及体内最为常见的蛋白质翻译后修饰，会影响人类细胞中超过 1/3 的蛋白质功能。蛋白质磷酸化是在蛋白激酶的作用下，将一个 ATP 或 GTP 上 γ 位的磷酸基转移到底物蛋白质的氨基酸残基上。磷酸化发生的位点通常是 Ser、Thr、Tyr 侧链的羟基或 His、Arg、Lys 侧链的氨基，少数发生在 Asp 和 Gln 的侧链羧基或 Cys 的侧链巯基上。因此，可将磷酸化蛋白质分为 O-磷酸化、N-磷酸化、酰基磷酸化和 S-磷酸化四类。

磷酸化修饰几乎发生在生命活动的各个过程中。例如：细胞膜上的 Na^+-K^+-ATP 泵的磷酸化能控制钠离子和钾离子的胞内浓度；在细胞周期调控中，CDKs（cyclin-dependent protein kinases）作为 Ser/

Thr 激酶，其磷酸化会影响细胞周期的进程。此外，蛋白质降解也需要依赖于 ATP 参与的磷酸化修饰。

（2）糖基化

在生物体内，糖类一般并不单独存在，而是连接在蛋白质或脂类分子上分别构成糖蛋白和糖脂，其中以己糖最为多见，包括葡萄糖、半乳糖和甘露糖以及它们的一些简单修饰形式（如 N-乙酰葡糖胺）。根据蛋白质被糖类修饰形式的不同，蛋白质糖基化可以分为 N-糖基化、O-糖基化、C-糖基化和糖基磷脂酰肌醇锚定连接四类。

N-糖基化是最为常见的糖基化修饰，该修饰是由多糖与蛋白质的 Asn 残基的酰氨氮连接形成，糖链为 N-乙酰葡糖胺（GlcNAc），发生在特定的氨基酸模序 Asn-X-Ser/Thr 或 Asn-X-Cys 上。根据单糖的位置，N-糖基化修饰可以进一步划分为复杂型多糖、混合型多糖和高甘露糖型多糖。三种类型的糖链具有共同的生物合成起源，即高甘露糖聚合物前体。糖基化是真核生物蛋白质功能调节的基本环节，异常糖基化往往伴随着生理病理过程的异常。已有研究发现，N-GlcNAc 可以通过 Ser 或 Thr 残基，以单糖分子连接到蛋白质上，生成 O-GlcNAc，这种修饰与癌症、糖尿病、神经退行性疾病等疾病有关，可作为临床上这些疾病诊断的分子标志物。而且，O-GlcNAc 修饰与磷酸化修饰之间也存在着密切的联系。

O-糖基化多发生在临近脯氨酸的丝氨酸或苏氨酸残基上，糖基化位点处的蛋白多为 β 构型。O-多聚糖以逐步加接单糖的方式形成低聚糖，主要在高尔基体与细胞核或细胞质中形成。其中，发生在高尔基体上的 O-糖基化，主要是起始于丝氨酸和苏氨酸羟基上连接 N-乙酰半乳糖胺、N-乙酰葡萄糖胺、甘露糖及海藻糖等的还原端。发生在细胞核和细胞质中的 O-糖基化是在丝氨酸或苏氨酸残基上连接一个 N-乙酰葡萄糖胺。在哺乳动物体内最常见的 O-糖基化形式是由 GalNAc 转移酶催化的 O-GalNAc 糖基化，进而连接 Gal（半乳糖）、GalNAc（N-乙酰半乳糖胺）或者 GlcNAc（N-乙酰氨基葡萄糖）部分。

（3）乙酰化

蛋白质的乙酰化修饰主要集中在对染色体结构的影响以及对核内转录调控因子的激活方面，参与了包括转录调控、信号通路调控、蛋白质稳定性调控、细胞代谢和病原微生物感染调控等多个生理病理过程，因而被广泛关注。细胞核中的组蛋白是最常见的发生乙酰化修饰的蛋白质，但研究也发现了许多细胞核外蛋白质的乙酰化修饰现象。目前，已发现的蛋白质乙酰化修饰主要有三类：N 端 α-氨基乙酰化修饰、Lys 的乙酰化和 Ser/Thr 的乙酰化修饰。

（4）甲基化

蛋白质甲基化修饰是在蛋白质甲基转移酶的作用下，将甲基转移至特定的氨基酸残基。常见的甲基化发生在 Lys 和 Arg 上，分为组蛋白 Lys/Arg 甲基化和非组蛋白 Lys/Arg 甲基化，分别由相应的蛋白质 Lys 甲基化酶和 Arg 甲基化酶介导反应。蛋白质的甲基化修饰会增加空间位阻，并且取代了氨基酸残基上的氢，从而影响氢键的形成。蛋白质发生甲基化后，变换了肽链原来的结构顺序，可以编码出更多的信息，从而调控信号分子间和信号分子与目标蛋白之间的相互作用，进而参与多种生命调控过程，如转录调控、RNA 加工和运输、蛋白质翻译、信号转导、DNA 修复、蛋白质相互作用、细胞发育与分化等，并与肿瘤、心血管疾病等的发生发展相关。

（5）泛素化

泛素是一种含 76 个氨基酸的多肽，存在于除细菌外的许多不同组织和器官中，具有标记待降解蛋白质的功能。蛋白质的泛素化可引导其在蛋白酶体中被降解，在清除错误蛋白质以及调节细胞周期、DNA 修复、细胞生长和免疫功能等方面都有重要的意义。在泛素化时，泛素蛋白 C 末端的 Gly 通常经由异肽键与底物蛋白的氨基连接在一起，最常见的连接是与底物蛋白 Lys 的 ε-氨基相连以及与底物蛋白的 N 末端相连，此外还可以与 Cys、Ser 和 Thr 相连（具体详见本章第五节）。

（6）SUMO 化

小泛素相关修饰物（small ubiquitin-related modifier，SUMO）是由 98 个左右氨基酸组成的小分子蛋白质，其氨基酸序列与泛素同源性虽然只有约 18%，但二者的空间结构极其相似。SUMO 也参与蛋白质翻译后修饰，通过可逆性地修饰靶蛋白，参与靶蛋白的定位及功能调节过程。SUMO 化是一个多酶参与的酶联反应。首先，SUMO 化修饰比泛素化修饰多一步成熟化的过程，即 SUMO 前体在 SUMO 蛋白酶的作用下，C 端的 4 个（或多个）氨基酸残基被切除，生成成熟的 SUMO 并露出 C 端 2 个 Gly 残基。接着，在 SUMO 化活化酶 E1、结合酶 E2 和连接酶 E3 的作用下完成 SUMO 化修饰过程，并且这个过程是可逆的，称为去 SUMO 化。

与泛素化不同，SUMO 化不会介导蛋白质的降解，反而会阻碍泛素蛋白对靶蛋白的共价修饰，提高靶蛋白的稳定性。此外，SUMO 化对蛋白质之间的相互作用、蛋白质在细胞内的分布、DNA 复制和修复以及转录调控等方面发挥重要的调节作用。

（7）脂质化

脂质化修饰也是重要的翻译后加工修饰形式，主要包括 N-豆蔻酰化、棕榈酰化和法尼基化。以棕榈酰化为例，依据其连接方式可以分为 S-棕榈酰化、N-棕榈酰化和 O-棕榈酰化。N-棕榈酰化是棕榈酰基与 Gly/Cys 残基通过酰胺键连接。因酰胺键较稳定，因此不可逆。O-棕榈酰化是棕榈酰基通过酯键与 Ser 残基相连。S-棕榈酰化是指含有 16 个碳原子的饱和棕榈酸和 Cys 共价结合，形成不稳定的硫酯键，这种棕榈酰化具有可逆性，可在时间和空间上调节蛋白质的功能，因此，它是最重要的一种棕榈酰化修饰方式。S-棕榈酰化由棕榈酰基转移酶和棕榈酰蛋白硫酯酶两种相反类型的酶动态调节。

S-棕榈酰化是一种可逆的翻译后修饰，可调节蛋白质与膜结合、运输及蛋白质相互作用等。例如突触分化诱导基因 I（*Syn DIG1*）在突触发育过程中起着关键作用，而棕榈酰化在调节其稳定性和亚细胞定位中发挥着重要的作用。癌基因 Ras 家族、Src 家族成员的功能也会受到棕榈酰化修饰的调控。

3. 辅基连接

一些蛋白质还需要连接金属离子等其他一些辅基（糖基化、脂质化等修饰在很多情况下也属于辅基），才能成为天然有活性的蛋白质。

例如：肌红蛋白是由一条珠蛋白（globin）多肽链和一个辅基血红素构成的。珠蛋白和血红蛋白的两种亚基（α 亚基和 β 亚基）在氨基酸序列上具有明显的同源性，它们的结构和功能也极其相似。肌红蛋白的空间结构呈扁平的菱形，分子中多肽链由长短不等的 8 段 α 螺旋组成，最长的螺旋含 23 个氨基酸，最短的含 7 个氨基酸，分子中几乎 80% 的氨基酸都处于 α 螺旋区。作为有机化合物的蛋白质不能直接与氧气发生可逆结合，肌红蛋白是通过血红素原卟啉 IX 结构中的 Fe^{2+} 与氧气结合的。卟啉环中心的铁原子通常是八面体配位，应该有 6 个配位键。铁原子可以是亚铁或高铁的氧化态，而相应的血红素称为亚铁血红素（ferroheme，heme）和高铁血红素（ferriheme，hematin）。而相应的肌红蛋白称为亚铁肌红蛋白（ferromyoglobin）和高铁肌红蛋白（ferrimyoglobin），其中只有亚铁态的蛋白质才能结合氧气。作为辅基的血红素以非共价形式结合于肌红蛋白分子的疏水空穴中。当肌红蛋白结合氧气变成氧合肌红蛋白（oxymyoglobin）时，其中血红素卟啉环第 6 个配位键被氧气分子所占据，而在去氧肌红蛋白（deoxymyoglobin）中，第 6 个配位键则是空着的。

不过，辅基（辅酶）与肽链的结合过程十分复杂，目前很多细节依然还在研究之中。现在已发现：在不同类型的血红素蛋白中，辅基血红素与肽链之间的结合大多数都是非共价键方式，主要包括配位键作用、疏水相互作用、范德华力以及氢键作用等。不过，也会存在共价连接，通常发生在血红素乙烯基 α-碳原子与氨基酸残基 Cys 巯基之间，两者形成硫醚键，但其形成机制目前尚不完全清楚。同时，Cys 中的巯基还可能与血红素乙烯基 β-碳原子发生加成作用，加之 O_2 的参与，形成一些非典型的共价键结合方式。此外，还有一些其他的氨基酸残基，也可以与辅基血红素形成一些比较特殊的共价键。

4. 亚基聚合

具有四级结构的功能性蛋白质都含有 2 个及其以上的亚基（subunit），每个亚基是一条具有完整三级结构的多肽链。亚基之间呈特定的三维空间排布，并以非共价键相连接形成寡聚体（oligomer），成为蛋白质的四级结构。蛋白质各个亚基相互聚合所需的信息仍储存在肽链的氨基酸序列之中，而且这种聚合过程往往有一定顺序，前一步骤常可促进后一步骤的进行。最常见的寡聚体蛋白质是血红蛋白，它是由 2 条 α 链和 2 条 β 链构成的四聚体。其分子呈四面体构型，肽链之间没有共价连接，所以每条肽链是 1 个亚基。每个亚基都和肌红蛋白类似，含有 1 个血红素辅基，可以结合 1 分子氧。当其中 1 个亚基与氧结合时，所有亚基都会发生运动，引起 4 个亚基相对空间位置的变化，使 2 个 α 亚基相互接近，而 2 个 β 亚基则远离。这个变化会增加其余亚基对氧的亲和力，而第 2、3 个亚基与氧结合同样会增加剩余亚基对氧的亲和力。这样，第 4 个亚基对氧的亲和力可以达到第 1 个亚基的 300 多倍。所以血红蛋白在肺中可以迅速与氧结合。反之，当氧合血红蛋白的一个亚基发生解离时，也会使其余亚基更容易解离。这样，血液进入氧分压较低的组织中时，血红蛋白就会迅速将氧放出，起到高效运输氧气的作用。这种小分子效应物专一性地与蛋白质可逆结合，引起蛋白质四级结构和生物功能发生改变的现象称为**变构现象**或**别构效应**（allosteric effect），引发变构现象的小分子效应物被称为变构效应物或配体。此外，离子通道等很多跨膜蛋白或质膜镶嵌蛋白也都是多亚基聚合的寡聚体蛋白质，虽然各亚基自有独立功能，但又必须互相依存，才能够发挥作用。

四、蛋白质合成后加工在医药中的应用

（一）疾病诊断与预后判断

许多疾病的发生发展过程都会出现一些蛋白质特定加工修饰状态的变化，因此可被用于疾病的诊断。例如：当机体内发生缺血或再灌注损伤时，血液循环中的人血清白蛋白（human serum albumin，HSA）会被自由基等破坏，氨基末端损坏改变或被 Cu^{2+} 结合，转变成为缺血修饰白蛋白（ischemia modified albumin，IMA），这是第一个（2003 年）被美国食品药品管理局（FDA）批准的心肌缺血诊断标志物。另外，岩藻糖基化甲胎蛋白（alpha fetoprotein，AFP）异质体 AFP-L3 是原发性肝癌诊断的高特异指标，2005 年被美国 FDA 批准应用于肝癌预警，可很好地鉴别肝癌与良性肝病，其诊断效果比单一的 AFP 蛋白指标更准确。

（二）药物靶点与疾病治疗

由于一些蛋白质加工修饰变化与疾病的发生发展密切相关，因此可作为药物作用靶点，用于药物的设计、筛选及疾病的临床治疗（详见本章第六节）。

（三）药物制备

正确的空间构象是确保蛋白质产生正确生物学活性的先决条件。因此，在蛋白质多肽类药物的基因工程表达中，如何确保目的产物能够形成正确的翻译后加工，便成为首先需要考虑的重要问题之一。这其中的常用策略包括以下几个方面。

（1）优化表达序列

首先要确定目的蛋白的构效关系，明确其活性的关键区域，优化取舍。例如，在多数情况下，目的蛋白自身的信号肽、内含肽在基因工程表达中都应该剔除。在原核、真核系统表达时，应分别考虑 SD 序列、Kozak 序列等重要元件的添加。

（2）选择合适的表达宿主

大肠杆菌等原核生物体系往往不具有糖基化等翻译后修饰能力，因此在表达真核来源的蛋白质多肽类药物时，往往需要考虑应用酵母菌、昆虫（如家蚕）、哺乳动物细胞（如 CHO）、转基因植物、转基因动物等作为真核表达体系。不过，与原核表达系统相比，真核表达系统往往又存在产率低、成本高等缺点，而且不同的真核表达系统也会存在蛋白质修饰方式和程度的差异，因此在选择时需要综合考虑。

（3）选择合适的表达载体（质粒）

即使是相同的表达宿主体系，也会有各类不同的表达载体，其中拷贝数、启动子、融合标签等元件及特性的差异都会对目的蛋白的翻译加工产生很大的影响。例如，为了确保目的蛋白能够形成正确的空间构象、避免包涵体的形成，可将目的基因与 Trx、GST、DsbC 等有助于二硫键形成或与 SUMO 等助于提高蛋白质稳定性、促进正确折叠的融合标签进行融合表达，或者还可以通过选择合适的信号肽将目的蛋白转运到细菌细胞周质空间或分泌到胞外，以促进其二硫键的形成及可溶性表达。

另外，在蛋白质的分离纯化中，时常需要在目的蛋白的 N 或 C 端加入特定有助于亲和层析分离纯化的标签（如 6×His、GST 等）形成融合蛋白。但是为了避免融合标签在药物应用中产生潜在的危害，后续还需要用酶解或化学降解等方法将标签去除，这一过程会导致蛋白质产量、稳定性、可溶性、活性降低，并且使周期延长、成本升高。而由内含肽介导的蛋白质纯化系统（如 IMPAC）操作简便、一步到位，不需要使用蛋白酶进行裂解反应，大大提高了蛋白质纯化的效率和纯度，而且可以缩短周期、降低成本。

在生物体内，细胞质是蛋白质合成的主要场所，但是新合成的蛋白质必须被转移到特定的场所行使其功能。例如：组蛋白要进入细胞核中，细胞色素 C 要进入线粒体中，抗体要被分泌到血液中。蛋白质合成后所经历的这种转运与定位的过程也被称为蛋白质的定向与分拣，又被称为蛋白质的靶向输送（protein targeting）。蛋白质的转运与定位过程必须是精确无误的，否则就会影响细胞的正常功能，甚至造成细胞死亡。

一、转运机制与运输方式

（一）真核生物蛋白质的主要转运机制

真核生物蛋白质在胞质核糖体上合成后，有三种去向：①保留在胞液，②进入细胞核、线粒体或其他细胞器，③分泌到体液。后两种情况，蛋白质都必须先穿过膜性结构，才能到达。对于那些输入细胞器的蛋白质而言，存在以下三种运输机制（如图 4-18）。

1. 核孔转运

这是一种主动转运特定大分子的机制，胞浆合成的蛋白质穿过核内、外膜上的核孔进入核内。

2. 跨膜转运

胞浆中的蛋白质通过这种方式可到达内质网、线粒体、叶绿体或过氧化物酶体，存在于膜上的蛋白质转运体发挥了关键作用。

3. 小泡转运

当蛋白质从内质网或从一个细胞器到另一个细胞器转运时，转运小泡的膜上或腔内装载着的蛋白质相继通过出芽和膜融合的方式离开前一个细胞器而到达第二个细胞器。

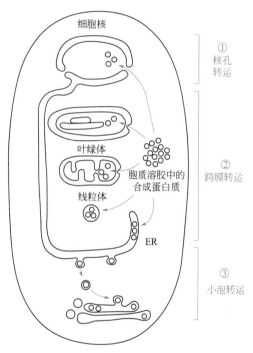

图 4-18　细胞器输入蛋白质的三种主要机制（在转运机制①和③中，蛋白质在转运过程中保持折叠状态，但通常在机制②中则为伸展状态，所有转运过程都需要能量）

（二）真核生物蛋白质的主要运输方式

根据其核糖体及引导方式的不同，真核生物的蛋白质运输方式主要可以分为两种类型。

1. 信号肽引导的经内质网膜的运输途径

在内质网膜结合核糖体上合成的蛋白质，其翻译与转运通常同时发生，采用**共翻译转运**（cotranslational translocation）的方式（如图 4-19），主要包括膜蛋白、分泌型蛋白以及驻留在内膜系统（内质网、高尔基复合体、溶酶体和小泡等）的可溶性蛋白等。这些蛋白质结构中均存在分选信号，主要是 N 末端特异氨基酸序列，可引导蛋白质转移到细胞的适当靶部位，这类序列是决定蛋白靶向输送特性最重要的元件，称为**信号肽**（signal peptide）或**信号序列**（signal sequence）。在内质网膜的内侧面存在信号肽酶，会将信号肽切下。

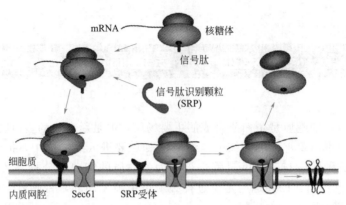

图 4-19　蛋白质的共翻译转运（以酿酒酵母为例，Sec61 通道在原核生物中为 SecYEG 通道）

2. 导肽引导的膜运输途径

在细胞质游离核糖体上合成的蛋白质，从核糖体释放后才发生转运，通常采用**翻译后转运**（post-translational translocation）的方式（如图 4-20），主要包括靶向输送到线粒体、叶绿体、过氧化物酶体及乙醛酸体的蛋白质。这些蛋白质的运输不能用信号肽理论来解释，为了加以区别，人们提出了导肽牵引和定位学说。由导肽牵引的蛋白质属于合成后再分选和运输的。**导肽**（leading peptide）也位于蛋白质前体的 N 端，通常比信号肽长，含 20～80 个氨基酸残基。导肽所引导的前体蛋白通过细胞膜时，也会被 1～2 种多肽酶（不是信号肽酶）水解后转化为成熟蛋白质。

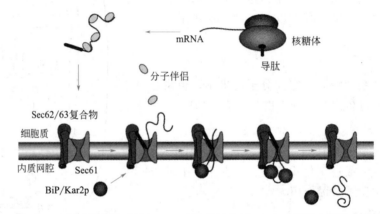

图 4-20　蛋白质的翻译后转运（以酿酒酵母为例，Sec61 通道在原核生物中
为 SecYEG 通道。Bip/Kar2p 是一种分子伴侣）

（三）分子伴侣在蛋白质转运中的作用

如前所述，分子伴侣参与和辅助细胞内蛋白质的折叠，实际上跨膜蛋白质的正确折叠也是在运输过程中实现的，因此，分子伴侣与蛋白质的正确折叠和跨膜转运往往是一个不可分割的概念。由于蛋白质在跨膜时被限制在一个狭小的通道内，而成熟的蛋白质体积太大将难以进入通道，通道的几何形状就决定了蛋白质必须保持未折叠的状态。因此，此时分子伴侣的作用是保持蛋白质处于未折叠的柔性结构。一旦蛋白质跨过了膜，它就需要另一种分子伴侣协助其形成正确的构象，否则错误折叠的蛋白质很难以出芽小泡的形式继续转运下去。不仅分泌型蛋白质合成和运输时需要分子伴侣，由导肽牵引的线粒体蛋白质前体在跨膜运输时同样需要分子伴侣的协助。

（四）蛋白质的正向运输与逆向运输

新合成的蛋白质进入内质网并可能通过内质网-高尔基体系统运输。这个运输过程是由转换囊泡完成的。最后那些被转运的蛋白质借助一些特殊的信号序列停留在内质网或高尔基体，或者被运往内体（endosome）等其他细胞器，也可能运往细胞质膜。在内质网-高尔基体系统中，运载蛋白的小泡连续不断地从内质网向高尔基体移动，被称为蛋白质的**正向运输**（forward transport）。一个典型的蛋白质在约 20 min 内就能完成正向运输，最终到达质膜。蛋白质的**逆向运输**（retrograde transport）则是指某些在内质网中驻留的蛋白质进入高尔基体后通过特殊的内质网驻留信号元件，从高尔基体再返回内质网小泡的运输过程。逆向运输对保持内质网膜体系的稳定十分重要。

二、分泌型蛋白质的转运

在细菌中，大多数分泌型蛋白质是通过 **Sec 途径**（secretion pathway）进行跨膜转运的。Sec 转运酶是一个多组分的蛋白质复合体，其核心是膜蛋白三聚体 SecYEG 及水解 ATP 的动力蛋白 SecA。SecYEG 三聚体会进一步二聚化形成一种由 6 个疏水性亚基围绕被转运蛋白质的环形通道，这个通道可以使被转运蛋白质在跨膜转运的过程中维持稳定状态。SecA 具有 ATP 酶活性，通过催化 ATP 水解，驱使多肽穿过通道，因此是这一转运途径中的"动力泵"。此外，还有分子伴侣 SecB，它一方面与细胞膜上的 SecA 特异性结合，另一方面会通过自己的疏水表面和新合成的多肽链结合，控制其折叠。当前体蛋白由 SecB 传递给 SecA 后，就会在 SecA 的驱动下穿越通道，由细胞内向细胞外转移。信号肽穿过通道不久就会被结合于细胞膜外表面的信号肽酶切下，而新生的多肽链则继续延伸并穿过通道转运到细胞外。

真核细胞的蛋白质分泌机制与原核细胞具有近似性，其分泌型蛋白质、膜整合蛋白质及驻留在内质网、高尔基体、溶酶体的可溶性蛋白质，都是在内质网膜结合核糖体上合成的，并且边翻译边进入内质网，使翻译与转运同步进行。这些蛋白质首先被其 N 端的特异信号序列引导进入内质网，然后再由内质网包装转移到高尔基体，并在此分选投送，或分泌出细胞，或被送到其他细胞器。

（一）信号肽的作用特点

各种新生分泌型蛋白质的 N 端都有保守的信号肽，长度一般在 13～36 个氨基酸残基之间，主要有如下三个特点：①N 端常常有 1 个或几个带正电荷的碱性氨基酸残基，如赖氨酸、精氨酸；②中间为 10～15 个残基构成的疏水核心区，主要含疏水中性氨基酸，如亮氨酸、异亮氨酸等；③C 端多以侧链较短的甘氨酸、丙氨酸结尾，紧接着是被信号肽酶（signal peptidase）裂解的位点。

此外，靶向位置不同的蛋白质，其信号肽序列也各有不同的特点（表 4-4）。

表 4-4　靶向输送蛋白质的信号序列或成分

靶向输送蛋白质种类	信号序列或成分
分泌型蛋白质，输入内质网	N 端信号肽，13～36 个氨基酸残基
内质网腔驻留蛋白	N 端信号肽，C 端 Lys-Asp-Glu-Leu-COO⁻（KDEL 序列）
内质网膜蛋白	N 端信号肽，C 端 KKXX 序列（X 为任意氨基酸）
线粒体蛋白	N 端信号序列，两性螺旋，12～30 个残基，富含 Arg、Lys
核蛋白	核定位序列（-Pro-Pro-Lys-Lys-Lys-Arg-Lys-Val-，SV40T 抗原）
过氧化物酶体蛋白	C 端-Ser-Lys-Leu-（SKL 序列）
溶酶体蛋白	Man-6-P（甘露糖-6-磷酸）

（二）蛋白质分泌的分子机制

1. 分泌型蛋白质靶向内质网所需要的协同蛋白质成分

分泌型蛋白质靶向进入内质网，需要多种蛋白质成分的协同作用。

（1）信号肽识别颗粒

信号肽识别颗粒（signal recognition particle，SRP）是由 6 个多肽亚基和 1 个 7S RNA 组成的 11S 复合体。SRP 至少有三个结构域：信号肽结合域、SRP 受体结合域和翻译停止域。此外，SRP 还可结合 GTP，具有 GTP 酶活性。

（2） SRP 受体

内质网膜上存在着一种能识别 SRP 的受体蛋白，称为 **SRP 受体**或 **SRP 锚定蛋白**（docking protein, DP）。DP 由 α（69 kDa）和 β（30 kDa）两个亚基构成，其中 α 亚基可结合 GTP，有 GTP 酶活性。

（3）核糖体受体

核糖体受体也为内质网膜蛋白，可结合核糖体大亚基使其与内质网膜稳定结合。

（4）肽转位复合物

肽转位复合物（peptide translocation complex）为多亚基跨内质网膜蛋白质，可形成新生肽链跨内质网膜的蛋白通道。

2. 分泌型蛋白质翻译同步转运的主要过程

分泌型蛋白质翻译同步转运的主要过程（图 4-21）包括：①细胞质中游离核糖体组装，蛋白质翻译起始，合成出 N 端包括信号肽在内的约 80 个氨基酸；②当核糖体上刚露出肽链 N 端信号肽段时，SRP 与信号肽、GTP 及核糖体结合并暂时终止翻译，从而保证翻译起始复合物有足够的时间找到内质网膜；③SRP 引导核糖体-多肽-SRP 复合物，识别结合内质网膜上的 SRP 受体，当 SRP 受体与 SRP 结合后，即可解除 SRP 对翻译的抑制作用，同时水解 GTP 使 SRP 解离再循环利用，使翻译同步分泌得以继续进行，多肽链继续延长；④与此同时，核糖体大亚基与核糖体受体结合，锚定在内质网膜上，水解 GTP 供能，诱导肽转位复合物开放形成跨内质网膜通道，新生肽链 N 端信号肽即插入此孔道，肽链边合成边进入内质网腔；⑤内质网膜的内侧面存在信号肽酶，通常在多肽链合成 80% 以上时，将信号肽段切下，肽链本身继续增长，直至合成终止；⑥多肽链合成完毕，全部进入内质网腔中，内质网腔 Hsp70 消耗 ATP，促进肽链折叠成功能构象，然后输送到高尔基体，并在此继续加工后贮于分泌小泡，最后将分泌蛋白排出胞外；⑦蛋白质合成结束，核糖体等各种成分解聚并恢复到翻译起始前的状态，然后再循环利用。

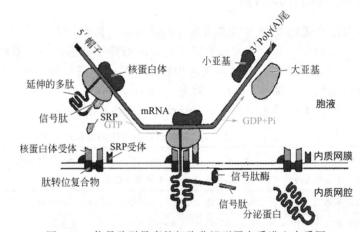

图 4-21　信号肽引导真核细胞分泌型蛋白质进入内质网

三、细胞器蛋白质的定位

（一）线粒体蛋白的定位

线粒体蛋白的输送属于翻译后转运。90% 以上的线粒体蛋白前体在胞浆游离核糖体合成后输入线粒体，其中大部分定位于基质，其他定位于内、外膜或膜间隙。

1. 导肽

线粒体蛋白 N 端都有相应信号序列，如前所述线粒体基质蛋白前体的 N 端含有保守的 12～30 个氨基酸残基构成的信号序列，称为导肽。导肽的特征是：①带正电荷的碱性氨基酸（Arg 和 Lys）残基含量较丰富，分散于不带电荷的氨基酸残基之间；②缺失带负电荷的酸性氨基酸残基；③羟基氨基酸（Ser 和 Thr）含量较高；④具有形成两性（亲水和疏水）α 螺旋结构的能力。

2. 线粒体基质蛋白的翻译后定位过程

线粒体基质蛋白的翻译后定位主要过程（图 4-22）是：①前体蛋白在胞浆游离核糖体上合成，并释放到细胞液中；②细胞液中的分子伴侣 Hsp70 或线粒体输入刺激因子（mitochondrial import stimulating factor，MSF）与前体蛋白结合，以维持这种非天然构象，并阻止它们之间的聚集；③前体蛋白通过信号序列识别、结合线粒体外膜的受体复合物；④再转运、穿过由线粒体外膜转运体（Tom）和内膜转运体（Tim）共同组成的跨内、外膜蛋白通道，以未折叠形式进入线粒体基质；⑤前体蛋白的信号序列被线粒体基质中的特异蛋白水解酶切除，然后蛋白质分子自发地（或在上述分子伴侣 Hsp70 帮助下）折叠形成有天然构象的功能蛋白质。

蛋白质进入线粒体内膜和线粒体间隙需要两种信号。首先，蛋白质按照上面所描述的过程进入基质，然后由第二个信号序列将蛋白质引回线粒体内膜或穿过内膜进入线粒体间隙。蛋白质进入叶绿体的机制与上述进入线粒体的机制相同，但是所使用的信号序列必须区分开来，因为在某些植物中线粒体和叶绿体是靠在一起的，必须精确定位。

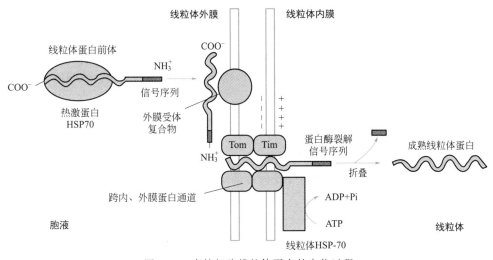

图 4-22　真核细胞线粒体蛋白的定位过程

（二）内质网蛋白的定位

内质网本身也含有许多蛋白质，它们能协助新合成的蛋白质正确地折叠成为天然构象，起到分子伴侣的作用。与分泌型蛋白质一样，内质网膜自身的整合蛋白也是在粗面内质网上合成后，再进入内质网腔，然后以运输小泡的形式转运至高尔基体。但是这些蛋白质的 C 端含有一个四肽序列 "Lys-Asp-Glu-Leu-COO⁻"，即 KDEL 信号序列，被称为内质网驻留信号。一旦小泡到达高尔基体时，高尔基体膜上的受体便与 KDEL 序列结合，经由小泡再将这些蛋白质送回到内质网膜上定位。

（三）溶酶体蛋白的定位

溶酶体酶和溶酶体膜蛋白在粗面内质网合成，然后转运至高尔基体的顺（*cis*）面，在那里进行糖基化修饰，加上 6-磷酸甘露糖。6-磷酸甘露糖是一个能将溶酶体蛋白靶向到目的位置的信号，它能被定位于高尔基体反（*trans*）面的 6-磷酸甘露糖受体所识别和结合，并将溶酶体蛋白包裹，形成运输小泡，以出芽方式与高尔基体脱离。运输小泡再与含有酸性内容物的分选小泡融合，分选小泡中较低的 pH 使溶酶体蛋白与受体解离，随后被磷酸脂酶水解为甘露糖和磷酸，以阻止 6-磷酸甘露糖再与其受体结合（图 4-23）。余下的含有受体的膜片层，再通过出芽方式脱离分选小泡并返回高尔基体进行再循环利用；而溶酶体蛋白即通过小泡之间的融合最终释放至溶酶体。不过，并非所有的溶酶体蛋白都以上述常规方式靶向转运至溶酶体，某些偶尔被排出细胞外的溶酶体蛋白还可以再通过"清道夫"途径（scavenger pathway）重新返回溶酶体。其运输途径大致如下：溶酶体糖蛋白先与质膜上的 6-磷酸甘露糖受体结合后经由受体介导的内吞作用，以内吞小泡（endosome）的形式进入细胞后，再融合进入溶酶体中。

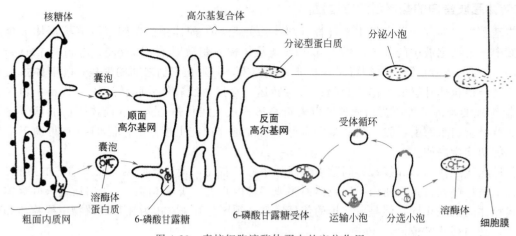

图 4-23　真核细胞溶酶体蛋白的定位作用

（四）过氧化物酶体蛋白的定位

与进入线粒体的蛋白质类似，进入过氧化物酶体中的蛋白质也是在游离核糖体上合成的，其蛋白质从核糖体释放后进行翻译后转运。但是，与进入线粒体的蛋白质不同的是，进入过氧化物酶体中的蛋白质似乎都是在折叠好之后再进行转运的。

目前，对于进入过氧化物酶体基质的蛋白质分子，已经鉴定出两类较为普遍存在的信号肽段。过氧化氢酶、脂肪酰辅酶 A 氧化酶等蛋白质的 C 末端都存在一个保守的 Ser-Lys-Leu 序列。研究表明，这一 SKL 序列对于蛋白质转运进入过氧化物酶体是必需的和充分的，但必须位于 C 末端，而且在蛋白质定位后也不会被切除。另一类是位于 N 末端的信号序列，如过氧化物酶体蛋白、硫解酶，但这类信号肽在蛋白质定位后将会被切除掉。

四、细胞质膜蛋白的定位

细胞质膜整合蛋白是在粗面内质网（RER）表面的核糖体上合成的，合成后立即插入 RER 膜片层中。这些新合成的质膜蛋白在转运至高尔基体及细胞膜表面之前，就一直停泊在膜中而不进入管腔，直到最后形成的小泡与细胞质膜融合而成为细胞质膜的新组成成分（图 4-24）。

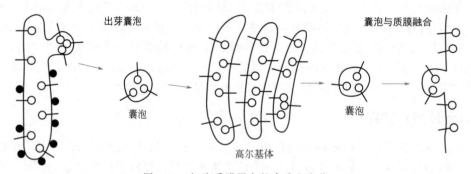

图 4-24　细胞质膜蛋白的合成和定位

不同类型的细胞质膜蛋白可以通过不同方式完成其膜上的定位和取向。有些质膜整合蛋白仅跨膜一次，而有些却反复跨膜多次，按照其跨膜次数与结构特点，细胞质膜整合蛋白一般可以分为 5 种类型：Ⅰ型与Ⅱ型都是指多肽链在膜上穿过一次的，只是Ⅰ型的 N 端在胞外，Ⅱ型则是 C 端在胞外；Ⅲ型膜蛋白是多肽链多次穿膜，如 G 蛋白偶联受体跨膜 7 次；Ⅳ型是多个一次穿膜的亚基组成一个跨膜通道；Ⅴ型是脂或糖脂蛋白，靠其脂化的脂肪酸链插入膜。质膜蛋白的不同定向及跨膜次数完全取决于多肽链中一段由疏水氨基酸组成的特殊拓扑异构序列。该序列可分三种类型：N 端信号序列、内部信号序列及停止转移序列。

仅跨膜一次的Ⅰ型质膜整合蛋白的结构中含有 N 端信号序列，该序列也能像分泌蛋白中的信号肽一样被内质网信号肽酶切除。此外，该蛋白质内部还存在另一段疏水序列，叫作**停止转移序列**（stop transfer sequence）。这类蛋白质也是边翻译边插入 RER 膜上的。一旦由于蛋白质内部的疏水性停止转移序列进入膜脂双层的疏水区域并发生相互作用时，还没等到整个蛋白质全都跨过内质网膜，转移过程便被终止，形成 N 端朝内质网管腔而 C 端朝向胞浆的定位，待最终被运输小泡带至质膜融合后，即形成 N 端朝向胞外而 C 端朝向胞浆的 I 型膜蛋白的定位。

对于 II 型膜蛋白而言，和分泌蛋白一样，恰好有一个 N 端的非信号肽酶水解序列，正是靠该信号序列将细胞膜蛋白牢固停泊在内质网膜上。显示多次跨膜的 III 型膜蛋白结构中含有多个内部信号序列及停止转移序列，在细胞膜蛋白合成及转运期间，它们将依次发挥作用。总之，质膜蛋白的 N 端或 C 端最终在质膜上的定向完全取决于 N 端的信号序列是否被水解以及最后的拓扑异构序列到底是一个内部信号肽序列还是停止转移序列。有些蛋白质缺乏 N 端信号序列，仅有一个内部信号肽序列。

五、核蛋白的定位

细胞核蛋白的输送也属于翻译后转运。所有细胞核中的蛋白质，包括组蛋白以及复制、转录、基因表达调控相关的酶和蛋白因子等都是在胞浆游离核糖体上合成之后转运到细胞核的，而且都是通过核孔复合体进入细胞核的。

研究表明，所有被输送到细胞核的蛋白质多肽链都含有一个**核定位序列**（nuclear localization sequence，NLS）。NLS 通常是一段富含精氨酸、赖氨酸等碱性氨基酸的短肽。与其他信号序列不同，NLS 可位于核蛋白的任何部位，不一定在 N 末端，而且 NLS 在蛋白质进核后不被切除。因此，在真核细胞有丝分裂结束核膜重建时，胞液中具有 NLS 的细胞核蛋白可被重新导入核内。蛋白质向核内输送过程需要几种循环于核质和胞质的蛋白质因子，包括 α、β 核输入因子（nuclear importin）和一种分子质量较小的 GTP 酶（Ran 蛋白）。三种蛋白质组成的复合物停靠在核孔处，α、β 核输入因子组成的异二聚体可作为胞核蛋白受体，与 NLS 结合的是 α 亚基。

核蛋白定位过程如下（图 4-25）：①核蛋白在胞液游离核糖体上合成，并释放到细胞液中；②蛋白质

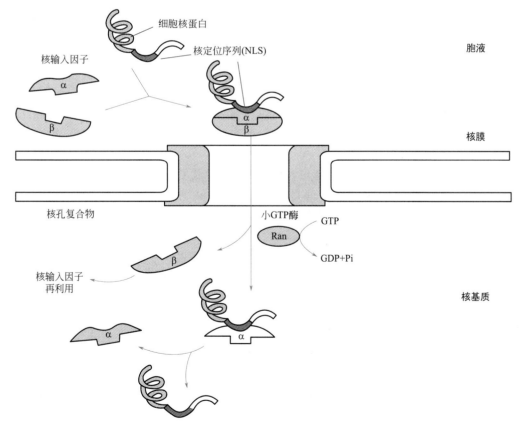

图 4-25　细胞核蛋白的定位过程

通过 NLS 识别结合 α、β 核输入因子二聚体形成复合物，并被导向核孔复合体；③依靠 Ran GTP 酶水解 GTP 释能，将核蛋白-核输入因子复合物跨核孔转运入核基质；④转位中，β 和 α 核输入因子先后从复合物中解离，细胞核蛋白定位于细胞核内。α、β 核输入因子移出核孔再循环利用。

第五节 蛋白质的降解

真核生物细胞在有丝分裂的过程中，特别依赖蛋白质的质量控制系统，即蛋白质的降解途径，以维持细胞内蛋白质的动态平衡。蛋白质降解在细胞的生理活动中发挥着不可替代的作用，包括处理损伤或错误折叠的蛋白质、不需要的组分、翻译后修饰的蛋白质，外来蛋白质降解成氨基酸在细胞内的再利用和维持细胞的自我平衡等。蛋白质降解异常会导致许多疾病，例如肿瘤、神经退行性疾病等。在真核生物细胞内，负责蛋白质降解作用的主要是泛素-蛋白酶体途径以及溶酶体途径。此外，胱天蛋白酶、钙蛋白酶、AAA 蛋白酶等也在不同领域发挥着一定的蛋白质降解功能。

一、细胞质蛋白酶解途径

（一）胱天蛋白酶（caspase）途径

细胞在接受某种信号或受到某些因素刺激后，为了维持内环境稳定，会发生主动性消亡过程，具体又包括细胞凋亡（apoptosis）、细胞焦亡（pyroptosis）、自噬（autophagy）、程序性坏死（programmed necrosis）等形式。这些过程中都会出现蛋白质的切割与降解。

其中，**细胞凋亡**是由基因控制的细胞自主有序的主动死亡过程，是机体贯穿整个生命活动中的正常生理过程，是生物体组织保持自稳平衡、清除衰老和损伤细胞的重要机制，也在疾病的发生发展中起着重要的作用。据统计，健康成人的骨髓和肠中每小时约有 10 亿个细胞凋亡，脊椎动物的神经细胞在发育过程中有约 50% 的细胞凋亡。

细胞凋亡是一个由启动因子、各种效应因子和抑制因子参与的复杂级联反应的过程。对于哺乳动物来讲，虽然有众多因子参与细胞凋亡，但细胞凋亡最终执行者是 caspase 家族。细胞凋亡的信号转导机制十分复杂，目前认为最为经典的细胞凋亡通路是外源性死亡受体介导凋亡通路、内源性线粒体介导凋亡通路和内质网介导凋亡通路。这三条凋亡途径最后均可激活 caspase。无论是哪种通路介导的细胞凋亡，在凋亡的发生发展过程中彼此存在着密切联系。

caspase 的含义是指该类蛋白酶的活性部位为极为保守的半胱氨酸（cysteine）及特异切割底物的天冬氨酸（用 aspase 表示），简称 caspase。目前已发现了至少 14 种，都具有一个保守的五肽反应位点 QACXG（其 X 通常是 R、Q 或 G）。根据其氨基酸序列的同源性及作用性质，caspase 可以分为 3 个亚型，Ⅰ型包括 caspase-2、caspase-8、caspase-9、caspase-10，主要负责启动细胞凋亡；Ⅱ型包括 caspase-3、caspase-6、caspase-7，主要负责执行细胞凋亡；Ⅲ型包括 caspase-1、caspase-4、caspase-5、caspase-11、caspase-12、caspase-13、caspase-14，主要负责调节炎症反应。caspase 蛋白酶都是以酶原的形式存在于正常细胞中，细胞凋亡启动后通过级联放大式的逐步反应被激活。一条激活途径是由死亡信号分子（如 Fas 配体、TNF-2 等）与受体（如 Fas、TNFR 等）结合后的死亡结构域介导，使 caspase-8 自身催化成为具水解酶活性的蛋白酶，然后 caspase-8 再作为上游调控信号水解下游的 caspase-3、caspase-6、caspase-7 等，caspase-3、caspase-6、caspase-7 作用于底物使其降解，导致细胞凋亡。另一条途径则由位于线粒体上的细胞色素 C（CytC）介导，激活 caspase-9，活化的 caspase-9 进而激活 caspase-3，行使水解蛋白的功能，最终导致细胞凋亡，细胞形成凋亡小体，最终被吞噬细胞吞噬消化。因此 caspase 也被称为杀手蛋白酶。

此外，在细菌、病毒等病原体引起炎症反应的过程中，细胞会发生另一种同样依赖于 caspase 的途径，与凋亡类似但又并不相同的程序性死亡，称为**细胞焦亡**或细胞炎性坏死。细胞焦亡与细胞凋亡在特征上具有一定的相似性，但细胞焦亡的死亡过程又有别于细胞凋亡。具体区别包括：①细胞焦亡通常是由炎症反应而引发的程序性细胞死亡，细胞凋亡通常则并不伴随炎症反应。②细胞焦亡通常表现为细胞不断胀大直至细胞膜破裂，导致细胞内容物的释放进而激活强烈的炎症反应，但期间细胞核可以一直保持完整性。而细胞凋亡则往往表现为细胞体积缩小、连接消失，与周围的细胞脱离，然后细胞质密度增加，线粒体膜电位消失、通透性改变，释放细胞色素 C 到胞浆、核质浓缩、核膜核仁破碎等，但细胞膜完整性则往往保持较好。③细胞焦亡的 DNA 降解程度要低于细胞凋亡。现在已经发现，caspase-3、caspase-7、caspase-9 属于非炎性蛋白酶，caspase-1、caspase-4、caspase-5、caspase-11 则属于促炎性蛋白酶，当病原体入侵宿主细胞时，会以经典途径激活 caspase-1 或以非经典途径激活 caspase-4、caspase-5、caspase-11，引发细胞焦亡，最终切割 gasdermin D 蛋白的接头结构，释放其 N 端结构域并造成细胞膜上形成孔隙，导致细胞发生渗透性崩解并释放 IL-1β 和 IL-18 等炎症因子。

（二）钙蛋白酶途径

钙蛋白酶（calpain）是一组保守的特异性依靠钙激活的中性半胱氨酸蛋白酶，在生物体内广泛表达。在细胞的多种生理作用过程中，钙蛋白酶家族成员发挥了关键作用，不仅参与蛋白质水解，还参与肌肉生长与分化、神经发育、细胞骨架重构、细胞周期调控与凋亡、葡萄糖转运、细胞信号转导等正常的生理过程。

典型钙蛋白酶是由 1 个具有催化活性的大亚基（80 kDa）和 1 个具有调节活性的小亚基（30 kDa）组成的异二聚体。到目前为止，已发现 15 个基因编码钙蛋白酶，其中 13 个编码 15 种大亚基，2 个（*Capn4*、*Capn14*）编码 2 种小亚基。钙蛋白酶家族互为同工酶且各种同工酶在组织内的分布及作用不尽相同。大亚基具有 5 个结构域，结构域 I 位于 N 末端，当被 Ca^{2+} 激活后可发生自溶，从而引起蛋白酶构象改变；结构域 II 是酶的活性中心；结构域 III 包含两个 Ca^{2+} 连接位点和 1 个磷脂结合结构，通过 Ca^{2+} 依赖方式与磷脂结合，可能对钙蛋白酶的 Ca^{2+} 依赖性膜易位起重要作用，是激活蛋白或抑制蛋白结合的部位；结构域 IV 是 Ca^{2+} 结合的部位；小亚基含有 2 个结构域，结构域 V 具有疏水作用，是酶与细胞膜结合的位点；结构域 VI 位于 C 末端，与 Ca^{2+} 结合，和大亚基结构域 IV 结构相似。钙蛋白酶活性主要是受细胞内 Ca^{2+} 浓度、钙蛋白酶激活蛋白、钙蛋白酶抑制蛋白、离子强度、pH、底物等因素的影响。

（三）细胞质蛋白酶解途径与疾病

1. 细胞凋亡相关的疾病

（1）细胞凋亡过低相关的疾病

① 系统性红斑狼疮。由于 Fas 表达缺陷，可引起自身反应性 T 细胞阴性选择的凋亡功能丧失，形成自身免疫性疾病。

② 肿瘤。虽然肿瘤的形成与细胞增殖及凋亡两方面异常都有关，但是肿瘤细胞的凋亡反应总是呈现相对过低。这其中有许多原因，例如：肿瘤细胞高表达 FasL，可促进淋巴细胞凋亡，同时肿瘤细胞的 Fas 则呈现低表达，可抑制自身细胞发生凋亡，从而形成肿瘤细胞具有逃避免疫和抵抗凋亡的特性。

（2）细胞凋亡过度相关的疾病

① 心血管疾病。窦房结、房室结和希氏束细胞发生凋亡过度，可引起心脏传导系统障碍而致心功能不全。

② 神经系统疾病。肌萎缩性侧索硬化症和阿尔茨海默病、额颞痴呆、Parkinson 病等均是由神经元过度凋亡所致。

③ 获得性免疫缺陷综合征（AIDS，艾滋病）。$CD4^+$ T 细胞膜表面的 CD4 分子是 HIV 膜蛋白 gp120 的受体，当 gp120 结合 CD4 后，可诱导 $CD4^+$ T 细胞发生凋亡；另外 HIV 感染的外周血 T 细胞对 TRAIL 和 FasL 介导的细胞凋亡特别敏感，因此更加强了 T 细胞凋亡，导致免疫系统崩溃。

④ 中毒性表皮坏死松解症（Lyell 综合征）。该病是因血清中出现高水平可溶性 sFasL，引起角化细胞（细胞膜有 Fas 表达）过度凋亡所致。

⑤ 肝功能衰竭相关疾病。胆汁淤积性肝病（cholestatic liver disorders，CLD）是因为淤积的胆汁酸

中的主要成分甘氨鹅脱氧胆酸不仅直接激活 Fas，引起 Fas 介导的凋亡发生，还可直接损伤线粒体，引起线粒体介导的凋亡发生，共同引起肝细胞死亡，导致肝功能衰竭。另外，急性重型肝炎〔又称暴发性肝炎（fulminant viral hepatitis，FVH）〕是因为肝炎病毒因子经抗原提呈反应，激活 T 淋巴细胞转化为细胞毒性 T 淋巴细胞（cytotoxic T lymphocyte，CTL），诱导 CTL 高表达 FasL，引起大面积肝细胞发生凋亡，导致暴发性肝功能衰竭。

2. 细胞焦亡相关的疾病

（1）感染性疾病

　　目前研究认为激活 caspase-1 和 caspase-4、caspase-5、caspase-11 所引发的细胞焦亡，是宿主抵抗感染的辅助免疫防御机制。已有文献报道，被志贺菌、鼠伤寒沙门菌、李斯特菌、HIV 病毒、登革热病毒、腺病毒等感染的巨噬细胞中均存在细胞焦亡。细胞焦亡会导致细胞膜溶解，细胞发生渗透性崩解，同时释放出大量的 IL-1β、IL-18 等炎症细胞因子到细胞外环境中，并对邻近细胞产生促炎信号，募集到更多的炎症细胞，继而诱发炎症反应。

（2）非感染性疾病

　　近年来，人们发现在动脉粥样硬化、阿尔茨海默病、痛风性关节炎等非感染性疾病中同样也存在细胞焦亡。例如，依赖 caspase-1 介导的细胞焦亡会参与动脉粥样硬化病变发生发展的各个阶段，在动脉粥样硬化早期，主动脉血管内皮细胞中的 caspase-1 会被激活，引起血管内皮细胞焦亡。在动脉粥样硬化斑块形成过程中，也可以在巨噬细胞中检测到 caspase-1 的活化及细胞焦亡。

3. 钙蛋白酶相关的疾病

　　作为机体细胞内蛋白质降解的主要酶系之一，钙蛋白酶系统对维持体内蛋白质代谢的平衡起着重要的作用。近年来的大量研究表明，钙蛋白酶的激活异常或失调与神经退行性疾病、肌萎缩症、糖尿病、白内障、肿瘤等多种疾病的发生发展密切相关。

二、线粒体蛋白酶解途径

（一）线粒体蛋白酶解途径

　　真核生物细胞大部分线粒体蛋白依然是由核基因编码的，这些蛋白质以未折叠的状态通过高度选择的机制转运至线粒体。线粒体基质中含有完整的蛋白质周转系统，并存在一种依赖 ATP 的细胞器蛋白降解途径，线粒体膜间腔和基质内未折叠和装配的蛋白质将被一系列的蛋白酶降解。线粒体基质内主要有三种

AAA 蛋白酶（ATPase associated with diverse cellular activities，与多种细胞活动相关的 ATPase）参与蛋白质的降解，包括 Lon、酪蛋白裂解酶 P（caseinolytic protease P，ClpP）两种可溶性蛋白酶以及一种膜结合 m-AAA 蛋白酶。其中，Lon 偏好降解氧化和错误折叠的蛋白质；ClpP 主要是在线粒体蛋白质毒性胁迫下被激活，启动线粒体蛋白质非折叠反应并降解折叠错误的蛋白质；m-AAA 蛋白酶是具有多种功能的寡聚蛋白酶，可以降解错误折叠和装配的氧化磷酸化复合体亚基，也可以发挥类似于分子伴侣的功能，装配氧化磷酸化复合体，还可执行加工酶的活性，调控线粒体核糖体蛋白 MRPL32 和融合蛋白 OPA1 的功能。除了基质内的蛋白质降解，线粒体膜间腔蛋白质质量会受到膜结合 i-AAA 蛋白酶（线粒体内膜存在两种 AAA 蛋白酶，i-AAA 蛋白酶的催化结构域面向线粒体膜间隙，而 m-AAA 蛋白酶则面向基质）和可溶性蛋白酶 HtrA2/Omi 的控制，线粒体内膜也有金属肽酶 OMA1 和菱形蛋白酶 PARL 参与线粒体蛋白质的质量控制。

此外，虽然线粒体蛋白酶系统中不含有泛素，但含有高分子蛋白酶复合体，也能把多肽或游离的蛋白质亚基降解成氨基酸。自噬也与线粒体蛋白质降解有着密切的关系。

（二）线粒体蛋白酶解与疾病

线粒体需要通过功能完整、迅速及合适的反应来满足细胞的能量需求，并参与细胞内钙离子平衡、信号转导及细胞凋亡等过程，以应对各种生理和病理状态。

线粒体呼吸链是内源性**活性氧**（reactive oxygen species，ROS）的主要来源之一，线粒体蛋白质作为 ROS 氧化修饰的目标而失去活性。越来越多的研究证明，衰老和某些疾病与自由基对细胞内大分子持续损伤密切相关，而要维持细胞内正常平衡和生存，就需要对这些被氧化修饰的酶及蛋白质予以修复或降解，因此，线粒体蛋白的酶解过程在这些疾病过程中发挥着重要的作用。例如，线粒体内 ROS 的产生会随着年龄的增加而增加，导致更多的蛋白质被氧化，而线粒体 AAA 蛋白酶在去除氧化和受损伤的蛋白质中起着至关重要的作用。研究表明：Lon 蛋白酶的效率会随着年龄增加而降低，从而影响衰老线粒体对外界应激的应答能力，这是细胞在衰老过程中适应能力降低的一种表现，而增强 Lon 水平及活力则有助于保持细胞的正常生长并延长细胞寿命。此外，研究发现 Lon 蛋白酶在肿瘤、艾滋病、遗传性共济失调等疾病中的水平都表现出显著上调，可被用作潜在的药物研发靶点。

三、溶酶体途径

（一）溶酶体途径与自噬

溶酶体属于单层膜包裹的细胞器，存在于所有真核细胞内，但是不同细胞含有的溶酶体在形状、大小、数量和功能方面相差极大。大多数哺乳动物细胞含有数百个直径为 $0.1 \sim 1.0~\mu m$ 的溶酶体，而酵母和植物细胞则含有 1 个或者数个类似于溶酶体的液泡。溶酶体的一个显著特征是拥有酸性的内环境（pH 介于 $4.5 \sim 5.5$），这种酸性环境有利于维持溶酶体内大量水解酶（包括蛋白酶、糖苷酶和脂肪酶等）的活性。细胞利用**吞噬**（phagocytosis）、**巨胞饮**（macropinocytosis）和**自噬**（autophagy）等多种途径，将细胞外的生物大分子和细胞内蛋白聚集体以及受损细胞器等送到溶酶体内进行降解。

自噬是真核生物特有的一类通过溶酶体降解细胞内蛋白聚集体和受损细胞器等成分的自我消化途径。

1. 自噬过程所需要的功能性蛋白质

自噬过程由一系列功能性蛋白质参与完成，主要包括：

（1）Atg1/ULK1 复合体

包括 Atg1、Atg13、Atg11、Atg17、Atg29 和 Atg31，它们在自噬的开始过程中发挥重要作用。

（2）Atg9 的囊泡和 Atg2-Atg18 复合体

Atg9 囊泡可在双层膜和胞质中循环，依赖 Atg17 或 Atg11 复合体定位到**前自噬体结构**（PAS，pre-autophagosomal structure），依赖 Atg2-Atg18 复合体离开 PAS。

（3）PI3K 激酶复合体

包括 Vps34、Vps15、Atg6/Beclin1、Atg14 和 Atg38，可与膜结合，催化脂分子 PI 转换为 PI3P，从

而招募与 PI3P 结合的蛋白。

（4）两套类泛素化体系

包括 Atg8/LC3（LC3 是酵母 Atg8 在哺乳动物中的同源类似分子）、Atg4、Atg3、Atg7 和 Atg12、Atg7、Atg5、Atg10、Atg16。它们的具体功能和相互之间的关系还有待进一步研究，可能具有识别底物、在双层膜延伸中维持曲度等作用。其中，Atg8/LC3 是目前研究中使用最广泛的细胞自噬分子标志物。LC3 参与了自噬体膜的形成，包括 LC3-Ⅰ 和 LC3-Ⅱ 两种可相互转化的形式。细胞内新合成的 LC3 经过加工，成为胞浆可溶形式的 LC3-Ⅰ，后者经泛素化加工修饰，与自噬体膜表面结合，成为膜结合形式的 LC3-Ⅱ。LC3-Ⅱ 定位于前自噬体和自噬体，LC3-Ⅱ 的含量或 LC3-Ⅱ/LC3-Ⅰ 的比例与自噬体的数量呈正相关，在某种程度上可以反映细胞的自噬活性。

2. 细胞自噬的主要过程

细胞自噬的发生可分为以下几步：

① 自噬体形成起始步骤，在酵母细胞中是特异结构 PAS 的形成并招募其他 Atg 蛋白和囊泡等膜成分定位，在哺乳动物细胞中是奥米伽体和分离膜形成杯状结构。

② 自噬体的双层膜在多个 Atg 蛋白的调控下扩展、延伸、包裹各种胞内组分。

③ 双层膜在 Atg 蛋白等帮助下延伸和封闭，形成自噬体。

④ 自噬体的外膜与溶酶体或者酵母的液泡发生融合，该特异结构称为自噬溶酶体，而内膜和内含物则被溶酶体内酯酶和蛋白酶降解为小分子。

⑤ 降解产物从自噬溶酶体中释放，自噬溶酶体则在网格蛋白（clathrin）等膜相关蛋白质帮助下产生细管状结构，通过自噬性溶酶体再生形成新的溶酶体。

3. 自噬的分类

根据发生机制及功能的不同，可以将自噬分为**微自噬**（microautophagy）、**分子伴侣介导的自噬**（chaperone-mediated autophagy，CMA）、**选择性自噬**（selective autophagy）和**巨自噬**（macroautophagy）。

狭义上所讲的自噬，通常多指巨自噬，即细胞在饥饿、雷帕霉素（Rapamycin，西罗莫司）等刺激的诱导下，细胞质内产生双层囊泡结构包裹非特定蛋白质形成自噬体，随后自噬体与溶酶体/液泡融合，溶酶体/液泡里面的酸性水解酶最终将自噬体包裹的物质降解的过程。

（1）微自噬

微自噬是指哺乳动物的晚期内吞体/溶酶体或者酵母的液泡利用膜内陷直接将物质或细胞器包裹进来进行降解的过程。关于微自噬，在酵母中研究较多，但是分子机制还不是很清楚。酵母微自噬发生时，液泡膜逐渐凹陷形成细长的微自噬管（microatophagic tube）。当细胞处于饥饿状态时，液泡的内陷程度会由营养丰富时的 17% 上升至 63%，表明饥饿状态下细胞内物质降解会大大增加。在酵母细胞中，已经发现的过氧化物酶体、细胞核、内质网、线粒体、脂滴、细胞质等都是微自噬的底物，它们的降解有的需要自噬蛋白的参与，但是在微自噬发生过程中并没有发现自噬泡结构。此外，在高等生物中的研究发现，微自噬在植物液泡中含有花青素结构物质的积累以及小鼠胚胎发育过程中也具有重要的生理意义。

（2）分子伴侣介导的自噬

分子伴侣介导的自噬是指分子伴侣蛋白通过识别并结合底物蛋白质上特异性的氨基酸序列，将底物蛋白质运送到溶酶体进行降解的过程。它具体可以分为以下几个步骤：①底物的识别和溶酶体靶向运输；②底物的结合和去折叠；③底物进入溶酶体并进行降解。首先，被分子伴侣介导的自噬底物一般都有 KFERQ 样的序列，通过识别并结合协助蛋白质跨膜转运的分子伴侣蛋白 Hsp70。随后，在分子伴侣介导的自噬过程中，Hsp70 与其他分子伴侣蛋白 Hsp90、Hsp40、HOP、HIP、Bag-1 形成复合体。一旦被识别的底物与分子伴侣复合体结合，底物就被靶向到溶酶体表面并与溶酶体相关膜蛋白 2A（lysosome-associated membrane protein 2A，LAMP-2A）结合、去折叠并转运入溶酶体腔进行降解。研究表明，分子伴侣介导的自噬功能异常与神经退行性疾病、癌症的发生发展密切相关。

（3）选择性自噬

自噬最早被认为是非选择性的，但后来研究发现由于自噬受体蛋白的存在，细胞可以对自噬底物进行分选、运输并进行选择性的靶向降解。选择性自噬的自噬体在形态及核心组成上总体与非选择性自噬相似，所不同的是，选择性自噬降解的是特定的底物。此外，选择性自噬需要特定的受体蛋白通过其 LC3 相互作用结构域（LC3 interaction region，LIR）与自噬蛋白 LC3/Atg8 直接结合，进而将细胞内蛋白聚集体或受损细胞器运送到溶酶体/液泡中进行降解。目前已知道的选择性自噬包括线粒体自噬、内质网自噬、过氧化物酶体自噬、细胞质囊泡靶向（cytoplasm to vacuole targeting，CVT）通路等。

（二）溶酶体、自噬与疾病

溶酶体及自噬在细胞清除废物、结构重建、生长发育中起着重要作用，研究表明它们与人类疾病存在很密切的联系。目前已经发现：溶酶体及自噬与神经退行性疾病（如帕金森病、亨廷顿舞蹈病、阿尔茨海默病等）、肿瘤、感染性疾病以及一些遗传病（如达农病、Vici 综合征等）都密切相关。例如：溶酶体相关膜蛋白 2（LAMP2）的遗传性 X 连锁缺陷可导致心肌病，患者心肌和骨骼肌细胞中自噬体数量明显增加，导致糖原贮积在溶酶体引起肥厚型心肌病、骨骼肌病及智力障碍三联征，被称为达农（Danon）病。此外，目前的研究发现自噬在肿瘤的发生过程中起着双重的作用，最初，自噬对癌症有预防作用，但是一旦肿瘤发生，自噬却又可以使肿瘤细胞的自我保护能力和转移能力大大提升，因此自噬在肿瘤发生过程中的具体机制，已成为一大研究热点。

知识链接 4-9　　　　　　　　　　　　溶酶体与自噬的发现

比利时科学家 Christian de Duve 在 1955 年利用电子显微镜发现了溶酶体，并因此荣获了 1974 年的诺贝尔生理学或医学奖。20 世纪 60 年代，科学家们又发现细胞似乎有一种策略能够将细胞组分甚至是整个细胞器这样的"大型货物"运输到溶酶体中进行降解，Christian de Duve 在 1963 年因此提出了自噬的概念。然而，要对这一现象进行深入研究时，科学家们一时却无从下手。直到 20 世纪 90 年代，日本科学家大隅良典（Yoshinori Ohsumi）培养了缺失液泡降解酶类的酵母突变体，同时饥饿刺激自体吞噬作用的发生，结果不到 1 h，就发现细胞液泡中逐渐充满了小囊泡（即自噬体），后来他进一步分析了细胞自噬的系列关键基因与分子机制，并于 2016 年因此荣获了诺贝尔生理学或医学奖。

四、泛素-蛋白酶体途径

（一）泛素-蛋白酶体途径概述

泛素-蛋白酶体途径（ubiquitin proteasome pathway，UPP）是一种依赖 ATP 进行的，具有高度特异性和选择性的蛋白质降解途径，负责降解细胞内超过 80% 的正常或异常蛋白质，并在细胞周期调控、信号转导、核酸序列翻译等多种生命过程中发挥重要作用。

1. 蛋白酶体

蛋白酶体是一个广泛分布于生物体内的多亚基大分子复合物，由多个催化和调节蛋白组成，具有类胰蛋白酶等多种催化功能，可选择性降解细胞内的蛋白质，是细胞新陈代谢的一个重要组成部分。在原核生物中，蛋白酶体每一种类型亚基的组成都相同，如 α 亚基和 β 亚基各只含有 1 种亚基，而在真核生物中，蛋白酶体的 α 亚基和 β 亚基都各含 7 种不同亚基。真核生物的蛋白酶体分子质量约为 2000 kDa，根据它的沉降系数（Svedberg）称为 26S 蛋白酶体，形状为桶状的蛋白复合物，由 1 个 20S 核心颗粒（CP）和 2 个 19S 调节颗粒（RP）组成。其中，20S 核心颗粒负责执行蛋白质水解活性，19S 调节颗粒则负责识别带有泛素化标签的蛋白质。20S 核心颗粒是由 4 个堆积在一起的环组成"核心"，核心中空，形成一个空腔。在真核细胞中，外围的两个环各由 7 种不同的 α 亚基组成，内部的两个环由 7 种不同的 β 亚基组成。其中，目前发现 3 种 β 亚基为活性亚基，具有特异性肽切割位点，β1 亚基具有胱天蛋白酶样（caspase-like，C-L）活性，倾向于在酸性残基后裂解底物；β2 亚基具有胰蛋白酶样（trypsin-like，T-L）活性，倾向于在碱性残基后裂解底物；β5 亚基具有糜蛋白酶样（chymotrypsin-like，CT-L）活性，倾向于在疏水性残基后裂解底物。当核心颗粒处于游离状态时，其水解通道的入口通常是关闭的，只有当调节蛋白堆积在核心颗粒上时才能激活核心颗粒，使入口打开。由于进入这些水解活性位点的通道很窄，蛋白质在不发生去折叠的情况下将无法接触到活性位点，因此蛋白酶体不会对细胞内正常的蛋白质产生威胁。19S 调节颗粒是蛋白酶体最主要的调节蛋白，又称为 PA70，位于 20S 核心复合物的一侧或者两侧，由 19 个亚基组成盖子和基底两部分。19S 调节颗粒的功能是识别泛素化的蛋白质并水解 ATP 将蛋白质去折叠，从而将靶蛋白转运到核心颗粒。除了 19S 调节颗粒，细胞内的其他蛋白酶体调节蛋白还有 Blm10/PA200 和 PA28等。与 19S 调节颗粒不同，Blm10/PA200 和 PA28 的作用不依赖于水解 ATP 和识别泛素化降解蛋白。Blm10/PA200 在 20S 核心颗粒成熟的最后阶段结合到 20S 核心颗粒上，促进 20S 核心颗粒的成熟。研究表明，Blm10 可能在维持线粒体内稳态、染色体稳定性以及 DNA 氧化损伤后修复等方面发挥着作用。PA28 可能在 MHC Ⅰ 类介导的抗原提呈中发挥着潜在的作用。

此外，高等真核生物还能表达另外三种蛋白酶体活性亚基：Lmp2（β1i）、Lmp7（β2i）和 MECL-1（β5i）。这三种亚基都是由细胞因子诱导表达的，也被称为免疫型亚基。这三种免疫型亚基和 β 亚基是同源蛋白，Lmp2、Lmp7 和 MECL-1 可分别替代 β1、β2 和 β5 组装到 20S 核心颗粒中从而构成免疫蛋白酶体，免疫蛋白酶体在抗原提呈、炎症反应等方面发挥着重要作用。

2. 泛素

泛素（ubiquitin，Ub）是一种由 76 个氨基酸组成的多肽，因其一级结构高度保守、广泛分布于从酵母到人类的各类细胞中而得名。除泛素之外，执行泛素-蛋白酶体途径的组成分子主要还包括泛素活化酶（Ub-activating enzyme，E1）、泛素结合酶（Ub-conjugating enzyme，E2）、泛素连接酶（Ub-ligating enzyme，E3）、26S 蛋白酶体（26S proteasomes）和去泛素化酶（deubiquiti nating enzymes，DUBs）。

3. 泛素介导的蛋白质降解过程

泛素介导的蛋白质降解是一个极为复杂的过程，主要分两个阶段（图 4-26）：

（1）蛋白质的泛素化

泛素与需要降解的蛋白质共价结合，使其标记（通常发生在 Lys 上）并被激活。该过程需要 E1、E2、E3 的参与，并消耗 ATP。其中，靶蛋白结合单个泛素分子，称为单泛素化；靶蛋白的多个 Lys 同时被单个泛素分子标记称为多泛素化；靶蛋白的单个 Lys 残基被多个泛素分子标记则成为多聚泛素化。多聚泛素化需要 E1、E2 和 E3 三种酶级联催化，而单泛素化一般仅需 E1 和 E2 催化。泛素本身含有 7 个 Lys 残基（K6、K11、K27、K29、K33、K48 和 K63），这些 Lys 都能与另一个泛素分子进一步偶联形成特异的多聚泛素链，被蛋白酶体降解的蛋白质主要是通过泛素 K48 连接发生多聚泛素化。通常而言，跨膜靶蛋白只需单泛素化即可被蛋白酶体降解，但可溶性靶蛋白需要多聚泛素化（至少含 4 个泛素）才能被蛋白酶体降解。

（2）蛋白酶体降解泛素化蛋白质

靶蛋白一旦多聚泛素化，即由 26S 蛋白酶体识别、募集，降解成含 7～9 个氨基酸残基的寡肽（再被其他蛋白酶彻底降解），而泛素则被释放并再利用。

在引导蛋白酶体降解的经典途径之外，研究发现泛素化也会产生许多与蛋白质降解无关的功能。在泛素的 7 个 Lys 中，由 K63 连接多聚泛素化的蛋白质通常都不会被蛋白酶体降解，而是发挥其他功能，经由 K6、K11、K27、K29、K33 这 5 个 Lys 连接发生的多聚泛素化则既有可能被引导到蛋白酶体降解也可能产生其他的非降解功能，具体取决于靶蛋白及生理病理过程的不同。此外，通过泛素的 N 端氨基酸也可以构成线性泛素链，产生非降解的泛素化修饰功能。目前研究发现：蛋白质泛素化的非降解功能主要与DNA 损伤修复、转录调节、信号转导、胞吞作用等过程有关。例如，H2A 泛素化与多梳蛋白（poly-comb）的基因沉默有关。酵母中许多质膜蛋白依赖于内化的泛素化，这种泛素化是胞吞作用的重要信号。

（二）泛素-蛋白酶体途径与疾病

泛素-蛋白酶体途径是细胞内一系列生命进程的重要调节方式，它可以严格控制功能蛋白的水平、质量，参与免疫反应，维护人体的代谢、修复功能，具有重要的生理意义。

（1）严格控制功能蛋白水平

例如细胞周期蛋白在完成使命之后会被磷酸化，导致称为降解盒的降解决定子暴露，被 SCF/APC 介导的泛素-蛋白酶体系统标记、降解。

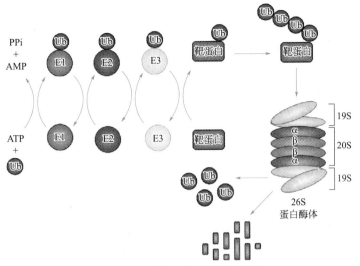

图 4-26　泛素-蛋白酶体降解途径

（2）清除修饰错误的蛋白质

修饰错误包括折叠错误、半胱氨酸氧化、谷氨酰胺或天冬酰胺脱氨基等，这些错误导致蛋白质疏水序列暴露，被泛素-蛋白酶体系统识别、标记、降解。

（3）参与免疫反应

抗原提呈细胞应用泛素-蛋白酶体系统将病毒蛋白标记、降解，产生的抗原肽运输到内质网，与内质网膜上的主要组织相容性抗原Ⅰ结合成复合物，运输到细胞膜，激活细胞毒性 T 细胞，杀死病毒感染细胞。

泛素化与去泛素化的改变与肿瘤、神经退行性疾病（如帕金森病、阿尔茨海默病、亨廷顿病等）、心血管疾病、病毒感染等多种疾病的发生发展密切相关。例如，一些生长因子、癌基因等都是泛素-蛋白酶体系统的底物，它们如果不能正常地从细胞内降解，就会引发肿瘤。α-突触核蛋白（α-synuclein）是帕金森病的重要致病基因，泛素-蛋白酶体途径异常会致使 α-突触核蛋白异常积聚，参与促发帕金森病。

知识链接 4-10　　　　　　　　　　**泛素介导的蛋白质降解机制研究**

1978 年，Ciechanover 在利用 DEAE-纤维素柱去除网状细胞溶解物的血色素时意外发现，溶解物被分成两部分后失去了蛋白酶解活性，重新混合则会恢复活性。其中第一部分是一种热稳定蛋白，这就是最初被发现的泛素，而实验中分离的另外那部分就是 E1、E2、E3 等的混合物。两年后，Ciechanover 进一步发现泛素可以和一些蛋白质形成共价连接。20 世纪 70 年代至 80 年代间，Ciechanover 与 Hershko 在 Rose 主持的福克斯·蔡斯癌症研究中心做访问学者。在此期间，他们联名发表了一系列论文，揭示了泛素介导的蛋白质降解机制。2004 年，以色列科学家 Aaron Ciechanover、Avram Hershko 和美国科学家 Irwin Rose 因为泛素调节的蛋白质降解研究，荣获 2004 年的诺贝尔化学奖。

第六节　干预蛋白质生物合成与合成后加工的药物

一、干预蛋白质生物合成的药物

（一）抗生素

抗生素是由微生物（包括细菌、真菌等）或高等动植物产生的具有干扰病原体、肿瘤等其他细胞生长存活能力的次级代谢产物。

　　许多抗生素都是通过阻断蛋白质生物合成而发挥作用的，其作用靶点往往在核糖体亚基上，但具体部位又有所不同。由于真核生物和原核生物的核糖体亚基存在差异，因此能够选择性作用于原核生物核糖体亚基的药物，便可以作为抗菌药物应用于临床，而那些会结合并抑制真核生物核糖体的物质则往往对人体具有较大的毒副作用，因而应用受限。例如放线菌酮作用于真核生物核糖体，故而对于人体是一种毒物，仅用于医学研究。作用于原核生物核糖体 50S 亚基的抗生素主要有大环内酯类、林可霉素类、氯霉素类、酮内酯类、链阳菌素类、截短侧耳素类、苯丙素类、噁唑烷酮类等；作用于核糖体 30S 亚基的则主要有氨基糖苷类、四环素类、伊短菌素类、密旋霉素类、壮观霉素类等。这些抗生素通过与核糖体不同的功能区域结合，阻止蛋白质生物合成循环中的某一关键步骤（表 4-5），具体作用主要包括：抑制翻译起始、干扰 tRNA 分子底物与解码中心结合、阻碍 tRNA 底物进入肽基转移酶中心（peptidyl transferase center，PTC）、阻碍转位、阻碍转肽、引起错译、阻止核糖体再循环因子的相互作用、阻断蛋白出口通道等。例如，氨基糖苷类抗生素与核糖体 30S 亚基结合，会阻碍 30S 亚基起始复合物的形成，同时妨碍氨酰-tRNA（特别是 fMet-tRNA）与核糖体的结合，从而干扰核糖体 70S 起始复合物的形成。同时，与核糖体 30S 亚基的结合还会造成 A 位的歪曲，使 mRNA 的密码子被错译，导致合成的蛋白质序列异常、功能受损。而在终止阶段，氨基糖苷类抗生素会阻碍终止密码子与 A 位的结合、阻止肽链释放因子进入 A 位，使已合成的肽链不能释放，从而妨碍核糖体 70S 亚基的解离，致使核糖体循环受阻、发生耗竭，最终造成蛋白质生物合成过程的抑制，产生抗菌作用。

表 4-5　抗生素及抑制蛋白质生物合成的原理

抗生素种类	作用点	作用原理	应用
四环素类（四环素、多西环素、土霉素、金霉素等）	原核核糖体小亚基	抑制氨酰-tRNA 与小亚基结合，妨碍氨酰-tRNA 的进位	抗菌药
氨基糖苷类（链霉素、卡那霉素、庆大霉素等）	原核核糖体小亚基	改变构象引起读码错误，抑制起始、延伸、终止等过程	抗菌药
氯霉素类（氯霉素、甲砜霉素等）	原核核糖体大亚基	抑制肽基转移酶，阻断肽链延长	抗菌药
大环内酯类（红霉素、阿奇霉素、螺旋霉素等）、林可霉素类（林可霉素、克林霉素）	原核核糖体大亚基	抑制转位酶（EF-G），妨碍转位	抗菌药
梭链孢酸	原核核糖体大亚基	与 EF-G-GTP 结合，抑制肽链延长	抗菌药
放线菌酮	真核核糖体大亚基	抑制肽基转移酶、阻断肽链延长	实验研究
嘌呤霉素	真核核糖体、原核核糖体	氨酰-tRNA 类似物，进位后引起未成熟肽链脱落，中断肽链合成	抗肿瘤药

（二）生物毒素

　　常见的抑制人体蛋白质合成的生物毒素，主要是细菌毒素与植物毒素。

1. 细菌毒素

　　细菌毒素有多种，如白喉毒素、绿脓毒素、志贺毒素等，它们多在肽链延长阶段抑制蛋白质的合成，其中以白喉毒素的毒性最大。

　　白喉毒素（diphtheria toxin，DT）是由感染 β 噬菌体的白喉棒状杆菌所产生的外毒素蛋白质，它通过灭活真核细胞的延伸因子Ⅱ（eEF-2），阻断细胞蛋白质合成，导致细胞死亡。DT 是由 A（DTA）、B（DTB）两个片段组成，彼此之间存在二硫键连接。DTA 位于氨基端，进入细胞内可以催化 eEF-2 发生 ADP-核糖基化而失活，从而抑制蛋白质合成；DTB 位于羧基端，负责白喉毒素与细胞表面受体的黏附结合。DTA 的毒性极大，细胞内一分子 DTA 蛋白就足以杀死细胞，而且细胞死亡后释放出的毒蛋白不会进入其他细胞内，因此可应用于肿瘤的靶向治疗中。例如，地尼白介素 2（Denileukin diftitox，Ontak）就是将 DT 活性域与白细胞介素 2（IL-2）连接在一起通过基因工程方法制备的重组融合蛋白，其中的 IL-2 会与细胞表面的 IL-2 受体结合，然后将 DT 导入细胞中，从而产生靶向性的细胞毒性作用。2008 年，美国 FDA 通过优先审批程序批准了地尼白介素 2 用于治疗持续或复发性皮肤 T 细胞淋巴瘤（cutaneous T-cell lymphoma，CTCL），这种淋巴瘤细胞会存在 CD25（IL-2 受体 α 链）的高表达。此外，利用组织特异性启动子在细胞或组织中表达 DT，可对特定细胞或组织产生毒性，从而为相关疾病提供转基因动物模型，并应用于疾病机制及药物研究中。例如，利用四环素诱导抑制（Tet-off）系统和肌球蛋白重链（myosin heavy chain，MHC）α 启动子在小鼠心脏组织中特异性启动 DTA 的表达，可导致小鼠心肌细胞死亡以及心室膨胀和心律失常等症状，从而获得了人类心肌症相关的小鼠疾病模型。

2. 植物毒素

某些植物毒素也是肽链合成的阻断剂。例如，蓖麻籽所含的蓖麻毒素与南方红豆所含的红豆碱都可与真核生物核糖体 60S 大亚基结合，抑制肽链延长。

蓖麻毒素是提取自蓖麻籽的植物毒素蛋白质，含有 A（ricin toxin A，RTA）和 B（RTB）两条肽链，通过二硫键相连。与白喉毒素类似的是，蓖麻毒素的蛋白质合成抑制活性及毒性作用也是由 RTA 发挥、RTB 则负责协助 RTA 进入细胞内。但与 DTA 的 ADP-核糖基转移酶活性不同的是，RTA 进入细胞后是通过 RNA 核苷酶活性抑制蛋白质合成过程的。

此外，植物中还有另外一类单链多肽的核糖体失活蛋白质（ribosome inactivating protein，RIP），它们可在体外与游离核糖体反应，但对完整细胞并无毒性作用，例如天花粉和皂角素等，它们被称为 I 型 RIP。相应的，蓖麻毒素等由两条多肽共价连接的 RIP 则称为 II 型 RIP。

（三）抗肿瘤药物

1. 三尖杉生物碱类

三尖杉生物碱类主要包括三尖杉酯碱（harringtonine）和高三尖杉酯碱（homoharringtonine）。其作用机制主要是干扰真核细胞核糖体功能，抑制氨酰-tRNA 对核糖体的结合及核糖体与肽链的形成，因此影响多聚体形成的早期阶段，并使核糖体分解，最终抑制蛋白质合成。主要用于急性粒细胞白血病、急性单核细胞白血病及慢性粒细胞白血病、恶性淋巴瘤等的治疗。

2. L-门冬酰胺酶

L-门冬酰胺酶（L-asparaginase）的作用是影响肿瘤细胞合成蛋白质所需的 L-门冬酰胺的供应。当 L-门冬酰胺酶水解并消耗血清 L-门冬酰胺时，正常细胞因自身可合成 L-门冬酰胺，蛋白质合成并不会受到太大影响。然而，肿瘤细胞不能自己合成 L-门冬酰胺，只能从血清摄取，因而在缺乏 L-门冬酰胺时会导致其蛋白质甚至 DNA 合成受阻，所以依赖外源性门冬酰胺的肿瘤细胞对 L-门冬酰胺酶很敏感。L-门冬酰胺酶主要用于急性淋巴细胞白血病的治疗，对急性粒细胞白血病、急性单核细胞白血病、恶性淋巴瘤也有一定疗效。

（四）基因治疗药物

mRNA 是蛋白质生物合成的模板，因此封闭 mRNA、抑制 mRNA 功能或引起 mRNA 降解的因素也都可以阻断翻译过程，这类药物均为基因治疗药物。主要包括反义核酸、小干扰 RNA（siRNA）、微小 RNA（miRNA）等。

1. 反义核酸

反义核酸（antisense nucleic acid）是指能与特定 mRNA 精确互补、特异性阻断某些基因表达的核酸分子，包括反义 RNA、反义 DNA 和核酶（具有催化活性的翻译 RNA）。反义核酸的作用主要是抑制翻译，其机制包括：①通过与靶 mRNA 结合形成空间位阻效应，阻止核糖体与 mRNA 结合；②与 mRNA 结合后激活内源性 RNase 或核酶（ribozyme），降解 mRNA；③抑制转录后 mRNA 的加工修饰，如 5′ 端加帽、3′ 端加尾、中间剪接和内部碱基甲基化等，并阻止成熟 mRNA 由细胞核向胞浆运输。此外，反义 DNA 还可抑制转录。

1998 年，靶向巨细胞病毒（cytomegalovirus，CMV）即刻早期蛋白 IE2 治疗巨细胞病毒性视网膜炎的福米韦生（Fomivirsen）被美国 FDA 批准上市。截止到 2021 年 9 月，全世界获批上市的反义核酸药物主要有 9 种（表 4-6）。

表 4-6　已上市的反义核酸药物

药物名称	原研公司	靶点	适应证	上市年份	批准机构①
Casimersen	Sarepta(美国)	肌营养不良蛋白(dystrophin)前体 mRNA 外显子 45	杜氏肌营养不良症	2021	FDA
Viltolarsen	Nippon Shinyaku(日本)	肌营养不良蛋白(dystrophin)前体 mRNA 外显子 53	杜氏肌营养不良症	2020	PMDA、FDA
Golodirsen	Sarepta(美国)	肌营养不良蛋白(dystrophin)前体 mRNA 外显子 53	杜氏肌营养不良症	2019	FDA
Volanesorsen	Ionis(美国)	载脂蛋白 C-Ⅲ(APOC3)	家族性乳糜微粒血症	2019	EMA
Inotersen	Ionis(美国)	甲状腺素转运载体(TTR)	遗传性转甲状腺素蛋白淀粉样变性	2018	FDA
诺西那生(Nusinersen)	Ionis(美国)	运动神经元存活基因2(survival motor neuron gene 2,SMN2)	脊髓性肌萎缩	2016	FDA
依特立生(Eteplirsen)	Sarepta(美国)	肌营养不良蛋白(dystrophin)前体 mRNA 外显子 51	杜氏肌营养不良症	2016	FDA
米泊美生(Mipomersen)	Ionis(美国)	载脂蛋白 ApoB100	家族性高胆固醇血症	2013	FDA
福米韦生(Fomivirsen)	Ionis(美国)	CMV 即刻早期蛋白 IE2	巨细胞病毒性视网膜炎	1998	FDA

① FDA—美国食品药品监督管理局；EMA—欧洲药物管理局；PMDA—日本医药品医疗器械综合机构。

2. 小干扰 RNA

小干扰 RNA（small interfering RNA，siRNA）与一些蛋白质结合形成 RNA 诱导的沉默复合物（RNA-induced silencing complex，RISC），并通过碱基互补与特异的靶 mRNA 结合，导致靶 mRNA 降解，阻断翻译过程。siRNA 已广泛用于研究基因功能，并在疾病防治、基因治疗等方面具有广阔的应用前景（具体详见本书第五章）。

3. 微小 RNA

微小 RNA（miRNA）会形成非对称的 RISC，该复合物再与靶 mRNA 结合行使其功能。RISC 识别细胞内同源的靶 mRNA，诱发翻译抑制和 RNAi 两种调控作用：前者是由于 miRNA 与靶 mRNA 不完全的互补配对阻遏翻译过程，后者为完全配对引发的 RNAi 作用。利用 miRNA 特异地敲除靶基因可作为一种简单的基因治疗手段，在抗病毒等治疗方面有较大突破（具体详见本书第五章）。

二、干预蛋白质修饰与定位的药物

（一）干预蛋白质修饰的药物

蛋白质修饰状态的变化已被证明和许多疾病有关，因此可作为药物研发靶点。

1. 组蛋白去乙酰化酶抑制剂

组蛋白去乙酰化酶（histone deacetylase，HDAC）通过催化组蛋白的去乙酰化，使 DNA 能够更紧地缠绕在组蛋白上，不易被基因转录因子接触，导致与细胞分化、细胞周期阻滞、肿瘤免疫、细胞凋亡等癌症相关抑制基因的表达受到阻碍。HDAC 抑制剂则能恢复这些癌症抑制因子的表达，从而产生抗癌作用。2006 年，美国 FDA 批准 HDAC 抑制剂伏立诺他（Vorinostat，SAHA）用于治疗皮肤 T 细胞淋巴瘤（cutaneous T-cell lymphoma，CTCL），这也是全世界第一个获批的 HDAC 抑制剂药物。此外，目前已被批准上市的 HADC 抑制剂还有 2012 年获批治疗 T 细胞淋巴瘤的罗米地辛（Romidepsin）、2014 年获批治疗外周 T 细胞淋巴瘤的贝利司他（Belinostat）、2015 年获批治疗多发性骨髓瘤等恶性肿瘤的帕比司他（Panobinostat）、2017 年获批治疗外周 T 细胞淋巴瘤等恶性肿瘤的西达苯胺（中国自主知识产权）、2017 年获批治疗骨髓增生异常综合征的莫塞替诺特（Mocetinostat）。

2. 蛋白质糖基化修饰调节剂

蛋白质糖基化修饰调节剂也在药物研发中被广泛关注。衣霉素类化合物（tunicamycins）是从土壤链霉菌发酵物中提取出来的一类具有直链脂肪酰基的核苷抗生素。衣霉素类化合物能够抑制 GlcNAc 磷酸转移酶的活性，从而阻碍蛋白质 N-糖基化反应过程中间物十四糖二磷酸长萜醇的形成，蛋白质 N-糖链合成受到限制，致使大量没有 N-糖链的脱糖蛋白质在内质网中累积，导致细胞功能紊乱并死亡。不过，由于衣霉素类化合物会抑制生物体内多种重要蛋白形成，细胞毒性太强，因此目前难以开发成为药物，主要在科研中用来探究蛋白质 N-糖基化的功能与机制。此外，在食品加工过程中，蛋白质等含游离氨基的化合物和还原糖或羰基化合物之间会发生聚合、缩合等一系列被称为美拉德（Maillard）反应的化学转化，这一反应与食品的色、香、味及安全都有密切关系。而研究已经证实，在人体内同样存在美拉德反应，形成系列的晚期糖基化终末产物（advanced glycation end-products，AGEs），虽然这严格来说并不是常规的蛋白质修饰过程，但 AGEs 会通过不同的机制损伤细胞和组织，在糖尿病及其并发症、动脉粥样硬化、类风湿性关节炎、骨质疏松症、阿尔茨海默病等疾病中发挥着重要的作用，因此近年来越来越为人们所关注。此前，AGEs 抑制剂 Alagebrium（ALT-711）已进入临床试验，并在Ⅰ、Ⅱ期临床试验中表现出较好的安全性和有效性，但由于经济问题等原因停止了临床试验。

3. 体外蛋白质多肽类药物的修饰

除了体内的蛋白质修饰以外，在体外通过化学技术对蛋白质多肽类药物进行脂肪酸、糖基化、聚乙二醇（PEG）等修饰，可以有效提高药物的稳定性、延长体内半衰期、提高生物利用度，这已经成为生化药物研制中的一项重要技术手段。例如，利拉鲁肽（Liraglutide）是将人胰高血糖素样肽（Glucagon-like peptide-1，GLP-1）第 34 位的 Lys 替换为 Arg，同时在第 26 位 Lys 上引入一个由 Glu 介导的 16 碳棕榈酸修饰而来的。利拉鲁肽保留了 GLP-1 的全部生物活性，体内半衰期则从天然 GLP-1 的 2 min 延长至 13 h，只需每日皮下注射 1 次，即可有效控制血糖 24 h，该药于 2010 年被美国 FDA 批准上市用于治疗 2 型糖尿病，2014 年又被美国 FDA 批准新增适应证用于治疗肥胖。此外，脂肪酸修饰人胰岛素后得到的地特胰岛素（insulin detemir）、德谷胰岛素（insulin degludec）、人促红细胞生成素（erythropoietin，EPO），经 2 个 N-糖基化修饰后得到的阿法达贝泊汀（Aranesp），PEG 修饰的干扰素（Pegasys，派罗欣）、粒细胞集落刺激因子（Pegfilgrastim，培非格司亭）、L-门冬酰胺酶（Pegaspargas，培门冬酶）等都已上市应用多年。

（二）蛋白质定位与药物研发

1. 细菌信号肽酶Ⅰ抑制剂

细菌信号肽酶Ⅰ（signal peptidase Ⅰ）是众多病原菌的必需蛋白，负责分泌蛋白信号肽序列的切除，广泛参与毒力因子分泌、密度传感分子的成熟以及调节细胞对 β-内酰胺类等抗生素的天然耐受等众多生理过程。因此，信号肽酶Ⅰ抑制剂能在杀灭病原体的同时，抑制毒力因子的分泌，并减弱细菌的防御系统、增强对其他抗生素的敏感性。此外，细菌信号肽酶Ⅰ还具有如下特点：①在研究过的病原菌中都是生存所必需的蛋白质；②信号肽酶Ⅰ活性位点位于细胞表面，便于药物接近；③具有独特的丝氨酸/赖氨酸催化活性位点，有利于开发高特异性抑制剂；④细菌的信号肽酶Ⅰ与人类的信号肽酶Ⅰ的结构差异很大，可减少药物的副作用。这些特点使信号肽酶Ⅰ成为新抗生素开发的理想靶标。近年来，信号肽酶Ⅰ三维结构的确定以及酶与抑制剂复合物的结构和相互作用机制的阐明，都为筛选抑制信号肽酶Ⅰ活性的新型抗生素提供了新的突破点。尽管目前尚未有此类药物上市，但科研工作至少已发现了 3 种类型的信号肽酶Ⅰ抑制剂。

（1）信号肽衍生物

例如，研究人员从果蝇中分离得到了一个含有类似天然信号肽序列的抗菌肽（D）-KLKL$_6$KLK，此肽是信号肽酶Ⅰ的强抑制剂，对大肠杆菌 LepB（大肠杆菌最经典的信号肽酶Ⅰ）的 IC$_{50}$ 是 50 μmol/L，对大肠杆菌的 MIC 值是 16 μmol/L，此外对其他革兰阴性菌和革兰阳性菌也有杀菌效果。

（2）β-内酰胺类抑制剂

β-内酰胺衍生物单环丙内酰胺，是第一个被报道的以 pH 和时间依赖方式抑制大肠杆菌 LepB 的非肽抑制剂，其抑制浓度达到了 500 μmol/L。此外，研究也发现了（5S）-三环青霉烯等一系列 β-内酰胺类细菌信号肽酶Ⅰ抑制剂。

（3）阿龙霉素（arylomycin）类化合物

阿龙霉素是一类从链霉菌次级代谢产物中分离发现的细菌信号肽酶 I 抑制剂，目前已发现有 A、B、C、D 等不同成员。其中，阿龙霉素 A2-C$_{16}$ 对表皮葡萄球菌非常有效（MIC＝0.5 μmol/L）。当用阿龙霉素 A2-C$_{16}$ 处理表皮葡萄球菌时，如果信号肽酶 I 中 29 位的 Ser 转变成 Pro，细菌的抗性会增强为原始菌株的 32 倍，表明信号肽酶 I 的关键序列位点对于阿龙霉素的抗菌活性是十分重要的。

2. 核定位信号与多肽药物

针对核定位信号 NLS 能够介导 DNA、蛋白质、纳米粒等进入细胞核的特点，国内外学者对其在基因治疗、缓控释制剂等生物医药中的应用进行了广泛的研究。例如，LMD 是一种由阳离子脂质体（L）、质粒 DNA（D）和来自腺病毒的 mu 肽（M）组成的基因传递系统。研究人员利用生物物理技术合成了一种含有一段 NLS 的选择性肽（pepV），分析显示尽管 pepV 的 DNA 结合效率低于 mu 肽，但用 pepV 取代 mu 肽所制备的 LpepVD 在细胞转染效率上要显著高于 LMD。

3. 细胞表面展示技术

细胞表面展示（cell surface display）也是将蛋白质定位原理应用于药物研发中的重要技术。细胞表面展示技术就是将靶蛋白的基因序列与具有细胞表面定位表达特点的载体蛋白特定基因序列连接后导入宿主细胞进行表达，使靶蛋白跟随载体蛋白定位表达于宿主细胞表面。目前，应用该技术已经可以成功实现在病毒、噬菌体、细菌、真菌、昆虫细胞表面以及脂质体、外泌体表面的靶蛋白展示。其中，建立最早、发展最成熟的是噬菌体细胞表面展示系统，其次是细菌表面展示系统，常用宿主菌有大肠杆菌、乳酸菌、黄单胞菌、恶臭假单胞菌和芽孢杆菌等。目前，细胞表面展示技术已成功应用于重组细菌疫苗的制备、抗体的筛选、全细胞吸附剂、全细胞催化剂、诊断的细胞固相试剂以及生物传感器等领域，例如第一个（2016 年）获得美国 FDA 批准的 PD-L1 抗体 Atezolizumab 就是使用噬菌体表面展示技术筛选得到的。

知识链接 4-11　　　　　　　　　　　　噬菌体表面展示技术

1966 年，美国科学家 Joseph Haimovich 等提出将小分子半抗原通过化学修饰方法连接到活体噬菌体表面，修饰后的噬菌体能够被相应的抗体灭活，从而简化特异性抗体的检测。1985 年，美国科学家 George Smith 成功地将限制性内切酶 *Eco*RI 的基因片段展示在了 M13 噬菌体表面并首次将该技术命名为噬菌体展示。后来，英国科学家 Gregory Winter 在此基础上进一步开创了噬菌体展示定向进化抗体技术。2018 年，George Smith 和 Gregory Winter 因噬菌体表面展示方面的研究，与在酶定向进化领域做出卓越贡献的美国科学家 Frances Arnold，共同获得了诺贝尔化学奖。

三、干预蛋白质降解的药物

（一）干预溶酶体蛋白降解途径的药物

目前，人们已发现了不少能够干预溶酶体活性的化合物，多与对细胞自噬的调节有关。抑制自噬可阻止其通过调节代谢促进细胞生存的作用，推动细胞进入凋亡，而诱导自噬则可以导致细胞发生不依赖于胱天蛋白酶与凋亡的自噬性死亡。因此，溶酶体-自噬途径的抑制剂与诱导剂，都具有抗肿瘤等药物研发价值。不过，目前尚未有特异性调节溶酶体-自噬途径的新药问世，相关调节剂主要是用于科学研究。此外，研究也揭示了一些临床现有药物具有对溶酶体及自噬的调节作用，这对其临床合理应用具有一定的理论指导意义。

目前在科研中广泛应用的自噬抑制剂主要有 3-甲基腺苷（3-MA）、渥曼青霉素（Wortmannin）、LY2940023 等，它们都是Ⅲ类磷脂酰肌醇 3-激酶（phosphatidylinositol 3-kinase class Ⅲ，PtdIns3KC3）的抑制剂。通过抑制 Beclin-1-PtdIns3KC3 复合物形成来抑制胞浆可溶性形式 LC3 Ⅰ 向自噬体膜结合形式 LC3 Ⅱ 转化，使 LC3 Ⅱ/LC3 Ⅰ 的比值下降，该比值的下降则意味着自噬体的形成受到抑制。此外，毒胡萝卜素（Thapsigargin，TG）是肌浆网钙泵非竞争性抑制剂，可阻断内质网从胞浆摄取 Ca^{2+} 进而抑制

mTOR 非依赖性途径诱导的自噬，TG 不抑制自噬体的形成，但是会抑制自噬体与溶酶体融合形成自噬溶酶体。大环内酯类抑制剂巴佛洛霉素 A1（Bafilomycin A1）可通过抑制液泡膜 H⁺-ATP 酶活性来抑制自噬体与溶酶体融合形成自噬溶酶体，导致自噬体堆积，自噬溶酶体减少。2-苯基乙炔磺酰胺（2-phenyle-thynesulfonamide，PES）是 Hsp70 的特异性抑制剂，可抑制分子伴侣 Hsp70 介导的自噬。

临床已有药物中，氯喹（Chloroquine）除了可用于治疗疟疾、风湿性关节炎等疾病外，越来越多的研究发现其与化疗药物联合应用还可治疗肿瘤，其机制主要是氯喹本身具有弱碱性，可以趋化进入溶酶体并破坏溶酶体的酸性环境，抑制各种蛋白酶的活性及自噬过程，从而提高化疗药物对癌细胞的杀伤作用。此外，研究已证实 mTOR（mammalian target of rapamycin，哺乳动物雷帕霉素靶蛋白）是自噬启动阶段的重要调节因子，对自噬的诱导作用也是雷帕霉素及其他 mTOR 抑制剂发挥功效的重要机制之一。雷帕霉素（Rapamycin）又名西罗莫司（Sirolimus），是 1975 年从吸水链霉菌（*Streptomyces hygroscopic*）发酵液中分离获得的一种含氮三烯大环内酯类抗真菌抗生素，1977 年被证实具有免疫抑制功效而广受关注，1999 年获美国 FDA 批准上市用作器官移植抗排异反应的强效免疫抑制剂。

（二）抑制泛素-蛋白酶体降解途径的药物

蛋白酶体抑制剂通过阻断泛素-蛋白酶体通路，影响多个细胞周期蛋白的降解，诱导细胞凋亡。蛋白酶体抑制剂能直接作用于 20S 催化亚单位中的活性位点，发挥抗肿瘤作用。一般根据化学结构特点将蛋白酶体抑制剂分为醛肽类、硼酸肽类、乙烯基砜肽类、环氧酮肽类和 β-内酯类 5 类。

1. 醛肽类

醛肽类是一类最早被发现和广泛应用的蛋白酶体抑制剂，包括 ALLN（Ac-Leu-Leu-Nle-H，也被称为钙蛋白酶抑制剂 I）、亮肽酶素、MG132、MG115 等。这类抑制剂、能可逆地抑制蛋白酶体的胰凝乳蛋白酶样活性，同时也能抑制半胱氨酸和丝氨酸蛋白酶活性。其中，MG132 在实验室科研中已被广泛应用。

2. 硼酸肽类

硼酸肽类药物具有较强的蛋白酶体活性抑制作用，且具有可逆性和高度的酶选择性。这类药物主要作用于 26S 蛋白酶体的催化中心，与蛋白酶体 20S 亚单位中 β 亚基环的 Thr 位点结合，能有效抑制 26S 蛋白酶体的蛋白水解功能，阻断泛素-蛋白酶体系统。其中，硼替佐米（Bortezomib）是第一个（2003 年）由美国 FDA 批准的蛋白酶体抑制剂药物，主要用于耐药的多发性骨髓瘤的治疗。此外，依沙佐米（Ixazomib）是 2015 年上市治疗多发性骨髓瘤的蛋白酶体抑制剂，也可以可逆性抑制 β5 亚基，其不仅选择性高，而且可口服吸收（硼替佐米为注射剂）。地兰佐米（Delanzomib，CEP-18770）是以硼替佐米为先导化合物发展起来的具有更好口服生物利用度的蛋白酶体抑制剂，目前也已进入临床试验阶段。

3. 乙烯基砜肽类

乙烯基砜肽类是不可逆的蛋白酶体抑制剂，此类抑制剂与蛋白酶体不同活性位点的结合速率不同，可选择性与蛋白酶体的不同亚基相互作用，故可作为蛋白酶体作用机制研究中活性位点的探针。例如从细菌代谢产物中分离的 glidobactin、syringolin 等。

4. 环氧酮肽类

环氧酶素（epoxomicin）等环氧酮类化合物能够与蛋白酶体形成吗啉环结构，对蛋白酶体 20S 亚单位中的 β5 亚基具有高度选择性，能不可逆地抑制蛋白酶体活性——特别是类糜蛋白酶活性。例如 2012 年获批上市用于治疗复发难治性多发性骨髓瘤的卡非佐米，它这也是第二个上市的蛋白酶体抑制剂。

5. β-内酯类

β-内酯类化合物基本上都是从天然产物提取出来的。例如，链霉菌代谢产物乳胞素（lactacystin）是从自然界分离出来的第一个非肽类蛋白酶体抑制剂，乳胞素在体内经过酶催化后会形成 β-内酯活性中间体 omuralide，后者与蛋白酶体 20S 亚单位中的 β5 亚基活性位点共价结合产生抑制作用。分离自海洋放线菌 *Salinispora tropica* 的一种 omuralide 类似物马里佐米（Marizomib，salinosporamide A，NPI-0052），已被美国 FDA 作为孤儿药批准用于治疗多发性骨髓瘤。

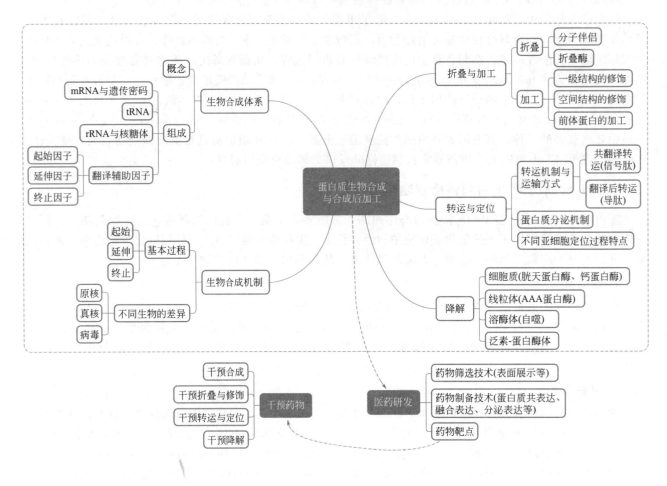

蛋白质的生物合成（翻译）主要是在 mRNA、核糖体、tRNA、各种辅助因子等的协同作用下，经过氨基酸的活化（tRNA 在氨酰-tRNA 合成酶催化下成为携带相应氨基酸的氨酰-tRNA），多肽链合成的起始、延伸、终止，以及多肽链的折叠、翻译后修饰、转运定位等过程而完成的。

在起始因子等的辅助下，原核生物 30S 核糖体亚基（真核生物是 40S）通过 mRNA 上的核糖体结合位点（ribosome binding site，RBS，真核生物是通过 5′帽子结构）与 mRNA 发生结合，找到起始密码子 AUG 后，携带有起始甲酰甲硫氨酸（真核生物是甲硫氨酸）的 tRNA 与之结合形成 30S 起始复合物，然后 50S 大亚基（真核生物是 60S）结合形成 70S（真核生物是 80S）的核糖体起始复合物。之后，在延伸因子等的辅助下，按照三联密码子的阅读框（ORF），通过 tRNA 的反密码子识别匹配，不断经过进位、转肽和转位三个步骤，使多肽链逐个延伸。最后，当 mRNA 的终止密码子（UAA、UAG、UGA 中的任何一个）进入核糖体 A 位时，由于没有相应的氨酰-tRNA 能与之结合，在释放因子的作用下，核糖体与 mRNA、tRNA 等元件解离，翻译过程终止。

对于病毒而言，其蛋白质生物合成，既有利用宿主细胞合成的经典途径，也有涉及遗漏扫描、内部核糖体进入、重新起始、非 AUG 起始、核糖体分流、核糖体移码、终止密码子通读、核糖体跳跃等机制的非经典途径。

对于许多蛋白质而言，在翻译之后还需要进行不同方式的修饰加工、折叠形成特定的空间构象、转运定位到正确的位置，才能具有最终的生理功能。蛋白质的正确折叠是在分子伴侣、蛋白质折叠酶等的作用下完成的。蛋白质的翻译后加工，主要包括蛋白质一级结构的修饰、蛋白质空间结构的修饰和前体蛋白的加工，例如 N 端 Met 或 fMet、前体肽、内含肽的切除、二硫键以及磷酸化、糖基化、乙酰化等修饰等。

真核生物蛋白质的转运主要包括信号肽引导的经内质网膜的运输途径以及导肽引导的膜运输途径。

另一方面，细胞内也通过不同的蛋白质降解途径，维持蛋白质及其功能的动态平衡，主要途径包括：细胞质蛋白酶解途径（胱天蛋白酶、钙蛋白酶）、线粒体蛋白酶解途径（AAA 蛋白酶）、溶酶体途径（自噬）、泛素-蛋白酶体途径。

蛋白质生物合成、折叠、修饰、转运、降解等过程的错误，都与一些病理过程（例如牛海绵状脑病、阿尔茨海默病等）有密切关系，而围绕这些环节的调控分子及方法，已研究开发了包括抗生素、基因治疗（反义核酸、RNAi 等）等在内的相关疾病治疗药物及疗法。此外，蛋白质生物合成及其合成后加工中的相关理论、分子，也在药物的筛选、制备等领域有着重要的应用价值。

思考题

拓展学习

1. 人促红细胞生成素（erythropoietin，EPO）是肾性贫血等疾病治疗的重要药物，它含有 193 个氨基酸，其中前 27 个氨基酸组成的信号肽在分泌时会被除去，羧基末端的一个精氨酸残基也会在成熟前被除去。分子内含有 3 个 N-糖基化位点和 1 个 O-糖基化位点，最终经糖基化修饰后形成含 165 个氨基酸的糖蛋白，其中糖类的含量达 40%。此外，其分子内还含有两对二硫键，通过二硫键的连接形成 4 个稳定 α 螺旋结构。针对这些特征，你认为 EPO 的制备应该考虑哪些问题？采取哪些策略？

2. 为什么细胞核定位信号在蛋白质进入细胞核后不会被切除？如果一个蛋白质同时具有细胞核定位序列和内质网驻留序列（KDEL），它最终会被定位在哪里？为什么？

3. 朊病毒具有传染性，但仅由蛋白质组成，没有核酸，其复制（繁殖）过程显然与传统分子生物学中的中心法则明显不同。朊病毒的可能复制（繁殖）机制是怎样的呢？如何通过实验对此加以分析验证？另外，基于牛海绵状脑病朊病毒的特点，在牛海绵状脑病药物研发中应该采用怎样的策略？

参考文献

[1] 张景海. 药学分子生物学［M］. 5 版. 北京：人民卫生出版社，2016.

[2] 史济平. 药学分子生物学［M］. 3 版. 北京：人民卫生出版社，2007.

[3] 唐炳华，郑晓珂. 分子生物学（新世纪第 3 版）［M］，北京：中国中医药出版社，2017.

[4] 冯友梅. 医学生物化学与分子生物学［M］. 3 版. 北京：科学出版社，2016.

[5] 袁红雨. 分子生物学［M］. 北京：化学工业出版社，2018.

[6] Alexander M，Andy B，Phil T，et al. 分子生物学［M］. 4 版. 刘文颖，王冠世，刘进元，译. 北京：科学出版社，2019.

[7] 杨荣武. 分子生物学［M］. 2 版. 南京：南京大学出版社，2017.

[8] 郑用琏. 基础分子生物学［M］. 3 版. 北京：高等教育出版社，2018.

（罗学刚）

第五章
基因表达调控

第一节　概　述

一、基因表达调控的概念及生物学意义

（一）基因表达和基因表达调控

不同生物的基因组含有该生物体生长、发育、新陈代谢和繁殖所需要的全部遗传信息，但这些遗传信息并非同时全部表达。在特定的时期或生长阶段，基因组中只有一小部分基因处于表达状态。大肠杆菌基因组含有 4.6×10^6 bp 共 4200 左右个基因，一般情况下只有 5%～10% 处于高水平转录状态，其他基因处于较低水平的转录状态或暂时关闭状态。例如，DNA 聚合酶、RNA 聚合酶编码基因表达活跃，而参与 DNA 损伤修复的酶分子编码基因却很少表达。真核生物的基因组较为复杂，通常真核细胞中只有 2%～5% 的基因处于转录活性状态，其余大多数基因不表达或处于沉默状态。不同组织和器官的细胞，由于其所行使的功能不同，所表达的基因数量和种类也不同，具有基因表达的组织特异性，这也是个体发育生长繁殖的基础。因此，不论是原核还是真核细胞都有一套准确地调节基因表达和蛋白质合成的机制，以用来维持自身的生存繁衍或发育分化。

目前已知所有生物的遗传信息，都是以基因的形式储藏在细胞内的 DNA 或 RNA 分子中。基因是指能产生一条肽链或功能 RNA 所必需的 DNA 片段，通过密码子-反密码子系统，DNA 分子能有序地将其所承载的遗传信息转变成 RNA 或蛋白质分子，从而执行生命过程中的各种生理生化功能。从 DNA 到蛋白质的过程称为**基因表达**（gene expression），它包括基因的激活、转录和翻译。但并非所有基因表达过程都产生蛋白质。rDNA 或 tDNA 经过转录产生成熟的 rRNA 或 tRNA 的过程也属于基因表达。当细胞

或生物体受到内源、外源信号刺激，在基因表达水平上作出应答反应的过程就称为**基因表达调控**（regulation of gene expression）。

（二）基因表达的方式

当外界的营养、温度、渗透压及 pH 等条件变化时，生物体会调整体内相应功能蛋白质的数量和种类，改变基因表达状况来适应环境。原核生物中，营养状况和环境因素对基因表达调控起着重要作用；在真核生物尤其是高等真核生物中，激素水平和发育分化是基因表达调控的最主要因素。根据对内外环境刺激信号的反应强弱，可以把基因表达大致分为组成型表达和调节型表达两类。

1. 组成型基因表达

组成型基因表达（constitutive gene expression）是一类不易受环境变化而改变的基因表达，又称基础基因表达。细胞或生物体整个生命过程中都持续需要或必不可少的组成型表达的基因称为**管家基因**（house-keeping gene）。管家基因表达水平受环境因素影响小，在个体各个生长阶段的大多数或几乎全部组织中持续表达。如 DNA 聚合酶、RNA 聚合酶等都是代谢过程中必需的酶或蛋白质，其合成速率不受环境变化或代谢状态的影响。

2. 调节型基因表达

另一种类型则被称为**调节型**或**适应型基因表达**（regulated or adaptive gene expression），因为这类蛋白质的合成速率很容易随环境变化而改变。随环境变化基因表达水平增强的过程称为**诱导**（induction），该过程中被激活的基因称为**可诱导基因**（inducible gene），它们仅仅在特定的细胞内、特定的生长或发育阶段或在特殊的条件下才会表达。例如，在葡萄糖存在条件下，大肠杆菌细胞中只有十几个 β-半乳糖苷酶分子，但如果将细胞培养在只含乳糖的培养基中，每个细胞中 β-半乳糖苷酶分子的含量可高达几万个。相反，随环境变化基因表达水平降低的过程称为**阻遏**（repression），该过程中被抑制的基因称为**可阻遏基因**（repressible gene）。例如，参与色氨酸合成系统的酶类，在色氨酸供应充分的条件下，细菌内这类酶的编码基因就会被抑制。

（三）基因表达的特点

1. 时间特异性

高等真核生物为多细胞有机体，在个体发育过程中存在细胞分化、形成各种组织和器官的现象，因此真核细胞基因表达还具有明显的时空调控特性。某一特定基因的表达严格按一定的时间顺序发生，称为基因表达的**时间特异性**（temporal specificity），又称**阶段特异性**（stage specificity）。例如，正常情况下，甲胎蛋白（alpha fetal protein，AFP）只在胚胎时期肝细胞中高表达，成年后该基因呈现低表达状态。但在原发性肝癌细胞中编码 AFP 的基因又会被激活，生成大量 AFP，因此，AFP 成为肝癌早期诊断的一个重要指标。

2. 空间特异性

空间特异性（spatial specificity）是指不同组织细胞中表达的基因不仅数量和种类不同，而且基因表达的程度也各不相同，因此也称为基因表达的**组织特异性**（tissue specificity）。例如，构成血红蛋白的珠蛋白基因只在红细胞内表达，不可能在肝细胞内表达，而肝细胞中涉及编码鸟氨酸循环的酶类的基因表达水平高于其他组织细胞，合成的某些酶（如精氨酸酶）为肝所特有。正是由于这种组织特异性表达，多细胞生物在不同的发育阶段，细胞中各种基因极为有序地表达（开启或关闭），从而逐步形成形态与功能各不相同的组织器官。

（四）基因表达调控的生物学意义

1. 适应环境、维持生长和增殖

生物体所处的内外环境总在不断变化，为了能够更好地生存和繁衍，生物细胞需要随时改变自身基因的表达状况。通过一定的程序调控基因的表达，以调整体内执行相应功能的蛋白质或酶的种类和数量，以便更好地适应环境，维持其生存、生长及功能。

　　2. 维持个体发育与分化

　　对于高等真核生物来说，基因表达调控不仅可以使机体能更好地适应内外环境的变化，更重要的意义在于维持细胞分化和个体发育。在多细胞生物生长发育的不同阶段，细胞中蛋白质含量和种类变化很大，即使在同一生长发育阶段，不同组织器官内蛋白质分布也存在很大差异。特定基因的时空性、有序性表达是高等真核生物各种组织、器官发育与分化的分子基础。

二、基因表达调控的作用元件

　　原核生物与真核生物尽管在基因组、转录和翻译方面存在较多差别，但其使用相同的核酸、蛋白质语言，因此它们在基因表达调控机制上具有共性。在调控水平上可分为转录水平、转录后水平、翻译水平和翻译后水平上的调控（图5-1）。其中转录水平的调控，对基因表达起着至关重要的作用，尤其是转录起始的调节，是基因表达调控的基本控制点。转录起始调节本质上是启动子、调节序列和调节蛋白通过DNA-蛋白质相互作用、蛋白质-蛋白质相互作用影响 RNA 聚合酶活性的过程，也就是**顺式作用元件**（*cis*-acting element）与**反式作用因子**（*trans*-acting factor）之间的相互作用。在细菌等原核生物细胞中，转录起始由操纵子（operon）结构与特定的调节蛋白（regulatory protein）之间的相互作用来调控。以乳糖操纵子为例，操纵元件位于启动子与结构基因之间，部分序列与启动子序列重叠，其开关与否实际上是阻遏蛋白与 RNA 聚合酶对重叠的结合位点发生竞争的结果。

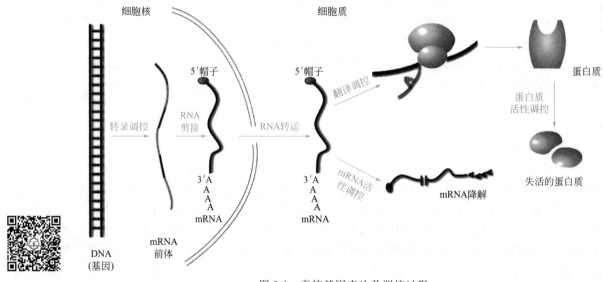

图 5-1　真核基因表达及调控过程

　　在分子遗传学领域，对同一染色体或 DNA 分子而言为顺式（*cis*），对不同染色体或 DNA 分子而言为反式（*trans*）。一般将与调节蛋白结合的特定 DNA 序列称为顺式作用元件。真核基因顺式作用元件主要包括启动子、增强子（enhancer）、沉默子（silencer）及绝缘子（insulator）等。反式作用因子是指能够结合在顺式作用元件上调控基因表达的蛋白质或 RNA 分子。真核生物大多数转录调节因子以反式作用方式调节基因转录，例如基本转录因子、特异性转录因子、辅调节因子及长链非编码 RNA 等。

三、基因表达调控的类型

　　无论是细菌还是真核生物，基因的表达调控根据调控机制的不同均可分为正调控和负调控（图5-2）。如果是在转录水平的调控，这两种调控类型通常都涉及特定的调节蛋白与顺式作用元件之间的相互作用。

　　细菌等原核生物主要使用负调控系统。这是因为原核生物无核小体结构，RNA 聚合酶容易识别结合

DNA 序列元件，基因表达处于开放状态。在负调控系统中，调节蛋白称为**阻遏蛋白**（repressor），起着阻止结构基因转录的作用。根据其作用特征又可分为负控诱导和负控阻遏两大类。阻遏蛋白与效应物（诱导物）结合失去活性，基因表达开启，这一过程称为**负控诱导**；相反，阻遏蛋白与效应物结合被激活，基因则不能表达，称为**负控阻遏**。通过阻遏蛋白可以高效经济地改变基因的表达状态。

真核生物的 DNA 与组蛋白形成核小体、染色质结构，RNA 聚合酶和转录因子不能直接与启动子序列相结合，基因表达处于关闭状态。通过激活蛋白作用于基因所在位置的染色质，可以促进染色质结构重塑，帮助 RNA 聚合酶和转录因子与 DNA 启动子结合。因此，真核生物更偏向使用正调控系统。在正调控系统中，调节蛋白为**激活蛋白**（activator），也可根据其作用性质分为**正控诱导**和**正控阻遏**两类。在正控诱导系统中，激活蛋白与效应物结合被激活，基因才能表达或大量表达；在正控阻遏系统中，效应物的存在使激活蛋白处于非活性状态，基因不表达或表达水平低。

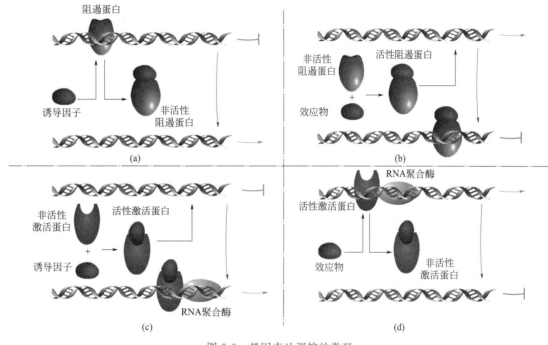

图 5-2　基因表达调控的类型

（a）负控诱导表达；（b）负控阻遏表达；（c）正控诱导表达；（d）正控阻遏表达

第二节　原核生物基因表达调控

一、原核生物基因表达调控的特点

原核生物细胞的基因组较小，编码的蛋白质种类较少，绝大多数基因的表达是以操纵子转录多顺反子 mRNA 的形式来实现。因此，操纵子机制是原核基因表达调控最显著的特点。作为一般规律，可诱导的操纵子通常是一些编码能源物质（除葡萄糖以外的其他糖类）分解代谢酶的基因。这些操纵子平常是关闭状态，在特殊的代谢物或化合物作用下，由原来关闭状态转变为开启状态，如大肠杆菌的乳糖操纵子调控。大肠杆菌在不含葡萄糖只含乳糖的培养基中也能生长，这是因为乳糖作为诱导物开启了乳糖操纵子的表达，合成了利用乳糖的一系列酶（β-半乳糖苷酶、β-半乳糖苷透过酶和 β-半乳糖苷乙酰转移酶），从而具备了利用乳糖作为碳源的能力。可阻遏的操纵子则是一些合成代谢过程中分子物质（如氨基酸、嘌呤和嘧啶等）的基因，由于这类物质是生命过程所必需的，这些操纵子平常是开启状态。当代谢物或化合物供应充分或积累时，会将其关闭，阻遏相应基因的表达，如大肠杆菌的色氨酸操纵子。当环境中缺少色氨酸时，该操纵子处于开启状态，合成生存所需的色氨酸；如果在培养基中加入色氨酸，细菌则能够利用外源的色氨酸，无须自身再去合成，该操纵子被关闭。

在调控层次上，原核生物可在 DNA 水平、转录水平和转录后水平进行基因表达的调控。其中转录水平上的调控是最为重要且多样化的调控。除操纵子机制外，转录水平上的调控还包括转录起始阶段和终止阶段的调控。例如，σ 因子参与启动子的识别、结合以及转录起始复合物的形成，不同的 σ 因子可通过对基因转录起始位点的选择决定不同编码基因的转录起始。转录终止阶段的调控包括弱化作用和抗终止作用。弱化子是能够起终止转录信号作用的一段 DNA 序列，可提前终止 RNA 的合成。弱化作用在原核生物中相当普遍，如大肠杆菌中的色氨酸操纵子等都含有弱化子。

原核生物转录后调控是在翻译或者翻译后水平上的"微调"，被认为是对转录水平调控的补充，主要包括 mRNA 自身结构对翻译的调节、反义 RNA 对翻译的调控及翻译阻遏等。

二、DNA 重排对原核生物基因表达的调控

DNA 重排是指 DNA 片段在基因组中的位置发生变化，改变基因与其控制元件之间的距离，从而影响基因的活性。DNA 重排可能导致基因表达开启或关闭、基因扩增、基因丢失甚至基因突变。DNA 重排是原核生物和真核生物中广泛存在的一种基因表达调控机制。例如，固氮蓝细菌参与固氮反应的基因是 $nifH$、$nifD$ 和 $nifK$，它们编码固氮酶的不同亚基。在氮源充足的条件下，细菌基因组中这三个基因彼此间距离较大，尤其是 $nifD$ 和 $nifK$ 相距约 1000 bp。当氮源缺乏时，$nifD$ 和 $nifK$ 之间的间隔序列会被重组酶 XisA 催化切除，使二者受控于同一个操纵子结构，从而能够等量协同表达。

产生 DNA 重排现象的另一个机制是 DNA 的转座，又称 **DNA 移位**（DNA transposition），它是由转座子（transposon）介导的遗传物质重排现象。最早是由科学家 Barbara McClintock 在玉米的遗传学研究中提出，后证实在原核生物和真核生物基因组中均存在 DNA 转座现象。尽管 DNA 转座发生的频率很低，但是它能够导致细菌基因缺失或倒转，影响基因表达活性，甚至产生新的突变体。

转座子是存在于染色体 DNA 上可自主复制和移动的基本单元，可分为**插入序列**（insertional sequence）和**复合转座子**（composite transposon）两大类。插入序列是最简单的转座子结构，一般为 1000 bp 左右的 DNA 片段，首末端具有反向重复序列。插入序列往往是细菌染色体或质粒 DNA 的正常组分，通过识别 DNA 靶位点的特殊序列（3～12 bp 的正向重复序列）进行转座。复合转座子是含有宿主基因的转座子，往往是插入序列转座到功能基因两端时产生的结果，其转座能力是由插入序列决定和调节的。

原核生物 DNA 转座的生物学意义主要表现为：①如果转座位于操纵子的调节区域，就可能造成插入突变，导致该操纵子的结构基因表达失活，诱导基因突变；②当宿主 DNA 两端插入相同转座子时，两个转座子拷贝之间会发生同源重组，引起 DNA 缺失或倒位，产生染色体畸变；③DNA 转座引发的基因重排、质粒-染色体 DNA 整合等可能产生有新的生物学功能的基因或蛋白质，促进生物进化。

三、原核生物转录调控的机制

原核生物基因表达调控最有效、最经济的方式是在转录水平上进行的调控，主要包括操纵子调控、σ 因子调控、转录终止调控等。操纵子调控模式是原核基因表达调控最典型的特征，它可以将参与某一生理生化过程（如糖代谢、氨基酸合成、应激反应等）的相关基因联系起来协同表达。σ 因子则通过对不同转录起始位点的识别决定不同基因的转录起始。本节以乳糖操纵子、阿拉伯糖操纵子、色氨酸操纵子及 σ 因子选择为例介绍原核生物转录调控的机制。

（一）操纵子调控模式

操纵子概念是由法国科学家 Jacob 和 Monod 在研究大肠杆菌乳糖代谢酶的诱导表达过程中提出的，

它是原核生物基因表达的基本单位。操纵子模型认为功能相关的结构基因往往成簇排列，其表达受同一控制元件的调节。

1. 乳糖操纵子

大肠杆菌的**乳糖操纵子**（lactose operon）是第一个被阐明的操纵子。细菌内参与乳糖分解代谢的酶有 β-半乳糖苷酶、β-半乳糖苷透过酶和 β-半乳糖苷乙酰基转移酶，分别由 *lacZ*、*lacY* 和 *lacA* 基因编码。β-半乳糖苷酶的作用是催化乳糖分子内 β-糖苷键水解产生葡萄糖和半乳糖，还能催化乳糖变成异构乳糖；β-半乳糖苷透过酶为一种跨膜转运蛋白，负责将胞外的乳糖运输到胞内；β-半乳糖苷乙酰基转移酶的作用是将乙酰辅酶 A 上的乙酰基转移到半乳糖苷上，形成乙酰半乳糖，但其功能还不十分清楚。

（1）乳糖操纵子的结构

大肠杆菌乳糖操纵子由调节基因 *lacI*、启动子区（P）、操纵元件（O）和结构基因 *lacZ*、*lacY*、*lacA* 组成，其中调节基因、启动子和操纵元件构成控制元件，共同控制结构基因的表达（图 5-3）。转录时，RNA 聚合酶先与 P 结合，然后通过 O 区域，依次转录 *lacZ*、*lacY* 及 *lacA* 基因。

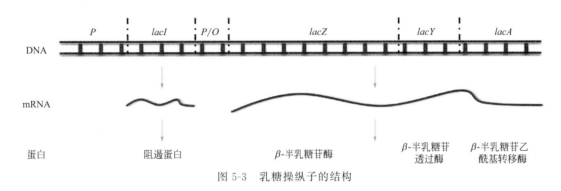

图 5-3　乳糖操纵子的结构

① 调节基因 *lacI*。乳糖操纵子 *lacI* 基因编码分子量为 3.8×10^4 的阻遏蛋白单体，包含 N 端结构域、核心结构域和 C 端结构域。N 端结构域含有典型的螺旋-转角-螺旋结构，负责与 DNA 结合；两个相似的核心结构域为诱导物结合区域；C 端结构域为一个 α 螺旋，与阻遏蛋白聚合体的形成有关。当不存在诱导物（异构乳糖）时，阻遏蛋白以四聚体形式与 O 区域结合，阻断了 RNA 聚合酶与启动子区的结合，从而抑制乳糖操纵子 mRNA 的转录。阻遏蛋白是一种变构蛋白，当异构乳糖与其核心结构域结合后就会改变蛋白质的构象，使之从 O 区域上解离，RNA 聚合酶可以与释放出来的 P 结合，激活乳糖操纵子 mRNA 的转录。而当乳糖耗尽时，失去效应物的阻遏蛋白会重新与 O 结合，阻止基因转录。

② 启动子区（P）。乳糖操纵子的启动子区一般是指从 *lacI* 基因结束到 mRNA 转录起始位点下游 5～10 bp 的 DNA 序列，其功能已在第三章 RNA 转录中论述。

③ 操纵元件（O）。乳糖操纵子中的操纵元件（O）位于启动子和结构基因之间，其核心结构是一段具有对称性的回文序列，能形成十字形的茎环结构，可能与特定蛋白质的结合相关。由于 O 区与 P 区序列部分重叠，当阻遏蛋白结合到 O 区位点时，RNA 聚合酶则无法与 P 区的结合位点结合。相反，RNA 聚合酶结合 P 区后，阻遏蛋白则无法结合，操纵元件处于开放表达状态。

（2）乳糖操纵子的负控诱导模式

乳糖操纵子基因表达调控作为典型的负控诱导模型已被广泛接受，其主要内容和过程如下（图 5-4）：①乳糖代谢酶 *lacZ*、*lacY*、*lacA* 基因以多顺反子 mRNA 的形式表达，其启动子（P）位于调节基因（*lacI*）与操纵元件（O）之间；②*lacI* 基因独立表达阻遏蛋白，但由于受到弱启动子调控，阻遏蛋白在细胞内维持较低水平；③在无乳糖的条件下，阻遏蛋白以四聚体形式与 O 区域结合，mRNA 的转录起始受到抑制；④当高浓度的乳糖进入细胞，部分发生异构化，异构乳糖（诱导物）与阻遏蛋白结合，改变其三维构象，使之不能再与操纵元件相结合；⑤阻遏蛋白与操纵元件解离后，RNA 聚合酶与 P 结合，激活结构基因 *lacZ*、*lacY* 和 *lacA* 的转录；⑥操纵子 mRNA 被翻译成 β-半乳糖苷酶、β-半乳糖苷透过酶和 β-半乳糖苷乙酰基转移酶三种蛋白质，从而利用外源乳糖；⑦当乳糖消耗完毕，由于阻遏蛋白仍在不断地被合成，有活性的阻遏蛋白又会重新阻遏乳糖操纵子的表达。

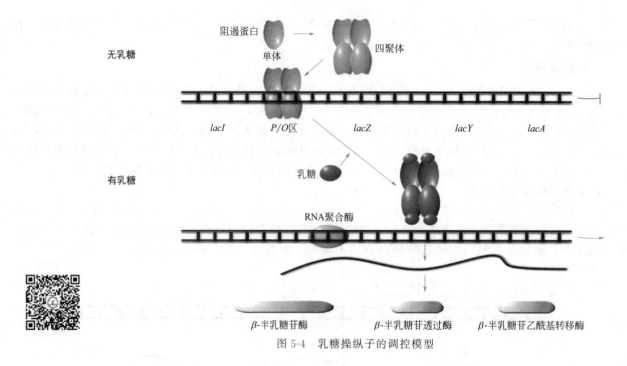

图 5-4　乳糖操纵子的调控模型

有两个问题是操纵子模型所不能解释的。第一，乳糖需要透过酶的转运才能进入细胞内，而后者的合成又需要诱导；第二，乳糖需要在 β-半乳糖苷酶的催化作用下转变成异构乳糖（由葡萄糖-1,4-半乳糖变为葡萄糖-1,6-半乳糖），才能与阻遏蛋白相结合，发挥诱导作用。也就是说，这些过程的发生需要细胞内预先存在 β-半乳糖苷酶和 β-半乳糖苷透过酶。研究发现其原因是：在无乳糖的情况下，阻遏蛋白与操纵元件结合，但这种结合并不是绝对完全的。因此，在非诱导状态下有极少量的 lac mRNA 被合成（1～5 个 mRNA 分子），翻译产生微量的 β-半乳糖苷酶和 β-半乳糖苷透过酶。

（3）乳糖操纵子的正调控系统

尽管阻遏蛋白负控诱导完美地解释了乳糖诱导乳糖操纵子基因表达的现象，但这种诱导作用仅发生在含有乳糖且无葡萄糖的培养基中。大肠杆菌在同时含有葡萄糖和乳糖的培养基中生长时，并不能利用乳糖，只有在葡萄糖被耗尽以后，才能够诱导乳糖代谢酶的产生。葡萄糖的存在能够阻止大肠杆菌对其他糖类的利用，科学上把这种现象称为**葡萄糖效应**（glucose effect），也称**代谢物阻遏效应**（catabolite repression effect）。进一步的研究发现，并非葡萄糖本身而是糖酵解过程中的某些代谢中间物抑制操纵子 mRNA 的表达。

以大肠杆菌为例，乳糖操纵子除受到阻遏蛋白的负调控以外，还受到分解**代谢物激活蛋白**（catabolite activator protein，CAP）的正调控。CAP 是一种能与 cAMP 结合的蛋白质，又称 cAMP 受体蛋白（cAMP receptor protein，CRP）。cAMP 是在腺苷酸环化酶（AC）的作用下由 ATP 转变而来。在大肠杆菌中，cAMP 的浓度与葡萄糖浓度呈负相关，即高浓度的葡萄糖因抑制 AC 的活性而导致 cAMP 浓度下降。在 AC 基因或 CRP 基因突变的细菌中，乳糖操纵子均不能被激活，说明 cAMP 和 CRP 都是大肠杆菌利用乳糖的前提。

CRP 含有两个结构域：N 端结构域含有 cAMP 结合位点，C 端结构域含有螺旋-转角-螺旋，负责与 DNA 结合。CRP 以二聚体形式发挥作用，必须与 cAMP 分子结合才具有活性。cAMP 的绑定能使 CRP 二聚体的构象发生改变，从而识别并结合到 DNA 的特异性位点上，该位点称为 **CAP 位点**（CAP site）。乳糖操纵子的 CAP 位点位于启动子区的上游，紧邻 RNA 聚合酶所结合的 −35 区。CRP-cAMP 复合物能够与 RNA 聚合酶 α 亚基的 C 端结构域（αCTD）相互作用，帮助 RNA 聚合酶全酶结合到启动子区域，从而激活下游基因的转录（图 5-5）。此外，CRP-cAMP 与 CAP 位点结合后，还能够使 DNA 双螺旋发生弯曲，有利于 DNA 双螺旋的局部解链及开放型启动子-RNA 聚合酶结构的形成。

与阻遏蛋白不同的是，CRP-cAMP 属于正调控系统，其与启动子区的结合是乳糖操纵子 mRNA 合成起始所必需的。CAP 位点不仅存在于乳糖操纵子中，还存在于其他糖类分解代谢有关的操纵子中，如半乳糖、麦芽糖、阿拉伯糖操纵子等。只要有葡萄糖的存在，这类操纵子就不表达，证明这些操纵子都是受

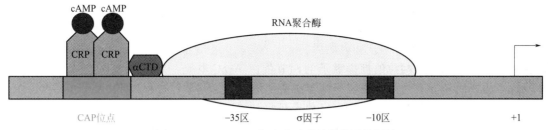

图 5-5　CRP-cAMP 复合物对乳糖操纵子的调控

CRP-cAMP 调控的，因此，它们又被称为**代谢物敏感型操纵子**（catabolite sensitive operon）。

2. 阿拉伯糖操纵子

阿拉伯糖是细菌可以代谢利用的一种五碳糖。大肠杆菌的**阿拉伯糖操纵子**（ara operon）表达三个与阿拉伯糖降解有关的酶：核酮糖激酶、阿拉伯糖异构酶、5-磷酸核酮糖差向异构酶，它们分别由 $araB$、$araA$ 和 $araD$ 基因编码（图 5-6）。这三个结构基因形成一个基因簇，可简称为 $araBAD$，共同受调节基因 $araC$ 产物 AraC 蛋白和 CRP-cAMP 系统调控。此外，在远离操纵子的地方还有两个基因 $araE$ 和 $araF$，它们分别编码一个膜蛋白和一个结合蛋白，负责阿拉伯糖的细胞转运。

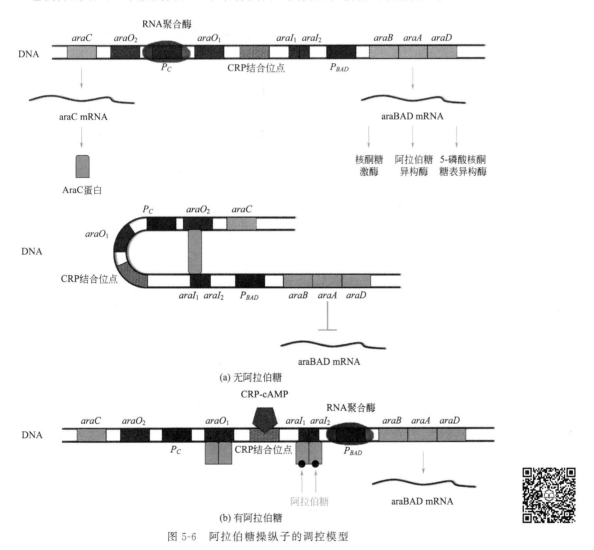

图 5-6　阿拉伯糖操纵子的调控模型

阿拉伯糖操纵子的调节区域包括两个启动子区和三个操纵元件区。两个启动子分别是 P_{BAD} 和 P_C，二者在两条链上以相反的方向启动 $araBAD$ 和 $araC$ 基因的转录。三个操纵元件分别是 $araO_2$、$araO_1$ 和

$araI$，其中 $araI$ 又可分为 $araI_1$ 和 $araI_2$。$araI$ 位于 CAP 位点和 P_{BAD} 之间；$araO_1$ 位于 P_C 的上游；$araO_2$ 与 $araC$ 基因部分重叠且远离 $araO_1$。三个操纵元件中，AraC 蛋白与 $araI$ 的亲和力最强，与 $araO_2$ 的亲和力次之，与 $araO_1$ 的亲和力最弱。

与乳糖操纵子不同的是，阿拉伯糖操纵子的调节蛋白 AraC 既是一种阻遏蛋白，又是一种激活蛋白。阿拉伯糖操纵子也是可诱导表达的，阿拉伯糖本身就是诱导物，其调控过程如下：

① 当细胞内没有 AraC 蛋白时，由 P_C 启动子起始 $araC$ 基因的转录。

② 在无阿拉伯糖的条件下，AraC 作为阻遏蛋白与操纵元件 $araO_2$ 和 $araI_1$ 相结合，AraC 蛋白之间相互作用再形成二聚体，导致 $araO_2$ 和 $araI_1$ 之间的 DNA 片段形成环状结构，从而阻止 RNA 聚合酶与 P_{BAD} 的结合，抑制 $araBAD$ 基因的转录。此外，过量的 AraC 还可以和 $araO_1$ 结合抑制自身的合成。

③ 在有阿拉伯糖的时候，AraC 蛋白与阿拉伯糖结合，改变构象成为激活蛋白，其同源二聚体分别与 $araI_1$ 和 $araI_2$ 区相结合，导致 DNA 环状结构消失。RNA 聚合酶在 AraC 蛋白的作用下与 P_{BAD} 结合，起始结构基因的表达。

④ 如果这时培养基中无葡萄糖存在，CRP-cAMP 复合物就会结合在 CAP 位点，与 AraC 一起激活 $araBAD$ 基因的转录。有葡萄糖存在时则不转录，表明只有 AraC 和 CRP-cAMP 共同作用才能激活阿拉伯糖操纵子的转录表达。

3. 色氨酸操纵子

与乳糖操纵子、阿拉伯糖操纵子不同，色氨酸操纵子参与生物合成过程而非降解过程，它不受葡萄糖或 CRP-cAMP 的调控。色氨酸操纵子的阻遏蛋白本身没有活性，只有与色氨酸结合时才能呈现出活性状态，从而阻止其结构基因的表达。因此，色氨酸操纵子是一种阻遏型操纵子（repressible operon），色氨酸被称为辅阻遏物（co-repressor）。以大肠杆菌为例，如果培养基中含有色氨酸，细菌则可以直接利用外源色氨酸，无须自身合成，这时色氨酸操纵子呈关闭状态；相反，如果外源环境缺乏色氨酸，细菌就必须开启色氨酸操纵子合成色氨酸，以满足自身代谢需求。除色氨酸操纵子以外，其他与合成代谢有关的操纵子一般也属于阻遏型操纵子。

研究发现，在阻遏蛋白 TrpR 缺失或调节基因 $trpR$ 突变的大肠杆菌中，外源添加色氨酸仍然能够降低与色氨酸合成代谢相关基因的表达，这也表明细胞内还存在其他调节色氨酸操纵子表达的机制。进一步的研究显示，这种调节机制就是弱化子（attenuator）机制，它通过色氨酸转运 RNA（tRNA^{Trp}）和前导序列基因（$trpL$）mRNA 精细调控色氨酸操纵子的转录表达，详见下面论述。

（1）色氨酸操纵子的负控阻遏模型

参与大肠杆菌色氨酸生物合成过程共有五种酶：邻氨基苯甲酸合成酶、邻氨基苯甲酸磷酸核糖转移酶、双功能酶（邻氨基苯甲酸异构酶和吲哚甘油磷酸合成酶）以及色氨酸合成酶（由 β 和 α 亚基组成）。五种酶分别由 $trpE$、$trpD$、$trpC$、$trpB$ 和 $trpA$ 基因编码，它们依次排列构成色氨酸操纵子的结构基因（图 5-7）。$trpE$ 的上游为调节区，由**启动子**（P）、**操纵元件**（O）、**前导区**（$trpL$）和**弱化子区**（$trpa$）构成。色氨酸操纵子的调节基因为 $trpR$，该基因远离操纵子，受自身启动子的控制，持续低水平表达 TrpR 蛋白。

① 前导区（$trpL$）。色氨酸操纵子在转录过程中，由前导区 $trpL$ 产生一段长约 160 bp 的 mRNA 片段，称为前导序列。前导序列并不编码与色氨酸合成有关的蛋白质，但包括起始密码子 AUG 和终止密码子 UGA，可能翻译一条含有 14 个氨基酸的前导肽。分析前导序列发现，其一个重要的特征是在第 10 和 11 位点上有两个连续的色氨酸密码子，它们参与了色氨酸操纵子的转录弱化调控。此外，前导序列 mRNA 含有二重对称结构，能形成两种相互竞争的二级结构。进一步碱基测序显示，该区域含有四段重要的碱基序列，分别编号为 1、2、3 和 4。这四个区域能以两种不同的方式进行配对，一种是 1-2、3-4 之间配对，另一种是 2-3 之间配对，不同的配对就形成不同性质的茎环结构。如果是 2-3 配对，则形成非终止子结构的茎环；如果是 3-4 配对，形成的茎环结构就是典型的转录终止子结构。

② 弱化子区（$trpa$）。在前导区 $trpL$ 的末端有一段约 30 bp 的区域，其转录出来的 RNA 序列对整个色氨酸操纵子 mRNA 的转录有着十分重要的作用。研究发现，培养基中含有色氨酸时，前导序列转录总是在这个区域终止，仅产生出一条约 140 个核苷酸的 RNA 片段。因此，该区域被称为弱化子区（$trpa$），转录产生的 RNA 序列称为弱化子。研究弱化子碱基序列，发现该 RNA 分子通过自我配对可以形成终止子结构（即前导序列的 3-4 区配对），从而终止 mRNA 的继续转录。

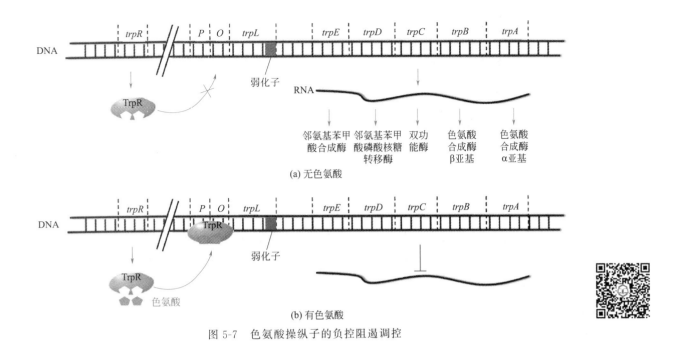

图 5-7　色氨酸操纵子的负控阻遏调控

③ 调节基因（trpR）。trpR 基因编码的产物为 TrpR 蛋白，与乳糖操纵子的阻遏蛋白一样，TrpR 也含有可与 DNA 结合的螺旋-转角-螺旋结构。但单独的 TrpR 并不能与操纵元件结合，只有色氨酸作为辅阻遏物与 TrpR 结合，诱导其构象发生改变时，才能变为具有结合操纵元件活性的阻遏物。

大肠杆菌色氨酸操纵子的负控阻遏模型（图 5-7）表明：当培养基中色氨酸含量较高时，色氨酸分子作为辅阻遏物与 TrpR 蛋白结合，形成有活性的阻遏物与操纵元件（O）结合，使得 RNA 聚合酶不能与启动子结合，从而导致色氨酸操纵子关闭，trpE、trpD、trpC、trpB 和 trpA 基因不能被转录；相反，当培养基中色氨酸供应不足时，阻遏蛋白失去色氨酸的结合并从 O 上解离，RNA 聚合酶可以结合启动子，启动色氨酸操纵子的表达，为细胞合成必需的色氨酸。

（2）色氨酸操纵子的弱化机制

随着对色氨酸操纵子研究的深入，一些现象很难用阻遏机制解释，例如，阻遏蛋白 TrpR 失活突变或操纵元件缺失突变都不能完全消除色氨酸对操纵子基因表达的影响。此外，在野生型细胞或阻遏蛋白突变细胞中，前导区（trpL）123～150 位碱基序列缺失时，色氨酸操纵子表达可提高 6～10 倍。进一步研究发现，色氨酸操纵子除受到阻遏系统调控外，还受到一种更为精细的调节方式即弱化子的调控。在弱化子系统中，前导序列含有的两个连续色氨酸密码子是细胞探测色氨酸浓度的效应器，其通过影响前导肽翻译过程中核糖体的位置，从而控制色氨酸操纵子 mRNA 的转录与否。

色氨酸操纵子的弱化机制如下：细菌的转录和翻译是同步进行的，当 trpL 转录出前导序列 mRNA 时，核糖体便与之结合翻译前导肽。由于前导序列中存在两个相邻的色氨酸密码子，所以前导肽的翻译过程对 tRNA^{Trp} 的浓度敏感。如果细胞内有充足的色氨酸，tRNA^{Trp} 很容易负载色氨酸分子，形成色氨酰-tRNA^{Trp}，核糖体可顺利通过两个相邻的色氨酸密码子，前导肽顺利翻译，导致 2-3 之间不能配对，但 3-4 之间可以配对形成茎环状终止子结构。终止子提前结束操纵子的转录，色氨酸合成相关酶的基因被关闭，细胞不再合成色氨酸（图 5-8）。相反，如果细胞内缺乏色氨酸，色氨酰-tRNA^{Trp} 就少，核糖体暂停在两个相邻的色氨酸密码子处，前导肽的翻译受阻，导致 2-3 之间配对，不形成 3-4 配对的终止子结构，所以 mRNA 转录继续进行，直到将操纵子中的结构基因全部转录完成。

事实上，阻遏机制对色氨酸操纵子只是一个粗调开关，决定转录是否启动；弱化子机制则是一种更为精细的调节方式，决定启动的转录是否继续下去。弱化子对 RNA 聚合酶的影响依赖于翻译和转录过程的同步进行，因此为原核生物所特有，目前已从大肠杆菌、沙门氏菌和枯草杆菌等中陆续发现多个具有弱化子机制的操纵子。弱化子一般存在于参与生物合成代谢的操纵子上，与操纵元件共同调节合成代谢酶的基因表达。与色氨酸操纵子一样，其他氨基酸操纵子在调节区都具有类似的前导区基因，编码前导肽，而在

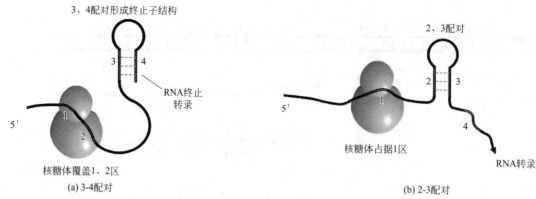

图 5-8 前导序列 RNA 变构引起转录终止

前导序列内部，都会存在几个连续的编码该氨基酸的密码子。例如，在组氨酸和苯丙氨酸操纵子的前导序列中，分别含有 7 个连续的 His 密码子或 Phe 密码子，能对氨基酸的合成起更精细的调节作用。

（二）核糖开关

核糖开关（riboswitch）是一段具有表达调控功能的 RNA 序列，主要存在于细菌 mRNA 的 5′非编码区（5′UTR），通常由适体（aptamer）和表达平台（expression platform）两个功能域组成。核糖开关能够感受到细胞内一些重要的小分子代谢物的浓度变化，在细菌的硫代谢、辅酶合成、氨基酸合成等基础代谢中发挥重要调控作用。当特定目标分子与适体域结合时，mRNA 在 5′UTR 的二级结构和调控功能就会发生改变，从而通过影响转录终止、翻译起始或者通过调节 mRNA 的稳定性来调控基因表达。迄今为止，已有 20 余类感应不同分子的核糖开关在细菌中被确认。

以枯草杆菌为例，硫胺素合成运输蛋白 mRNA 的 5′UTR 含有一段 Thi 序列（Thi box），该序列可以特异性结合硫胺素焦磷酸（TPP）。当细胞内硫胺素水平升高，在硫胺素焦磷酸激酶的作用下产生 TPP，过量的 TPP 就会与 Thi 序列结合，使 mRNA 形成终止子结构，提前终止转录过程。相反，如果 TPP 不与 Thi 序列结合，mRNA 则形成抗终止子结构，转录会继续进行。此外，S-腺苷甲硫氨酸（S-adenosylmethionine，SAM）是枯草杆菌细胞内一种重要的代谢中间物，是甲硫氨酸的活性形式。参与甲硫氨酸代谢途径的某些基因，其 mRNA 5′UTR 有一段约 200 bp 的核苷酸序列可以与 SAM 特异性结合，称为 **SAM 感受型核糖开关**（SAM-sensing riboswitch）（图 5-9）。SAM 感受型核糖开关可通过两种方式

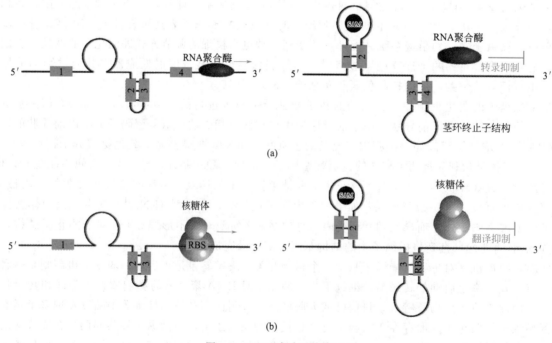

图 5-9　SAM 感受型核糖开关

起作用：①当核糖开关结合了 SAM，就会在编码区上游产生终止子结构，提前终止 mRNA 的转录，如图 5-9（a）；②在一些基因的产物中，核糖开关与核糖体结合位点（RBS）邻近，一旦结合了 SAM，核糖开关的二级结构发生改变封闭 RBS，导致核糖体无法结合到 mRNA 上，蛋白质翻译被抑制，如图 5-9（b）。

（三）σ 因子替换机制

原核生物 RNA 聚合酶是通过 σ 因子识别并结合启动子，从而起始基因的转录。不同的 σ 因子可识别不同的启动子序列，除 σ^{70} 参与碳代谢、生物合成等基本生理功能基因的转录调控外，目前发现大肠杆菌中至少存在 6 种 σ 因子，如表 5-1 根据其分子量大小和编码基因进行命名。在特殊条件下，其他类型的 σ 因子可被表达或激活，细菌通过不同 σ 因子的选择性使用，从而指导 RNA 聚合酶启动特殊基因的表达。原核生物的这种 σ 因子选择机制可对某一类功能相关的基因进行统一的调控。下面以大肠杆菌的热激反应为例介绍 σ 因子替换机制。

表 5-1　大肠杆菌 σ 因子的类别及功能

σ 因子	编码基因	功能
σ^{19}	*FecL*	参与调控铁离子转运相关基因的表达
σ^{24}	*RpoE*	参与调控过度热激基因的表达
σ^{28}	*RpoF*	参与调控鞭毛趋化基因的表达
σ^{32}	*RpoH*	参与调控热激基因的表达
σ^{38}	*RpoS*	参与分裂间期及应激过程中特异基因的表达调控
σ^{54}	*RpoN*	参与氮代谢基因的表达调控
σ^{70}	*RpoD*	参与对数生长期及碳代谢过程中基因的表达调控

热激反应（heat shock response，HSR）也称为热休克反应，是生物体对高温等逆境条件做出的保护性反应，其过程涉及一系列的**热激蛋白**（heat shock protein，HSP）基因启动或表达升高。大肠杆菌 HSP 基因（约 30 个以上）的表达主要受 σ^{32} 因子的调控。热激条件使 σ^{70} 因子失活，σ^{32} 因子浓度升高，并指导 RNA 聚合酶与 HSP 基因上的启动子结合，从而启动 HSP 的表达。其具体过程如下：

① 正常温度条件下，σ^{32} 因子在细胞内维持较低的水平，其浓度受到编码基因 *RpoH* 转录、翻译，以及 RpoH 蛋白活性和稳定性的共同调节。

② *RpoH* 转录出的 mRNA 具有一个特殊的二级结构能将 RBS 封闭，导致核糖体无法对 mRNA 进行翻译。高温会导致该二级结构发生变构释放 RBS，从而使翻译得以进行，σ^{32} 因子含量升高。

③ 正常温度条件下，σ^{32} 因子与分子伴侣 DnaJ/DnaK 结合，使其处于非活性状态。当温度升高时，σ^{32} 因子与分子伴侣解离，游离的 σ^{32} 与 RNA 聚合酶核心酶结合，启动热激基因的转录。

④ 正常温度条件下，*RpoH* 基因的启动子为 σ^{70} 特异性启动子。当持续性高温应激时，σ^{70} 因子失活，*RpoH* 基因启动子会选择与 σ^{24} 因子结合，从而继续 σ^{32} 的合成，以维持热激基因的持续表达。

研究已证实，不同的 σ 因子可以独立发挥作用，它们之间也常常交互作用构成级联调控网络，从而使原核基因表达能够准确地响应不同的环境信号变化。除细菌以外，某些噬菌体也可以通过 σ 因子替换机制来调控自身不同层次的基因表达。例如，SPO1 噬菌体在宿主大肠杆菌细胞内利用 σ^{70} 因子表达早期基因和 σ^{28}，再由 σ^{28} 因子表达中期基因和 σ^{34}，最后由 σ^{34} 因子表达晚期基因。

四、原核生物翻译调控的机制

原核生物基因主要以转录表达调控为主，翻译水平进行的调控是对转录调控的补充。翻译水平的调控方式主要有：翻译起始的调控、稀有密码子、重叠基因、翻译阻遏、mRNA 的二级结构以及反义 RNA 等。

（一）翻译起始的调控

蛋白质翻译的起始是核糖体的大小亚基、tRNA 和 mRNA 在多种起始因子的协助下组成起始复合物的过程。参与翻译起始的核糖体 30S 亚基首先与 mRNA 5′ UTR 中的**核糖体结合位点**（ribosome binding site，RBS）识别结合。RBS 一般是起始密码子 AUG 上游包括 SD 序列在内的一段核苷酸序列，该序列可以与 16S rRNA 的 3′端互补配对，促使核糖体结合到 mRNA 上形成起始复合物。RBS 与核糖体结合能力取决于 SD 序列的结构及其与起始密码子之间的距离。正是 SD 序列与 16S rRNA 结合才使得其下游的第一个 AUG 成为起始密码子，因此，SD 序列的改变往往导致蛋白质翻译效率的明显差异。SD 序列一般位于起始密码子上游 4～10 个核苷酸，9 个核苷酸为最佳距离，超出这一范围均会影响其蛋白质合成效率。

翻译起始复合物识别 mRNA 上的起始密码子一般都是 AUG，由 fMet-tRNA 中含有的反密码子（3′-UAC-5′）来完成。原核生物中还存在其他可选择的起始密码子，如大肠杆菌基因组中有 14% 的基因起始密码子为 GUG，3% 为 UUG。这些密码子都能被 fMet-tRNA 识别，然而它们的亲和力较 AUG 弱很多，导致翻译效率降低。研究显示，将 AUG 突变为 GUG 或 UUG 可使 mRNA 的翻译效率约降低至原来的 1/8。

（二）稀有密码子和翻译调控

一些 mRNA 分子中还存在一个或多个利用率低的密码子，被称为**稀有密码子**或**限速密码子**。同一个氨基酸可以由多个不同的密码子编码，但 tRNA 对不同密码子的偏好性不同，氨酰-tRNA 与之结合的速率及释放速率也不同。翻译过程中，当核糖体遇到 mRNA 上的稀有密码子时，往往会在该密码子处减缓或停滞肽链的合成。稀有密码子是长期进化过程中形成的一种在翻译水平上的基因表达调控机制，广泛存在于原核及真核生物中。例如，大肠杆菌 *dnaG*、*rpoD* 和 *rpsU* 基因受同一操纵子调控，分别编码引物酶、σ⁷⁰ 因子和核糖体蛋白 S21。然而，这三个基因产物在数量上却大不相同，每个细胞中仅有约 50 个拷贝的引物酶，而 σ⁷⁰ 因子为 2800 多个拷贝，核糖体蛋白 S21 则高达 40000 个拷贝。

研究发现 *dnaG* 序列中含有多个稀有密码子。以异亮氨酸三种密码子（AUU、AUC、AUA）为例，在结构蛋白基因中 AUU 和 AUC 出现频率为 37% 和 62%，AUA 仅占 1%，而在 *dnaG* 中 AUA 出现率竟高达 32%。显然，AUA 作为稀有密码子在高效表达的结构蛋白及 σ 因子中均极少使用，而在低效表达的 *dnaG* 中出现频率却很高，这也是造成 *dnaG* 产物显著低于 *rpoD* 和 *rpsU* 产物的主要原因。此外，许多操纵子的阻遏蛋白在细胞内含量也很低，如 LacI、AraC 和 TrpR 等。编码这些蛋白的基因中也存在明显不同于结构蛋白基因的稀有密码子，由于细胞中对应于稀有密码子的 tRNA 较少，使得 mRNA 翻译过程受阻，从而抑制了蛋白质合成的总量。

（三）重叠基因与翻译调控

原核生物操纵子转录产生多顺反子 mRNA，mRNA 链上的每一个基因均具有独立的翻译起始密码子和终止密码子，可同时与多个核糖体结合，翻译出多个独立的肽链。每个核糖体在 mRNA 的 5′端 RBS 位点结合，随后向 3′端移动翻译蛋白质。但在每一个开放阅读框的终止密码子处，核糖体大小亚基发生解离，小亚基会沿 mRNA 继续滑动，直至遇到下一个起始密码子后，再与大亚基重新结合翻译下游基因。由于小亚基在沿 mRNA 滑动的过程中存在脱落的可能，因此位于多顺反子 mRNA 5′端远端的基因被核糖体翻译的概率就会降低。例如，大肠杆菌乳糖操纵子中的 *lacZ*、*lacY* 和 *lacA* 基因产物数量比例为 5∶2∶1，这种蛋白表达量上的差异与多顺反子 mRNA 翻译时核糖体结合效率有关。

原核生物操纵子中还存在着基因重叠现象，重叠基因对蛋白质翻译调控具有重要影响。以大肠杆菌色氨酸操纵子 *trpE* 基因和 *trpD* 基因为例，*trpE* 的终止密码子（UGA）和 *trpD* 的起始密码子（AUG）共用一个核苷酸（A）。由于与 *trpD* 的起始密码子重叠，当 *trpE* 翻译终止时，核糖体就可以直接对 *trpD* 进行翻译起始。这种密码子重叠机制确保了同一核糖体对两个连续基因的偶联翻译，它也可能是 *trpE* 和 *trpD* 基因产物等量存在的主要原因。除 *trpE* 和 *trpD* 基因之外，*trpB* 和 *trpA* 基因也存在着类似的基因重叠现象，即 *trpB* 的终止密码子（UGA）和 *trpA* 的起始密码子（AUG）共用一个核苷酸（A）。

（四）翻译阻遏

翻译阻遏是指基因产物对自身表达产生抑制的现象，实际上是一种在翻译水平上的自我反馈。原核生物中最典型的例子是核糖体蛋白的翻译阻遏调控，核糖体蛋白与 rRNA 同属构成核糖体的组分，协调两者的合成比例十分重要。核糖体蛋白基因受多个操纵子调控，在每一个与其有关的操纵子中，都有一个核糖体蛋白基因作为自身操纵子的调节基因，其表达产物能够调节自身的翻译水平。核糖体蛋白基因操纵子 mRNA RBS 的结构往往与和它结合的 rRNA 结构相似，因此调节蛋白既可以与 rRNA 结合组装核糖体，又可以与自身所在操纵子的 mRNA 结合抑制翻译。调节蛋白与自身 mRNA 结合的亲和力不及与 rRNA 结合的亲和力。由此不难理解，当细胞中存在充足的 rRNA 时，该蛋白与 rRNA 优先结合成为核糖体蛋白；当 rRNA 不足时，该蛋白才会与自身操纵子 mRNA 结合，阻断自身及同操纵子中相关蛋白的翻译。翻译阻遏对于原核生物具有重要的生物学意义，它可以很好地保证核糖体蛋白与 rRNA 之间合成量的平衡。

以大肠杆菌 L11 操纵子为例，它含有编码两个核糖体蛋白 L11 和 L1 的基因，操纵子转录产生一条多顺反子 mRNA。与其他核糖体蛋白一样，L11、L1 蛋白在翻译后就与 23S rRNA 结合参与核糖体的构建，其中 L1 蛋白与 23S rRNA 的 5′端保守序列（GAGGA）结合。但如果 23S rRNA 不足而 L1 蛋白相对过剩时，L1 就会与自身操纵子 mRNA 5′端的 GAGGA 序列结合，从而在翻译水平上抑制自身的生物合成（图 5-10）。随着 23S rRNA 转录水平的逐步升高，L11 和 L1 又会重新与之结合构建核糖体。核糖体蛋白的翻译水平受到自身调节蛋白的调控，以保持其合成速率与 rRNA 的合成速率协调同步。

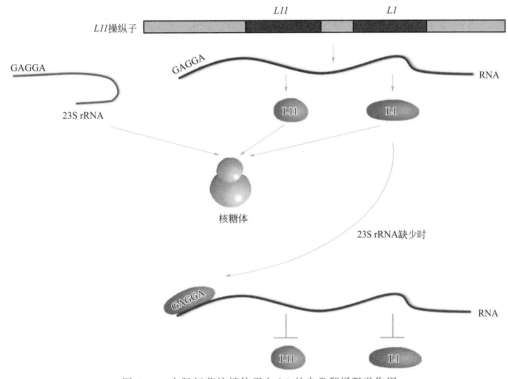

图 5-10 大肠杆菌核糖体蛋白 L1 的自身翻译阻遏作用

（五）mRNA 二级结构对翻译的调控

与真核生物不同，原核生物的 mRNA 缺乏 5′端帽子和 3′端尾巴结构，半衰期较真核生物 mRNA 要短，通常在几分钟内就被降解。mRNA 稳定性越高，蛋白质表达的概率就越大。mRNA 的二级结构既能影响其稳定性，还能通过 RBS 影响翻译的起始，因此 mRNA 的二级结构也是调控基因表达的重要方式。原核生物正是通过调节 mRNA 的稳定性或通过改变其翻译活性，来灵活调节蛋白质的合成，以适应多变的生存环境。

1. mRNA 二级结构对自身稳定性的影响

影响原核生物 mRNA 稳定性的主要因素有 5′端结构、3′端结构及内部的二级结构。研究表明，mRNA 分子 5′端核苷酸由焦磷酸水解酶催化去掉两个磷酸基团后，容易被核糖核酸酶 E 识别并切割。如果 5′端核苷酸形成互补的茎环结构，就可以有效防止其去磷酸化作用，从而降低 mRNA 的降解率。已发现许多细菌 mRNA 3′端也可以通过多腺苷酸聚合酶加工形成 Poly(A) 尾，与真核 mRNA Poly(A) 尾的保护作用不同，细菌 3′ 端 Poly（A）尾是促进降解体对 mRNA 的降解。若 mRNA 形成的二级结构将 3′ 端核苷酸隐藏，则有助于 mRNA 的稳定。因此，mRNA 的二级结构改变可能会影响到其对各种核酸酶的敏感性，从而影响到自身的稳定性。

在大肠杆菌中，一些操纵子不同基因间的间隔区存在一种高度保守的反向重复序列（IR），这种 IR 有 500～1000 个拷贝，对 mRNA 的稳定性也起着重要作用。IR 的存在有利于核苷酸互补配对形成发夹结构，从而防止 3′ 外切酶对 mRNA 进行降解。因此，在多顺反子的操纵子中，IR 序列可以使上游基因的 mRNA 半衰期得到延长。例如，在大肠杆菌麦芽糖操纵子中，*malE* 和 *malF* 基因紧密连锁，但 *malF* 的基因产物是 *malE* 的基因产物水平的 1/40～1/20。研究显示，在 *malE* 和 *malF* 基因之间有两个 IR 存在，可以形成茎环结构保护 *malE* 3′ 端不被外切酶所降解，也就导致了 *malF* 的 mRNA 没有 *malE* 的 mRNA 稳定。

此外，一些核糖开关也可以通过改变 mRNA 的二级结构及稳定性来调控蛋白质的翻译过程。例如，枯草杆菌的 *glmS* 基因编码一种 6-磷酸葡萄糖胺（glucosamine-6-phosphate，GlcN6P）合成酶，在其 mRNA 的 5′ UTR 区中含有一段核酶结构。当细胞中无 GlcN6P 与之结合时，该核酶处于非活性状态，mRNA 可以正常翻译 GlmS 蛋白；当细胞中 GlcN6P 浓度升高时，GlcN6P 就会与 5′ UTR 序列结合，改变 mRNA 的二级结构，使核酶激活切割自身 mRNA，从而抑制 GlmS 蛋白的翻译。

2. mRNA 二级结构对翻译的调控

翻译起始阶段核糖体的 30S 小亚基必须与 mRNA 5′ 端 RBS 结合，因此 mRNA 的空间结构也是调控翻译过程的重要因素。下面以李斯特菌 PrfA 蛋白表达为例，进一步介绍 mRNA 二级结构的改变如何影响核糖体的结合，进而调节翻译的起始。

李斯特菌 *prfA* 基因的表达受温度调控，其基因产物负责激活与毒性相关的基因的表达。在相对低温条件下（如 30℃），PrfA mRNA 可以转录，但 PrfA 蛋白却不表达；而在高温条件下（如 37℃），PrfA 蛋白则表达。研究显示，在低温条件下，PrfA mRNA 的 5′ UTR 有一段称为热敏 RNA 的发夹结构，它致使 RBS 被封闭，翻译因此受到抑制。当温度由 30℃ 升高到 37℃ 时，mRNA 二级结构发生改变，发夹配对解离释放 RBS 序列，核糖体可以与之结合，PrfA 蛋白翻译便可顺利进行（图 5-11）。

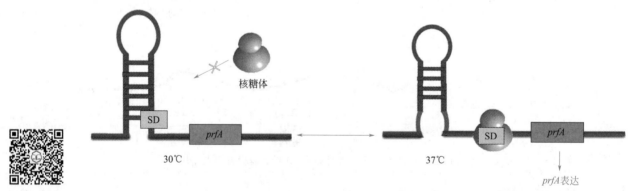

图 5-11　温度对李斯特菌 PrfA mRNA 结构及蛋白表达的调控

（六）反义 RNA 的调控

反义 RNA（antisense RNA）是指能与目标 mRNA 形成互补配对，从而调节目标 mRNA 功能的 RNA 分子，其主要作用是在转录后水平调控靶基因的表达，包括抑制靶基因 mRNA 翻译或促进靶 mRNA 的降解。反义 RNA 分子可与游离的靶 mRNA 的 5′ UTR 序列结合，导致其二级结构发生变化，从而阻断核糖体的结合，抑制 mRNA 的翻译过程。一些反义 RNA 还可以与靶序列结合形成 dsRNA，在 RNase H 的作用下将其降解，从而抑制了靶基因蛋白质的合成。因此，反义 RNA 也是原核生物基因表达的重要调控机制之一。

细菌在响应营养、环境、渗透压及温度等应激变化时，会表达产生多种反义 RNA，其中最典型的例子是大肠杆菌 micF RNA 参与外膜蛋白 OmpF 的表达调控。micF RNA 由 *micF* 基因编码，是大肠杆菌

OmpF mRNA 的反义 RNA，最早由 Miruno 和 Simons 在 1983 年发现。OmpF 和 OmpC 属于孔蛋白，在大肠杆菌外膜上形成孔道，参与细胞渗透压的调节。*ompF* 和 *ompC* 基因分别位于不同的操纵子上，二者共同受调节蛋白 OmpR 调控。在低渗透压环境中，*ompF* 表达处于激活状态，*ompC* 则处于阻遏状态。而在高渗透压环境中，*ompF* 与 *ompC* 基因同时表达，但同时转录的还有 *micF* 基因，其产生的 174 个核苷酸的 RNA 分子能与 OmpF mRNA 5′端的部分序列互补配对形成双链，从而在翻译水平上抑制 OmpF 的合成（图 5-12）。另一个典型的例子是反义 RNA 抑制细菌铁蛋白的表达。铁蛋白是由 *bfr* 基因编码，*anti-bfr* 基因则编码其反义 RNA。当培养基中铁离子浓度较高时，*anti-bfr* 基因表达被关闭，*bfr* 基因能够翻译铁蛋白，储存细胞内的铁离子；相反，培养基中铁离子浓度降低时，*anti-bfr* 基因转录产生大量反义 RNA，阻止铁蛋白基因 mRNA 的翻译。

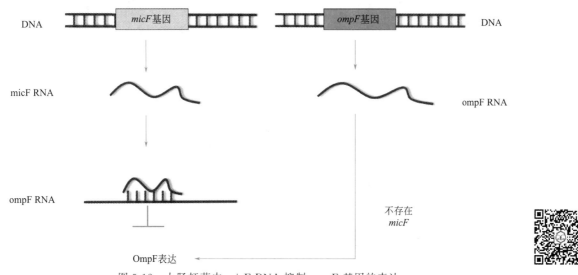

图 5-12　大肠杆菌中 micF RNA 抑制 *ompF* 基因的表达

此外，研究显示一些反义 RNA 对基因表达也有正调控作用。例如，大肠杆菌 *dsrA* 基因转录一种反义 RNA，该 RNA 可以刺激应激反应相关 σ 因子（*rpoS*）的翻译。dsrA RNA 通过与 rpoS mRNA 的 5′ UTR 序列互补配对，破坏 mRNA 核糖体结合位点上的茎环结构，释放 RBS，从而促进 rpoS mRNA 的翻译。

（七）魔斑核苷酸的调控

随着生存环境的不断变化，细菌需要随时响应环境变化来调控全局的基因表达网络，以维持自身在逆境状态下的生存。例如，在营养缺乏条件下，细菌需要产生一个应激反应以停止大量基因的表达，同时降低蛋白质合成所需的核糖体数量，以减少细胞内氨基酸的消耗。那么，细菌采用何种分子机制进行基因表达的全局调控？是否存在某些信号分子协调细菌的"核糖体系统"与"代谢类蛋白系统"之间的平衡？

研究发现，大肠杆菌在氨基酸缺乏条件下产生应激反应的信号分子是四磷酸/五磷酸鸟苷 [(p)ppGpp]。因为这两种化合物电泳迁移率和一般的核苷酸不同，在层析谱上呈现不同的斑点，故称其为魔斑核苷酸（magic spot nucleotide）。魔斑核苷酸是细菌生长过程中由于缺乏氨基酸供应而产生的一种应急代谢分子，主要由 *relA* 基因编码的 ATP-GTP 3′焦磷酸转移酶催化三磷酸鸟苷（GTP）产生：GTP＋ATP（应激因子 RelA）→ (p)ppGpp。大肠杆菌在氨基酸供应不足时，不仅其蛋白质合成速率明显下降，而且 RNA 合成速率也随之下降，科学上把这种现象称为严紧控制（基因型 *rel*+）；相反，在 *rel*− 突变株中细胞内蛋白质合成虽然减弱了，但其 RNA 的合成速率并未下降，称为松散控制。进一步研究证实，缺乏氨基酸时 *rel*+ 菌株能够产生 (p)ppGpp，*rel*− 菌株则不能合成。

目前已证实，在生长不利环境下，(p)ppGpp 可以抑制细菌体内绝大多数基因的转录和翻译，参与调节微生物多个重要的生理生化过程，如逆境存活、抗生素耐药性、生物膜合成、致病性及芽孢形成等。(p)ppGpp 主要作用可能是干扰 RNA 聚合酶与启动子结合的专一性，因此，它的作用不只是某一个或几个操纵子，而是影响整个基因表达网络，从而诱发细菌的严紧控制反应。参与这个反应的除应激因子

RelA 外，还需要翻译起始因子 IF-2、起始因子 EF-Tu 和 EF-G 等。

当生存环境缺乏氨基酸时，（p）ppGpp 作为细菌体内的全局调控因子，可以引起应激反应抑制诸如核糖体蛋白等生物大分子的合成，并且抑制与氨基酸转运无关的系统、活化蛋白水解酶，进而降低氨基酸消耗、增加内源蛋白分解，帮助细菌在不利环境条件下得以存活。细菌是如何在不进行蛋白质合成时产生（p）ppGpp 呢？一种理论认为空载氨基酸的 tRNA 可能是其产生的关键因素。在正常的蛋白质合成过程中，将 aa-tRNA 运转到延伸的多肽链上需要消耗 GTP 提供能量，而当氨基酸缺乏时，空载 tRNA 与核糖体结合，该反应停止，大量 GTP 便被用作合成魔斑核苷酸的前体。

第三节　真核生物基因表达调控

一、真核生物基因表达调控的特点

由于真核生物与原核生物在细胞及基因结构上存在明显不同，这种不同造成二者基因表达调控的巨大差异。真核基因的表达调控可以发生在 DNA-RNA-蛋白质信息传递的全过程，是一个多因子参与的复杂调控系统，包括基因结构的活化、转录的起始、转录物的加工与运输、mRNA 的稳定性、翻译的调控以及蛋白质活性的调控等。其中转录水平的调控对基因表达起着至关重要的作用，尤其是转录起始的调节是基因表达的基本控制点。

真核基因转录表达一般是以正调控机制占主导，大多数基因通常处于无活性状态，只有需要表达时才会由激活蛋白来促进其转录。此外，真核生物染色质被包裹在细胞核内，转录与翻译分开进行，在细胞核内转录，在细胞质中翻译（图 5-13）。因此，真核基因的表达调控可以发生在转录物加工与运输水平（RNA 前体剪接调控、mRNA 转运及稳定性调控）、翻译水平及蛋白质活性调节等，构成一个复杂的多层次调控系统。

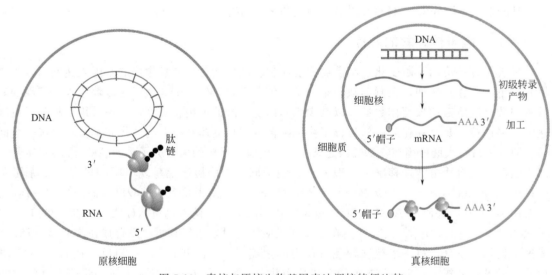

图 5-13　真核与原核生物基因表达调控特征比较

二、染色质水平的调控

染色质结构与状态的变化对基因转录表达调控具有十分重要的作用。一般将具有转录活性的染色质称为**活性染色质**（active chromatin），而将无转录活性的染色质称为**非活性染色质**（inactive chromatin）。在结构上核染色质又可分为致密状态的异染色质（heterochromatin）和松散状态的常染色质（euchromatin）。高等真核生物细胞间期常染色质中约有10%的区域处于活性状态，该区域的结构较为疏松，有利于转录因子和 RNA 聚合酶的结合。而在高度密集的异染色质中，基因的转录被抑制，即使常染色质内表达的基因如遇到异染色质结构也会停止表达。例如，雌性哺乳动物体细胞两条 X 染色体，在细胞分裂间期其中一条变为异染色质，致密的结构使得这条 X 染色体上的基因转录几乎停滞。由此可见，染色质结构是否处于活性状态是基因转录的前提。

（一）染色质重塑

由于染色质结构限制了转录因子与基因的结合，真核细胞基因转录激活首先需要将 DNA 上的顺式作用元件暴露，这个过程涉及**染色质重塑**（chromatin remodeling）。染色质重塑是指在特定功能的蛋白因子作用下，通过降低核小体间的聚集或减弱组蛋白与 DNA 间的相互作用，使缠绕于核小体表面的 DNA 表达元件释放，从而促进转录因子与其结合的过程。染色质重塑是真核生物特有的基因表达调控方式，主要包括两种类型，即染色质的物理修饰和化学修饰。染色质的物理修饰主要通过依赖 ATP 的染色质重塑因子来实现，重塑因子能够选择性结合核小体，并利用其 ATP 水解酶亚基水解 ATP 提供能量使核小体移位、重排或解离，进而促使转录激活因子与 DNA 上游增强子的结合，或促进基本转录因子与启动子的结合。重塑因子介导的染色质物理修饰不仅在转录起始阶段起作用，而且在转录延伸过程中也发挥重要作用。染色质的化学修饰则是指组蛋白末端（尤其是核心组蛋白的 N 末端）一些带有活性基团的氨基酸残基能够发生翻译后修饰，主要包括乙酰化、甲基化、磷酸化、泛素化、聚 ADP 核糖基化、脯氨酸异构化等。这些化学修饰可以通过改变组蛋白与 DNA 之间的亲和力，进一步改变染色质的结构与活性状态，从而发挥其基因表达调控的功能。例如，乙酰化是目前研究相对较成熟的组蛋白化学修饰，组蛋白乙酰化一般正向调控基因转录。在细胞核内，组蛋白乙酰基转移酶（如 CBP/p300 和 GCN5）和组蛋白去乙酰化酶（如 HDAC 和 Sirtuins）动态调节组蛋白乙酰化水平，从而精确地调控基因的转录和表达。

核心组蛋白富含赖氨酸、精氨酸、组氨酸等带正电荷的碱性氨基酸，通过与带负电荷的磷酸基团相互作用结合到 DNA 链上，从而以非特异性阻遏蛋白的方式阻止基因的转录。组蛋白 N 末端氨基酸具有高度的进化保守性，这与核小体间的相互作用密切相关。核小体中组蛋白的组成及修饰对于染色质的结构与活性起到至关重要的作用。在哺乳动物细胞中，活性染色质往往缺乏组蛋白 H1，且核心组蛋白被相应的组蛋白变体（histone variant）取代。组蛋白变体是一类与核心组蛋白序列高度同源的蛋白质，它们可以替换核心组蛋白组装到染色质的特定位置，进而影响染色质的高级结构，调控其所在区域相关基因的转录表达。目前研究发现，除组蛋白 H4 以外，H3、H2A 和 H2B 都有与之对应的组蛋白变体。例如，组蛋白变体 H3.3 是常规组蛋白 H3 的一个重要变体，其氨基酸序列与组蛋白 H3 存在五处不同。在组蛋白分子伴侣 HIRA 复合物的帮助下 H3.3 置换 H3 分布于常染色质中，起到抑制染色质纤维折叠并形成开放结构的作用，有利于基因表达的激活。此外，染色质中的非组蛋白成分也可对抗组蛋白的阻遏作用，在特定组织或细胞中起到促转录作用。

（二）DNA 修饰

DNA 碱基修饰与组蛋白变化共同调节染色质结构的改变。例如，在 DNA 甲基转移酶（DNA methyltransferase，DNMT）的催化作用下，S-腺苷甲硫氨酸可以将甲基转移到 DNA 特定碱基上，使其发生 **DNA 甲基化**（DNA methylation）修饰。目前已证实，甲基化可以发生在 DNA 胞嘧啶的 C-5 位点（5-mC）、鸟嘌呤的 N-7 位点（7-mG）及腺嘌呤的 N-6 位点（6-mA）等。在哺乳动物中，DNA 甲基化主要发生在 CG 富集的 CpG 岛（CpG island）区域，其胞嘧啶上生成的 5-mC 会影响基因转录、X 染色体失活和基因组印记等。一般情况下，基因正常转录时 CpG 岛不发生甲基化，启动子区域往往没有核小体的缠绕，并且转录起始位点两侧的核小体组蛋白也会发生相应的变化（如 H3K4me3 修饰和组蛋白变体 H2A.Z 替换等），这些表观上的修饰均可以促进基因的转录。而在表达抑制的基因启动子上，CpG 岛常保持较高水平的 DNA 甲基化。DNMT 在调节 DNA 甲基化过程中起着重要作用，目前在哺乳动物中发现 DNMT1、DNMT2、DNMT3a 和 DNMT3b 四种甲基转移酶。其中 DNMT3a 是发育早期 DNA 甲基化所必需的，参与 DNA 的重新甲基化过程。基因 CpG 岛发生甲基化会招募甲基化 CpG 结合蛋白（methyl-CpG-binding protein，MeCP），从而造成 DNA 空间位阻抑制转录因子结合。MeCP1 和 MeCP2 是哺乳动物中主要的 DNA 甲基化结合蛋白，缺失这两种蛋白时将不能有效地抑制基因的活化。

三、DNA 重排对真核生物基因表达的调控

除染色质水平的调控以外，随着真核生物个体的发育 DNA 模板也会发生规律性变化，如基因丢失、基因扩增、DNA 重排和移位等，从而在 DNA 水平上对基因表达进行调控。与转录及翻译水平的调控不同，这些 DNA 序列上的变化可以使基因组中某些基因活性或拷贝数发生永久性改变，成为真核生物发育调控的重要手段。

（一）基因扩增

基因扩增是指细胞通过增加特定基因的拷贝数来提高表达效率的现象，这种调控方式可以在较短时间内或特定的发育阶段满足细胞对某些基因产物的大量需求。例如，在果蝇卵子形成晚期阶段，卵泡细胞内编码卵壳蛋白的绒毛膜基因通过多轮 DNA 复制进行基因扩增，从而导致绒毛膜蛋白短时间内大量表达形成卵壳。再如，非洲爪蟾的卵母细胞中编码 rRNA 的基因（rDNA）约有 500 个拷贝，当卵细胞受精后，该基因拷贝数可扩增近 4000 倍，以满足受精卵分裂和胚胎期分化过程中需要大量核糖体来合成蛋白质的需要。

（二）基因重排

基因重排属于 DNA 重组的一种形式，通过重排可以将基因从启动子远端位置移动到近端位置从而启动转录，或者缩短基因片段之间的距离从而实现对某些基因表达的调控。真核生物使用基因重排调节基因活性最熟知的两个例子是 B 淋巴细胞抗体基因重排和酵母交配型转换过程中的基因重排。

1. 抗体基因重排

抗体是由 B 淋巴细胞免疫球蛋白基因编码合成的，在高等动物体内抗体种类存在惊人的多样性，例如人体内可以产生约 10^9 种免疫球蛋白。然而人类基因组编码蛋白质的基因约为两万个。机体是如何实现抗体种类多样性的呢？研究发现，抗体的重链和轻链主要是由可变区（V区）、恒定区（C区）及二者间的连接区（J区）组成，而编码这些肽段的基因片段在原始胚胎细胞 DNA 中相隔较远，随着 B 淋巴细胞的分化成熟，DNA 发生重排将 V 区、C 区和 J 区的基因片段连接在一起，从而产生具有表达活性的抗体基因（图 5-14）。人的 K 轻链基因位于第 2 号染色体上，约有 76 个 V 区基因片段、5 个 J 区基因片段和 1 个 C 区基因片段；λ 轻链基因位于第 22 号染色体上，约有 52 个 V 区基因片段、7 个 J 区基因片段和 7 个 C 区基因片段；重链基因则位于第 14 号染色体上，约有 86 个 V 区基因片段、30 个 D 区基因片段、9 个 J 区基因片段和 11 个 C 区基因片段。每一个区的基因片段串联在一起，通过基因重排将不同的 V、C、J 或

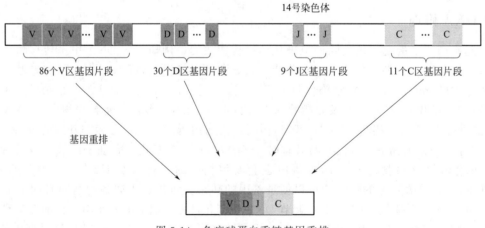

图 5-14　免疫球蛋白重链基因重排

D区基因片段组合起来，造成了抗体基因的多样性。

淋巴细胞抗体基因重排是由重组酶 RAG1/RAG2 在**特异性重组信号序列**（recombination signal sequence，RSS）位点介导的转酯反应，RAG 基因敲除会导致小鼠 B 细胞和 T 细胞功能缺失。免疫球蛋白轻链和重链的 V 区基因、J 区基因及重链的 D 区基因上均含有 RSS，该结构含有一段 7 bp 的类似回文序列、12 bp（约 1 圈双螺旋）或 23 bp（约 2 圈双螺旋）的间隔序列和一段 9 bp 富含 AT 的序列。DNA 重排一般只发生在含有 1 圈双螺旋结构的 RSS 和含有 2 圈双螺旋结构的 RSS 之间。以轻链基因重排为例，其基本过程为：首先，RAG1 与 RSS 的 AT 富含区结合，招募 RAG2 形成蛋白复合物，而 RAG2 又能与 RSS 的类似回文序列结合；其次，RAG1/RAG2 复合物在 RSS 与编码区连接处切断单条 DNA 链产生 3′-羟基，游离 3′-羟基再进攻另一条链上的磷酸二酯键，导致 DNA 双链断裂并在 V 区基因和 J 区基因两端各形成一个发夹结构；最后，在 RAG 蛋白复合物或 MRE11 的作用下将发夹结构打开，再由 DNA 断裂修复蛋白复合物及 DNA 连接酶等将 V 基因片段和 J 基因片段连接起来。

基因重排不仅使抗体基因产生多样性，还能缩短基因启动子区与增强子区（位于 J 基因片段和 C 基因片段之间）的距离，从而促进抗体基因转录表达。此外，B 细胞基因超突变、抗体类别转换重组及 mRNA 前体选择性剪接等也增加了抗体种类的多样性。

2. 酵母交配型转换过程中的基因重排

酵母交配型相当于高等真核生物的雌雄性，由 *MAT* 基因决定，分为 *MATα* 和 *MATa* 两种类型。当酵母进行无性出芽增殖时，容易将整个群体变为单一交配型细胞，因此，酵母细胞能够通过基因重排改变自身的 *MAT* 基因类型，这个过程被称为**交配型转换**（mating type switching）。在分子机制方面，单倍体酵母细胞含有一个交配型基因 *MATa* 或 *MATα*，其所在的染色体位点两侧分别存在着 *HMLα* 和 *HMRa* 两个 *MAT* 样基因，这两个基因含有完整的 *MATα* 和 *MATa* 基因序列，但它们受到沉默子和沉默调节蛋白的作用并不表达。正常情况下，酵母细胞交配型由 *MAT* 等位基因决定，即 *MATα* 基因为 α 交配型，*MATa* 基因则为 a 交配型。当细胞转换交配类型的时候，原有的 *MAT* 基因通过 DNA 重排被另一种交配型基因取代（图 5-15），其基本步骤如下：首先内切核酸酶 HO 在 *MAT* 基因上切开双链 DNA，产生双链断裂信号；在 DNA 修复系统的作用下，游离的 3′末端以上游 *HMLα* 基因或下游 *HMRa* 基因作为模板合成双链 DNA 替换原有的 *MAT* 基因；合成双链 DNA 选择的模板总是与原有的 *MAT* 交配型基因相反。

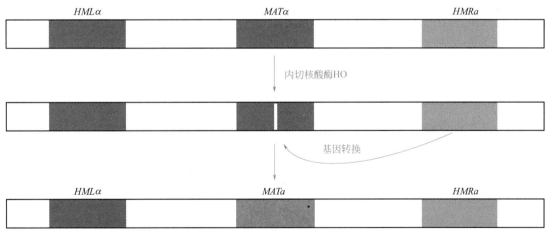

图 5-15　酵母交配型转换

四、真核生物转录调控的机制

真核基因转录水平的调控除了启动子、RNA 聚合酶和基本转录因子以外，还需要其他一些顺式作用元件和反式作用因子的参与。参与基因转录调控的主要顺式作用元件有增强子、沉默子和绝缘子等；反式作用因子包括转录激活因子、辅激活因子、转录抑制因子、辅抑制因子以及中介因子等。

通常情况下，转录激活因子与增强子结合激活基因的表达，转录抑制因子与沉默子结合抑制基因的表达，但它们有时需要辅激活因子或辅抑制因子的介导才能发挥功能。辅激活因子和辅抑制因子均无 DNA 结合位点，但它们能够通过蛋白质-蛋白质相互作用来行使功能，例如，辅激活因子作为转录复合物成员可以招募组蛋白修饰酶（如组蛋白乙酰转移酶）和染色质重塑因子等协同激活因子激活基因的转录；辅抑制因子则可以屏蔽激活因子的结合位点或招募组蛋白去修饰酶（如组蛋白去乙酰化酶）等来抑制基因的转录。此外，研究发现多种 lncRNA 也参与真核基因的转录调控，它们可以与顺式作用元件或反式作用因子相互作用，从而在转录水平实现对特定基因表达的调控。

（一）顺式作用元件

真核生物基因组中存在大量由几个或几十个碱基组成的 DNA 重复序列，这些重复序列并不转录。大部分真核基因内部为断裂结构存在不翻译蛋白质的内含子序列。与原核生物不同，真核生物基因还包括 5′端和 3′端长度不等的特异性序列，尽管它们不编码氨基酸，但在基因表达调控过程中有着重要作用。真核基因转录的调控区域可能是在距离核心启动子几百至几千碱基对的位置，它们能与蛋白质结合改变基因 5′上游区 DNA 构型，从而影响启动子与 RNA 聚合酶的结合能力。真核基因顺式作用元件主要包括启动子、增强子、沉默子、绝缘子及反应元件等。

1. 启动子

与原核基因启动子不同，真核启动子只依靠 RNA 聚合酶难以结合 DNA 并启动转录，而是需要多种蛋白质因子的协同作用。真核基因启动子由核心启动子和上游启动子两个元件组成（详见第三章介绍）。

2. 增强子

增强子是指能使与它连锁的基因启动子转录活性明显增加的 DNA 序列，它控制真核细胞基因表达的时空特异性。增强子一般远离转录起始位点，其发挥作用的方式通常与距离、方向无关。例如，将人 β 血红蛋白基因克隆到带有 SV40 增强子序列的 DNA 上，该基因的表达量将提升 200 倍以上，即使增强子序列位于该基因 5′端上游 3 kb 或 3′端下游 2.5 kb，这种增强效应仍然存在。作为真核生物重要的顺式调控元件，增强子往往含有多个独立且特异的碱基序列，长度 100～200 bp（核心作用组件 8～12 bp），以单拷贝或多拷贝串联形式存在。

增强子发挥作用的方式有以下特点：

① 增强效应与其位置和方向性无关。不论以什么方向排列（5′→3′或 3′→5′），增强子可以通过远距离作用提高基因的转录效率（通常可距离 1000～4000 bp），而且在基因的上游或下游均表现出增强效应。

② 增强子大多为重复序列，其跨度为 100～200 bp，其中的基本核心序列为（G）TGGA/TA/TA/T（C），该序列是产生增强效应时所必需的。

③ 增强子和启动子序列常连续或交替出现，增强子中的一些元件是启动子结合特异性转录因子的必需序列。因此，当增强子缺失时，一些基因的启动子通常没有表达活性。正是这种与增强子结构的密切联系赋予了真核基因启动子独立转录和时空特异性表达的能力。

④ 增强子对基因没有严格的专一性，可以在不同的基因组合上表现增强效应。例如，外源病毒侵染宿主细胞时，病毒基因组所带的增强子能够提高其所在区域宿主某些基因的转录。研究表明，某些原癌基因转录表达的增强可能诱导肿瘤发生。

⑤ 增强子的活性具有严密的组织和细胞特异性，这是由于增强子只有与特异性蛋白质因子相互作用才能发挥功能。

⑥ 某些增强子还能够根据细胞外信号作出反应，例如，外界锌镉浓度的变化可以影响金属硫蛋白基因上游增强子的活性。

3. 沉默子

沉默子是一段能够结合特异蛋白因子产生阻遏作用的 DNA 序列，与增强子对基因转录的加强作用相反，沉默子会抑制 DNA 的转录过程。最早在酵母中被发现，之后在 T 淋巴细胞的 T 抗原受体基因转录、重排中证实了这种负调控元件的存在。沉默子的作用可不受序列方向的影响，也能远距离发挥作用，并可对异源基因的表达起作用。

4. 绝缘子

绝缘子是通常位于启动子与增强子之间，或活化基因与异染色质之间的一段调控序列，长度约为几百个核苷酸对。绝缘子的一个重要作用是通过阻断增强子效应扩散来限制增强子的作用范围，保证增强子只作用于特异的启动子区。绝缘子本身对基因的表达既没有正效应，也没有负效应，其作用是不让其他调控元件对基因的活化或失活效应发生影响。

（二）反式作用因子

在转录调控过程中，除了需要 RNA 聚合酶及顺式作用元件以外，还需要反式作用因子。真核基因反式作用因子是指能够结合在基因启动子或调节序列上的蛋白质或者 RNA，它们通过 DNA-蛋白质相互作用、蛋白质-蛋白质相互作用影响 RNA 聚合酶的活性，从而调控基因的转录表达。

1. 反式作用因子分类

根据功能和结构的不同，反式作用因子大概可以分为三类：

① 具有识别启动子元件功能的通用转录因子（general transcription factor），如真核生物 RNA 聚合酶 II 的基本转录因子 TF II A、TF II B、TF II D、TF II E 等。

② 能识别靶基因增强子或沉默子的特异性转录因子，具有细胞特异性。该类转录因子可分为转录激活因子和转录抑制因子两大类。转录激活因子通常是一些增强子结合蛋白，如**核转录因子**（nuclear transcription factor），它们具有与某些基因上启动子区的固定核苷酸序列结合而启动基因转录的功能。转录抑制因子则是与沉默子结合，或通过蛋白质-蛋白质相互作用降低转录激活因子或 TF II D 在细胞内的相对含量，从而抑制基因转录。真核生物不同组织或细胞中特异性转录因子种类和数量不同，因此造成基因表达方式和状态不同。

③ 能够与基本转录因子或特异性转录因子蛋白亚基结合，间接参与基因转录调控的**辅调节因子**（coregulator）。与转录激活因子有协同作用的辅调节因子称为辅激活因子；与转录抑制因子有协同作用的辅调节因子称为辅抑制因子。辅激活因子可以通过桥梁或支架作用稳定基础转录复合物与上游转录因子之间的结构，从而以共激活方式调节靶基因的表达。例如，类固醇受体辅激活因子（steroid receptor coactivator-1，SRC-1）可与基本转录因子 TF II B 及 TBP 互作激活基因转录。CBP 和 p300 作为辅激活因子，一方面是能与特异性转录因子或基本转录因子结合起桥梁作用，另一方面是乙酰化启动子附近的核小体组蛋白，参与染色质重塑，从而易化其他调节因子对 DNA 的作用。相反，辅抑制因子可竞争性阻止辅激活因子与核受体的结合，对基因转录起抑制作用。如维 A 酸受体及甲状腺激素受体沉默因子（silencing mediator of retinoid and thyroid hormone receptors，SMRT）可特异性与维 A 酸受体和甲状腺激素受体相结合，抑制相关基因的转录。辅调节因子分布具有细胞或组织特异性，这也正是相同核受体在不同细胞中功能不同的原因所在。

2. 转录因子结构

转录因子一般由 DNA 结合域和转录活化域两部分构成。最常见的 DNA 结合域结构包括**锌指**（zinc finger）结构、**螺旋-转角-螺旋**（helix-turn-helix，HTH）结构、**螺旋-环-螺旋**（helix-loop-helix，HLH）结构及**碱性亮氨酸拉链**（basic leucine zipper，bZIP）等（图 5-16）。转录活化域通常是 DNA 结合域以外的 30～100 个氨基酸残基，通常具有以下特征：带负电荷的 α 螺旋结构；富含谷氨酰胺结构；富含脯氨酸结构；富含酸性氨基酸残基。反式作用因子只需与转录活化域结合即可调节转录。

（1）转录因子的 DNA 结合域

转录因子通过 DNA 结合域直接或间接地识别结合在顺式作用元件核心序列上。常见的 DNA 结合域结构形式包括锌指结构、碱性螺旋-转角-螺旋或螺旋-环-螺旋、碱性亮氨酸拉链等。

① 锌指结构：通过肽链中氨基酸残基特征基团与锌原子结合形成的一种"手指"状多肽空间构型。锌指结构蛋白特有的半胱氨酸与组氨酸残基之间具有恒定的氨基酸数量，以一个或多个锌原子作为连接基团调节基因转录。例如，真核细胞 rRNA 基因转录激活蛋白结构中，一个 α 螺旋与一个反向平行 β 折叠的基部以锌原子为中心，通过与一对半胱氨酸和一对组氨酸之间形成配位键相连接，锌指环上暴露的赖氨酸和精氨酸参与 DNA 的结合。另外，类固醇激素受体含有两个连续的锌指结构，其中两个锌原子将两个 α

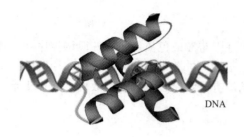

(a) 螺旋-转角-螺旋结构

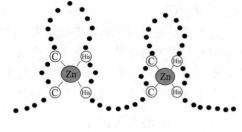

(b) 锌指结构

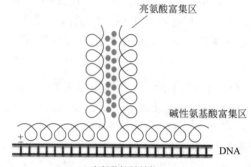

(c) 亮氨酸拉链结构

图 5-16　常见的转录因子 DNA 结合域结构

螺旋装配以二聚体形式结合到相邻的两个 DNA 大沟中。锌指结构中每一个 α 螺旋可以特异性识别 3～4 个 DNA 碱基。利用锌指结构的这一特性，技术上已经开发出一类新型限制性内切核酸酶——锌指核酸酶（zinc-finger nuclease，ZFN），通过改变锌指结构中识别 DNA 的 α 螺旋序列就可以实现多种基因编辑或基因敲除。

② 螺旋-转角-螺旋或螺旋-环-螺旋结构：这类蛋白质分子结构域中至少存在两个 α 螺旋，它们之间被短侧链氨基酸残基或非螺旋环状结构所隔开。两个 α 螺旋以二聚体形式相连，其距离相当于 DNA 双螺旋的一个螺距（3.4 nm），正好分别插入毗邻的两个 DNA 大沟。在结构功能方面，该类蛋白质近 C 端的 α 螺旋对于特定 DNA 序列的识别具有重要作用，也被称为识别螺旋（recognition helix），不同蛋白质中识别螺旋的氨基酸残基序列各不相同。例如，免疫球蛋白 k 轻链基因增强子结合蛋白 E12 中含有 HLH 结构，其 C 端 100～200 个氨基酸残基可形成两个 α 螺旋，N 端则是碱性氨基酸区域参与 DNA 结合。

③ 碱性亮氨酸拉链结构：该结构的特点是蛋白因子的 α 螺旋中每隔 6 个氨基酸就有一个亮氨酸残基，导致亮氨酸残基都在螺旋的同一方向出现。通过亮氨酸残基疏水键作用，两个蛋白因子形成二聚体，在二聚化作用区域外的肽链中存在碱性氨基酸富含区，其功能是与 DNA 双螺旋大沟结合。例如，脂肪细胞中 C/EBP 家族蛋白能够与 CCAAT 区或病毒增强子结合，其 C 端 35 个氨基酸残基形成的 α 螺旋具有典型的亮氨酸拉链结构特征，以 α 螺旋中的亮氨酸为基础形成拉链型二聚体再与 DNA 相结合。值得注意的是，亮氨酸拉链区不能直接结合 DNA 元件，而是通过 N 端 20～30 个富含碱性氨基酸的区域与 DNA 结合；如果缺失亮氨酸拉链区，碱性氨基酸区也不能有效地结合 DNA。因此，这类蛋白因子是以亮氨酸拉链结构域和碱性氨基酸区作为整体来发挥转录调控作用。

（2）转录因子的转录激活域

在真核基因转录调控过程中，反式作用因子通常以蛋白质复合物的形式来发挥功能，其中并非所有的转录调节因子单体都与 DNA 直接结合，蛋白因子复合体只需与转录活化域结合就可以调节基因转录。反式作用因子的转录活化域有多种类型，通常是 DNA 结合域以外的 30～100 个氨基酸残基。转录活化域有以下几个结构特征：

① 带负电荷的螺旋结构，如糖皮质激素受体 GAL4 的转录活化域中含有带负电荷的螺旋结构，它可能与 TFⅡD 复合物或 RNA 聚合酶Ⅱ结合，参与稳定转录起始复合物的形成；

② 富含谷氨酰胺结构，如转录因子 SP1 有 4 个参与转录活化的区域，其中最强的转录活化域谷氨酰胺含量达到该区域氨基酸总量的 25％左右；

③ 富含脯氨酸结构，如哺乳动物 CTF-NF1、AP2 和 SRF 等转录因子中都有富含脯氨酸的结构域。

（三）转录因子介导的转录调控机制

在转录水平上，真核基因表达调控主要是通过顺式作用元件与反式作用因子间的相互作用来实现。RNA 聚合酶 II 在转录因子的帮助下，可以与核心启动子元件 TATA 框特异性结合，形成起始复合物启动基因的转录。以转录因子和增强子介导的转录调控为例（图 5-17），增强子在 DNA 中出现的位置并不固定，可以位于基因 5′端上游或 3′端下游几百至几千碱基对处，它可以作为反式作用因子或 RNA 聚合酶 II 进入染色质结构的"入口"。增强子也可能将模板固定在细胞核内特定位置，如连接在核基质上，使拓扑异构酶更好地改变 DNA 双螺旋结构的张力，从而促进 RNA 聚合酶 II 在 DNA 上的结合和滑动。此外，增强子也可能影响模板附近的 DNA 双螺旋结构，导致 DNA 双螺旋弯折或在反式作用因子的参与下，通过蛋白质之间的相互作用形成增强子与启动子之间"成环"连接，活化基因转录。

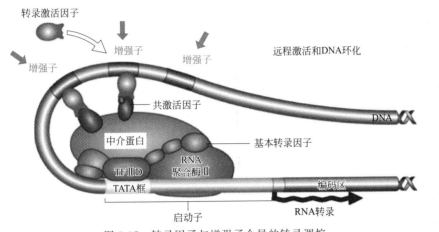

图 5-17　转录因子与增强子介导的转录调控

五、真核生物翻译调控的机制

蛋白质翻译是指不同种类的 tRNA 将不同的氨基酸运送到核糖体中，按照 mRNA 模板三联密码子互补配对原则生成多肽链的过程，分为翻译的起始、延伸和终止三个阶段。真核生物翻译过程需要大量的蛋白质因子参与，如翻译起始因子 eIF-2A 介导的起始物形成、eIF-4F 结合 mRNA 5′端帽子及核糖体滑动等。此外，mRNA 自身的结构和稳定性也与翻译调控密切相关。在蛋白质生物合成的过程中，mRNA 的 5′端帽子结构、3′端 Poly(A) 尾结构及起始密码子附近的核苷酸序列等构成翻译起始的信号系统。蛋白质翻译调控的本质就是通过 mRNA 结构信号与翻译相关因子、核糖体亚基之间的相互作用实现的。真核基因表达在翻译水平上的调控方式主要有 mRNA 的结构及稳定性、翻译起始因子的磷酸化、阻遏蛋白调控以及 RNA 干扰等。

（一）mRNA 结构对翻译的调控

真核生物 mRNA 一般都有 5′端帽子结构、5′端非翻译区（5′UTR）、编码区、3′端非翻译区（3′UTR）和 Poly(A) 尾结构。这些结构可以在翻译的不同阶段调控蛋白质的合成反应，控制翻译的效率，如 5′端帽子结构影响翻译起始因子与 mRNA 的结合、起始密码子 AUG 的位置及其附近的序列影响翻译起始复合体的形成、3′UTR 影响核糖体与 mRNA 结合、Poly(A) 尾影响 mRNA 的稳定性等。

1. 5′UTR 对翻译的调控作用

绝大多数真核生物 mRNA 5′端都带有帽子结构，核糖体起始蛋白质的翻译过程依赖于该结构。体外蛋白质合成研究发现，哺乳动物 5′ m⁷G 帽子结构具有增强翻译效率的作用。5′端帽子与起始密码子 AUG 之间的非编码序列称为 5′UTR，其长度和核苷酸序列在不同生物或基因中差异很大，甚至同一基因通过不同的 RNA 剪接得到的 5′UTR 长度也会不同。5′UTR 的长度与翻译起始的精确性有关，并且会影响蛋白质的合成效率。研究表明，5′UTR 长度在 17～80 nt 时，蛋白质翻译效率与其长度成正比，如果超出这一范围，翻译效率就会相应降低。此外，5′UTR 的二级结构对翻译起负调控作用：过多的二级结构会影响 eIF-4F 与帽子结构的结合，从而阻碍 mRNA 与 40S 核糖体复合物的组装，不利于翻译的起始；如果二级结构中的 G/C 含量较高，40S 小亚基则无法正常识别起始 AUG，导致翻译起始错误。

在真核细胞的翻译起始滑动扫描模型中，40S 核糖体亚基首先与模板 mRNA 结合，然后沿着 3′方向滑行，扫描识别 AUG 起始密码子，再与 60S 大亚基结合形成 80S 起始复合物，完成翻译的起始，进入延伸阶段。被 40S 核糖体扫描识别的 AUG 位置往往具有保守的序列特征，即 5′-G/ANNAUGG-3′。如果识别位点辨识度不强，40S 核糖体则会跳过第一个 AUG 继续扫描下一个 AUG 密码子，这种现象称为遗漏扫描（leaky scanning）。由此产生的结果就是相同的 mRNA 可能生成两种或更多的同源蛋白质，它们仅在 N 端氨基酸序列有所不同。有些真核基因 mRNA 5′端与起始区之间还存在**上游可读框**（upstream open reading frame，uORF），通常 uORF 结构只有调节功能，其编码的肽链无实际生物学作用。如果在 mRNA 分子中出现一个或多个 uORF，正在扫描的核糖体起始复合物就会优先与 uORF 结合，核糖体开始翻译 uORF 并在其末端与 mRNA 解离，从而抑制下游 ORF 的翻译。

2. mRNA 稳定性与翻译调控

除 5′端帽子结构外，在真核生物 mRNA 的 3′UTR 区还有 Poly(A) 尾结构，该结构不仅与 mRNA 的出核能力有关，而且还可以调节 mRNA 的稳定性、亚细胞定位及翻译效率等。体内试验和无细胞蛋白合成体系证明，含有 Poly(A) 尾结构的 mRNA 其翻译效率明显高于无 Poly(A) 尾的 mRNA。

真核细胞 mRNA 的 5′UTR 与 3′UTR 协同调节蛋白质的合成反应，5′端帽子或 3′端 Poly(A) 尾缺失时都会影响翻译的效率。在翻译起始阶段，5′端帽子结合的起始因子通过与 Poly(A) 尾直接结合，或者通过与 Poly(A) 结合蛋白［Poly(A) binding protein，PABP］的相互作用，促进翻译起始因子与 mRNA 结合的稳定性。真核生物的 PABP 高度保守，在翻译起始过程中 PABP 直接与 CBP 相互作用或通过中间蛋白间接作用，将 mRNA 的 5′端和 3′端连接成环，从而提高翻译效率。此外，PABP 与 CBP 的相互作用在维持 mRNA 的完整性方面也起着重要作用。例如，在哺乳动物细胞蛋白质持续合成过程中，PABP 和起始因子 eIF-4F 相互作用使 5′端帽子与 3′端 Poly(A) 尾形成闭合环状的结构，这种结构有利于保护 5′端帽子不被脱帽酶（decapping enzyme，DCP）切割。如果 Poly(A) 尾结构发生去腺嘌呤化，就会导致 PABP 从 mRNA 上释放，这种环状结构被打开，5′端帽子被 DCP 切掉，随后 mRNA 也迅速被核酸外切酶降解。

除了 5′端帽子和 3′端 Poly(A) 尾结构以外，还有一些功能特异的序列及二级结构能够影响 mRNA 的稳定性。例如，在哺乳动物半衰期短的 mRNA 3′UTR 中往往具有富含 AU 的元件（AU-rich element，ARE），ARE 的主要功能是决定 mRNA 的半衰期，它可加速 mRNA 3′端 Poly(A) 尾结构的去腺嘌呤作用，从而降低 mRNA 的稳定性。某些蛋白质可以通过与 ARE 相互作用来调节 mRNA 的稳定性，如 AUF1 与 ARE 结合可减弱 PABP 与 Poly(A) 尾的亲和力，从而降低 mRNA 的稳定性。

（二）翻译起始因子的调控

真核生物翻译起始阶段的调控主要是通过对**真核起始因子-2**（eukaryotic translation initiation factor 2，eIF-2）和 eIF-4F 的磷酸化修饰来实现。真核细胞在应激条件下，如营养缺乏、生长因子缺乏、热应激、病毒感染等，能够通过信号通路诱导这两种起始因子发生磷酸化或去磷酸化，从而在翻译水平调节基因的表达。这种调节机制在真核生物中高度保守，对蛋白质翻译的效率有着重要的作用。一般情况下，eIF-2 的磷酸化对翻译起抑制作用，而 eIF-4F 的磷酸化则对翻译起激活作用。

1. eIF-2 磷酸化对翻译的抑制作用

eIF-2 是最早被发现的通用翻译起始因子，其磷酸化修饰后对翻译起始起抑制作用。eIF-2 由 α、β 和 γ 3 个亚基组成，分子量分别为 3.6×10^4、3.8×10^4 和 5.5×10^4，其中 α 亚基负责与 GTP 结合，β 亚基负责与 Met-tRNA$_i^{Met}$ 特异结合。eIF-2 可以在 ATP 的参与下与 GTP 和 Met-tRNA$_i^{Met}$ 生成三元复合物，再与 40S 核糖体小亚基结合形成起始复合体。在蛋白质正常合成过程中，40S 起始复合体扫描至起始密码子 AUG 处与 60S 大亚基结合形成 80S 翻译起始复合物，开始肽链的合成与延伸，同时 eIF-2 和 GTP 从起始复合体上释放。eIF-2 因子重新形成 eIF-2·GTP·Met-tRNA$_i^{Met}$ 复合物，继续进行翻译起始过程。当蛋白激酶使 eIF-2 的 α 亚基磷酸化以后，其与 GDP 和 eIF-2B 的亲和力明显提高，eIF-2·GTP 则不能形成，直接影响了 eIF-2 的再循环，从而抑制了蛋白质的生物合成。例如，血红素对网织红细胞珠蛋白表达的调控，就是通过 eIF-2 的磷酸化修饰进行的。当细胞内血红素浓度降低时，蛋白激酶 PKA 被激活，催化 eIF-2 的激酶 HCI 激活。激活的 HCI 可以使 eIF-2 变为磷酸化的非活性状态，导致珠蛋白翻译起始受到抑制，从而协调血红素水平与珠蛋白含量之间的平衡。

真核细胞应激条件下蛋白质合成受阻主要是通过 eIF-2 磷酸化抑制 mRNA 翻译来实现。此外，研究发现 eIF-2 的磷酸化也能激活少数 mRNA 的翻译，合成某些特异性功能蛋白质。例如哺乳动物内质网应激和氨基酸缺乏情况下，依赖于 PERK 激酶或 GCN2 激酶的 eIF-2 磷酸化可以抑制绝大多数 mRNA 的翻译起始，但却能选择性激活 ATF4（activating transcription factor 4）的蛋白质合成反应。

2. eIF-4F 磷酸化对翻译的激活作用

eIF-4F 由 α、β 和 γ 3 个亚基组成，即 eIF-4FE、eIF-4FA 和 p220。eIF-4FE 负责与 mRNA 的 5′ m⁷G 帽子结构结合，又被称为帽子结合蛋白（cap binding protein，CBP）；eIF-4FA 是依赖于 RNA 的 ATP 酶，可使 eIF-4F 更好地结合在复合物上；p220 可能在 eIF-3 与 40S 核糖体小亚基相互作用时为 RNA 和蛋白质结合提供静电接触。在蛋白质正常合成过程中，eIF-4F 与 mRNA 的 5′端帽子结合后，eIF-2·GTP·Met-tRNA$_i^{Met}$·40S 复合物才能与 mRNA 结合起始翻译。研究表明，eIF-4F 的磷酸化有利于蛋白质翻译的起始。例如，在无细胞翻译体系中，蛋白激酶 PKC 介导的 eIF-4F 磷酸化可以将翻译效率提高 5 倍左右。体内细胞生长因子也可通过信号转导途径激活蛋白激酶 MNK1，激活的 MNK1 再将 eIF-4F 磷酸化，从而提高蛋白质翻译的效率。

（三）阻遏蛋白对翻译的调控

与原核生物阻遏蛋白相似，真核细胞中某些蛋白质能够结合在相应 mRNA 的调节序列上，以阻遏蛋白的方式调控蛋白质的合成。最典型的例子是真核生物中铁蛋白（ferritin）的阻遏调控。铁蛋白是细胞内贮存铁的主要场所，其 mRNA 的 5′ UTR 上存在一种由茎环结构组成的**铁应答元件**（iron responsive element，IRE），IRE 与 IRE 结合蛋白（IRE binding protein，IREBP）相互作用调控铁蛋白 mRNA 的翻译效率。当细胞内铁含量较低时，IREBP 与 IRE 具有高亲和力，由于铁蛋白 mRNA 上的 IRE 位于 5′ UTR，因此两者的结合有效地阻止了铁蛋白 mRNA 的翻译。相反，当细胞内铁含量较高时，IREBP 失去活性，无法再与 5′ UTR 中的 IRE 结合，从而促进铁蛋白 mRNA 翻译。再如，哺乳动物 PABP 也可以作为阻遏蛋白调控自身蛋白的合成：PABP mRNA 5′ UTR 具有一段富含 A 的序列，当 PABP 蛋白数量超过细胞需要量时，PABP 就会结合在自身的 mRNA 5′ UTR 上，从而抑制自身的翻译。

（四）小分子 RNA 对翻译的调控

小分子 RNA 也可以与相应的 mRNA 结合，促使其降解或阻遏其翻译，这种现象被称为 **RNA 干扰**（RNA interference，RNAi）。

RNAi 是指通过外源双链 RNA（double-stranded RNA，dsRNA）分子或内源特定单链 RNA 分子使靶标 mRNA 降解或翻译受到阻遏，从而引起目标基因转录后基因沉默（post-transcriptional gene silencing）的现象。RNAi 能够识别清除异源 dsRNA、同源单链 RNA 等，可以有效对抗病毒入侵、基因重组和 DNA 转座。例如，哺乳动物感染病毒后，细胞内出现的 dsRNA 会诱发 RNAi 机制降解病毒生存所需的遗传物质，从而产生抗病毒效应。此外，RNAi 还能通过调控染色质的结构与形态参与表观遗传的调控。

真核生物 RNAi 主要由两种类型的小分子 RNA（长度为 19～25 nt）介导，即**小干扰 RNA**（small interfering RNA，siRNA）和**微小 RNA**（microRNA，miRNA）。siRNA 与 miRNA 的来源不同，但作用机制相似。siRNA 一般由外源的病毒或人工导入的 dsRNA 产生；miRNA 则是细胞固有的基因表达产生，其前体是由 RNA 聚合酶 Ⅱ 转录出来的含有发夹结构的单链 RNA，少数 miRNA 也可以由 RNA 聚合酶 Ⅲ 转录产生。RNAi 的发现开启了 RNA 调控基因表达的全新视角，RNAi 技术已经成为研究基因功能的有力工具，在功能基因分析、病理学研究及药物开发等领域广泛应用。一般情况下，将与目标 mRNA 互补配对的 siRNA，或者表达 siRNA 前体的短发夹结构 RNA（short hairpin RNA，shRNA）导入细胞或动物中，就可以实现目标 mRNA 的特异性降解（图 5-18）。

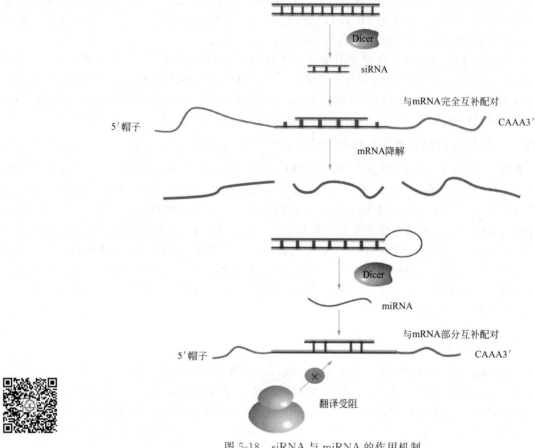

图 5-18　siRNA 与 miRNA 的作用机制

1. siRNA 的产生及作用机制

siRNA 属于小分子非编码 RNA 范畴，一般长度为 19～25 nt，由特异核酸内切酶 Dicer 剪切产生（图 5-18）。在细胞质中，siRNA 可以与 Argonaute 蛋白家族形成 RNA 诱导的沉默复合物（RNA induced silencing complex，RISC），RISC 再与对应的靶 mRNA 结合干扰蛋白质的合成过程。严格意义上讲，siRNA 是针对编码区的双链小分子 RNA，通过降解靶 mRNA 序列来调控基因的表达，同一 mRNA 可以有多个 siRNA 分子与之匹配。

siRNA 是 RNAi 途径的中间产物，在病毒感染或人工导入外源 dsRNA 后，由 Dicer 核酸内切酶诱导产生。在 Argonaute 蛋白家族的作用下，siRNA 能与靶 mRNA 完全互补配对结合，从而介导 mRNA 的降解。siRNA 与 mRNA 靶序列需精确配对，其中任何一个核苷酸的突变都会影响 RNAi 的效果。在真核生物中，siRNA 具有类似于基因组免疫系统的功能，其介导的 RNAi 可以抑制转座子活性和病毒感染。

2. miRNA 的产生及作用机制

miRNA 是由特定基因表达产生的一类非编码小分子 RNA（长约 20 nt），通过抑制 mRNA 的翻译来调控基因的表达，它们在进化上高度保守。迄今为止，已经在包括人类在内的多种真核生物中鉴别出上千种的 miRNA。在基因组上，miRNA 基因通常位于其他基因之间或蛋白质基因的内含子区，少数情况也会存在于蛋白质基因的外显子中（如 miR-650）。miRNA 在生物不同发育阶段和不同组织细胞中的表达水平具有明显差异，研究发现 miRNA 参与真核生物早期发育、细胞分化、增殖、凋亡和脂肪代谢等重要生理过程。例如，miR-14 和 miR-23 可能参与细胞分化和组织发育过程中关键基因的转录后调控。

miRNA 在细胞内产生的主要过程如下：①miRNA 基因由 RNA 聚合酶 II 转录产生具有局部发夹结构

的 miRNA 初始转录产物（primary miRNA，pri-miRNA），pri-miRNA 一般大小为几千个核苷酸，含有 5′端帽子和 3′端 Poly(A) 结构；②pri-miRNA 在核内被核酸酶 Drosha 蛋白复合物剪切成 70～80 nt、具有茎环结构的 miRNA 前体（pre-miRNA）；③形成的 pre-miRNA 在 Ran-GTP 蛋白和转运蛋白 exportin 5 的作用下，从细胞核内运输到细胞质中；④在细胞质中，pre-miRNA 被 Dicer 和反式激活反应性 RNA 结合蛋白（*trans*-activation responsive RNA-binding protein，TRBP）进一步加工产生成熟的 miRNA（长度约 20 nt）。

成熟的 miRNA 是通过 RISC 与其目标 mRNA 结合，从而诱导基因的沉默。Argonaute 蛋白家族对于 RISC 的功能十分关键，它是 miRNA 诱导基因沉默所必需的。该类蛋白可分为 Piwi 和 Ago 两个亚家族。其中 Ago 蛋白含有两个保守的 RNA 结合域：PAZ 结构域，可与 miRNA 的 3′端单链区结合；PIWI 结构域，其结构类似于核糖核酸酶 H，能够切割目标 mRNA。目前理论认为 miRNA 与目标 mRNA 3′ UTR 的互补程度决定 mRNA 降解或翻译阻遏：如果二者碱基序列完全互补，则促进目标 mRNA 的降解；如果二者互补不完全，则阻遏 mRNA 的翻译。例如，线虫的 lin4 和 let7 两种 miRNA 可以通过部分互补的方式结合到靶 mRNA 的 3′ UTR 上，进而诱发蛋白质翻译抑制。

知识链接 5-1　　　　　　　　　　**生物钟的分子机制**

2017 年的诺贝尔生理学或医学奖授予了美国的 Jeffrey C. Hall、Michael Rosbash 和 Michael W. Young 三位科学家，以表彰其在阐释控制昼夜节律（circadian rhythme）分子机制方面所做出的贡献。他们通过果蝇模型揭示了生物钟是如何运作的，并最终克隆出控制生物正常昼夜节律的关键基因，为后续生物钟研究奠定了机制基础。

20 世纪 70 年代美国生物学家 Seymour Benzer 首次证明果蝇的生物钟行为是由基因决定的，并将发现的生物钟基因命名为 *period*/*PER* 基因。1984 年 Jeffrey C. Hall 和 Michael Rosbash 团队从果蝇体内克隆出了 *PER* 基因，并将该基因编码的蛋白质产物命名为 PER 蛋白。PER 在不同时段呈现不同的浓度，以 24 小时为周期增加和减少，与昼夜节律几乎一致。进一步研究显示，PER 蛋白与 *PER* 基因形成了一个负反馈机制，即 *PER* 基因有活性时可以表达合成 PER 蛋白，后者在细胞核内逐渐积累，抑制 *PER* 基因的活性，使 PER 蛋白产生减少，从而形成了昼夜节律。1994 年 Michael W. Young 团队发现了第二个节律基因 *TIM* 基因，该基因可以编码 TIM 蛋白，后者与 PER 蛋白相互结合进入细胞核，二者共同抑制 *PER* 基因的活性，形成果蝇的昼夜生物节律。1997 年 Joseph Takahashi 教授利用小鼠模型，首次发现并克隆了哺乳动物的生物钟基因 *CLK*，比较完整地解释了人和动物的生物钟。随后生物钟基因 *CYC*、*VRI* 和 *PDP1* 等也相继被克隆，至此生物钟机理研究进入了细胞分子生物学时代。

第四节　干预基因表达调控的药物

一、干预转录调控的药物

根据 RNA 转录及其调控过程，干预转录的药物主要包括 DNA 模板功能抑制剂、RNA 聚合酶抑制剂及转录因子活性调节剂等。例如，抗生素可以抑制细菌 RNA 聚合酶的活性或阻止其与 DNA 的结合，从而抑制相关基因的表达；嘌呤和嘧啶类似物可以作为核苷酸代谢拮抗物抑制核苷酸合成，从而影响 DNA 的模板功能；糖皮质激素与其受体结合，进入细胞核与特定区域 DNA 序列结合，调控相关基因转录的起始或关闭。

（一）干预原核生物转录调控的药物

干预原核生物 RNA 转录调控的药物主要是一些抗生素和抗病毒类药物，如放线菌素 D（Actinomyein D)、利福霉素（Rifamyein）、利迪链霉素（Streptolydigin）和抗 HIV 药物等。

（二）干预真核生物转录调控的药物

干预真核生物转录调控的药物主要有激素类药物和核受体激动剂。

1. 激素类药物

高等真核生物是由多细胞组成的有机体，发育阶段和体内激素水平可以作为整体系统信号调控基因的表达。雌激素、孕激素、维生素 D 和糖皮质激素等可以与细胞质中特异性受体形成复合物，该复合物进入细胞核内与特定区域 DNA 序列结合，导致基因转录的起始或关闭。以糖皮质激素为例，它是肾上腺激素皮质醇的衍生物，在药理剂量下糖皮质激素具有抑制炎症反应和免疫抑制作用。在分子水平上，其主要作用机制是抑制细胞毒素（IL-1、IL-2、TNFα）、趋化因子、类花生酸类物质和金属蛋白酶等基因的转录；在免疫细胞中抑制 MHCⅡ抗原的表达，减少中性粒细胞对上皮细胞的黏附。

糖皮质激素进入细胞后，与细胞质内的糖皮质激素受体（GR）结合，改变其蛋白质构象，使之进入细胞核内。糖皮质类激素应答基因都有一段约 20 bp 的激素应答元件（HRE），该序列具有类似增强子的作用，其活性受激素调控。与配体结合的 GR 进入细胞核后，结合至靶基因的 HRE 上，从而促进靶基因的转录。此外，与炎症反应有关的许多蛋白质表达是由转录因子 AP-1 和 NF-κB 调节的。糖皮质激素与 GR 复合物通过直接干扰 AP-1，减少 AP-1 依赖性炎症基因的激活；糖皮质激素还可以刺激 NF-κB 抑制蛋白质的合成，将激活的 NF-κB 包裹在非活性的细胞质复合物中。

固醇类激素受体蛋白分子具有相似的结构组成，包括位于分子中央高度保守的 DNA 结合区，位于 C 端的激素结合区及不保守的 N 端区。一般情况下，受体蛋白中激素结合结构域阻止了 DNA 结合区及转录调控区发挥生理功能，只有与相应激素结合后才能解除这种障碍，从而形成具有活性的受体激素复合物（图 5-19）。目前已有多种小分子激素类药物用于临床治疗，例如，氢化可的松、维生素 D、雌激素类似物等。

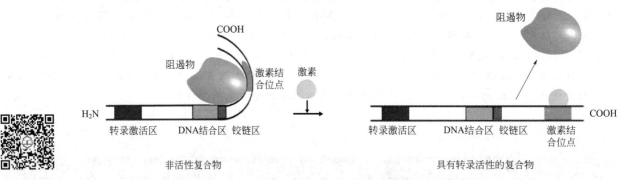

图 5-19　激素及其胞内受体介导的基因表达调控模式

2. 核受体激动剂

PPAR 是一类由配体激活的核转录因子，属于Ⅱ型核激素受体超家族，包括由不同基因编码的 3 种亚型（PPAR-α、PPAR-δ 和 PPAR-γ），能调节摄入脂肪的储存和代谢。研究发现，PPAR-δ 与 PPAR-γ 是抗糖尿病药物作用的靶点，PPAR-α 是降血脂药物的作用靶点。PPAR-γ 调控与胰岛素效应有关的多种基因转录。这些基因的功能涉及内源性葡萄糖生成、葡萄糖运输、葡萄糖利用及脂肪代谢调节等。噻唑烷二酮类（thiazolidinediones，TZDs）作为 PPAR-γ 的配体，与 PPAR-γ 特异性结合后，可诱导其构型变化，募集蛋白辅助激活因子形成复合物，该复合物进入细胞核中识别 PPAR 反应元件，专一性调控大量与糖脂代谢相关蛋白的基因转录。临床上应用 TZDs 药物（如罗格列酮和吡格列酮）具有明确的改善胰岛素抵抗作用。由于 PPAR-γ 主要靶组织是脂肪，如肝脏、肌肉、中枢也有 PPAR-γ 表达，这类药物的药理作用被认为主要通过调节脂质代谢，改变脂肪的异位分布以及细胞的糖脂代谢水平，从而增加了胰岛素敏感性。

二、干预翻译调控的药物

（一）干预原核生物翻译调控的药物

蛋白质翻译调控药物一般是通过影响核糖体与 mRNA 的结合、tRNA 转运活性、翻译起始因子的活性、肽链的合成与延伸以及蛋白质的稳定性等方式起作用。在原核生物中主要是一些抗生素，如氯霉素、链霉素、嘌呤霉素、青霉素、四环素等，它们不仅对研究蛋白质的合成机制十分重要，也是临床上治疗细菌感染的主要药物。

（二）干预真核生物翻译调控的药物

1. 干扰素

真核细胞在受到某些病毒感染以后，可产生并分泌干扰素（interferon，IFN），作用于其他还未受到病毒侵染的周围细胞，使之产生抗病毒能力。干扰素是一类糖蛋白，具有抗病毒、抑制细胞增殖、调节免疫及抗肿瘤等生物活性。例如，重组人干扰素 α2a 作为广谱抗病毒药物已在临床上应用多年。干扰素抗病毒机制主要是通过与靶细胞表面受体结合，诱导靶细胞内三种抗病毒蛋白基因的表达：$2',5'$-寡聚 A 合成酶、核糖核酸酶 L 和蛋白激酶 PKR。$2',5'$-寡聚 A 合成酶催化合成 $2',5'$-寡聚 A，其作用是激活表达出来的核糖核酸酶 L；被激活的核糖核酸酶 L 进一步降解由病毒转录产生的 mRNA。而 PKR 激酶则可以将 eIF-2 α 亚基的 Ser 51 磷酸化，磷酸化的 eIF-2 与 eIF-2B 结合无法完成 GDP-GTP 的循环，导致其活性丧失，从而使翻译的起始受到抑制。此外，干扰素还具有免疫调节作用，能够提高巨噬细胞的吞噬能力、增强淋巴细胞对靶细胞的特异性识别等，有助于促进免疫防护和免疫自稳。

2. 雷帕霉素

雷帕霉素（Rapamycin）又名西罗莫司，是一种分离于吸水链霉菌的大环内酯类化合物。在酵母中雷帕霉素靶蛋白为 TOR（target of rapamycin），哺乳动物同源物为 mTOR（mammalian target of rapamycin）。TOR/mTOR 是细胞生长调控的中枢分子，可感知氨基酸、生长因子、激素和氧状态等信号，进一步通过调节下游因子活性而影响蛋白质、脂类和核苷酸等的合成。例如，mTORC1 通过磷酸化核糖体 S6 激酶（ribosomal S6 kinase1，S6K1）和真核起始因子 4E 结合蛋白（eIF4E-binding protein1，4E-BP1）来调控蛋白质的翻译过程：磷酸化的 S6K1 进一步激活蛋白质翻译起始和延伸过程所需的多个蛋白因子；4E-BP1 非磷酸化情况下发挥翻译抑制作用，而磷酸化修饰可解除其抑制活性，促进核糖体翻译效率和蛋白质合成数量。mTOR 结构中含有雷帕霉素结合结构域，该区域可以被雷帕霉素识别和结合，从而抑制 mTOR 蛋白激酶活性。目前，雷帕霉素及其类似物已被美国 FDA 批准应用于器官移植排斥反应预防和肾癌、神经内分泌肿瘤等治疗。

本章小结

生物体基因表达调控是一个复杂且精确的调控过程，大量的蛋白质与 DNA、蛋白质与蛋白质相互作用涉及其中。原核生物可在 DNA 水平、转录水平和翻译水平进行基因表达的调控，其中转录水平的调控尤为重要。原核基因转录水平调控包括操纵子机制（乳糖操纵子、色氨酸操纵子等）、σ 因子调控、核糖开关、弱化和抗终止作用等。原核基因翻译水平调控包括翻译起始调控、稀有密码子、翻译阻遏、mRNA 结构、反义 RNA 对翻译的调控等。真核基因表达调控则是多因子参与的复杂调控系统，可以发生在 DNA-RNA-蛋白质信息传递的全过程。在染色体水平上的调控包括染色质结构、DNA 和组蛋白修饰等。基因水平调控包括基因扩增、基因丢失、基因重排等。转录水平调控尤其是转录起始的调控对基因表达起着至关重要的作用，如顺式作用元件与反式作用因子相互作用、RNA 剪接、mRNA 转运及稳定性。翻译水平调控包括 5′ UTR 和 3′ UTR 对翻译的调控、翻译起始因子磷酸化、RNA 干扰等。

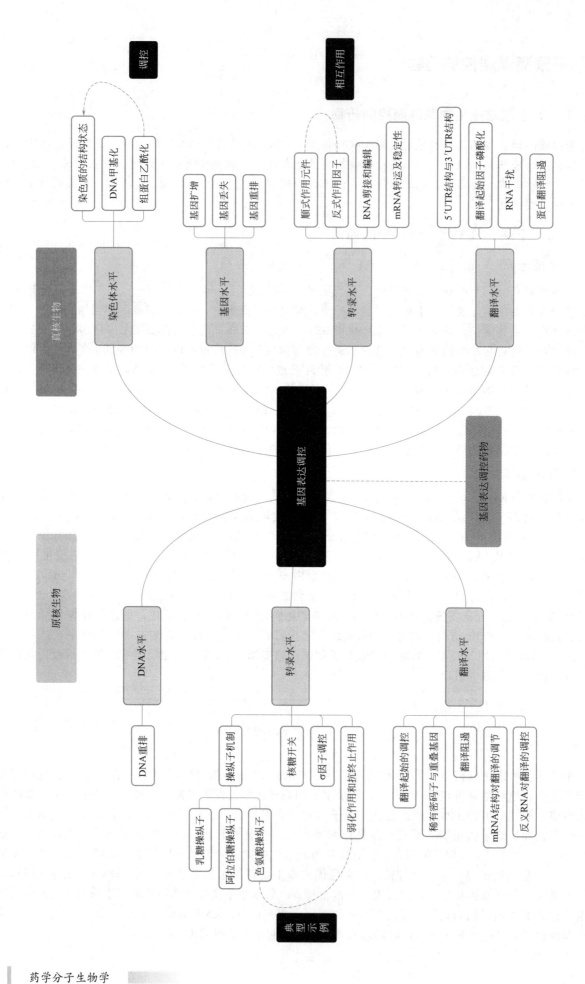

思考题

1. 根据大肠杆菌乳糖操纵子的调控原理，试述如何利用大肠杆菌生产表达蛋白质药物。

2. 大肠杆菌乳糖操纵子存在葡萄糖效应，即有葡萄糖供应时，结构基因不表达。如何能够使大肠杆菌对于乳糖的代谢不再依赖于葡萄糖的存在与否？依据是什么？

3. 在微生物发酵生产氨基酸的过程中，常常遇到终产物的反馈抑制，导致氨基酸无法持续合成。请根据色氨酸操纵子的弱化作用模型，谈谈如何对细菌进行分子改造，使其能够在含有色氨酸的培养基中持续合成色氨酸？

4. 请简要描述顺式作用元件与反式作用因子的相互作用方式。假设要研究一个DNA结合蛋白的生物学功能，如何设计实验确定该蛋白的哪个结构域具有DNA结合功能？如何确定其基因表达调控功能？

5. 结合真核基因表达调控过程，试述新冠病毒疫苗（灭活疫苗、腺病毒疫苗和RNA疫苗）的设计原理及其在体内的作用机制。

参考文献

[1] 朱玉贤，李毅，郑晓峰，等. 现代分子生物学 [M]. 5版. 北京：高等教育出版社，2019.

[2] 陈晔光，张传茂，陈佺. 分子细胞生物学 [M]. 3版. 北京：高等教育出版社，2019.

[3] Lodish H，Berk A，Kaiser C A，et al. Molecular cell biology [M]. 7th ed. New York：W. H. Freeman and Company，2013.

[4] Busby S J W. Transcription activation in bacteria：ancient and modern [J]. Microbiology，2019，165（4）：386-395.

[5] Clapier C R，Cairns B R. The biology of chromatin remodeling complexes [J]. Annual Review of Biochemistry，2009，78：273-304.

[6] Gurtan A M，Sharp P A. The role of miRNAs in regulating gene expression networks [J]. Journal of Molecular Biology，2013，425（19）：3582-3600.

[7] Kim T K，Hemberg M，Gray J M，et al. Widespread transcription at neuronal activity-regulated enhancers [J]. Nature，2010，465：182-187.

[8] Browning D F，Busby S J W. Local and global regulation of transcription initiation in bacteria [J]. Nature Review Microbiology，2016，14（10）：638-650.

[9] Bae B，Davis E，Brown D，et al. Phage T7 Gp2 inhibition of *Escherichia coli* RNA polymerase involves misappropriation of σ70 domain 1.1 [J]. Proceedings of the National Academy of Sciences of the United States of America，2013，110（49）：19772-19777.

[10] Groisman E A. Feedback control of two-component regulatory systems [J]. Annual Review of Microbiology，2016，70（1）：103-124.

[11] Martinezpastor M，Tonner P D，Darnell C L，et al. Transcriptional regulation in Archaea：from individual genes to global regulatory networks [J]. Annual Review of Genetics，2017，51：143.

[12] Quereda J J，Cossart P. Regulating bacterial virulence with RNA [J]. Annual Review of Microbiology，2017，71：263-280.

[13] Theler D，Allain F H. Molecular biology：RNA modification does a regulatory two-step [J]. Nature，2015，518：492-493.

（刘振兴）

第六章

表观遗传的分子基础

学习目标

1. 掌握：表观遗传学的基本概念、常规研究方法。
2. 熟悉：表观遗传学的主要分子基础及其临床应用。
3. 了解：表观遗传学的发展历史及其研究现状。

表观遗传（epigenetics）是在基因的 DNA 序列没有发生改变的情况下，出现了可遗传的表型变化。表观遗传广泛参与基因的表达调控，在细胞分化、肿瘤形成、机体发育及老化等生命进程中发挥着重要的作用。

基因组遗传信息可分为两类：一类是传统意义上的遗传信息，即 DNA 序列所提供的遗传信息；另一类是表观遗传信息，即 DNA 序列提供的遗传信息何时、何地、以何种方式呈现。表观遗传机制涉及 DNA 与 RNA 的甲基化、组蛋白修饰、染色质重塑、非编码 RNA 调控等方面，本章将一一进行阐述。

第一节　DNA 甲基化与 RNA 甲基化

一、DNA 甲基化

DNA 甲基化是最早被发现、目前研究得最深入的表观遗传调控机制。广义的 DNA 甲基化修饰是指在 DNA 甲基转移酶（DNA methyltransferase，DNMT）的催化下，以 S-腺苷甲硫氨酸（S-adenosylmethionine，SAM）为供体将甲基连到一个特定碱基上的过程。被修饰位点的碱基可以是腺嘌呤的 N-6 位、胞嘧啶的 N-4 位、鸟嘌呤的 N-7 位和胞嘧啶的 C-5 位，它们分别由不同的 DNA 甲基化酶催化。一般研究中涉及的 DNA 甲基化，主要是指发生在基因启动子区 CpG 岛（CpG island）上 CpG 二核苷酸中胞嘧啶 5 位碳原子上的甲基化。DNA 甲基化可在 DNA 甲基转移酶的作用下，随着 DNA 复制过程遗传给新生的子代 DNA。

DNA 甲基化是由 DNA 甲基转移酶催化发生、维持并调控的。目前在哺乳动物中发现的 DNA 甲基转移酶有 DNMT1、DNMT2、DNMT3a 和 DNMT3b。DNMT1 可作用于仅有一条链甲基化的 DNA 双链，使其完全甲基化，其参与了 DNA 复制双链中的新合成链的甲基化，使甲基化在细胞分裂周期中不会丢失，从而维持基因组 DNA 甲基化状态。此外，DNMT1 还能直接与**组蛋白去乙酰化酶**（histone deacetylase，HDAC）联合作用阻断转录。DNMT2 现已证实只有极弱的甲基化活性，将其失活后，不会引起甲基化状态的改变，也不会产生表型改变，所以不再认为 DNMT2 是 DNA 甲基转移酶。DNMT3a、DNMT3b 是主要的新生甲基转移酶，它们可甲基化一条 DNA 链的 CpG 位点，让 DNA 双链半甲基化后，继而甲基化另一条 DNA 链的 CpG 位点，使 DNA 双链全甲基化。

DNA 发生甲基化修饰之后，通常会通过各种不同的途径抑制基因的表达。甲基化修饰的 DNA 会促进甲基化 CpG 结合结构域（methyl-CpG-binding domain，MBD）蛋白的招募。这些 MBD 家族蛋白接下来又会将**组蛋白修饰复合体**（histone-modifying complex）和**染色质重塑复合体**（chromatin-remodeling complex）招募到甲基化位点。DNA 甲基化修饰还可以通过抑制 DNA 结合蛋白与其靶点结合，从而直接抑制基因转录。与此相反，未发生甲基化修饰的 CpG 岛则可以招募 Cfp1 蛋白。Cfp1 蛋白能够与组蛋白甲基转移酶（histone methyltransferase）Setd1 结合，促进组蛋白甲基化标志物三甲基化组蛋白 H3 赖氨酸 4（H3K4 trimethylation，H3K4me3）的形成，形成有利于基因表达的染色质结构。但 DNA 甲基化修饰也不总是与基因转录抑制有关。例如，在基因小体（gene body）上发生的甲基化修饰，与基因表达呈正相关。

知识链接 6-1

DNA 甲基化

在引起基因沉默的过程中，沉默信号（DNA 甲基化、组蛋白修饰、染色质重新装配）是如何进行的？谁先谁后？这是一个"鸡和蛋"的问题，目前仍处于研究阶段，还没有定论。研究发现 DNA 甲基化和组蛋白甲基化是一个相互促进、加强的过程，如许多 HDAC 可以和 DNMT1、DNMT3a、DNMT3b 相互作用；而甲基化 CpG 结合蛋白 2 又可以和 HDAC 相互作用。这种作用方式提示着这两种方式中任何一种的存在都可以引起另一种修饰方式的起始。

早期研究发现，体外甲基化的 CpG 片段稳定整合到哺乳动物基因组中以后，可以与含甲基化 CpG 结合结构域蛋白结合，进而可以招募包括 HDAC 的抑制复合物。研究者通过使用 DNA 甲基化酶抑制剂 5-氮杂胞苷，而不使用组蛋白脱乙酰酶抑制剂曲古柳菌素 A，可以导致组蛋白甲基化修饰方式的缺失。这一结果表明，在哺乳动物中，组蛋白修饰似乎又是 DNA 甲基化发生以后的事件。但 Mutskov 和 Felsenfeld 认为组蛋白修饰是 *ILR2* 基因沉默的早期事件，启动子区的甲基化是一个逐步增加的过程，DNA 甲基化的建立是为了长期维持基因沉默，而不是起始。

很多研究已经证明，DNA 甲基化影响人的器官发育、遗传性疾病以及肿瘤的发生和发展等过程。DNA 甲基化水平和模式的改变是肿瘤发生的一个重要因素，其与人类癌症的相关性已经得到证实。这些变化包括 CpG 岛局部的高甲基化和基因组 DNA 低甲基化状态。在正常细胞中，位于抑癌基因启动子区域的 CpG 岛处于低水平或未甲基化状态，此时抑癌基因处于正常的开放状态，抑癌基因不断表达抑制肿瘤的发生。而在肿瘤细胞中，该区域的 CpG 岛被高度甲基化，染色质构象发生改变，抑癌基因的表达被关闭，从而使得细胞凋亡、DNA 修复缺陷、血管生成以及细胞黏附等功能失常，最终导致肿瘤发生。

二、RNA 甲基化

RNA 甲基化（RNA methylation）指发生在 RNA 分子上不同位置的甲基化修饰现象。RNA 甲基化修饰类型很多，如：①m⁶A RNA 甲基化，它是目前最热门、最富集的 RNA 甲基化修饰类型之一，即 RNA 分子腺嘌呤第 6 位氮原子上的甲基化修饰（N^6-methyladenosine，m⁶A），是真核生物 mRNA 最常见的一种转录后修饰，占到 RNA 甲基化修饰的 80%；②m⁵C RNA 甲基化，在 tRNA 和 rRNA 中高丰度稳定存在，其功能涉及调控干细胞应激、细胞毒性应激、mRNA 出核和植物细胞发育及基因表达等方面；③m¹A RNA 甲基化，即 RNA 分子腺嘌呤第 1 位氮原子上的甲基化修饰（N^1-methyladenosine，m¹A）。研究表明 m¹A 修饰可调控 mRNA 翻译；④m⁷G RNA 甲基化是在甲基化转移酶的作用下，使 RNA 鸟嘌呤（G）的第 7 位 N 上加上甲基的一种修饰（N^7-methyladenosine，m⁷G）其能够调节 mRNA 的转录、miRNA 的生物合成和生物学功能、tRNA 稳定性、18S rRNA 的核内加工及成熟等过程。

已知绝大部分真核生物中，mRNA 5′UTR 区域发生的甲基化修饰，在 mRNA 剪接、编辑、稳定性、降解、多腺苷酸化等方面发挥重要功能；而 3′UTR 区域发生的甲基化修饰有助于 mRNA 的出核转运、翻译起始以及与 Poly(A) 结合蛋白一起维持 mRNA 的结构稳定。

在 RNA 甲基化修饰过程中，有三类分子参与其中：Writers、Erasers 和 Readers（表 6-1，图 6-1）。Writers 将甲基化修饰"写入"RNA，即介导 RNA 的甲基化修饰过程。最常见的分子是 METTL3 和 METTL14，两者可在体外和体内催化 mRNA（和其他细胞核 RNA）的 m⁶A 甲基化。WTAP 是这种甲基转移酶复合体中的另一个关键组分。Erasers 将 RNA 甲基化修饰信号"擦除"，即介导 RNA 去甲基化的修饰过程。FTO 和 ALKBH5 可以去除 mRNA（和其他细胞核 RNA）上的 m⁶A 甲基化。Readers "读取"RNA 甲基化修饰的信息，并参与下游 RNA 的翻译、降解等过程。比如具有 YTHDF 结构域的蛋白能够识别并结合 mRNA 中的 m⁶A，而这种结合会减少 mRNA 的半衰期并促使其降解。

表 6-1　负责 RNA 甲基化的蛋白因子

类别		基因		功能
编码器 Writers	m⁶A 甲基转移酶	METTL3/14　WTAP　KIAA1492　RBM15/15B		催化 RNA 发生 m⁶A 甲基化修饰
消码器 Erasers	m⁶A 去甲基化酶	FTO　ALKBH5		介导 m⁶A 去甲基化修饰
读码器 Readers	m⁶A 结合蛋白或识别蛋白	YTHDF1/2/3　YTHDC1　HNRNPA2B1　LRPPRC　eIF-3 HNRNPC　FMR1		识别 RNA 甲基化修饰的信息，并参与下游 RNA 的翻译、降解等过程

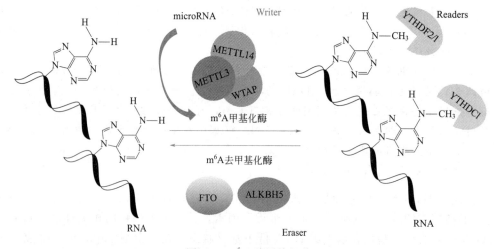

图 6-1　m⁶A 酶系统组分

microRNA—微小 RNA；METTL14—m⁶A 甲基转移酶；METTL3—m⁶A 甲基转移酶；
WTAP—m⁶A 甲基转移酶；FTO—m⁶A 去甲基化酶；ALKBH5—m⁶A 去甲基化酶

DNA 的表观遗传学修饰主要在转录水平上起作用，而可逆的 RNA 甲基化主要在转录后水平上调控基因表达。目前已鉴定到超过 150 种 RNA 修饰，它们广泛分布于 mRNA、tRNA、rRNA 等各类 RNA 上。m⁶A 是 mRNA 上含量最为丰富的修饰方式，广泛存在于动物、植物、果蝇、酵母等真核生物。m⁶A 修饰在 mRNA 代谢过程中发挥多重作用，包括 mRNA 稳定性、剪切、翻译效率，以及细胞核输出等。

肿瘤是原癌基因和抑癌基因在基因组学和表观遗传学上发生改变和逐步累积基因突变引起的疾病。m⁶A RNA 修饰通过调控原癌基因和抑癌基因，影响细胞的增殖、分化、肿瘤的发生、侵袭和转移。目前已知 m⁶A 甲基转移酶（METTL3、METTL14、WTAP）、m⁶A 去甲基化酶（FTO、ALKBH5）、m⁶A 结合蛋白或识别蛋白（YTHDF2、IGF2BP1）在不同癌症中扮演原癌基因角色，加速肿瘤发生进展。例如，白血病中 METTL14 通过对 *MYB/MYC* 基因进行 m⁶A RNA 修饰，促进 *c-MYC*、*BCL2*、*PTEN* 基因翻译，引起白血病的发生发展。YTHDF2 通过 m⁶A 修饰降解 mRNA 等作用参与肿瘤的发生发展。肺癌中，METTL3 通过增加 *EGFR* 和 *TAZ* 基因表达促进细胞生长，导致癌症的发生。肝癌中，METTL3 与肝癌患者的不良预后相关，并且 YTHDF2 也介导 SOCS2 转录沉默促进肝癌细胞增殖。

第二节 组蛋白修饰与染色质重塑

组蛋白修饰是表观遗传学研究的重要内容。染色体中的组蛋白虽然在进化中高度保守，但它们并不是保持恒定的结构，而是动态变化的，其修饰状态不仅影响基因的表达活性，还能有效地调节染色质转录活跃或沉默状态的转换，并为其他蛋白因子和DNA的结合产生协同或拮抗效应。被组蛋白覆盖的基因如果要表达，首先要改变组蛋白的修饰状态，使其和DNA的结合由紧变松，这样靶基因才能和转录复合物相互作用。因此，组蛋白是重要的染色体结构维持单元和基因表达控制因子。

组蛋白的N端是不稳定的，无一定组织的亚单位，它延伸至核小体以外，会受到不同的化学修饰。这种修饰往往和基因的表达调控密切相关。尤其是组蛋白H3和H4的N端残基和组蛋白H2A、H2B与H1的N端和C端，可发生多种修饰。组蛋白中被修饰氨基酸的种类、位置和修饰类型被称为**组蛋白密码**（histone code），它决定了基因表达调控的状态。目前对组蛋白密码的认识还不够深入，其分子机制还不清楚。与DNA密码不同的是，组蛋白密码和它的解码机制在动物、植物和真菌类中是不同的。这种组蛋白密码在更高层次上丰富了基因组信息，赋予了遗传信息更广泛的灵活性和多样性。

一、组蛋白修饰及其对基因表达的调控

细胞对外界环境做出的每一个反应，都要调节某些基因的表达活性，这几乎都会涉及染色质活性的改变，往往就是通过修饰组蛋白来变换组蛋白密码实现的。常见的组蛋白修饰包括组蛋白乙酰化、组蛋白甲基化、组蛋白磷酸化和组蛋白泛素化等类型。

（一）组蛋白乙酰化

组蛋白中不同氨基酸残基的乙酰化一般与活化的染色质构型——常染色质和有表达活性的基因相联系。通常组蛋白在转录活性区域乙酰化，使与其结合的基因处于转录活化状态，而低乙酰化的组蛋白位于非转录活性的常染色质区域或异染色质区域。组蛋白乙酰化和染色质重塑有直接的联系：①组蛋白乙酰化后，DNA的构型变得松散，转录因子得以和核小体包裹的顺式激活部位结合；②一些转录因子，如NF-AT和STAT6，可招募能与之结合的反式激活因子如CREB结合蛋白（CREB binding protein，CBP）。CBP不仅参与启动基因转录，还进一步引起组蛋白的乙酰化。

组蛋白乙酰化是由组蛋白乙酰转移酶（histone acetyltransferase，HAT）和组蛋白去乙酰化酶协调进行的（图6-2）。HAT主要是在组蛋白H3、H4的N端末尾的赖氨酸加上乙酰基，HDACs的功能则相反。乙酰基转移酶家族可作为辅激活因子调控转录，调节细胞周期，参与DNA损伤修复，还可作为DNA结合蛋白。去乙酰化酶家族则与染色体易位、转录调控、基因沉默、细胞周期、细胞分化和增殖以及细胞凋亡相关。乙酰化修饰大多在组蛋白H3的Lys9、Lys14、Lys18、Lys23和组蛋白H4的Lys5、Lys8、Lys12、Lys16等位点，研究表明这两种修饰结果既能激活基因表达也能使基因表达沉默。

组蛋白乙酰化呈多样性，核小体上有多个位点可被乙酰化，不同的乙酰化模式决定了特定的空间构象，这似乎决定了基因不同的表达活性和表达方式。例如，*IFN-β*基因启动子附近组蛋白赖氨酸（H4K8、H3K9和K14）乙酰化，该表面能与特异的蛋白识别模块结合。H4K8修饰产生的特异信号是SWI-SNF染色质重塑复合物BRG1组分的识别结合面（binding surfaces），而H3K9和K14修饰产生的信号是Ⅱ类基因转录因子D（TFⅡD）组分TAFⅡ250的识别结合面。因此，这些特异的蛋白识别面代表了干扰素-β（interferon-β）启动子组蛋白乙酰化密码，并参与干扰素-β转录激活作用的调节。

去乙酰化可通过逆转乙酰化所造成的影响来抑制基因表达。例如它恢复了组蛋白赖氨酸与DNA的静电作用，使染色质结构变得紧密，因此抑制了染色质与转录复合物的结合。同时，去乙酰化的位点也能够特异性地吸引一些抑制蛋白。因此，从某种意义上说，"去乙酰化"也是一种修饰。

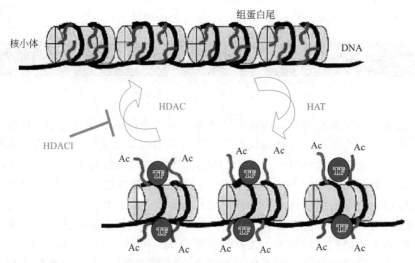

图 6-2　组蛋白的乙酰化和去乙酰化
HDACI—组蛋白去乙酰化酶抑制剂；HDAC—组蛋白去乙酰化酶；HAT—组蛋白乙酰转移酶

许多疾病都可以导致基因组的组蛋白乙酰化水平下降（被称为"欠乙酰化"），例如在大多数肿瘤中，组蛋白 H4K16 乙酰化（H4K16ac）都发生了明显的下调。欠乙酰化会引发某些重要基因（如抑癌基因）的沉默，与疾病的发生和发展密切相关。因此，HDAC 抑制剂（histonedeacetylase inhibitor，HDACI）作为一种新型的表观遗传药物，可以帮助机体恢复正常的乙酰化水平，从而在不改变 DNA 序列的情况下，重启基因的表达，缓解症状。FDA 批准的第一个表观遗传药物 SAHA 就是一种 HDACI。药用 HDACI 的研究已经成为了抗肿瘤药物研发的热点，HDACI 与 DNA 甲基化酶抑制剂的联合使用，已经成为表观遗传治疗中的重要策略。

（二）组蛋白甲基化

组蛋白除了乙酰化修饰外，甲基化修饰也是一种常见的基因表达调控方式，这种修饰作用可使染色体的结构产生变化，也可通过招募其他转录因子来调控基因的表达。

组蛋白甲基化包括精氨酸甲基化及赖氨酸甲基化，主要发生在组蛋白 H3 和 H4 的赖氨酸和精氨酸两类残基上。组蛋白甲基化是由组蛋白甲基转移酶催化的。HMT 分为两个家族，分别是组蛋白赖氨酸甲基转移酶（histone lysine methyltransferase，HKMT）和组蛋白精氨酸甲基转移酶（HRMT），具有如下特点：①组蛋白赖氨酸的甲基化是可逆的。过去人们一直都认为甲基化作用是不可逆的过程，一旦甲基化修饰完成，就一直维持着该状态。最新的研究表明，有一种酶会催化组蛋白中赖氨酸和精氨酸的去甲基化，这表明甲基化的可逆性和组蛋白甲基化修饰机制的复杂性。②组蛋白甲基化标记有时促进基因表达，有时却抑制基因表达，调控作用取决于甲基化的位点和甲基化的程度。③修饰的复杂度高，某一特定残基可以结合不同数目的甲基。甲基化可发生在赖氨酸和精氨酸残基上，赖氨酸残基能够单、双、三甲基化，而精氨酸残基能够单、双甲基化，这极大增加了组蛋白甲基化修饰调控的复杂性。目前认为，组蛋白精氨酸甲基化与基因激活相关，而组蛋白 H3 和 H4 精氨酸的甲基化丢失与基因沉默相关。然而，赖氨酸甲基化对基因表达调控的作用可以完全相反，例如，H3K9 的甲基化，被认为是非活性 DNA 序列的一个特点，它广泛地分布于异染色质区域，如中心粒或端粒区域。另外，在非活性 X 染色体和沉默基因的启动子区域也发现这种甲基化。与之相反，H3K4 的甲基化通常意味着该基因具有转录活性。所以，组蛋白并非只是一种染色质包装蛋白，而是 DNA 和细胞生命活动之间的动态调控分子。

在对植物和真菌的研究中发现，组蛋白甲基化和 DNA 甲基化两者具有功能上的内在联系。如 H3K9 的甲基化是 DNA 甲基化的必要条件；同样 DNA 的甲基化可以导致 H3K9 的甲基化。这样的相互作用模式在哺乳动物中同样存在，H3K9 的甲基化直接导致了中心粒周围异染色质 DNA 的甲基化。HDAC、HMT 和甲基化结合蛋白的相互作用，导致了 DNA 甲基化酶的重新聚积。但到目前仍然不清楚甲基转移酶对特异性靶点不同表观遗传修饰的机制。

（三）组蛋白磷酸化

组蛋白的磷酸化修饰是一种重要的调控方式，它调控着基因转录、DNA 修复、细胞凋亡及染色质凝聚等过程。研究显示，发生在 G_2 期初始阶段的组蛋白 H3 的第 10 位丝氨酸（S10）的磷酸化对基因转录的起始和有丝分裂期染色体凝集时形态结构的改变都有重要作用。果蝇热激基因调节伴随有 S10 的大量磷酸化。而静息期的成纤维细胞在表皮生长因子的作用下，组蛋白的 S10 位被磷酸化，并伴随早期反应基因 *c-fos* 的诱导表达。

组蛋白 H3 部位的磷酸化也和 DNA 的损伤修复机制有关。例如酵母和人体中 H2A 的突变体 H2AX 在 DNA 诱变剂的作用下，139 位的丝氨酸位点被磷酸化。该磷酸化反应对于 DNA 损伤的高效修复是必须的，这说明磷酸化介导了染色体结构的变化，这种变化对损伤修复有利。

和其他表观遗传修饰一样，磷酸化修饰也可能是通过两种机制影响染色体的结构与功能：①修饰改变了组蛋白的电荷，因而改变了组蛋白与 DNA 结合的特性；②修饰能够产生蛋白识别模块（protein recognition module）的结合表面，提供与特异蛋白复合物相互作用的位点。

磷酸化诱导基因转录活化的分子机制目前还不是很清楚，一般认为磷酸基团携带的负电荷中和了组蛋白上的正电荷，造成组蛋白与 DNA 之间亲和力的下降。另外，10 位丝氨酸的磷酸化增强了几种乙酰转移酶的催化活性，可能因此提高了基因的转录活性。研究表明，在 10 位丝氨酸缺失的突变体中，被诱导表达基因的转录活性大大下降。

（四）组蛋白泛素化

细胞内大量的结构和调节性蛋白会被泛素或泛素样蛋白的附着而修饰。这种修饰起到靶信号的作用，可将被修饰的蛋白分配到细胞的不同部位，改变其活性，也能改变大分子间的相互作用及蛋白的半衰期。底物蛋白的多泛素化修饰可使底物蛋白发生蛋白酶体介导的泛素依赖性蛋白水解。蛋白这种及时的选择性降解在细胞的许多生命过程中起关键作用，如参与细胞周期调控、信号转导、应激反应受损或错误折叠蛋白的清除以及 DNA 修复等。底物蛋白的单泛素化则往往以非水解的方式调节底物蛋白的生物学活性，如参与底物蛋白的稳定性，使底物蛋白重折叠及易位。组蛋白泛素化而发生的构型改变参与基因的修复、复制及表达的调节等。

一些基因启动子区域的组蛋白 H2B 会被泛素化以启动基因表达。对酵母的研究发现，组蛋白 H2BK123 的泛素化发生早于 H3K4 和 H3K79 的甲基化，表明其可能在启动染色质的修饰而促进转录中有重要功能。进一步的研究表明，在酵母突变体中正常的 *H2B* 基因被 K123 的突变体取代，导致 H2BK123 单泛素化修饰的缺陷，这使得 H3K4 和 H3K79 的甲基化完全缺失，表明 K123 的单泛素化是后续组蛋白甲基化所需的上游修饰反应，而且一些特殊基因的转录需要 H2B 泛素化水平的动态变化来调控。组蛋白 H2B 的泛素化和之前发现的 H3 组蛋白在 K4 和 K79 位置的甲基化标志了活性染色质区域，于是一些位点的甲基化与基因沉默关联，另一些则与基因活性表达相关。这也表明了基因表达是由不同酶同时调控的。

（五）组蛋白不同化学修饰之间的相互调节

在同一个蛋白质上，不同的修饰方式会竞争性地修饰同一个氨基酸位点。不同修饰之间的相互竞争使蛋白质获得不同的功效。例如，组蛋白 H3S10 的磷酸化促进 H3K9 与 H3K14 的乙酰化，抑制 H3K9 的甲基化。H3K14 的乙酰化与 H3K4 的甲基化均可进一步抑制 H3K9 的甲基化，从而导致基因呈活化状态。同时，H3K4 的甲基化还可促进 H3K9 的乙酰化。相反，H3K9 的甲基化抑制了 H3S10 的磷酸化，并且抑制 H3K9、H3K14 的乙酰化，从而导致基因沉默。

同一组蛋白的修饰之间、不同组蛋白的修饰之间都会发生相互影响。例如，组蛋白去乙酰化酶使 H3K9、H3K14 去乙酰化，然后组蛋白甲基化酶 SUV39 H1 对 H3K9 进行甲基化，进而形成异染色质。在用组蛋白去乙酰化酶抑制剂处理后，组蛋白 H3K9 从双甲基化转变成乙酰化。H2B K123 和 H3K79 在核小体内的空间位置非常靠近，H2B K123 的泛素化对 H3K79 的甲基化十分重要，在人类和酵母中，H2B 泛素化能分别增强 H3K79 的二甲基化和三甲基化。使用化学方法使 H2B 泛素化，直接刺激了人类组蛋白赖氨酸甲基转移酶介导的 H3K79 甲基化。但反过来 H3K79 的甲基化对 H2B K123 的泛素化却没有影响。组蛋白的磷酸化能调节 HAT 和 HDAC 催化的乙酰化和去乙酰化反应。例如，CREB 结合蛋白的 HAT 活性可被 cyclin E/CDK2 磷酸化激活。活性转录因子 2（ATF 2）是一种有 HAT 活性的序列特异转录因子，紫外线照射可使其磷酸化，增加其 HAT 活性与促转录活性。蛋白激酶分析表明，野生型的 IKK-α（IκB kinase-α）能够增强组蛋白 H3S10 的磷酸化，并随即增强 HAT CBP 介导的 H3K14 乙酰化反应。

组蛋白的甲基化与磷酸化也存在着交互作用。组蛋白 H3S10 的磷酸化抑制 H3K9 的甲基化。免疫荧光显微技术显示，在有丝分裂期的前期、前中期和中期，HeLa、A549 和 HCT116 细胞的 H3S10 磷酸化水平都非常高，而 H3K9 的单甲基化和双甲基化被显著抑制，但是 H3K9 的三甲基化却不被抑制。当 H3S10 的磷酸化在有丝分裂后期开始逐渐减少时，H3K9 的单甲基化和双甲基化重新出现。进而在有丝分裂过程中，H3S10 的磷酸化完全阻滞 H3K9 的甲基化，但是在体外并不阻滞 H3K9 的去甲基化。其机制可能是一定数量 H3S10 的磷酸化能添加较多磷酸基团而影响相邻氨基酸残基的构象，例如抑制 H3K9 的甲基化等。

（六）组蛋白密码

组蛋白修饰及其在转录调控中的作用近年来成为表观遗传学的一个研究重点。对组蛋白动态平衡的认识以组蛋白密码的假说最为流行。这一假说认为，对特定的组蛋白残基而言，给定的修饰对这一组蛋白分子与其他组蛋白分子后续的修饰具有决定性作用。而且，单独的组蛋白修饰类型或其组合被调节染色质结构或转录的因子识别。虽然组蛋白密码是否存在，它的编码机制究竟是什么目前还不得而知，但确定的是不同的组蛋白修饰组合可以动态调控转录的状态。

显然各种不同的组蛋白修饰与基因表达的调控是协同作用的，严格来说，特定组蛋白残基上特定的修饰会对同一个组蛋白或相邻组蛋白的其他标记发出信号。人们发现在酵母中与激活转录相关的组蛋白乙酰化、H3K4 甲基化作用常常与抑制转录相关的组蛋白去乙酰化作用相关。而且，人们发现在酵母和高等真核生物中，H3K4 的三甲基化伴随着启动子和 5′ 编码区激活基因。相反，酵母中 H3K4 的双甲基化出现于活动或非活动的基因。

关于组蛋白修饰对于转录的影响的研究，特别是在高等真核生物中，才刚刚起步。即使是这样，已有几种组蛋白修饰在基因转录中扮演了相反的角色。例如 H3K4 与 H3K79 的甲基化和组蛋白的泛素化与去泛素化，在基因转录的激活和抑制中发挥作用。另外，其他修饰（如类泛素蛋白修饰）的作用还有待定论。酵母基因组中 H2B 泛素化和 H3K4 甲基化水平检测显示只有 5% 的核小体发生了泛素化，假如 H2BK123 泛素化必须在 H3K4 的甲基化之前，这似乎不足以引起全部组蛋白的 35% 发生 H3K4 甲基化。这一矛盾可以这样解释：去泛素化必须在 H3K4 的甲基化后发生，以促进 H3K36 的甲基化，并使转录能够发生。另外，基于 H3K9 和 H3K4 甲基化所需 HKMTs 冗余的数量，还需要进一步研究来搞清楚它们各自在染色体或基因水平上作为组蛋白修饰部件的功能。

二、染色质重塑与染色质重塑复合物

染色质是由 DNA、组蛋白及非组蛋白通过高度折叠机制而形成的复杂结构。高度折叠的染色质结构对其包装进细胞核是必要的，但是这种致密状态的染色质却阻碍了相应染色质部位的基因转录、DNA 复制及损伤修复等过程。因此，真核生物随着进化产生了一组染色质重塑酶和一些相关蛋白因子，通过调控染色质上核小体的装配、拆解和重排等来调控染色质的结构，这一过程称为染色质重塑。常见的染色质重塑因子通常是由多个亚基组成一个较大分子质量的染色质重塑复合物。这类复合物可以利用 ATP 水解产生的能量驱动核小体在 DNA 上的滑动，或者介导核小体中组蛋白变异体与经典组蛋白之间的置换。染色质重塑是真核生物特有的基因表达调控方式，主要包括两种类型，即染色质的物理修饰和化学修饰。

（一）SWI/SNF 复合物

1. SWI/SNF 复合物的组成

染色质重塑复合物（SWI/SNF，mating type switching/sucrose non-fermenting）（图 6-3）是一种多

亚基复合物，由 8～14 个蛋白质亚基组成，分子质量约为 1.14 MDa，是同时存在于真核生物及原核生物中的一种核小体重塑复合物。简而言之，它们是一群与重塑 DNA 包装方式有关的蛋白质。SWI/SNF 由多种蛋白构成，这些蛋白往往是 *SWI* 及 *SNF* 基因（*Swi1*、*Swi2*/*Snf2*、*Swi3*、*Swi5*、*Swi6*）的产物以及其他一些多肽。SWI/SNF 受 DNA 刺激后表现出 ATP 酶活性，利用 ATP 破坏并重塑核小体的组蛋白和 DNA 之间相互作用的稳定性。

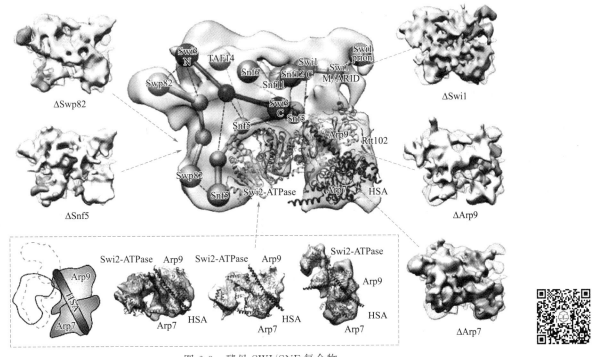
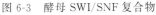

图 6-3　酵母 SWI/SNF 复合物

　　酵母含有两种形式的 SWI/SNF 复合物，即 SWI/SNF 和 RSC（remodels the structure of chromatin）。SWI/SNF 和 RSC 有明显不同的、非重叠的作用。在细胞中，RSC 的含量较高，且是细胞生长所必需的重塑因子，SWI/SNF 则不然。人类 SWI/SNF 家族也包括 PBAF（polybromo associated BAF，又叫 SWI/SNF-B）和 BAF（BRG1/hBRM-associated factors，又叫 SWI/SNF-A）两种不同形式的复合物，PBAF 像酵母的 RSC 复合物，而 BAF 与酵母的 SWI/SNF 复合物相似。

2. SWI/SNF 复合物的结构域与功能

　　SWI/SNF 复合物的一些结构域具有 DNA 或组蛋白的结合活性，它们协助 SWI/SNF 与核小体结合可有效重建核小体。SWI/SNF 的 ATP 酶亚基包含一个识别并与组蛋白尾的乙酰化氨酸相结合的 bromo 结构域。BAF 的 N 末端存在一个富含 AT 的结构域（N-terminal AT rich interaction domain，ARID），还包含一个高迁移率族蛋白（high mobility group protein，HMG）结构域。PBAF 有 6 个 bromo 结构域，被称作 **Polybromo 结构域**（poly bromodomain）。

　　研究表明 SWI/SNF 复合物有 ATP 酶的活性，能分解 ATP，释放能量以破坏 DNA 和组蛋白结合的稳定性，从而松弛染色质，暴露转录因子结合位点，促进基因的转录。SWI/SNF 复合物最初是在酵母细胞中发现的，其不仅对酵母基因具有广泛的调控作用，而且复合物中的各亚基在基因转录调控过程中相互依赖、相互协同，说明 SWI/SNF 在细胞内可能以多亚基复合物的形式发挥生物学功能。随着 SWI/SNF 复合物从酵母和哺乳动物细胞中相继被纯化和鉴定，对它的了解也越来越深入。纯化的 SWI/SNF 复合物在体外实验中具有 ATP 依赖的改变染色质结构的活性，并可以促进转录调控因子在所暴露出来的特定 DNA 序列上的募集。随着研究的进展，果蝇和哺乳动物细胞中的 SWI/SNF 染色质重塑复合物的类似物也逐渐被发现和鉴定。例如，果蝇中的 Swi2/Snf2 同源物 brahma（brm）是在研究转录抑制蛋白 polycomb group（PcG）时被发现。而在哺乳动物细胞中发现 Brm 在发育及细胞稳态中发挥着重要作用。这些研究都表明 SWI/SNF 复合物的作用广泛，涉及哺乳动物的许多发育过程。

　　人类的 SWI/SNF 复合物对很多人类恶性肿瘤有抑制作用。肾癌细胞内及部分乳腺癌内都发现了 BAF180 亚基突变的踪迹。SWI/SNF 复合物的 ARID1A 亚基突变经常发生在卵巢癌、髓母细胞瘤、肺腺癌细胞、幼儿恶性脑瘤内。虽然已发现癌症的发生与 SWI/SNF 复合物有关，但其机制尚不清楚。阐明相关机制可为癌症治疗提供指导。

　　1998 年首先发现它能抑制横纹肌样瘤（一种罕见的儿童恶性肿瘤）。随着 DNA 测序成本逐渐降低，2010 年左右许多肿瘤首次得到测序。其中数项研究表明 SWI/SNF 对多种恶性肿瘤有抑制作用。对多个测序研究结果的荟萃分析表明，大约 20％的人类恶性肿瘤中 SWI/SNF 存在变异。

（二）ISWI 复合物

1. ISWI 复合物的组成

　　ISWI（imitation switch）复合物最早发现于果蝇胚胎提取物中。ISWI 重塑复合物家族都以由 N 端的 Swi2/Snf2 ATP 酶结构域以及 SANT、SLIDE、HAND 和 AID 等结构域组成，但缺乏 bromo 结构域的 ATP 酶作为催化核心。SANT 结构域可转录共抑制核受体 NCOR 和转录因子 TFⅢB 的 DNA 结合域，类似于 ADA HAT 复合物。SANT 结构域主要结合未修饰的组蛋白尾，且是唯一连接催化酶和组蛋白的蛋白作用模块。SLIDE 结构域可介导复合物 ISWI 的 DNA 结合活性。ISWI 家族复合物分子质量较小，由 2～4 个亚基组成。ISWI-cohesin 复合物是唯一的大分子质量 ISWI 复合物。

　　在酵母中较相近的两个蛋白 ISWI 1 和 ISWI 2 的基因 *Iswi1* 和 *Iswi2* 与果蝇的 *Iswi* 基因具有较高的同源性。ISWI 1 在细胞内形成复合物 ISWI 1a 和 ISWI 1b。ISWI 2 还具有小亚基 Dpb4 和 D1s1 及核小体的间隔活性。果蝇的 ISWI 1 家族包含 NURF、ACF 与 CHRAC 三类重塑复合物。NURF 复合物由亚基 BPTF/NURF301、NURF5p55 和 NURF38 等组成，能激活 *fushi tarazu* 基因。CHRAC 复合物由亚基 AC1、CHRAC14 和 CHRAC16 等组成。哺乳动物的 ISW1 家族也包含 NURF、ACF、CHRAC 三类重塑复合物。

2. ISWI 复合物的功能

　　ISWI 复合物可与转录所需的其他因子发生相互作用，调控基因转录。含 ISWI 的复合物均可移动核小体。ISWI 复合物的许多功能不需要位点特异的靶向性，但某些 ISWI 复合物可能具有位点特异识别活性，如参与特定基因转录调控的复合物 NURF。核心 ISWI 亚基可与不同的亚基组成复合物。ISWI 复合物中的亚基具有特定功能，故其可发挥不同功能。

（三）CHD 复合物

1. CHD 复合物的组成

　　CHD（chromodomain helicase DNA-binding）**复合物**的 N 末端拥有一对 Chromo 结构域且在蛋白质结构的中间区域有一个 SNF2-like 的 ATP 酶结构域。其中，Chromo 结构域是一个涉及染色质结构重塑、基因转录调控过程的进化保守序列模体。SNF2-like 的 ATP 酶结构域包含一个涉及染色质组装、转录调控、DNA 修复、DNA 复制、发育和分化等许多细胞过程的保守氨基酸模体，是 ATP 依赖的染色质重塑蛋白的主要组成部分。

2. CHD 复合物的功能

　　不同物种来源的 CHD 复合物，其组成的亚基是不同的，功能也不同。

　　① 来源于酵母 *S. cerevisiae* 的 CHD1，以单聚体或二聚体形式存在，具有 ATP 酶活性，可重新定位核小体。其与 HAT 活性有相关；与 H3K4me 发生作用；与转录延伸相关。其体内功能为转录抑制，与 SSRP1（structure-specific recognition protein 1）发生作用以及与转录延伸相关。

　　② 来源于小家鼠 *M. musculus* 的 CHD2，其体内功能为纯合子突变鼠生长迟缓和围生期死亡、降低新生幼鼠生存能力、生长延迟和非肿瘤病变。

③ 来源于黑腹果蝇 *D. melanogaster* 的 CHD3，其生化作用为激活核小体的 ATP 酶活性、移动核小体。

④ 来源于黑腹果蝇 *D. melanogaster* 的 CHD4，其生化作用为依赖 DNA 序列、激活核小体的 ATP 酶活性。其体内功能：与淋巴细胞分化和 T 细胞发育相关。

⑤ 来源于人的 CHD4，其生化作用为 NURD 复合物的组分及与 HDAC1 发生作用。

⑥ 来源于人的 CHD9，其体内功能为成骨分化。

（四）INO80 复合物

1. INO80 复合物的组成

酵母的 INO80(inositol auxotroph 80) 复合物（图 6-4）由 15 个亚基组成，即 Ino80、Rvb1、Rvb2、Arp4、Arp5、Arp8、Ies1、Ies2、Ies3、Ies4、Ies5、Nhp10 等。纯化的人类 INO80 复合物包含 5 个特有的亚基及 Ino80、Rvb1、Rvb2、Arp4、Arp5 等亚基的同源物。亚基 Ino80 是 INO80 复合物的 ATP 酶的核心组成部分和组装骨架。从酵母到人类 Rvb1 和 Rvb2 都是必需的和高度保守的蛋白质，两者的功能对染色质重塑过程很重要。Nhp10 亚基可结合核小体或结构 DNA，Nhp10 对于 Ies3 的募集很重要，删除 Nhp10 会使 Ies3 缺失。Taf14 亚基含有一个保守的 YEATS 结构域，具有共同的调节作用亚基 Ies1、Ies3、Ies4、Ies5，但它们可能会对酵母的 INO80 复合物产生调控功能。

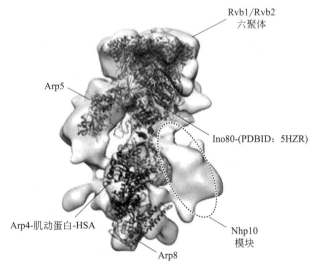

图 6-4　INO80 复合物

2. INO80 复合物的功能

INO80 复合物可以通过其 ATP 依赖的染色质重塑活性调控基因表达。INO80 复合物具有 DNA 依赖 ATP 酶活性及 $3'$-$5'$ 解旋酶活性。INO80 复合物与果蝇 NURF（nucleosome remodeling factor）复合物和 ISWI 类重塑子有相似的重塑活性。INO80 复合物以 ATP 依赖的方式移动核小体单体，但 INO80 复合物的真实重塑机制仍不清楚。INO80 可以调控启动子的活性也参与 DNA 损伤反应。酵母募集 INO80 染色质重塑复合物到 DSB 位点需要有助于募集和/或保留一些 DNA 修复蛋白的磷酸化的 H2AX（称为 γ-H2AX），建立了染色质重塑和 DNA 修复的联系。INO80 复合物参与 DNA 损伤处理的过程不依赖于转录。

> **知识链接 6-3**　　　　　　　　　　　　**染色质重塑复合物的翻译后修饰**
>
> 　　染色质重塑复合物的翻译后修饰有多种方式，包括乙酰化、磷酸化和聚腺苷二磷酸核糖基化（PARy-lation）等。染色质重塑复合物中一些亚基的翻译后修饰可能通过改变蛋白质-蛋白质相互作用，从而影响复合物的结构和酶活性及其与染色质的结合关系，而且这些翻译后修饰将有助于重塑复合物对染色质功能

更为精细的调控，其具体的作用机制还有待于进一步研究。如：SWI/SNF 家族重塑复合物在不同细胞周期中发生磷酸化修饰；酵母 RSC 复合物的 Sfh1 亚基在细胞周期 G_1 期被磷酸化；人源 hBrm 和 Brg1 蛋白（Snf2 同源）则在有丝分裂过程中被磷酸化，进而导致它们与染色质的分离；酵母 Ino 80 复合物的 Ies4 亚基也可在 DNA 损伤应答中被 Mec1/Tel1 激酶磷酸化，而且在 DNA 损伤最初的识别反应中发挥重要作用。

三、ATP 依赖的染色质重塑与基因表达调控

（一）核小体滑动

在 SWI/SNF 复合物促进间隔均匀的核小体串的形成过程中，SWI/SNF 需要消耗 3 或 4 个 ATP 水解的能量，从核小体的最初位置将其移动 52 bp。有人曾提出 SWI/SNF 滑动核小体机制是 SWI/SNF 与核小体 DNA 的进入点到二分轴约 60 bp 的大片段 DNA 结合。酵母 SWI/SNF 复合物可以介导顺式置换反应，即催化核小体在同一个 DNA 分子上沿 DNA 分子滑动。SWI/SNF 复合物也可以介导反式置换反应，即将核小体转移到其他的 DNA 分子上。顺式滑动可能不是染色体重塑复合物的唯一方式，但是其主要的催化方式。

（二）置换组蛋白

SWR1 复合物能够催化核小体 H2A 与 H2AZ 的交换。已发现转录激活的启动子与 H2AZ 相关。SWR1 暴露 H2AH2B 二聚体与 DNA 的结合表面并催化 DNA 包装的打开，而且 SWR1 的亚基可从八聚体分离第一个 H2AH2B 二聚体。SWR1 复合物使含 H2AH2B 或 H2AZH2B 的组蛋白八聚体重组，从而造成结构不相容并促进第二个 H2AH2B 二聚体的交换。

（三）核小体移除

ISWI 复合物的一个亚基和 SWI/SNF 家族的所有成员能够移除组蛋白二聚体。当酿酒酵母的基因处于激活状态时，有利于转录机器与结合位点的结合，此时启动子区缺乏核小体。因此，核小体的移除可能提高基因的表达水平。核小体移除机制包括：①核小体和组蛋白伴侣的障碍可能部分被 SWI/SNF 创建的 DNA 环破坏，从而移除整个八聚体或二聚体；②大面积组蛋白八聚体与 DNA 相互作用的减少以及瞬间暴露加快八聚体分离；③组蛋白八聚体与大的 DNA 片段的分离使核心组蛋白与其他 DNA 分子结合；④DNA 的移动可能分离邻近核小体 DNA，从而释放组蛋白八聚体或二聚体。

（四）改变核小体构象

核小体滑动是将包裹在核小体内的 DNA 暴露的有效方法，但其不能将紧密相邻核小体的多个 DNA 位点同时暴露。SWI/SNF 复合物可暴露紧密包裹的核小体区域的 DNA，因其引起构象变化但不改变核小体的位置。SWI/SNF 复合物在核小体范围内产生的稳定 DNA 环可暴露 DNA。

（五）染色质重塑与疾病

染色质重塑复合物、组蛋白修饰酶的关键蛋白发生突变，影响基因的正常表达，从而引起生长发育畸形、肿瘤、智力发育迟缓等疾病。染色质重塑由具有酶活性的染色质重塑因子催化完成，许多疾病的发生发展中都存在染色质重塑状态的异常改变。比如肝癌患者的染色质重塑相关基因（如 ARID2）的失活性突变，致肝癌生长基因或其他基因表达丧失；SMARCAL1 突变引起 Schinke 免疫性骨质发育异常；ATRX（alpha thalassemia/mental retardation syndrome X-linked）突变引起甲基化异常导致多种遗传性的智力迟钝疾病；SMARCB1、BRM 和 BRG1 改变染色质结构导致肿瘤形成；心肌细胞中关键组蛋白的乙酰化可以导致心肌肥大和心力衰竭；血液系统肿瘤与染色体易位激活原癌基因有关；组蛋白的异常乙酰化或去乙酰化在多种恶性肿瘤和白血病的发生发展中起决定作用。

第三节 非编码 RNA 的调控

一、非编码 RNA 概述

（一）非编码 RNA 的定义

非编码 RNA（non-coding RNA，ncRNA）是指不编码蛋白质的 RNA。这些 RNA 的共同特点是都从基因组上转录而来，但是不翻译成蛋白质，在 RNA 水平上就能行使各自的生物学功能。

（二）非编码 RNA 的分类

非编码 RNA 主要包括 4 类。第 1 类是由转运 RNA（tRNA）、核糖体 RNA（rRNA）和核小体 RNA（snRNA）组成。tRNA 在翻译中起转运氨基酸的作用，rRNA 是核糖体的 RNA 组分，包含许多重复序列，SnRNA 主要在剪切中发挥作用。第 2 类是小干扰 RNA（siRNA）、环状 RNA（circRNA）和与 PI-WI 蛋白相互作用的 RNA（piRNA）。第 3 类是微小 RNA（miRNA），是在真核生物中发现的一类内源性的具有调控功能的非编码 RNA，主要起到微调的作用。第 4 类是长链非编码 RNA（lncRNA），它参与了 X 染色体沉默、基因组印记以及染色质修饰、转录激活、转录干扰、核内运输等多种重要的调控过程。近年来虽然关于 lncRNA 的研究进展迅猛，但是绝大部分的 lncRNA 的功能尚不清楚。非编码 RNA 在表观遗传学的调控中扮演着越来越重要的角色。

二、微小 RNA 的调控

微小 RNA（microRNA/miRNA）调节着人类三分之一的基因。每个 miRNA 可以有多个靶基因，而几个 miRNA 也可以调节同一个基因。miRNA 可与其靶标 mRNA 的 3′端非编码序列不完全互补结合，抑制蛋白质翻译过程但不影响其稳定性，也可与目的基因完全互补配对，介导靶 mRNA 降解。通过这两种方式，miRNA 可影响蛋白质翻译过程，起到调节转录后基因表达水平的作用。

miRNA 在细胞中主要功能主要有以下几点：①生物体的发育分化；②细胞分化；③细胞的增殖与凋亡；④激素分泌；⑤肿瘤的发生与发展。可以看出，miRNA 与人类疾病息息相关。

（1）肿瘤

miRNA 与宫颈癌、乳腺癌、肝癌、结肠癌等多种癌症有关。研究发现在宫颈癌 Hela 细胞中，miR-21 可通过连接抑癌基因 *Pdcd4* 的 3′UTR 导致抑癌基因失活，从而促进 Hela 细胞增殖。

（2）风湿疾病

miR-29a 通过直接负调控 Dickkopf-1 参与成骨细胞的分化，miR-29a 可能会成为新骨形成的诊断标志物。

（3）糖尿病肾病

有研究表明，miR-25 在糖尿病肾病患者肾组织、血浆和血清中含量明显下降且和蛋白尿水平呈负相关。miR-125a、miR-203、miR-26a-5p、miR-146a-5p 等对糖尿病肾病的发生发展均有潜在影响，并有作为生物标志用于糖尿病肾病的诊断及病情监测的潜能。

（4）心血管疾病

心脏传导系统由窦房结、房室结、房室束、左右束支及其分支组成。传导系统的发育离不开心脏转录因子的调控作用，通过分离窦房结、心室肌、心房肌细胞并提取总 RNA 进行芯片分析，结果发现与心室肌相比，有表达差异的 miRNA 共 39 个，其中上调的 miRNA 有 12 个（如 miR-214-3p、miR-147-3p、miR-1900 等），下调的有 27 个（如 miR-654-3p、miR-3968、miR-467b-3p 等）。

（5）其他疾病

有研究表明，miRNA 还与中枢神经系统疾病、慢性阻塞性肺病、HIV-1 感染、口腔感染等多种疾病有关。

miRNA 的发现

1993 年科学研究人员通过正向遗传学从秀丽线虫中发现第一个 miRNA，鉴定了发育调控因子 lin-4。第二个 miRNA let-7 是此后 7 年才被识别的。Ruvkun 和 Ambros 发现 lin-4 不编码蛋白质，而是通过编码 22 个核苷酸而调控 RNA。他们证明 lin-4 RNA 可与线虫发育网中的另一个基因 *lin-14* 的 mRNA 进行碱基配对，并控制 lin-14 蛋白的产生。迄今为止，人类发现上千个 miRNA，且已证明大多数 miRNA 在生物体中具有重要作用。

三、小干扰 RNA 的调控

siRNA 可以单链形式与外源侵入基因的 mRNA 相结合，并诱导其降解，阻止外源基因翻译成蛋白质。siRNA 的结构及作用机制已在前文做了详细介绍，本部分主要介绍 siRNA 在疾病治疗和药物开发中的作用。

由于 RNAi 是针对转录后阶段的基因沉默，相对于传统的基因治疗对基因水平上敲除，整个过程设计更简便、快速且重复性好，为基因治疗开辟了新的途径。其总体思路是通过加强关键基因的 RNAi 效应，控制疾病中出现异常蛋白合成进程或外源致病核酸的复制及表达。目前利用 RNAi 技术开展了病毒性疾病、肿瘤和遗传性疾病等的基因治疗试验，取得了良好的治疗效果。

（1）病毒性疾病

研究表明，siRNA 可用于抑制病毒的复制。例如，siRNA 可成功地抑制 HCV 病毒在小鼠体内的复制；在 Hela s3 细胞中，特异性 siRNA 也抑制了脊髓灰质炎病毒的感染；并且 siRNA 还能作用于 HIV1 复制相关基因，成功抑制了 HIV1 病毒的复制。

（2）肿瘤

肿瘤是一种多基因疾病，针对单个基因的治疗一般不能取得好的效果，RNAi 技术可以针对多个基因或基因族的共有序列来抑制多个基因的表达，从而能更有效地抑制肿瘤的生长。在白血病细胞 K562 试验中，用特异 siRNA 转染 K562 细胞，发现 K562 细胞中相应的 RNA 被清除，并出现强烈的细胞凋亡现象。利用 RNAi 技术使突变后引起细胞增殖的 β 连环蛋白基因和 APC 基因的表达降低，在细胞和裸鼠中都能抑制肿瘤细胞的增殖。最近一项研究显示，针对 *bcl2* 基因的 siRNA 可有效抑制胰腺癌细胞的生长。

（3）遗传性疾病

RNA 可特异地抑制致病的突变等位基因，但又不影响正常等位基因，因此利用 RNA 可进行遗传性疾病的基因治疗。亨廷顿病（HD）是常染色体显性遗传的神经退行性疾病，它是由多聚谷氨酸盐累积在相应的 Huntingtin（HT）蛋白中造成的。因此抑制大脑神经中 *HT* 基因的表达可以推迟亨廷顿病的发病时间以及减轻疾病症状。研究发现，针对 *HT* 基因的小干扰 RNA 可以抑制转基因突变的 R6/2 小鼠模型中的 *HT* 基因的表达。

（4）药物开发

RNA 技术的应用，不仅能大大推动人类后基因组计划的发展，还有可能设计出 RNA 芯片，高通量地筛选药物靶基因，逐条检测人类基因组的表达抑制情况，并且还可以将它应用于新药开发、生物医学研究等领域。目前，用于治疗老年性黄斑变性、靶向血管内皮生长因子（VEGF）的 siRNA 药物已进入Ⅰ期临床试验。

四、长链非编码 RNA 的调控

长链非编码 RNA（long non-coding RNA，lncRNA）是一类长度超过 200 个核苷酸的 RNA 分子，位于细胞核或细胞质内。它们并不编码蛋白质，而是以 RNA 的形式在表观遗传调控、转录调控以及转录后调控等多种层面上调控基因的表达水平。有研究发现一些长链非编码 RNA 能使基因沉默，并在 X 染色体失活和基因印记过程中发挥作用。而有些长链非编码 RNA 能激活或增强基因的表达。长链非编码 RNA

与 mRNA 具有些许不同的特点（表 6-2）。近期有多个研究小组发现，有些长链非编码 RNA 在癌症调控中发挥着重要作用。本部分主要介绍 lncRNA 的产生机制、调控模式、作用及其在疾病方面的研究。

表 6-2　mRNA 与 lncRNA 的区别

项目	mRNA	lncRNA
相同点	组织特异的表达 形成二级结构 经过转录后加工,如 5′帽子、聚酰胺酸化、剪接 在疾病和发育中的重要作用	组织特异的表达 形成二级结构 经过转录后加工,如 5′帽子、聚酰胺酸化、剪接 在疾病和发育中的重要作用
不同点	蛋白编码的转录本 物种之间高度保守 存在于细胞核和细胞质 总共 20000～24000 条 mRNA 表达水平:低至高	非蛋白编码,调控功能 物种之间保守性差 主要存在于细胞核 预计数量是 mRNA 的 3～100 倍 表达水平:极低至中等

（一）长链非编码 RNA 的分类

长链非编码 RNA 在基因组上没有严格的分布规律，有的与编码蛋白质的转录本或非编码转录本相重叠，有的分布在多个编码转录本或非编码转录本之间。这就是说，一段基因组 DNA 序列可能会转录成正义或反义 RNA，也可能会转录成编码或非编码 RNA。根据长链非编码 RNA 在基因组上相对于编码基因的位置，可大致将其分为以下几类：正义（或重叠）lncRNA、反义 lncRNA、双向 lncRNA、内含子 lncRNA 和基因间 lncRNA，其所在的位置与其功能有一定的相关性（表 6-3）。但有些 lncRNA 不属于上述任何一类，如反式剪接 RNA 转录本在基因组上跨越了多个基因甚至整个染色体，这使得 lncRNA 的分类更加困难。

表 6-3　lncRNA 分类

分类	定义
正义 lncRNA	与相关位点基因部分或全部重叠,转录方向与基因转录方向一致
反义 lncRNA	与相关位点基因部分或全部重叠,转录方向与基因转录方向相反
双向 lncRNA	位于基因启动子上游小于 1Kb 的位置,转录方向与相关基因反向
内含子 lncRNA	全部序列位于相关位点基因的内含子区域,可以正义转录,亦可反义转录
基因间 lncRNA	全部序列位于相邻两个基因之间,可以正义转录,亦可反义转录

lncRNA 与 mRNA 一样是由对应的基因转录而成，具有 5′帽子和 Poly(A) 尾，通过剪接形成成熟体的 lncRNA（图 6-5）。lncRNA 主要有以下 5 种来源：①蛋白编码基因的结构中断从而形成一段 lncRNA；②染色体重排，即两个未转录的基因与另一个独立的基因串联，从而产生含多个外显子的 lncRNA；③非编码基因在复制过程中的反移位产生 lncRNA；④局部的复制子串联产生 lncRNA；⑤基因中插入一个转座成分而产生有功能的非编码 RNA。虽然 lncRNA 来源不同，但研究显示它们在基因表达的调控方面有相似的作用。

（二）长链非编码 RNA 的调控模式

lncRNA 异常丰富，因此一开始被认为是 RNA 聚合酶Ⅱ对转录起始的不严格性所致的转录，不具有生物学功能。然而，后期研究发现有很多 lncRNA 的表达仅限于特定的生长发育阶段。大量 lncRNA 在大鼠胚胎干细胞的分化过程中表达，而且 lncRNA 在大脑中多表现出精确的亚细胞定位。转录因子与非编码基因座的相结合、非编码 RNA 启动子的纯化选择都证实 lncRNA 的表达受到了精确调控，而不是 RNA 聚合酶Ⅱ转录的副产物。研究表明，lncANA 参与了 X 染色体沉默、基因组印记以及染色质修饰、转录激活、转录干扰、核内运输等多种重要的调控过程。

lncRNA 主要有以下几个方面的作用：①通过抑制 RNA 聚合酶Ⅱ或者介导染色质重塑以及组蛋白修饰，影响下游基因表达；②通过与蛋白编码基因的转录本形成互补双链，进一步在 Dicer 酶作用下产生内源性的 siRNA，调控基因的表达水平；③通过结合到特定蛋白质上，lncRNA 转录本能够调节相应蛋白的活性；④通过在蛋白编码基因上游启动子区发生转录，干扰下游基因的表达；⑤通过与蛋白编码基因的转录本形成互补双链，进而干扰 mRNA 的剪切，从而产生不同的剪切形式；⑥通过结合到特定蛋白质上，改变该蛋白质的胞质定位；⑦作为结构组分与蛋白质形成核酸蛋白质复合体。

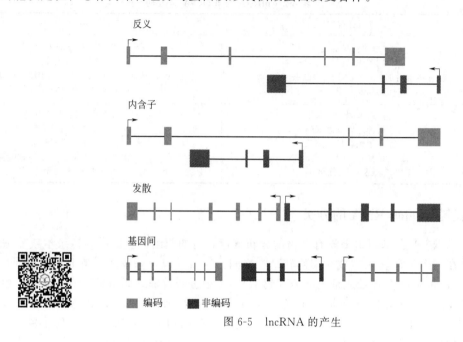

图 6-5　lncRNA 的产生

（三）长链非编码 RNA 与疾病

在分化和发育过程中，由于非编码 RNA 功能的异常往往导致一些疾病的发生。研究发现 lncRNA 与肺癌、食管鳞癌、胃癌、结直肠癌、乳腺癌等多种癌症都密切相关。此外，有些 lncRNA 在肿瘤中有特异表达，可作为肿瘤特异标志物，如前列腺癌中的 lncRNA DD3。但迄今为止，lncRNA 通过什么机制影响肿瘤形成或进展尚不清楚，lncRNA 与肿瘤疾病的相关研究仍是一个相对未开发领域。非编码 RNA 导致相关蛋白的异常表达能够促使疾病发生，但如果使异常表达的基因恢复正常水平，则可能有助于疾病治疗。许多抑癌基因常被反义非编码 RNA 沉默。例如，由肿瘤抑制基因 *p15* 转录的反义非编码 RNA 链，会使局部染色质和 DNA 甲基化状态发生变化，从而调节 *p15* 基因的表达，对该反义非编码 RNA 链的水平进行调整，有望达到治疗癌症的效果。

五、环状 RNA 的调控

环状 RNA 或称**环形 RNA**（circular RNA，circRNA）是广泛存在于真核细胞生物中的一类相对稳定的非编码 RNA 分子。其相关研究逐渐兴起，成为继微小 RNA、小干扰 RNA 和长链非编码 RNA 之后的又一研究热点。随着 RNA-seq 等生物信息学技术的广泛发展和应用，遍布生物体内且功能多样的 circRNA 被发现，引起学术界的广泛兴趣。

（一）环状 RNA 的产生机制

circRNA 可来自基因组的任何区域，包括外显子、内含子、基因间、非翻译区或反义链，长度从几百到几千个核苷酸不等。人类和小鼠 circRNA 主要来自于编码基因。根据基因来源，circRNA 分子可分为**外显子 circRNA**（exonic circRNA，ecircRNA）、**内含子 circRNA**（circular intronic RNA，ciRNA）、**外显子-内含子 circRNA**（exon-intron circRNA，EIciRNA）和**基因间 circRNA**（intragenic circRNA，icircRNA）四种类型。其中 ecircRNA 是最丰富的 circRNA，主要定位于细胞质中；而 ciRNA 和 EIciRNA 主要定位于细胞核中。

circRNA 生成合成机制（图 6-6）如下。①外显子跳跃环化：外显子跳跃产生一个包含外显子和内含子的套索中间体，随后经过反向剪接、删除或保留内含子序列，最终形成 ecircRNA 或 EIciRNA。②内含子配对驱动的环化：内含子配对环化发生在侧翼内含子序列含有反向重复序列或 ALU 重复序列的前体 RNA，内含子配对使上游外显子的 5′剪接位点和下游外显子 3′剪接位点相互靠近，并通过反向剪接使其头尾连接，形成 ecircRNA 或 EIciRNA。③内含子套索驱动的环化：由前体 RNA 在经典剪接过程中形成的内含子套索，其内含子 5′剪接位点富含 7nt GU 重复，3′分支点富含 11 个 C 重复，这种特殊序列保证了 circRNA 的稳定，最终形成 ciRNA。④RNA 结合蛋白驱动的环化：与内含子配对驱动的环化相似，RNA 结合蛋白驱动的环化与侧翼内含子序列相互作用，使两个侧翼内含子相互靠近，进而促进环化，并通过反向剪接使其头尾连接，形成 ecircRNA 或 EIciRNA

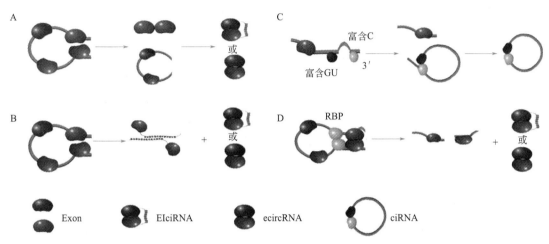

图 6-6　circRNA 生成合成机制

A—外显子跳跃环化；B—内含子配对驱动的环化；C—内含子套索驱动环；D—RNA 结合蛋白驱动的环化；
EIciRNA—外显子-内含子环状 RNA；ecircRNA—外显子环状 RNA；ciRNA—内含子环状 RNA

（二）环状 RNA 的调控模式

circRNA 是一种竞争性内源 RNA，含有多个 miRNA 反应元件，可以与多个 miRNA 结合。circRNA 竞争性结合 miRNA，影响 miRNA 的活性，解除 miRNA 对其靶基因的抑制作用，从而促进靶基因的表达。circRNA 可以拥有多个 miRNA 的反应元件，也可以拥有单个 miRNA 的多个结合位点。大多数 circRNA 存在于细胞质中，在细胞核中可以检测到部分 circRNA 的存在，这些 circRNA 可与宿主基因启动子区的 RNA 聚合酶 II 反应，调控基因的转录。

（三）环状 RNA 的作用

1. 具有 mRNA 分子海绵作用

circRNA 与 miRNA 和 lncRNA 均含有大量的 mRNA 应答元件，均属于竞争性内源性 RNA。circRNA 可充当 miRNA "海绵"，抑制 miRNA 的负性调控作用，提高靶基因功能活性。研究证实，circHIPK3 直接结合并抑制 miRNA-124 活性，对 9 个 miRNA 和 18 个潜在 miRNA 结合位点具有海绵调节作用。对 HaCaT 细胞中 circRNA 表达及作用研究发现，circRNA 100284 通过海绵作用吸附 miR-217，调控亚砷酸盐对 HaCaT 细胞的增生周期和恶性转化过程。

2. 调控可变剪切

circRNA 通过特殊可变剪切而生成，其和规范剪接之间存在着激烈的竞争。研究发现，提升果蝇和人细胞内的有效线性剪接会导致 circRNA 生成减少，说明外显子环化与经典 pre-mRNA 线性剪接之间存在一种竞争及平衡关系。

3. 调控基因转录

circRNA 有别于传统线性 RNA，具有闭合环状结构，大量存在于真核转录组中。一系列研究结果表明，细胞核中含有丰富的 circRNA 分子，可与 RNA 聚合酶转录复合体结合，对 RNA 包括其母系基因的转录进行调控，进而影响母系基因及其靶基因的表达。circRNA 与 RNA 聚合酶Ⅱ相互作用并调节转录，或者 EIcircRNA 可与小核糖核蛋白相互作用，再与 RNA 聚合酶Ⅱ结合。如图 6-7 所示。

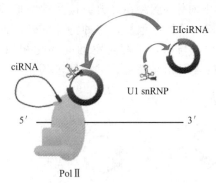

图 6-7　circRNA 的调控作用
ciRNA—内含子环状 RNA；
EIciRNA—外显子-内含子环状 RNA

4. 其他功能

circRNA 具有潜在翻译功能，可作为 RNA 结合蛋白的隔离剂，调控骨骼肌糖代谢和钙离子信号等。

（四）环状 RNA 与疾病

随着研究的不断深入，已发现 circRNA 与肿瘤、神经退行性疾病和心血管疾病等具有很大的相关性。

1. 肿瘤

近年来许多研究表明一些 circRNA 在肿瘤组织（肺癌、胃癌、肝癌、膀胱癌、胰腺癌等）和正常组织中表达有显著差异，并与肿瘤的发生、分期、远处转移等临床表现有显著的相关性，有望成为新的肿瘤标记物及治疗靶点。

2. 神经、精神疾病

研究揭示 circRNA 与阿尔茨海默病（AD）等疾病有关。miR-7 在大脑皮层神经祖细胞高表达，参与 AD 发病过程。ciRS-7 可通过"海绵"功能沉默 miR-7，进而抑制 AD 的发生。泛素蛋白连接酶 A（UBE2A）是一种吞噬蛋白，具有清除 AD 患者细胞中淀粉样沉淀多肽的功能，其编码基因也是 miR-7 的靶基因。UBE2A 在 AD 患者的脑组织中表达下调，推测是由 ciRS-7 的 miRNA"海绵"功能缺失所致。

3. 心血管疾病

ARC（apoptosis repressor with caspase recruitment domain）蛋白在心肌细胞肥大和凋亡过程中发挥保护作用，而 miR-233 可通过抑制 ARC 蛋白的活性，诱导心脏肥大和心力衰竭等疾病，circRNA 可直接吸附 miR-233，抑制 miR-233 的活性，进而使 ARC 表达增加，抑制心脏疾病的发生。研究表明环状 RNAcZNF292 是受到内皮细胞缺氧因素的调控并控制血管的生成，环状 RNA 在人类心脏组织中高度表达，与心脏关键基因 *TTN*、*RYR*2、*DMD* 都有联系。

4. 其他疾病

环状 RNA 对糖尿病、肾病、关节炎等疾病的发生、发展也有一定的影响。对胰腺的研究显示，ciRS-7 吸附的 miR-7 在胰腺的发育和分化中发挥重要作用，可能是胰腺 β 细胞分化更新下降的原因，提示 ciRS-7 可能在糖尿病的发生中发挥重要作用；circRNA15698 结合 miR-185/TGF-β1 在糖尿病肾病发生、发展过程中使细胞的细胞外基质恶化；在骨关节炎中，软骨细胞外基质相关 circRNA（circRNA-CER）与软骨退变的机制有关；circHECTD1 通过 circHECTD1/HECTD1 途径参与了硅沉着病的发生和发展。

第四节　干预表观遗传调控的药物

一、干预 DNA 甲基化修饰的药物

（一）核苷类 DNA 甲基转移酶抑制剂

核苷类 DNA 甲基转移酶（DNMTs）抑制剂通过将新合成的 DNA 分子掺入 DNA 复制过程中发挥

作用。此类抑制剂包括以胞嘧啶核苷为母体的衍生物地西他滨（Decitabine）、阿扎胞苷（Azacitidine）、泽布拉林（Zebularine）等。核苷类 DNA 甲基转移酶抑制剂可与 DNA 甲基转移酶中半胱氨酸残基上的巯基共价结合，从而抑制 DNA 甲基转移酶的转甲基活性。阿扎胞苷和地西他滨靶点均为 DNA，可用于治疗骨髓增生异常综合征等恶性血液系统疾病。阿扎胞苷和地西他滨在 DNA 复制过程中整合进入 DNA，被 DNA 甲基转移酶识别后通过共价键与 DNMTs 半胱氨酸残基上的巯基结合后导致 DNA 甲基转移酶失活。地西他滨具有双重作用机制，在低剂量下，抑制 DNA 甲基转移酶，使抑癌基因启动子区域中的 CpG 岛的异常 DNA 甲基化逆转，重新表达先前沉默的抑癌基因，阻断失活路径，拮抗表观遗传学异常的影响；在较高剂量下类似于如阿糖胞苷等其他核苷类似物，直接作用于细胞周期，发挥其细胞毒性。但阿扎胞苷和地西他滨在临床治疗剂量常导致患者表现出骨髓毒性及出现严重胃肠道反应。目前研究人员正在对这些抑制剂的化学结构进行研究，以期获得更好的适合口服的衍生物。例如：泽布拉林是阿扎胞苷的衍生物，其与 DNMTs 作用形成共价复合物，可引起超甲基化 p16 基因的去甲基化和再激活。

核苷类 DNA 甲基转移酶抑制剂因其一般均能与 DNA 甲基转移酶共价结合，通过复合物形式影响 DNA 的甲基化修饰，所以这些抑制剂普遍存在细胞毒性。临床中，通过与其他类抗肿瘤药物联合用药达到降低该类药物的副作用的目的。

（二）非核苷类 DNA 甲基转移酶抑制剂

非核苷类 DNA 甲基转移酶抑制剂根据化学结构可分为二酰胺类、对氨基苯甲酸类、肼类、多酚类、邻苯类等，但不具备胞嘧啶核苷的骨架结构。其中，氨基苯甲酸类的代表药物是普鲁卡因，姜黄素和表没食子儿茶素没食子酸酯是常见的多酚类药物。

普鲁卡因可在多种肿瘤细胞中发挥阻止 DNA 甲基化作用，其作用机制是通过特异性结合富含 CpG 的 DNA 序列，阻止该 DNA 部位与 DNA 甲基转移酶结合。儿茶素和没食子酸酯通过与 DNA 甲基转移酶 1 的催化中心结合，干扰 DNMTs 对 CpG 中胞嘧啶甲基化修饰。

二、干预组蛋白修饰与染色质重塑的药物

（一）组蛋白甲基转移酶抑制剂

组蛋白甲基化修饰主要发生在组蛋白的赖氨酸和精氨酸残基上，由组蛋白赖氨酸甲基转移酶负责催化赖氨酸残基的单甲基化、双甲基化和三甲基化，组蛋白精氨酸甲基转移酶负责催化精氨酸的单甲基化、不对称或对称双甲基化。现已研发了系列针对组蛋白赖氨酸甲基转移酶中 PCR2 的催化结构域 EZH2（enhancer of zeste homolog 2）的组蛋白甲基转移酶抑制剂（HMTsi），如 Tazemetostat（EPZ-6483）可阻碍 EZH2 的 SET 区域发生改变或有效抑制 EZH2 的催化活性，有效抑制非霍奇金淋巴瘤。新型的 EZH2 抑制剂 GSK126 可诱导敏感细胞系中 EZH2 靶基因的转录激活，高效抑制 H3K27me3 及 H3K27me2，同时能有效抑制 EZH2 突变型 DLBCL 细胞系的增殖，且可阻断 Wnt/β-catenin 信号通路，达到消除干细胞样骨髓瘤细胞的目的。

GLP 和 G9a 是主要的赖氨酸甲基转移酶，主要催化 H3K27 的甲基化修饰及 H3K9 双甲基化修饰等。BIX01294 能下调 H3K9me2 表达，是第一个能选择性抑制 G9a/GLP 的底物竞争性组蛋白赖氨酸甲基转移酶（HKMTs）抑制剂，但其活性较弱。基于 UNC0321 和 UNC0224 合成出的化合物 UNC0638 可下调 H3K9me2。进一步合成的 UNC0642 具有优异的选择性、较高的体外效能及强大的靶向性。端粒沉默干扰因子（disruptor of telomeric silencing1-like，DOT1L）是体内融合基因 MLL-AF9 诱导白血病发生和维持所必需的组蛋白甲基转移酶（HMTs），其主要催化 H3K79 的单、双和三甲基化修饰（H3K79me1、H3K79me2 和 H3K79me3）。

（二）组蛋白乙酰转移酶和去乙酰化酶抑制剂

1. 组蛋白乙酰转移酶抑制剂

组蛋白乙酰转移酶（histone acetyltransferase，HAT）能对组蛋白及许多非组蛋白进行乙酰化修饰。HAT 能催化辅因子乙酰辅酶 A（Ac-CoA）和含赖氨酸的两个底物之间的反应，属于双底物酶。组蛋白乙酰转移酶抑制剂（histone acetylase inhibitors，HACIs）主要是小分子抑制剂和双底物抑制剂。双底物抑制剂可模拟两种组蛋白乙酰转移酶底物，但其代谢稳定性差，细胞渗透性不足，限制了在细胞中的应用；较多小分子组蛋白乙酰转移酶抑制剂来源于天然产物，不具有选择性且易于氧化。小分子组蛋白乙酰转移酶抑制剂中，茴香酸具有抗微生物、抑制 p300 及 p300/CBP 相关因子的组蛋白乙酰基转移酶活性，抑制酪氨酸酶和脂肪氧合酶等活性，抑制前列腺素合成等作用；银杏酸既能抑制组蛋白乙酰转移酶，也能抑制蛋白的"sumoylation"。人工设计的组蛋白乙酰转移酶抑制剂 Remodelin、A-485 和 C646 等也陆续上市。其中 Remodeli 可抑制乙酰基转移酶 NAT10；A-485 可抑制可选择性抑制组蛋白乙酰基转移酶 p300/CBP，对 p300/CBP 更具选择性；C646 也可抑制组蛋白乙酰基转移酶 p300，较其他乙酰基转移酶优先作用于 p300，可阻断胃癌细胞系的侵袭。一些噻唑类衍生物可降低组蛋白的特异性乙酰化活性，因此噻唑类衍生物可能更具有成为组蛋白乙酰转移酶抑制剂的潜力。

2. 组蛋白去乙酰化酶抑制剂

组蛋白去乙酰化酶（histone deacetylase，HDAC）是催化组蛋白去乙酰化的一类蛋白酶，在基因表达的表观遗传调控中发挥重要作用。目前研究的组蛋白去乙酰化酶抑制剂（HDACIs）主要分为异羟肟酸类、多酚类、环肽类、苯甲酰胺类和短链脂肪酸类，其具有抗肿瘤、诱导肿瘤细胞损伤、细胞周期停滞，抑制 bcl-2 基因表达，增强 bax 基因表达，影响细胞周期抑制因子 p21CIP1/WAF1 等作用。市面上销售的组蛋白去乙酰化酶抑制剂主要用于实验研究。曲古抑菌素（Trichostatin，TSA）、CI994 等是其中临床效果较好的。曲古抑菌素是最早发现的天然可逆性组蛋白去乙酰化酶抑制剂，可抑制 I 型和 II 型组蛋白去乙酰化酶使细胞中组蛋白乙酰化水平上调，促进细胞分化，阻滞细胞周期，诱导肿瘤细胞凋亡。CI994（Tacedinaline）可使细胞周期停滞在 G_1 期，目前主要用做抗癌药。当前，发现众多选择性较低的组蛋白去乙酰化酶抑制剂，合成高效的组蛋白去乙酰化酶抑制剂较困难。

三、非编码 RNA 与药物

（一）微小 RNA 相关药物

微小 RNA 通过调节上百个转录产物的表达，调控下游多个信号通路的效应分子功能。miRNA 是多种疾病发生发展的关键调节因子，在神经性疾病、肿瘤、肥胖、糖尿病、肝炎、心血管疾病等多种疾病组织中表达严重失调。微小 RNA 的相关药物主要分为两类，即微小 RNA 的类似物（miRNA mimics）和微小 RNA 的拮抗剂（miRNA antagonist）。

微小 RNA 的类似物，是在疾病细胞中导入正常细胞表达的微小 RNA，使其生理功能恢复正常。比如，在肿瘤细胞中导入肿瘤抑制型微小 RNA 的类似物，激活抗肿瘤信号通路，诱导肿瘤细胞凋亡，清除肿瘤细胞。微小 RNA 的拮抗剂一般是化学合成的微小 RNA 随从链（passenger strand），也叫 antagomiR 或者 anti-miR。微小 RNA 的拮抗剂与微小 RNA 的活性链互补配对后，产生新的双链微小 RNA，降解 RNA 诱导的沉默复合物（RISC），导致微小 RNA 的功能受到抑制。

进入临床试验的 miRAN 药物 Miravirsen、RG-101、RG-125 等，其中 Miravirsen 是第一个进入临床研究的，并在 I 期和 II 期临床结果显示，可以有效地治疗丙型肝炎，且安全性高。如今更多的 miRNA 的药物在临床试验中已取得显著进展。

（二）小 RNA 相关药物

目前，TKM-Ebola 是唯一被 FDA 批准可以同情使用（compassionate use）治疗埃博拉病毒感染的小干扰 RNA 药物，尚没有完全意义上被 FDA 批准的小干扰 RNA 药物。通过小干扰 RNA 下调 3 种蛋白质的表达，抑制病毒的复制，从而清除感染的病毒；但是，在 II 期临床试验中发现 TKM-Ebola 无效。当前没有商业化的小干扰 RNA 药物，但小干扰 RNA 仍是核酸类药物研发的热点。目前已经完成及正在进行临床试验的小干扰 RNA 药物有若干种，用于治疗肿瘤、心血管疾病、病毒感染等多种疾病，在未来的药物开发中具有广阔的前景。小干扰 RNA 药物治疗疾病是通过 RNA 干扰（RNAi）途径，与特定的 mRNA 互补配对，诱导 mRNA 降解，从而沉默相关蛋白质的表达。

（三）长链非编码 RNA 相关药物

有研究表明，长链非编码 RNA（long nocoding RNA，lnc RNA）在癌症、神经系统疾病和心血管疾病等多种重大疾病中具有重要作用，许多药物通过长链非编码 RNA 发挥治疗作用。β-榄香烯治疗食管鳞状细胞癌时，通过促进 lnc RNA CDKN2B-AS1 的转录，进而抑制 hTERT 酶的表达，间接抑制癌细胞的增殖。木黄酮治疗前列腺癌时，可以下调原癌基因 *HOTAIR* 的表达，达到抑制前列腺癌细胞生长的作用。紫杉醇和顺铂治疗喉鳞状细胞癌时，可通过降低 lnc RNA CDKN2B-AS1、MALAT-1 和 HOTAIR 的表达，达到抑制癌症的作用。17β-雌二醇治疗乳腺癌时，可以降低 MALAT-1 的表达，从而抑制乳腺癌细胞的浸润、增殖和迁移。氯吡格雷可抑制 lnc RNA HIF1A-AS1 的表达，减少血管内皮细胞的凋亡，促进血管内皮细胞增殖，发挥心血管疾病治疗作用。

以长链非编码 RNA 为靶点的潜在核酸药物研究备受关注，且取得较大进展。针对可抑制脑衍生神经营养因子（BDNF）表达的 *BDNF* 基因的反义转录本 lnc RNA-BDNF-AS 的反义核酸（ASO），通过降低小鼠大脑中的 BDNF-AS 的水平，进而恢复 *BDNF* 基因的表达，具有成为促进神经损伤修复的潜在药物的潜力。ASO 显著降低位于核内具有 CUG 重复序列的转录本 MALAT-1，为治疗 MALAT-1 导致的癌症等疾病提供了全新的治疗策略。在安格曼综合征（又称快乐木偶综合征）中 *UBE3A* 基因的反义转录本 lnc RNA-UBE3A-ATS 可以抑制 *UBE3A* 的表达。UBE3A-ATS 被 ASO 降低，则安格曼综合征可能被治疗。

知识链接 6-5　　　　　　　　　　　**非编码 RNA 约物递送系统**

尽管已经有一些非编码 RNA 药物被批准用于疾病治疗，但是由于非编码 RNA 药物属于核酸类药物，因此，与其他核酸药物一样，其临床应用面临的最大问题就是如何把非编码 RNA 高效地递送到靶位点。非编码 RNA 药物递送主要面临几个问题：①裸露的单链 RNA 分子很容易被生理环境中的核酸酶降解；②RNA 分子具有免疫原性，会激活免疫系统；③RNA 属于生物大分子，而且带负电荷，难以穿过细胞膜进入细胞；④RNA 分子难以从内涵体中逃逸进入细胞质。因此，需要设计合适的非编码 RNA 药物递送方法或者递送载体，将非编码 RNA 递送到靶位点才能充分发挥其巨大的疾病治疗潜力。目前常见的非编码 RNA 药物递送系统主要包括化学修饰、脂质类纳米载体、聚合物类纳米载体、核酸偶联递送系统及一些其他的核酸递送系统。

本章小结

表观遗传是指在基因的 DNA 序列没有发生改变的情况下，出现了可遗传的表型变化。目前表观遗传的三大调控机制包括：DNA 和 RNA 甲基化、组蛋白修饰与染色质重塑和非编码 RNA 的调控。DNA 和 RNA 甲基化包括了 DNA 甲基化和 RNA 甲基化与基因转录调控；组蛋白修饰与染色质重塑包括组蛋白修饰、染色质共价复合体与染色质重塑和 ATP 依赖的染色质重塑与基因表达调控；非编码 RNA 的调控包括微小 RNA 调控、小干扰 RNA 的调控、长链非编码 RNA 的调控以及环状 RNA 的调控。这三者都是通过影响染色质的结构和功能来调节基因的表达水平，因此染色质构成了表观遗传调控的基础。表观遗传与肿瘤、心血管疾病、病毒感染、风湿疾病等密切相关，目前也有多种非编码 RNA 药物。

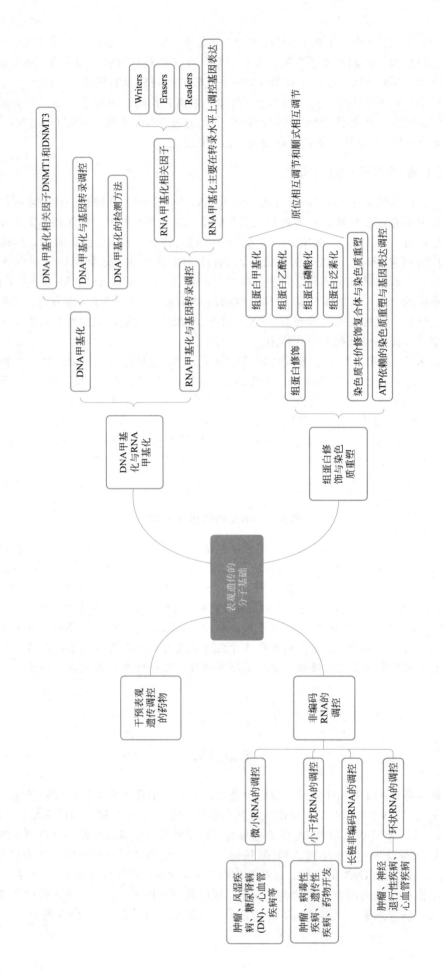

DNA甲基化相关因子DNMT1和DNMT3

DNA甲基化与基因转录调控

DNA甲基化的检测方法

DNA甲基化

Writers

Erasers

Readers

RNA甲基化相关因子

RNA甲基化主要在转录水平上调控基因表达

RNA甲基化与基因转录调控

DNA甲基化与RNA甲基化

组蛋白甲基化

组蛋白乙酰化

组蛋白磷酸化

组蛋白泛素化

组蛋白修饰

原位相互调节和顺式相互调节

染色质共价修饰复合体与染色质重塑

ATP依赖的染色质重塑与基因表达调控

组蛋白修饰与染色质重塑

表观遗传的分子基础

干预表观遗传调控的药物

非编码RNA的调控

微小RNA的调控

肿瘤、风湿病、糖尿病(DN)、心血管疾病等

小干扰RNA的调控

肿瘤、病毒性疾病、遗传性疾病、药物开发

长链非编码RNA的调控

环状RNA的调控

肿瘤、神经退行性疾病、心血管疾病

思考题

1. 影响 DNA 甲基化的因素有哪些?
2. 简述表观遗传修饰的种类与位置精密调控基因的表达。
3. 如何建立异常表观遗传修饰与肿瘤发生发展的关联?
4. 异常的表观遗传修饰是否能作为肿瘤早期检测的标志物?
5. 参与表观遗传修饰的建立和识别的蛋白因子是否可以作为药物作用的靶点?

拓展学习

参考文献

［1］ 查锡良 . 生物化学与分子生物学［M］.9 版 . 北京：人民卫生出版社，2018.

［2］ 朱圣庚，徐长法 . 生物化学［M］.4 版 . 北京：高等教育出版社，2019.

［3］ Lewin B. GENESⅧ［M］. Upper Saddle River，Pearson Prentice Hall Pearson Education，Inc，2004.

［4］ 刘晓玉 . SWI/SNF 染色质重塑复合物结构与机理的研究［D］. 北京：清华大学，2017.

［5］ Jocely E K，Elliott S G，Stephen T K. LEWIN'S GENES Ⅶ［M］. Jones & Bartlett Learning，Inc，2018.

（刘亭）

第七章

信号转导的分子基础

多细胞生物是一个有序而可控的细胞社会，为了保证机体生命活动的正常进行，各个细胞的代谢需要相互协调，以适应各种环境变化。这种协调性的维持不仅依赖于细胞的物质代谢和能量代谢，更依赖于细胞间通讯与信号调控，从而协调细胞的行为，诸如细胞生长、分裂、分化、凋亡及其他各种生理功能。

第一节 概述

一、细胞通讯

细胞通讯（cell communication）是指一个产生信号的细胞所发出的信息，通过配体传递到另一个靶细胞并与其相应的受体相互作用，然后通过细胞信号转导启动靶细胞内一系列生理生化变化，导致一组成分的活性、水平或亚细胞定位改变，最终影响靶细胞整体的生物学反应，包括改变代谢物浓度和代谢速度，最终导致细胞的生长、分裂、分化、衰老、死亡速度改变。在此过程中，**细胞信号转导**（cell signal transduction）是实现细胞间通讯的关键过程，通过信号转导来协调多细胞生物细胞间的功能，控制细胞的生长和分裂、组织发生和形态构建。

（一）细胞通讯的方式

细胞通讯主要有三种方式：化学信号通讯、接触依赖通讯和间隙连接通讯。

1. 化学信号通讯

化学信号通讯是指细胞通过分泌化学信号进行细胞间通讯，这是多细胞生物普遍采用的通讯方式。根据化学信号发挥作用的距离，化学信号通讯又分为四种：①**内分泌**（endocrine）。由内分泌细胞分泌信号分子到血液中，通过血液循环运送到体内各部位，作用于靶细胞。②**旁分泌**（paracrine）。细胞通过分泌局部化学介质到细胞外液中，经过局部扩散作用于临近靶细胞。多细胞生物中调节发育的许多生长因子是通过旁分泌方式起作用的。③通过化学突触传递神经信号。这种传递方式也属于短距离局部作用。当神经元接受刺激后，神经信号以动作电位的形式沿轴突快速传递至神经末梢，电压门控的 Ca^{2+} 通道将电信号转换为化学信号，刺激突触前化学信号（神经递质或神经肽）小泡的分泌，化学信号经过突出间隙到达突触后膜，作用于后膜上的配体门控通道，从而将化学信号转换为电信号，实现电信号-化学信号-电信号的快速转导。④自分泌（autocrine）。某些情况下，细胞可以对自身分泌的信号分子产生反应。自分泌常存在于病理条件下，如肿瘤细胞合成并释放生长因子刺激细胞自身，导致肿瘤细胞的增殖。

2. 接触依赖通讯

细胞间直接接触是指通过细胞跨膜信号分子（配体）与相邻靶细胞表面受体相互作用，也称接触依赖通讯。这种通讯方式依赖于细胞间直接接触而无须信号分子的释放，包括细胞-细胞黏着、细胞-基质黏着。接触依赖通讯在胚胎发育过程中对组织内相邻细胞的分化命运具有决定性影响。在胚胎发育过程中，胚胎上皮细胞层将发育成神经组织。最初相邻的上皮细胞是彼此相同的，但在发育过程中，某些单个上皮细胞通过独立分化成为神经元，而与其相邻的周边细胞则受到抑制保持非神经细胞状态。这是因为预分化形成神经元的细胞通过膜结合的抑制性信号分子（Delta）与其相接触的周边细胞的膜受体（Notch）相互作用，阻止它们也分化为神经元。此过程的信号是通过细胞间的直接接触而传递的。

3. 间隙连接通讯

动物相邻细胞间可以形成间隙连接，植物细胞间可以形成胞间连丝，使细胞间相互沟通，通过交换小分子来实现代谢偶联或电偶联，实现细胞功能的调控。这就是间隙连接通讯。间隙连接在动物组织间的分布非常广泛，除了骨骼肌细胞和血细胞，几乎所有动物组织细胞都利用间隙连接来进行通讯联系。动物细胞通过间隙连接主要可以实现代谢偶联和电偶联。间隙连接的通道允许分子量小于 1×10^3 的分子通过，细胞内的无机盐离子、糖、氨基酸、核苷酸、维生素、cAMP 和 IP_3 等小分子物质都可以通过间隙连接的通道进入另一个细胞内，实现代谢偶联和电偶联。

（二）细胞通讯的生物学意义

细胞通讯在生物体内广泛存在，从以下几方面参与生物体的各种生理活动：①调节细胞周期，使 DNA 复制相关的基因表达，细胞进入分裂和增殖阶段；②控制细胞分化，使基因有选择性地表达，细胞不可逆地分化为有特定功能的成熟细胞；③调节代谢，通过对代谢相关酶活性的调节，控制细胞的物质和能量代谢；④实现细胞功能，如肌肉的收缩和舒张、腺体分泌物的释放；⑤影响细胞的存活。

二、信号转导

（一）信号分子

信号分子（signal molecule）是细胞的信息载体，包括化学信号和物理信号。激素、局部介质和神经递质等都属于化学信号，声、光、电和温度变化等属于物理信号。化学信号根据其化学性质可分为亲水性、亲脂性和气体性信号分子三类。

1. 亲水性信号分子

亲水性信号分子主要包括神经递质、局部介质和大多数蛋白质类激素。这类信号分子自身不能直接透过靶细胞膜，只能通过与靶细胞表面受体结合，经过信号转换机制，在细胞内产生第二信使或激活蛋白激酶（或蛋白磷酸酶）的活性，引起细胞的应答反应。

2. 亲脂性信号分子

亲脂性信号分子主要包括甾体类激素和甲状腺素，是血液中的长效信号。这类分子亲脂性强，分子量小，自身可穿过细胞膜进入细胞，与细胞内相应的核受体结合形成激素-受体复合物，调节基因表达，引起细胞应答反应。

3. 气体性信号分子

气体性信号分子主要包括 NO、CO，可以自由扩散进入细胞，直接激活效应酶产生第二信使 cGMP，影响细胞行为。体内许多生理过程都有此类信号分子参与其中。

（二）受体

受体（receptor）是一类能够识别和选择性结合某种配体信号分子的大分子。绝大多数受体分子是蛋白质，而且多为糖蛋白，只有少数受体是糖脂（如霍乱毒素受体和百日咳毒素受体），有的受体是糖蛋白和糖脂组成的复合物（如促甲状腺素受体）。

1. 受体的特性

受体具有以下特性：①灵敏性。信号分子只需要很低的浓度就可以激活受体，传递信号。②特异性。受体与配体的结合是由受体和配体的结构和构象决定的。受体只与具有特定结构的配体结合。③可逆性。受体和配体的结合，多数是通过氢键、离子键和范德华力等非共价键结合的，因此受体和配体的结合是可逆的，当受体与配体分离后，配体激活受体的信号通路转导就终止。④饱和性。受体是细胞的组分之一，不同受体甚至同一受体在不同组织细胞中的数目变动很大，可从数百至数十万，但某一特定受体在特定细胞中的数量是有一定限度的。当配体的浓度升高至一定程度，由于受体数目有限，配体与受体的结合呈饱和状态，这种现象称为受体的饱和性。受体达到饱和以后，配体的生物学效应就不再随配体浓度升高而增强。

2. 受体的可调节性

受体的数量、亲和力及效应经常受到各种生理和药理因素的影响。受体与配体相互作用过程中，受体的数目和亲和力都会发生变化，称为受体的调节。

（1）受体脱敏和受体增敏

受体脱敏是由于受体对激动剂的敏感性降低，又称为受体下调。产生脱敏的机制有：①受体没收。细胞通过配体依赖性的受体介导的内吞作用，减少细胞表面可利用受体数目。配体和受体形成复合物后，被网格蛋白/AP 包被膜泡形式摄入细胞内，内吞后脱包被形成早期胞内体，受体被暂时扣留，在低 pH 条件下（pH 5.0），受体-配体复合物解离，受体可返回质膜重复利用，配体进入溶酶体被消化降解。这是细胞对多种肽类或其他激素受体发生脱敏反应的基本途径。②受体下调。通过受体介导的内吞作用，受体-配体复合物转移至溶酶体被消化降解，不能重新利用，因此细胞表面自由受体数目减少，配体被清除，导致细胞对信号敏感性下降。③受体失活。G 蛋白偶联受体激酶使结合配体的受体磷酸化，再通过与胞质抑制蛋白 β-arrestin 结合而阻断 G 蛋白的偶联作用，这是一种快速使受体脱敏的机制。④信号蛋白失活。细胞内信号蛋白发生改变，使信号级联反应受阻，不能诱导正常的细胞反应。⑤抑制性蛋白产生。受体结合配体被激活后，在下游反应（如对基因的表达调控）中产生抑制性蛋白，形成负反馈环而降低或阻断信号转导途径。

受体增敏又称为超敏，是与受体脱敏相反的一种现象，又称为受体上调。导致受体增敏的原因有：①受体的激动剂水平降低；②长期使用受体拮抗剂。如长期使用 β 受体拮抗药普萘洛尔，可使 β 受体数目增多，突然停药生理上会出现反跳现象，临床上会诱发心动过速甚至心肌梗死。又比如长期应用多巴胺受体拮抗药治疗精神分裂症，会诱发迟发性的运动障碍，也与多巴胺受体敏感性增强有关。

（2）同种调节和异种调节

根据被调节的受体种类是否相同，受体的调节又分为同种调节（homospecific regulation）和异种调节（heterospecific regulation）。同种调节是指配体作用于其特异性受体，使自身的受体发生变化。异种调节是指配体作用于其特异性受体后，可对另一种受体产生调节作用。例如 β 肾上腺素受体可被甲状腺素、糖皮质激素和性激素调节；而胰岛素受体可被 β 肾上腺素受体药物调节。

3. 受体的分类

根据靶细胞上受体存在部位，受体分为细胞内受体和细胞表面受体。

（1）细胞内受体

细胞内受体位于细胞质基质或核基质中，主要识别和结合小的脂溶性信号分子，如甾体激素、甲状腺素、维生素 D 和视黄酸。

（2）细胞表面受体

细胞表面受体主要识别和结合亲水性信号分子，包括分泌型信号分子（如神经递质、多肽类激素、生长因子等）和膜结合型信号分子（细胞表面抗原、细胞表面黏着分子等）。根据信号转导机制和受体蛋白类型，细胞表面受体又分为三大家族：离子通道偶联受体、G 蛋白偶联受体和酶联受体。

（三）信号分子与受体的结合

细胞对外界各种信号分子发生反应依赖于信号分子与受体的结合。受体一般具有两个功能结构域：结合配体的功能域和产生效应的功能域。影响受体与配体特异性结合的主要因素是两者分子空间结构的互补性，但是受体与配体之间不是简单的一对一的关系。不同细胞对同一种化学信号分子可能具有不同受体，因此，同一信号分子在不同的靶细胞上可以产生不同的生物学效应。例如，乙酰胆碱作用于骨骼肌细胞引起收缩，作用于心肌细胞却降低收缩频率，作用于唾液腺细胞则引起分泌。但是，也有不同的细胞具有相同受体的情况，当这些受体与同一种信号分子结合时，不同的细胞会产生不同的反应。此外，同一细胞不同的受体应答于不同的胞外信号也会产生相同的生物学效应，例如肝细胞肾上腺素或胰高血糖素受体在被各自配体激活后，都能促进糖原降解而升高血糖。最后，还有一种细胞具有一套多种类型的受体，可应答多种不同的胞外信号，启动细胞不同的生物学效应，如存活、分裂、分化或死亡。

第二节　主要信号转导途径

一、G 蛋白偶联受体信号转导途径

G 蛋白偶联受体（G protein-coupled receptor）是细胞表面受体中的最大家族，普遍存在于各类真核细胞表面。现有临床处方药物中 25% 是针对 G 蛋白偶联受体所介导的信号通路为靶点，该通路与人类的健康密切相关。根据激活的效应器蛋白的不同，G 蛋白偶联受体分为三大类：①激活离子通道的 G 蛋白偶联受体；②激活或抑制腺苷酸环化酶，以 cAMP 为第二信使的 G 蛋白偶联受体；③激活磷脂酶 C，以 IP_3 和 DAG 作为双信使的 G 蛋白偶联受体。

（一）激活离子通道的 G 蛋白偶联受体

当受体与配体结合被激活后，通过偶联 G 蛋白的分子开关作用，调控跨膜离子通道的开启与关闭，从而调节靶细胞的活性，如心肌细胞的 M 型乙酰胆碱受体和视杆细胞的光敏感受体，都属于 G 蛋白偶联的离子通道受体。

1. 心肌细胞上的 G 蛋白偶联 K^+ 通道受体

心肌细胞膜上具有 M 型乙酰胆碱受体，与 Gi 蛋白偶联，乙酰胆碱配体与受体结合后激活受体，导致 Gi α 亚基结合的 GDP 被 GTP 取代，引发三聚体 Gi 蛋白解离，使 G βγ 亚基得以释放，从而心肌细胞膜上的效应器 K^+ 通道打开，引发细胞内 K^+ 外流，从而导致细胞膜超极化，减缓心肌细胞的收缩频率。许多神经递质受体都是 G 蛋白偶联受体，有些效应器蛋白是 Na^+ 或 K^+ 通道。神经递质结合受体后导致 G 蛋白偶联的离子通道开放或关闭，进而改变膜电位（图 7-1）。

2. Gt 蛋白偶联的光敏感受体

人类视网膜含有两类光受体，负责视觉刺激的初级感受。视锥细胞光受体与色彩感受相关；视杆细胞光受体接受弱光刺激。视紫红质是视杆细胞 Gt 蛋白偶联的光受体，G 蛋白与视紫红质偶联，通常称为传导素（transducin，Gt）。人类视杆细胞上大约有 4×10^7 个视紫红质，组成了 7 次跨膜的视蛋白（opsin），与光吸收色素共价连接。

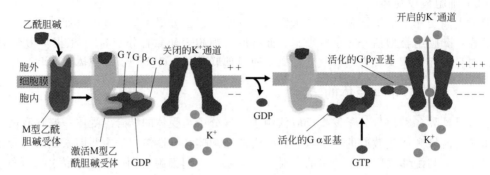

图 7-1 心肌细胞上 M 型乙酰胆碱受体的活化和效应器 K$^+$ 通道的开启

在暗适应状态下的视杆细胞，高水平的第二信使 cGMP 门控非选择性阳离子通道开放，光的吸收产生激活的视蛋白，活化的视蛋白与无活性的 GDP-Gt 三聚体蛋白结合并引发 GDP 被 GTP 置换，Gt 三聚体蛋白解离形成游离的 Gtα，通过与 cGMP 磷酸二酯酶（PDE）抑制性 γ 亚基结合导致 PDE 活化，同时引起 γ 亚基与催化性 α 和 β 亚基解离，由于抑制的解除，催化性 α 和 β 亚基使 cGMP 转换成 GMP，由于胞质中 cGMP 水平降低导致 cGMP 从质膜 cGMP 门控阳离子通道上解离下来并致使阳离子通道关闭，然后膜瞬间超极化。

（二）cAMP 信号通路

G 蛋白偶联受体激活的 cAMP 信号通路存在于绝大多数的哺乳动物细胞中。在此通路中，Gα 亚基首先激活的效应酶是腺苷酸环化酶，通过腺苷酸环化酶调节细胞内第二信使 cAMP 的水平，进一步影响信号通路的下游。该通路是真核细胞应答激素反应的主要机制之一。

1. 主要组分

该信号通路主要涉及 5 种蛋白组分：①刺激性激素的受体（receptor for stimulatory hormone，Rs）；②抑制性激素的受体（receptor for inhibitory hormone，Ri）；③刺激性 G 蛋白（stimulatory G-proteins complex，Gs）；④抑制性 G 蛋白（inhibitory G-proteins complex，Gi），刺激性 G 蛋白与抑制性 G 蛋白的区别主要在 α 亚基，分别为刺激性 Gα 亚基（Gsα）和抑制性 Gα 亚基（Giα）；⑤腺苷酸环化酶（adenylyl cyclase，AC）。

刺激性激素受体和抑制性激素受体均为 7 次跨膜的 G 蛋白偶联受体，但与之结合的胞外配体不同。目前已知的 Rs 有几十种，包括肾上腺素 β 受体、胰高血糖素受体、后叶加压素受体，促卵泡激素受体和促甲状腺素受体等；Ri 有肾上腺素 α2 受体、阿片肽受体、乙酰胆碱 M 受体和生长素释放抑制因子受体等。

2. Gs 介导的信号通路

刺激性激素的受体（Rs）被刺激性激素结合后，偶联相应的刺激性三聚体 Gs 蛋白的 Gsα 亚基，激活腺苷酸环化酶活性（图 7-2）。正常情况下，细胞内的 cAMP 浓度 $\leqslant 10^{-6}$ mol/L，当腺苷酸环化酶被激活后，cAMP 水平急剧增加。

3. 蛋白激酶 A 的作用机制

cAMP 可激活蛋白激酶 A（protein kinase A，PKA）。蛋白激酶 A 是一个变构酶，由两个调节亚基和两个催化亚基构成的四聚体蛋白。每个调节亚基上具有 2 个 cAMP 的结合位点，cAMP 与调节亚基以协同方式结合，即第一个 cAMP 的结合会降低第二个 cAMP 结合的解离常数，因此细胞内 cAMP 水平的很小变化就能导致蛋白激酶 A 释放催化亚基，从而使蛋白激酶 A 活化。蛋白激酶 A 再激活下游的一系列靶蛋白磷酸化，从而调节相应的靶酶活性和靶基因的表达。

4. 通路关闭机制

细胞内任何信号通路，有激活的机制，就必然有关闭机制。cAMP 信号通路的关闭主要通过两种机制来完成：①环腺苷酸磷酸二酯酶（PDE）降解 cAMP，降低细胞内 cAMP 水平，终止信号反应。②抑制性 G 蛋白释放出 Giα 亚基，该亚基可抑制腺苷酸环化酶活性，降低靶细胞内 cAMP 水平（图 7-2）。此外抑制性 G 蛋白释放出来的 β 和 γ 亚基可结合 Gsα 亚基，解除 Gsα 亚基对腺苷酸环化酶的激活作用。cAMP 浓度在细胞内的迅速调节是细胞快速应答胞外信号的重要基础。

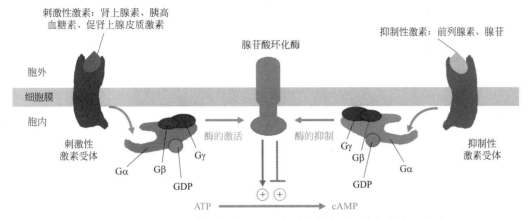

图 7-2　激活型 G 蛋白和抑制型 G 蛋白对腺苷酸环化酶的激活与抑制

5. cAMP 信号通路的生物学效应

虽然许多刺激性激素的受体都会激活 cAMP 信号通路，但在不同的细胞内最终引起的生物学效应是不同的。引发不同的生物学反应主要取决于两方面的因素：

① G 蛋白偶联受体的特异性。针对某一特定配体的 G 蛋白偶联受体，人体内存在不同的异构体形式，这些不同的异构体形式的受体对配体和 G 蛋白具有不同的亲和性。例如肾上腺素受体已知有 9 种不同的异构体，5-羟色胺受体有 15 种不同的异构体。其次，人类基因组编码 27 种不同的 Gα，5 种不同的 Gβ 和 13 种不同的 Gγ 亚基，还有 9 种不同的腺苷酸环化酶。不同亚基组合的多样性决定了通过类似机制可产生众多不同的生物学效应。

② 细胞内表达的特殊的蛋白激酶 A 异构体和蛋白激酶 A 底物。例如，肾上腺素对糖原代谢的效应是通过 cAMP 通路实现的，但主要限于肝和肌细胞，在这些细胞内蛋白激酶 A 主要激活糖原合成与降解有关的酶。在脂肪细胞中，肾上腺素激活的 cAMP 通路中，蛋白激酶 A 主要激活磷脂酶，而磷脂酶可催化三酰基甘油水解为脂肪酸和甘油。在卵巢细胞中，垂体激素可激活 G 蛋白偶联受体，蛋白激酶 A 可促进两种类固醇激素（雌激素和孕酮）的合成。

根据 cAMP 在细胞中引起的生物学效应的快慢，可分为快速应答反应和慢速应答反应。在快速应答反应中，蛋白激酶 A 磷酸化的下游靶蛋白多数为各种酶，通过调节酶的磷酸化水平而调控其活性，产生生物学效应，这是一种短期的快速应答。在慢速反应应答中，蛋白激酶 A 磷酸化的靶蛋白多为基因调控蛋白，通过调节细胞的基因表达而产生生物学效应。这一过程涉及细胞核机制，需要几分钟乃至几小时。慢速应答通路涉及的反应链为：激素→G 蛋白偶联受体→G 蛋白→腺苷酸环化酶→cAMP→cAMP 依赖的蛋白激酶 A→基因调控蛋白→基因转录。

6. cAMP 信号通路实例

人体中血糖水平的稳态，是神经系统、激素及组织器官协同调节的结果。肝和肌肉是调节血糖浓度的主要组织。肝细胞和骨骼肌细胞表面的肾上腺素受体属于 G 蛋白偶联受体，被肾上腺素激活以后通过 cAMP-PKA 信号通路对细胞内糖原代谢起调控作用。当肾上腺素受体被激活以后，细胞内的腺苷酸环化酶被活化，cAMP 水平增加，cAMP 依赖的 PKA 被活化。活化后的 PKA 首先磷酸化糖原磷酸化酶激酶（GPK），GPK 被激活以后继而磷酸化糖原磷酸化酶（GP），GP 被活化后可刺激糖原的降解生成葡萄糖-1-磷酸；此外，PKA 还可以磷酸化糖原合酶（GS），抑制 GS 活性从而抑制糖原的合成。此外，PKA 还可以使磷蛋白磷酸酶抑制蛋白（IP）磷酸化而被激活，活化的 IP 可以结合磷蛋白磷酸酶（PP）而使 PP 磷酸化导致 PP 失活，当细胞内 cAMP 水平降低时，cAMP 依赖的 PKA 活性降低，则 IP 的磷酸化过程被逆转，导致活性被 IP 抑制的 PP 重新活化，活化的 PP 可以使糖原代谢中的 GPK 和 GP 去磷酸化，因此 GPK 和 GP 活性被抑制，导致糖原降解被抑制，活化的 PP 还促使 GS 去磷酸化，结果导致 GS 活性增加，促进糖原的合成。

G 蛋白偶联受体的发现

G 蛋白偶联受体的发现已经有很长的历史，可以追溯到 19 世纪中期。1870 年研究人员发现了光敏感的视紫质（rhodopsin），1933 年 George Wald 又发现了视紫红质，其后的几十年间对视紫红质作用机制进行了深入的研究，并成为 G 蛋白偶联受体研究的最重要的研究模型系统之一。20 世纪 70 年代，对配体激活的受体的研究逐渐开展起来。1958 年萨瑟兰（Sutherland）发现 cAMP 和腺苷酸环化酶（获得 1971 年诺贝尔生理学或医学奖）；1968 年罗德贝尔（Rodbell）发现 cAMP 蛋白激酶和 1971—1987 年吉尔曼（Gilman）发现 G 蛋白（获得 1994 年诺贝尔生理学或医学奖）。1968 年，美国国立卫生研究院的罗伯特·莱夫科维茨（Robert J. Lefkowitz）和他的博士后布莱恩·克比尔卡（Brian K. Kobilka）对仓鼠 β_2 肾上腺素受体基因进行测序分析，发现该受体与视紫质结构十分类似，都含有 7 个 α 螺旋结构，推断 β_2 肾上腺素受体和视紫质蛋白可能属于同一个尚未发现的蛋白质家族。之后 Shosaku Numa 成功克隆出第三个 G 蛋白偶联受体超家族的成员 M 型乙酰胆碱受体的基因，证实了莱夫科维茨和克比尔卡的推断。G 蛋白偶联受体的发现为药理学相关研究翻开崭新的一页。2012 年诺贝尔化学奖授予了罗伯特·莱夫科维茨和布莱恩·克比尔卡，以表彰他们在 G 蛋白偶联受体研究中的杰出贡献。

（三）磷脂酰肌醇信号通路

1. 通路转导机制

G 蛋白偶联受体介导的另一条信号通路是通过效应酶**磷脂酶 C**（phospholipase C，PLC）完成的，称为磷脂酰肌醇信号通路。胞外信号分子与 G 蛋白（为 Go 或 Gq 蛋白）偶联受体结合，通过 G 蛋白开关机制引起细胞质膜上的磷脂酶 C 的活化，磷脂酶 C 再水解细胞质膜上的磷脂酰肌醇-4,5-二磷酸（PIP_2）生成 IP_3 和 DAG 两个第二信使，其中 IP_3 在细胞质中扩散，DAG 是亲脂性分子，锚定在细胞膜上。由于这条通路通过两个第二信使发挥生物学效应，因此又称为双信使信号通路。

（1）IP_3-Ca^{2+} 信号通路

IP_3 通过细胞内扩散，结合并开启内质网膜上 IP_3 敏感的 Ca^{2+} 通道，引起 Ca^{2+} 顺电化学梯度从内质网钙库释放进入细胞质基质，通过结合钙调蛋白引起细胞反应。IP_3 的主要功能是引发贮存在内质网中的 Ca^{2+} 转移到细胞质基质中，使胞质中游离的 Ca^{2+} 浓度升高。内质网膜上具有 IP_3 门控 Ca^{2+} 通道，几乎所有真核细胞内质网中贮存的 Ca^{2+} 都是通过该通道释放到细胞质基质。

Ca^{2+} 不直接作用于靶蛋白，而是通过钙调蛋白（calmodulin，CaM）间接发挥作用。钙调蛋白是真核细胞中普遍存在的 Ca^{2+} 应答蛋白，结合 Ca^{2+} 后可激活靶酶，激活过程分为两步：首先 Ca^{2+} 与 CaM 结合形成活化态的 Ca^{2+}-CaM 复合体，然后再与靶酶结合使其活化。

（2）DAG-PKC 信号通路

作为双信使之一的 DAG 结合在细胞质膜上，可活化与质膜结合的**蛋白激酶 C**（protein kinase C，PKC）。细胞静息状态下，PKC 以非活性形式分布于细胞质中，当外界信号刺激时，PIP_2 水解产生的 DAG 瞬间累积在细胞质膜上，由于另一信使 IP_3 使细胞质中的 Ca^{2+} 浓度大大升高，导致细胞质基质中的 PKC 与 Ca^{2+} 结合并转位到质膜的胞质侧，被 DAG 活化。PKC 活化后可磷酸化底物蛋白的丝氨酸和苏氨酸残基。

2. 通路关闭机制

在 IP_3-Ca^{2+} 信号通路中，IP_3 引起的基质中 Ca^{2+} 水平的升高只是瞬时的，细胞质膜上的 Ca^{2+} 泵会将细胞质基质中的 Ca^{2+} 泵出细胞，内质网膜上的 Ca^{2+} 泵会将细胞质基质中的 Ca^{2+} 泵进内质网腔，此外细胞质基质中的 Ca^{2+} 浓度升高，也会降低通道受体对 IP_3 的亲和性，抑制 IP_3 诱导的胞内储存 Ca^{2+} 的释放，两者的综合作用最后会导致细胞质基质中的 Ca^{2+} 水平回落。

在 DAG-PKC 信号通路中，DAG 只是 PIP_2 水解形成的暂时性产物，DAG 通过两种途径终止其信使作用：一是 DAG 激酶可磷酸化 DAG 形成磷脂酸，进入磷脂酰肌醇代谢途径；二是 DAG 脂酶水解 DAG 形成单酰基甘油。DAG 的代谢周期很短，不可能长期维持 PKC 活性，当细胞增殖或分化需要 PKC 长期产生效应时，细胞内有另一条 DAG 的产生途径：由磷脂酶水解质膜上的磷脂酰胆碱产生 DAG，用来维持 PKC 的长期活性。

3. 通路生物学效应

IP_3 作用于内质网使 Ca^{2+} 释放到细胞质基质形成 Ca^{2+}-CaM 复合体后，可激活一系列靶酶，这些靶酶可发挥一系列生物学效应（表 7-1）。这些靶酶中有一类称为**钙调蛋白激酶**（calmodulin-dependent protein kinases），动物细胞中的许多功能活动都是由钙调蛋白激酶所介导的。例如，受精后的胚胎发育，兴奋肌细胞的收缩，刺激内分泌细胞和神经元的分泌等生理活动。哺乳动物脑神经元突触处一种特殊的钙调蛋白激酶十分丰富，是构成记忆通路的组分，对小鼠基因敲除这种钙调蛋白激酶，会导致小鼠出现明显的记忆无能。

蛋白激酶 C（PKC）的作用底物很广泛，参与众多生理过程，既涉及如细胞分泌、肌肉收缩等短期生理效应，也涉及细胞增殖、分化等长期生理效应。在许多细胞中，PKC 已知可通过两条途径增强特殊基因的转录：一是 PKC 激活一条蛋白激酶的级联反应，导致与 DNA 特殊序列结合的基因调控蛋白的磷酸化和激活，从而增强特殊基因的转录；二是 PKC 活化后可磷酸化一种抑制蛋白，这种抑制蛋白在未磷酸化的状态下可以和细胞质中的基因调控蛋白结合从而抑制该基因调控蛋白发挥作用，被磷酸化后则与基因调控蛋白解离。导致基因调控蛋白摆脱抑制状态而被释放出来，进入细胞核发挥作用，诱导特殊基因的转录。

表 7-1　受钙调蛋白调节的酶

酶	细胞功能	酶	细胞功能
腺苷酸环化酶	合成 cAMP	磷酸化酶	糖原降解
鸟苷酸环化酶	合成 cGMP	肌球蛋白轻链激酶	平滑肌收缩运动
钙依赖性磷酸二酯酶	水解 cAMP 和 cGMP	钙调蛋白激酶	神经递质分泌和再合成，分子记忆
Ca^{2+}-ATP 酶	Ca^{2+} 泵	钙依赖性蛋白磷酸酶	各种蛋白质的去磷酸化
NAD 激酶	合成 NADP	转谷氨酰胺酶	蛋白质交联

二、离子通道受体信号转导途径

（一）通路转导机制

1. 离子通道受体信号通路特点

离子通道型受体是由多亚基组成的受体-离子通道复合体，本身既有信号结合位点，又是离子通道，又称为配体依赖性离子通道。离子通道型受体在各种受体中反应最迅速，因为受体与配体结合后即可使离子通道开放，离子跨膜流动导致膜电位发生变化，因此这类受体也被称为促离子受体。离子通道受体的跨膜信号转导不需要中间步骤，反应快，一般只需要几毫秒，主要存在于神经、肌肉等可兴奋细胞中。

离子通道型受体受化学物质如神经递质、激素等控制，主要分布在肌细胞的终板膜、神经细胞的突触后膜，属于此类受体的有 N 型乙酰胆碱受体（nicotinic acetylcholine receptor，nAChR）、γ-氨基丁酸受体（γ-aminobutyric acid receptor，GABAR）、甘氨酸受体、谷氨酸/天冬氨酸受体、5-羟色胺受体和 ATP 受体等。这类受体都是由几个亚基组成的寡聚体蛋白，当神经递质与受体结合而改变通道蛋白构象，导致离子通道的关闭或开启，改变质膜的离子通透性，将细胞外的化学信号转换为电信号，继而改变突触后细胞的兴奋性，产生生物学效应。

2. 经典的离子通道受体

（1）γ-氨基丁酸受体（GABAR）

γ-氨基丁酸（GABA）是脑内一种重要的抑制性氨基酸类神经递质，大约 30% 的突触以 GABA 为递质，在控制和恐惧、焦虑、抽搐相关的神经元过度活跃中起重要作用，通过与 GABA 受体结合而发挥其生物学功能。根据不同的药理学特征，GABA 受体可分为：GABA-A 型受体，GABA-B 型受体和 GABA-C 型受体。其中，GABA-A 和 GABA-C 是离子型受体，而 GABA-B 是代谢型受体。

GABA-A 和 GABA-C 是配体门控氯离子通道，通过与 GABA 结合，受体打开并允许氯离子流入神经元，使其更趋向于负性或超极化，从而降低动作电位产生的可能性。GABA-A 受体是由五个亚基构成的五边形异质性多肽类寡聚糖，广泛分布于整个神经系统，主要分布在后突触膜，小脑含量最高，海马体次之。GABA-A 受体上除了 GABA 的结合位点外，还具有其他物质的变构结合位点，被称为 GABA 调节剂。这些调节剂在 GABA 存在的前提下，可增加或减少 GABA 的作用。例如，苯二氮䓬类药物是一类用于治疗焦虑症的药物，它可以与 GABA-A 受体结合，并促进受体与 GABA 的结合，从而增强 GABA 的抑制作用，又称为正调节剂。其他正调节剂还包括巴比妥酸盐、乙醇、异丙酚等。氟马西尼与苯二氮䓬类药物在 GABA-A 受体的同一个位点竞争结合，并通过竞争逆转其作用，因此称为负调节剂。

（2）甘氨酸受体

甘氨酸是中枢神经系统中主要的抑制性神经递质，它与突触后的甘氨酸受体结合以后，可以开启受体内部的氯离子通道，使氯离子内流而导致细胞膜超极化，发挥其抑制作用。甘氨酸受体是第一个从哺乳动物中枢神经系统中分离的神经递质受体，是由 3 个 α 亚基和 2 个 β 亚基组成的五聚体，其 α 亚基上具有配体结合位点。甘氨酸受体的结合与 GABA-A 型受体相似，属于配体门控离子通道的超家族成员。每一个亚基在胞外有一个高度保守的长 N 端（含有糖基化位点和半胱氨酸残基对），一个短的 C 端，有 4 次跨膜区。甘氨酸受体的 α 和 β 亚基与 N 型乙酰胆碱受体、GABA-A 型受体的亚基同源性很高。

甘氨酸是甘氨酸受体的完全激动剂，牛磺酸和 β-丙氨酸则是部分激动剂，但在低浓度时又是部分抑制剂，原因可能是它们在甘氨酸受体上有 2 个不同的结合位点。

（3）N 型乙酰胆碱受体（nAChR）

乙酰胆碱是中枢胆碱能系统中重要的一种神经递质，能特异性作用于各类胆碱受体，主要功能是维持意识的清醒，在学习记忆中起重要作用。人的脑组织中有大量乙酰胆碱，但随年龄增长会下降。

乙酰胆碱受体分为毒蕈碱型（M 型）和烟碱型（N 型）。M 型乙酰胆碱受体属于 G 蛋白偶联受体，N 型乙酰胆碱受体属于配体门控离子通道。N 型乙酰胆碱受体在神经兴奋性方面发挥重要作用，主要分布于神经节细胞膜和骨骼肌细胞膜上，故分为神经型和肌肉型两类。神经型受体包含 α 和 β 两种亚基，肌肉型受体的亚基组成略有不同，但二者具有相似性。当动作电位到达神经末梢，突触前膜去极化释放乙酰胆碱与神经肌肉接头的 N 型乙酰胆碱受体结合，受体-通道分子构象改变，通道开放，允许 Na^+、K^+，甚至少量的 Ca^{2+} 通过。根据这几种离子在细胞内外分布特点，所以主要是使 Na^+ 内流，少量 K^+ 外流，结果导致终板膜原有静息电位负值减少，向零电位靠近，即出现终板膜的去极化，称为终板电位（图 7-3）。接头间隙的乙酰胆碱很快被突触后膜上的胆碱酯酶水解，乙酰胆碱浓度降低，递质门控通道关闭，终板电位下降。终板电位属于局部电位，由于终板膜以外的肌膜上有电压门控的 Na^+、K^+ 通道的分布，所以当终板电位扩布到邻近的肌膜上，引起邻近肌膜去极化达到阈电位水平时，可打开肌膜上电压门控离子通道，大量 Na^+、Ca^{2+} 便进入肌细胞，产生动作电位，表现为肌细胞兴奋，肌肉收缩。

（二）通路关闭机制

配体依赖性离子通道偶联受体的开放和关闭直接受配体的控制，因此通道的关闭主要是通过配体清除或失活来实现的。由于这些配体多为神经递质，神经递质的失活主要有三个途径：①由特异的酶分解；②被细胞间液稀释，进入血液循环到一定的场所分解失活；③被突触前膜吸收后再利用。例如，进入突触间隙的乙酰胆碱作用于突触后膜发挥生理作用后，就被突触后膜上的胆碱酯酶水解成胆碱和乙酸而失去生理活性。去甲肾上腺素进入突触间隙发挥生理作用后，一部分被血液循环带走，在肝脏被失活破坏；另一

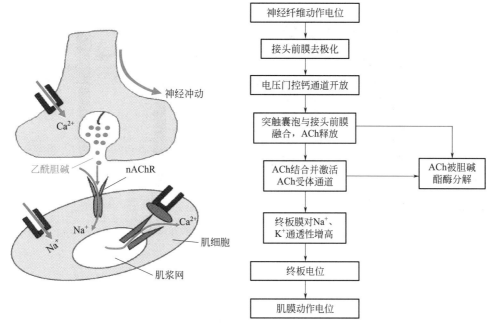

图 7-3　神经-肌接头处兴奋传递的主要步骤

部分在效应细胞内被儿茶酚氧位甲基转移酶和单胺氧化酶破坏失活；但大部分由突触前膜将去甲肾上腺素再摄取，回收到突触前膜的轴浆内重新加以利用。多巴胺可被儿茶酚氧位甲基转移酶和单胺氧化酶等所分解，突触前膜也可再摄取加以重新利用。氨基酸类神经递质发挥作用后被神经元或胶质细胞再摄取而停止其递质作用。肽类物质的失活是酶促降解，如氨基肽酶、羧基肽酶和内肽酶等可使之降解失活。GABA于突触后膜受体作用后，被主动泵回突触前神经元或神经胶质细胞，并被 GABA 氨基转移酶代谢降解。

（三）生物学效应

由于离子通道型偶联受体主要存在于神经、肌肉等可兴奋细胞中，其信号分子属于神经递质，因此它们引起的生物学效应非常广泛。在神经系统，根据神经递质产生的生物学效应，神经递质可分为兴奋型和抑制型两类。兴奋型神经递质如乙酰胆碱、谷氨酸和 5-羟色胺，作用于受体后可导致阳离子通道打开，引起以 Na^+ 为主的阳离子内流，从而导致突触后膜去极化产生动作电位。抑制型神经递质如 γ-氨基丁酸和甘氨酸，作用于受体后启动以氯离子为主的阴离子内流，导致细胞处于极化状态（静息状态）而达到抑制作用。

三、酶偶联受体信号转导途径

通常与酶连接的细胞表面受体又称为催化性受体，目前已知的这类受体都是跨膜蛋白，当胞外信号分子与受体结合以后，即可激活受体胞内段的酶活性。

（一）酶偶联受体的分类

酶偶联受体可分为两类，一类是本身具有激酶活性，如肽类生长因子受体；另一类是受体本身没有酶活性，但连接了非受体酪氨酸激酶，如细胞因子受体超家族（图 7-4）。这两类受体结构类似，作用机制也类似，具有三个共同的特征：①都是单次跨膜蛋白；②具有相同的活化机制，与配体结合后受体发生二聚化而激活，启动下游信号转导；③受体的胞内段激酶或胞内段结合的激酶交叉磷酸化，为下游信号蛋白提供锚定位点。

此外，根据受体本身或结合的激酶活性，酶偶联受体又可分为五类：①受体酪氨酸激酶；②受体丝氨酸/苏氨酸激酶；③受体酪氨酸磷酸酯酶；④受体鸟苷酸环化酶；⑤酪氨酸蛋白激酶受体。

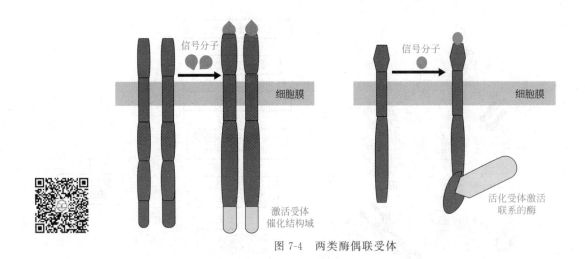

图 7-4　两类酶偶联受体

（二）受体酪氨酸激酶

受体酪氨酸激酶（receptor tyrosine kinase，RTK）又称为酪氨酸蛋白激酶受体，是细胞表面一大类重要受体。受体酪氨酸激酶有 50 余种，分为 7 个亚族（图 7-5）。所有 RTK 的 N 端位于细胞外，是配体结合域，C 端位于胞内，具有酪氨酸激酶结构域，并具有自磷酸化位点。受体酪氨酸激酶的配体是可溶性或膜结合的多肽或蛋白质类激素，包括多种生长因子、胰岛素和胰岛素样生长因子等。RTK 的主要功能是控制细胞生长、分化，而不是调控细胞代谢。

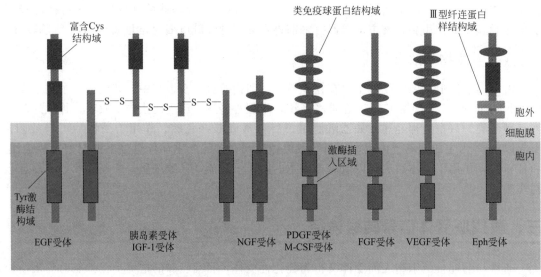

图 7-5　受体酪氨酸激酶的 7 个亚族

1. 通路转导机制

大多数的 RTK 是单体跨膜蛋白，由 500～850 个氨基酸残基组成，人类中已发现约 60 个基因编码 RTK。配体在胞外与受体结合并引起受体构象变化，受体发生二聚体化形成同源或异源二聚体。RTK 在静息状态下酪氨酸激酶的活性很低，当受体二聚体化以后，受体的蛋白酪氨酸激酶活性也被激活，二聚体内的受体单体彼此交叉磷酸化受体胞内段的一个或多个酪氨酸残基，即所谓的受体自磷酸化。磷酸化的受体酪氨酸残基进一步引发构象改变，这种改变或者有利于 ATP 的结合（如胰岛素受体），或者有利于结合其他蛋白质底物（如 FGF）。激活的 RTK 内，许多磷酸酪氨酸残基可被含有 SH2 结构域的胞内信号蛋白所识别，作为多种下游信号蛋白的锚定位点，启动信号转导（图 7-6）。

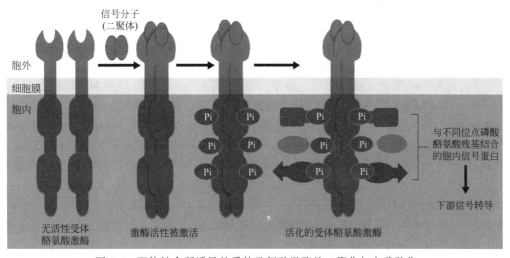

图 7-6　配体结合所诱导的受体酪氨酸激酶的二聚化与自磷酸化

活化的 RTK 通过磷酸酪氨酸残基可以结合多种细胞质中带有 SH2 结构域的蛋白质。在这些结合的 SH2 结构域的蛋白质中，有一类是接头蛋白，例如生长因子受体结合蛋白 2（growth factor receptor-bound protein，GRB2），这个蛋白质的作用是偶联活化受体与其他信号蛋白，参与构成细胞内信号转导复合物，但接头蛋白本身不具有酶活性，也没有传递信号的性质。另一类结合的 SH2 结构域的蛋白质是在信号通路中有关的酶，如 GTP 酶活化蛋白、与肌醇磷脂代谢有关的酶、蛋白磷酸酯酶以及 Src 类的非受体酪氨酸蛋白激酶等。这两类 RTK 的结合蛋白，虽然结构和功能不同，但是它们都具有两个高度保守而无催化活性的结构域，即 SH2 和 SH3 结构域。这两种结构域首先在 Src 蛋白中被发现，所以称为 Src 同源区（Src homolog region 2 and 3，SH2 和 SH3），其中，SH2 选择性结合不同位点的磷酸酪氨酸残基，SH3 选择性结合不同的富含脯氨酸的基序。

在酶联受体介导的信号通路中，Ras 蛋白是活化受体 RTK 下游的重要功能蛋白，二者之间通过接头蛋白和 Ras 蛋白-鸟苷酸转换因子（Ras-GEF）联系起来。如上文所述，生长因子受体结合蛋白 GRB2 具有 SH2 结构域，可与活化受体特异性磷酸酪氨酸残基直接结合，GRB2 还具有两个 SH3 结构域，能结合 Ras-GEF（son of sevenless，Sos）。也就是说 GRB2 作为一种接头蛋白既与活化受体上特异磷酸酪氨酸残基结合又与胞质蛋白鸟苷酸交换因子 Sos 结合，具有鸟苷酸交换因子活性的 Sos 蛋白再与 Ras 结合导致活化的 Ras 构象改变，使非活性的 Ras-GDP 转换成有活性的 Ras-GTP（图 7-7）。

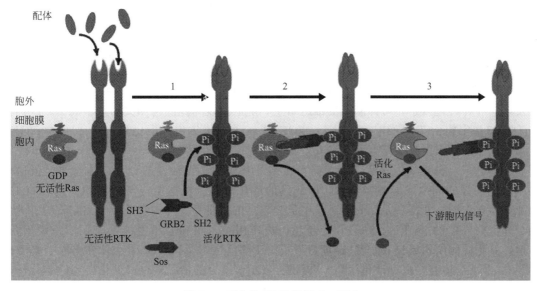

图 7-7　活化的 RTK 激活 Ras 蛋白

Ras 蛋白的活化后可激活 Ras-MAPK 磷酸化级联反应途径,调控细胞的分化与增殖。Ras-MAPK 磷酸化级联反应的基本步骤如下:①活化的 Ras 蛋白与 Raf 的 N 端结构域结合并使其激活,Raf 是丝氨酸/苏氨酸蛋白激酶(又称为 MAPKKK),它使靶蛋白上的丝氨酸/苏氨酸残基磷酸化,丝氨酸/苏氨酸残基磷酸化的蛋白质的代谢周转比酪氨酸残基磷酸化的蛋白质慢,这一步有利于使短寿命的 Ras-GTP 信号转变为长寿命的信号;②活化的 Raf 结合并磷酸化另一种蛋白激酶 MAPKK,使其丝氨酸/苏氨酸残基磷酸化导致 MAPKK 的活化;③MAPKK 是一种双重特异的蛋白激酶,它可磷酸化其唯一底物 MAPK 的苏氨酸和酪氨酸残基,从而激活 MAPK;④促分裂原活化的蛋白激酶(mitogen-activated protein kinase,MAPK)在该信号通路的蛋白激酶磷酸化级联反应中是一种特别重要的组分,活化的 MAPK 进入细胞核,可使许多底物蛋白的丝氨酸/苏氨酸残基磷酸化,包括调节细胞周期和细胞分化的特异性蛋白表达转录因子。

总而言之,受体酪氨酸激酶的信号转导通路 RTK-Ras-MAPK 的具体过程可概括如下:配体→RTK→Ras→Raf(MAPKKK)→MAPKK→MAPK→进入细胞核→其他激酶或基因调控蛋白(转录因子)的磷酸化修饰,调控基因表达。

2. 通路关闭机制

在许多真核细胞中,Ras 蛋白在 RTK 介导的信号通路中也是一种关键组分。Ras 具有 GTPase 活性,分布于细胞质膜的胞质一侧,结合 GTP 时为活化态,而结合 GDP 时为失活态,所以 Ras 蛋白也是 GTPase 开关蛋白。细胞中,Ras 蛋白的活性受 GAP 的调节,它能刺激 Ras 蛋白的 GTPase 活性增高 10 万倍。鸟苷酸交换因子(GEF)可以促进 Ras 蛋白上的 GDP 的释放和 GTP 的结合,促使 Ras 蛋白从失活态到活化态的转变;而 GTP 酶活化蛋白(GAP)则可以促使 Ras 蛋白上的 GTP 水解为 GDP,从活化态向失活态的转变。所以 GEF 和 GAP 参与了 Ras 蛋白的开关机制。

3. 通路生物学效应

受体酪氨酸激酶在细胞生长、增殖、分化中具有重要作用。这类受体与肿瘤的发生发展密切相关,有超过 50% 的原癌基因和抑癌基因产物都是酪氨酸激酶,它们的异常表达通常会导致细胞增殖调节发生紊乱,致使肿瘤的发生与发展。除此以外,酪氨酸激酶的异常表达还与肿瘤的侵袭转移、肿瘤新生血管生成以及肿瘤的化疗耐药密切相关。

(三)受体丝氨酸/苏氨酸激酶

受体丝氨酸/苏氨酸激酶是单次跨膜蛋白受体,在胞内区具有丝氨酸/苏氨酸蛋白激酶活性。该受体以异二聚体行使功能,主要配体是转化生长因子-βs(transforming growth factor-βs,TGF-βs)家族成员,包括 TGF-β1~TGF-β5。这些家族成员具有类似的结构与功能,对细胞具有多方面的效应,在不同类型的细胞中,可抑制细胞增殖、刺激细胞外基质合成、刺激骨骼形成、通过趋化性吸引细胞及作为胚胎发育过程中的诱导信号等。

1. 通路转导机制

TGF-β 是一个分泌型的多肽信号分子,广泛存在于从线虫到哺乳动物的组织细胞内。TGF-β1 是最早在间充质细胞中发现的一种转化因子,可抑制上皮细胞增殖,随后发现与此结构相关的众多成员,统称为 TGF-β 超家族。TGF-β 超家族由 TGF-β1、TGF-β2、TGF-β3 三种异构体组成,已发现近 40 种。TGF-β 家族成员是通过与特异性细胞表面受体结合而引发其生物学效应。

TGF-β 由多种细胞合成与分泌,以非活性形式储存在胞外基质中,无活性的分泌前体需要经蛋白酶水解作用形成以二硫键连接的同源或异源二聚体,即成熟的活化形式。根据结构与功能的不同,TGF-β 受体可分为 3 个亚族,即 I 型、II 型和 III 型受体。其中最为丰富的是 III 型受体,它是位于细胞质膜上的蛋白聚糖,负责结合并富集成熟的 TGF-β,对信号传递起促进作用。I 型和 II 型受体是二聚体跨膜蛋白,直接参与信号传递,其胞质侧结构域具有丝氨酸/苏氨酸蛋白激酶活性,所以 TGF-β 受体在本质上是受体丝氨酸/苏氨酸激酶。II 型受体是组成型活化激酶,在没有 TGF-β 结合的情况下也可催化自身磷酸化丝氨酸/苏氨酸残基。当胞外 TGF-β 与 III 型受体结合后,III 型受体将 TGF-β 递交给 II 型受体,在某些细胞中,TGF-β 可以与 II 型受体直接结合。与 TGF-β 结合的 II 型受体募集并磷酸化 I 型受体胞内段丝氨酸/苏氨酸残基，从而解除其激酶活性的抑制状态，使Ⅰ型受体被激活。TGF-β受体被激活以后，受体的激酶活性就能在细胞质内直接磷酸化并激活特殊类型的转录因子Smad，然后Smad进入细胞核，调节基因表达，故称为TGF-β-Smad信号通路。

现已知有三种Smad转录因子起调控作用，包括受体调节的R-Smad（Smad2、Smad3）、辅助性co-Smad（Smad4）和抑制性Ⅰ-Smad（imp-β）。三种Smad在信号通路中分别发挥不同的作用。R-Smad含有MH1和MH2两个结构域，MH1位于N端，含有特异性的DNA结合区，同时也包含核定位序列，MH2结构域具有潜在的转录激活功能，R-Smad是Ⅰ型受体直接作用的底物。R-Smad处于非活化状态时，核定位序列被掩盖，此时MH1和MH2结构域不能与DNA或co-Smad结合，当被Ⅰ型受体激活后，R-Smad近C端的丝氨酸残基磷酸化并导致构象改变使核定位序列暴露，两个磷酸化的R-Smad与co-Smad和imp-β结合形成细胞质复合物（其中imp-β与核定位序列结合），并进入细胞核。在核内Ran-GTP作用下imp-β与核定位序列解离，Smad2/Smad4或Smad3/Smad4复合物再与其他核内转录因子（TFE3）结合，激活特定的靶基因转录（图7-8）。

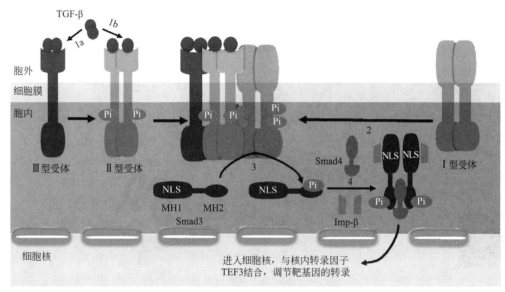

图7-8　TGF-β-Smad信号通路

某些细胞中，TGF-β既可以与Ⅲ型受体结合（图7-8，1a），也可以与Ⅱ型受体结合（图7-8，1b），并由Ⅲ型受体将信号分子传递给Ⅱ型受体（具有组成型激酶活性）。结合配体的Ⅱ型受体募集并磷酸化Ⅰ型受体（Ⅰ型受体不直接结合配体），Ⅰ型受体激酶活性的抑制被释放（图7-8，2）。活化的Ⅰ型受体磷酸化Smad3或另外R-Smad，引起构象改变，解除核定位序列的掩蔽（图7-8，3）。两分子磷酸化的R-Smad（Smad3）与未磷酸化的co-Smad（Smad4）以及imp-β相结合，形成大的细胞质复合物（图7-8，4）。

2. 通路关闭机制

在核内R-Smad发生去磷酸化，结果R-Smad/co-Smad复合物解离，然后从核内输出进入细胞质，通路关闭。

3. 通路生物学效应

TGF-β受体具有广泛的生物学效应，可影响细胞的增殖、分化，在创伤愈合、细胞外基质的形成、胚胎发育、组织分化、骨重建、免疫调节以及神经系统的发育中都有重要作用。例如，TGF-β-Smad通路可激活p15蛋白的表达，可在G_1期阻断细胞周期，抑制细胞增殖。又如Smad2/Smad4或Smad3/Smad4复合物可阻遏*c-myc*基因的转录，从而减少许多受Myc转录因子调控的促进细胞增殖基因的表达，对细胞增殖起负调控作用。因此，TGF-β信号的缺失会引起细胞异常增殖和癌变，目前许多人类肿瘤中都发现了TGF-β受体的失活突变，或者Smad蛋白的突变，从而拮抗TGF-β引起的生长抑制。

四、胞内受体信号转导途径

（一）胞内受体的特点及通路转导机制

1. 胞内受体的特点

胞内受体分布于胞浆或核内，本质上都是配体调控的转录因子，都在核内启动信号转导并影响基因转录，统称为核受体。与胞内受体相互作用的往往是一些亲脂性小分子，这些小分子可以透过疏水性的细胞质膜进入细胞内与受体结合传递信号。这类受体一般含有三个功能域：C端结构域是激素的结合位点；中部结构域是DNA或Hsp90的结合位点；N端是转录激活结构域。中部结构域因为是DNA结合位点，序列高度保守，富含Cys，由70~80个氨基酸残基组成两个锌指结构的重复单位（图7-9）。

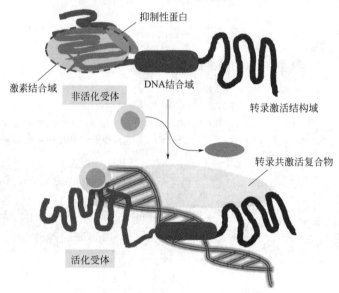

图7-9　细胞内受体蛋白及其作用模型

2. 通路转导机制

类固醇激素受体（雌激素受体除外）位于胞浆，与热激蛋白（heat shock protein，HSP）结合存在，DNA结合域被掩蔽，N端的转录激活位点也处于非活化状态。当配体与受体的C端结合位点结合后，受体构象发生改变，受体与热激蛋白解离，暴露出受体的核转移序列以及DNA结合域，激素-受体复合物向核内转移，穿过核孔，迁移进入细胞核内，并结合于靶基因邻近的激素反应元件（HRE）（图7-9及表7-2）。结合于激素反应元件的激素-受体复合物再与位于启动子区域的基本转录因子及其他的特异转录调节分子作用，从而开放或关闭靶基因的转录，改变细胞的基因表达谱。由于不同的激素-受体复合物结合与不同的激素反应元件，所以不同的激素会产生不同的生物学效应。

甲状腺素受体位于细胞核内，不与HSP结合，激素直接被运输到细胞核内与受体形成激素-受体复合物，然后激素-受体复合物与HRE结合，调节基因转录。

表7-2　激素反应元件举例

激素	受体所识别的DNA特征序列
肾上腺皮质激素	5'-AGAACAXXXTGTTCT-3' 3'TCTTGTXXXACAAGA5'
雌激素	5'AGGTCAXXXTGACCT3' 3'TCCAGTXXXACTGGA5'
甲状腺素	5'AGGTCATGACCT3' 3'TCCAGTACTGGA5'

（二）通路生物学效应

类固醇激素诱导的基因活化通常分为两个阶段：①快速的初级反应阶段，直接激活少数特殊基因转录；②延迟的次级反应阶段，初级反应的基因产物再激活其他基因转录，对初级反应起放大作用。甲状腺素的作用机制与类固醇激素类似，但也有个别亲脂性小分子（如前列腺素），其受体在细胞质膜上。

第三节　细胞信号转导的特性

一、细胞信号转导一过性与记忆性

细胞对外界信号做出适度的反应既涉及信号的有效刺激和启动，也依赖于信号的解除与细胞反应的终止，即信号通路的关闭机制。在细胞信号转导链中，连续不断的配体可刺激连续多次的信号转导，信号转导链的每一个节点，接收到上一级的信号以后，就继续向下游转导，该节点完成信号转导任务后会及时终止，并恢复到未接收信号的初始状态，然后处于"待命"状态，准备下一次信号转导任务，信号转导的这一特征称为一过性。

（一）信号通路的激活与关闭机制及其生物学意义

信号通路被激活后，都具有关闭机制，表现为信号通路的一过性。这种激活与关闭机制，主要是通过信号转导链中多节点的受体和信号转导蛋白的快速"活化-失活"的可逆性调节来实现的。信号转导蛋白收到上游信号后迅速活化，然后完成向下游传递信号的任务，任务完成后通过各种机制使自身恢复到失活状态，以便接收新一轮的信号。信号转导蛋白每经历一次"活化-非活化"变换，就转导一次信号。具有这种特征的信号转导蛋白称为"分子开关"。

在 G 蛋白偶联受体信号通路中，G 蛋白可以通过结合 GTP 或 GDP 实现自身的"活化-失活"状态的调节。对于大多数蛋白激酶信号转导分子，通常是通过与上、下游分子的迅速结合与解离而传递信号或终止信号传递，或者通过磷酸化-去磷酸化作用在活性状态和无活性状态之间切换而传递信号或终止信号。

第二信使的快速产生-降解同样实现这种调节，例如腺苷酸环化酶催化生成 cAMP 而传递信号，而磷酸二酯酶将 cAMP 迅速水解为 $5'$-AMP 而终止信号传递。当 Ca^{2+} 为细胞内第二信使时，Ca^{2+} 可以从其贮存部位迅速释放，然后又通过细胞中的 Ca^{2+} 泵作用迅速恢复初始状态。磷脂酶 C 催化 PIP_2 分解成 DG 和 IP_3 而传递信号，DG 激酶和磷酸酶分别催化 DG 和 IP_3 转化而重新合成 PIP_2。一过性是所有信号转导过程最基本的一个特征。

信号转导一过性主要具有两方面的生物学意义：①有效降低信号转导途径的背景，保证对连续多次信号的灵敏应答；②限制信号在某一节点的持续时间，保证信号强度适度。当信号转导的一过性受到干扰时，会产生严重的不良后果，普遍来说，就是细胞的稳态遭到破坏，细胞的生理功能发生紊乱，表现到机体上，就是疾病的发生。例如临床上发现，有一种肺腺癌就是由于酪氨酸激酶受体 EGFR 发生了突变，这种突变使 EGFR 自身始终处于激活状态，不再需要外界配体的激活就可以一直处于活化状态，信号通路的关闭机制受到破坏。EGFR 信号通路传递增殖信号，因此该通路的过度激活就表现为肺癌细胞的过度增殖。

（二）信号通路的记忆性及其生物学意义

某些情况下，在上游信号终止后，某些信号转导蛋白仍然保持一定时间的持续活化状态，表现出记忆性，但这种记忆性是受到严格调控的。例如在 Ca^{2+} 水平升高后可激活 CaM 激酶Ⅱ，由于 CaM 激酶Ⅱ具有较强的自身磷酸化作用，即使 Ca^{2+} 水平降低至静息态后，CaM 激酶Ⅱ的活性还可以维持较长时间，使它对 Ca^{2+} 信号具有一定的记忆性，直到蛋白磷酸酶彻底使其去磷酸化而失活。

二、信号转导途径之间的相互作用

（一）信号通路之间的交流

虽然细胞内的每条信号通路本身具有独立线性转导的特征，但是多条信号通路之间却存在着相互作用，形成复杂的信号网络系统，具有高度的非线性特点。信号网络系统中各种信号通路之间的交互关系被称为交叉对话（cross talk）。细胞接受外界的各种信号分子输入的信号，通过细胞内信号网络系统的精密调控，细胞对多种信号进行整合与控制，最后体现出整合后的生物学效应和细胞生理功能的改变。图 7-10 概括了受体酪氨酸激酶下游的两条信号通路 Ras 和 PI3K 通路彼此之间的交互作用。从图中可以看到，PI3K 信号通路中的分子可以直接或间接抑制 Ras 信号通路中的分子激活，而 Ras 通路下游的信号分子 ERK 也可以抑制 PI3K 的激活，这种通路之间的交叉作用，保证了细胞整个生理状态的平衡和稳态。这两条信号通路最后都通过各自的途径，将信号传入细胞核，调控基因的表达，促进细胞的分化、增殖或肿瘤的发生。

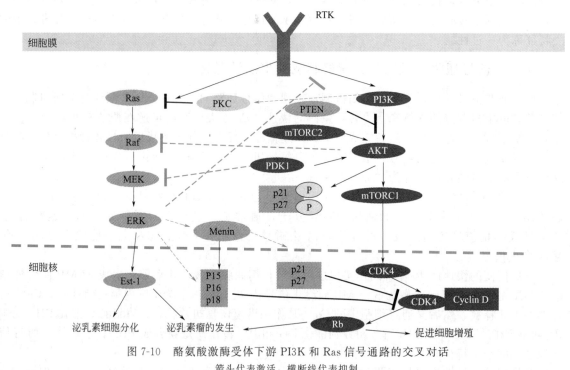

图 7-10　酪氨酸激酶受体下游 PI3K 和 Ras 信号通路的交叉对话

箭头代表激活，横断线代表抑制

（二）信号通路自身的反馈调节

细胞对信号通路的调节，除了信号通路之间的交叉对话调节，每条信号通路还可以通过各个层级进行反馈调节。反馈调节除了上文所述的受体的脱敏和下调涉及的各种调节方式外，还可以由受体下游的信号分子对上游信号分子产生抑制作用。图 7-11 所示，PI3K/AKT/mTOR 信号通路的下游信号分子 S6K 可以对上游信号分子 IRS1/IRS2 和 mTORC2 产生反馈抑制作用，由于 IRS1/IRS2 和 mTORC2 参与激活 AKT，所以 S6K 的反馈抑制作用可抑制该信号通路的过度激活，确保该条信号通路不会过度激活，维持细胞的平衡和稳态。

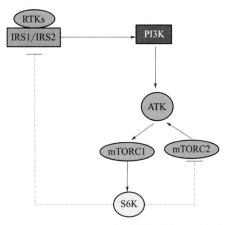

图 7-11 PI3K/AKT/mTOR 信号通路中的负反馈调节机制
虚线代表负反馈调节

第四节 信号转导与药物

一、信号转导与药物作用靶点

机体的每一个细胞都在一定部位执行专门的功能，为适应环境变化机体所完成的任何生命活动都需要细胞相互协调，相互配合，因此各种细胞间就形成负责的信号转导系统，这些信号转导最终影响靶细胞的代谢、功能、分化、生长、形态结构、生存状态等。一旦这些信号转导通路发生异常，细胞就会出现代谢和功能障碍，最终导致疾病。目前已知许多疾病都和受体或信号分子转导异常有关，例如心血管疾病、肿瘤、糖尿病等，都是多环节复杂的信号转导异常引起的，这些异常的信号转导环节就成为药物研发的作用靶点。目前许多靶向药物在临床治疗中展现了很好的疗效。表 7-3 列举了部分受体信号转导异常导致的疾病。

表 7-3 部分受体信号转导障碍相关性疾病

分类		疾病	涉及的受体	主要临床症状
遗传性受体病	膜受体异常	家族性高胆固醇血症 遗传性肾性尿崩症 重症联合免疫缺陷症	LDL 受体 AnHV2 型受体 IL-2 受体 Y 链	血浆 LDL 升高,动脉粥样硬化 男性发病,多尿、口渴和多饮 各种获得性免疫功能明显丧失
	核受体异常	甲状腺素抵抗综合征 雌激素抵抗综合征 糖皮质激素抵抗综合征 维生素 D 抵抗性佝偻病	β 甲状腺素受体 雌激素受体 糖皮质激素受体 维生素 D 受体	甲状腺功能减退,生长迟缓 骨质疏松,不孕症 多毛症,性早熟,低肾素性高血压 低血磷,低血钙
自身免疫性受体病		重症肌无力 自身免疫性甲状腺病 2 型糖尿病 艾迪生病	ACh 受体 刺激性 TSH 受体;抑制性 TSH 受体 胰岛素受体 ACTH 受体	活动后肌无力 甲状腺功能亢进和甲状腺肿大 高血糖,血浆胰岛素正常或升高 色素沉着,乏力,血压低
继发性受体异常		心力衰竭 帕金森病 肥胖 肿瘤	肾上腺素能受体 多巴胺受体 胰岛素受体 生长因子受体	心肌收缩力降低 肌张力增高或强直僵硬 血糖升高 细胞过度增殖

二、信号通路阻断剂类药物

（一）作用于 G 蛋白偶联受体的药物

G 蛋白偶联受体是目前研究最多的药物靶点，它们大量参与了人类的病理生理及药理活动，许多重大疾病都与其相关。在高血压、过敏性疾病、精神分裂症等传统领域，靶向 G 蛋白偶联受体的药物发挥了重要作用。截至 2017 年 7 月，美国 FDA 批准上市的靶向 G 蛋白偶联受体的药物总计有 475 种，占 FDA 批准的所有药物总量的 34% 左右。

1. 抗高血压药

肾上腺素能和血管紧张素都属于 G 蛋白偶联受体，它们分布于血管，调控血管的收缩与舒张，因此许多降压药都是靶向这一类受体。例如：哌唑嗪、特拉唑嗪是 α 肾上腺素能受体阻断药；普萘洛尔、美托洛尔、阿替洛尔是 β 受体阻断药；拉贝洛尔是 α 和 β 受体阻断药；氯沙坦、缬沙坦、厄贝沙坦是血管紧张素 II 受体阻断药。

2. 抗支气管哮喘药

肾上腺素能受体除了分布在血管，还分布在支气管平滑肌，在调控支气管的收缩和舒张中发挥生物学效应。沙丁胺醇、特布他林作用于支气管平滑肌细胞膜上的 β_2 受体，是 β_2 受体激动剂，可松弛支气管平滑肌，主要用于支气管哮喘、喘息型支气管炎及伴有支气管痉挛的呼吸道疾病。

3. 神经系统药物

多巴胺受体为 7 个跨膜区组成的 G 蛋白偶联受体，分为 D1 和 D2 两大类。多巴胺受体分布于全身，在脑内广泛表达，其次也分布于肾脏、肾上腺、心脏和肠系膜动脉等处，其信号通路可调节多种生理功能。多巴胺系统调节障碍涉及帕金森病、精神分裂征、Tourette 综合征、注意力缺陷多动综合征和垂体肿瘤的发生等多种疾病。多巴胺受体激动剂可用于缓解帕金森病患者的症状，分为麦角衍生物制剂和非麦角衍生物制剂。其中麦角衍生物制剂包括溴隐亭、甲磺酸双氢麦角汀、麦角乙脲和培高利特，非麦角衍生物包括阿普吗啡、吡贝地尔和米拉帕等。多巴胺拮抗剂可作为抗精神病药物，氯氮平、氯丙嗪、舒必利等药物都属于此类药物。

4. 消化道药物

多巴胺受体也存在于消化道中，多潘立酮是外周性多巴胺受体拮抗剂，可促进胃肠道的蠕动和张力回复，促进胃排空。

5. 其他靶向 G 蛋白偶联受体的药物

除了以上传统的治疗领域，目前靶向 G 蛋白偶联受体的药物开发，又向阿尔茨海默病、肥胖症、2 型糖尿病、肿瘤等多个新领域发展。表 7-4 列举了 FDA 批准的上市的针对不同 G 蛋白偶联受体的代表性药物。

表 7-4　美国 FDA 批准上市的针对不同 G 蛋白偶联受体的代表性药物

英文名称	中文名称	商品名称	适应证	作用靶点
Droxidopa	屈昔多巴	Northera®	神经源性体位性低血压	肾上腺素能受体（ADR B1-3，ADA2A/ADA2B/ADA2C，ADA1A/ADA1B/ADA1D）
Albiglutide	阿必鲁肽	Tanzeum®	2 型糖尿病	胰高血糖素样肽 1 受体（GLP-1）
Olodaterol	奥达特罗	Sriverdi respimat®	慢性阻塞性肺疾病	β_2 肾上腺素受体
Suvorexant	苏沃雷生	Belsomra®	失眠症	食欲肽受体（OX1R，OX2R）

英文名称	中文名称	商品名称	适应证	作用靶点
Aripiprazole lauroxil	月桂酰阿立哌唑	Aristada®	精神分裂症	5-羟色胺受体(5-HT1A,5-HT2A)和多巴胺受体(DRD2)
Eluxadoline	艾沙度林	Viverzi®	腹泻型肠易激综合征	阿片受体(OPRM,OPRD)
Sonidegib	索尼吉布	Odomzo®	基底细胞癌	SMO
Lixisenatide	利西拉肽	Adlyxin®	2 型糖尿病	GLP-1
Pimavanserin	匹莫范色林	Nuplazid®	帕金森病	5-HT2A
Etelcalcetide	维拉卡肽	Parsabiv®	甲状旁腺功能亢进症	钙敏感受体(CaSR)

由于酪氨酸蛋白激酶在肿瘤的发生发展中起非常重要的作用，近年来，随着基因组学、分子生物学以及细胞生物学的重大进展，发现许多酪氨酸蛋白激酶在肿瘤的发生发展中扮演着驱动基因的角色，越来越多的酪氨酸激酶被认为是有效的抗瘤治疗分子靶点。很多以酪氨酸蛋白激酶为靶点的药物已经作为治疗肿瘤的药物成功上市。

（1）单靶点酪氨酸激酶抑制剂

甲磺酸伊马替尼（商品名：格列卫®）是首个上市的小分子酪氨酸激酶抑制剂，这是一个具有里程碑意义的分子靶向抗肿瘤药。2001 年被批准上市，先后被美国 FDA 批准用于慢性髓细胞性白血病（CML）和胃肠道基质细胞瘤（GIST）的治疗。大约有 95％的 CML 患者会发生 9 号染色体和 22 号染色体的易位重排，从而表达一种新的融合蛋白 BCR-ABL。这种融合蛋白是一种活性异常高的酪氨酸激酶。格列卫能特异性与该蛋白的 ATP 位点结合，抑制其活化，从而抑制 CML 细胞的增殖，对 CML 的疗效非常好，可使 98％的 CML 患者获得血液学缓解。

吉非替尼和埃克替尼是 EGFR 酪氨酸激酶抑制剂，目前临床上主要用于治疗肺腺癌，疗效很好。它们可以明显抑制 EGFR 跨膜细胞表面受体上酪氨酸激酶的自身磷酸化，抑制肿瘤细胞的增殖，促进凋亡，也能抑制肿瘤新生血管的生成。

知识链接 7-2 **凯美纳®——我国第一个自主创新的小分子靶向抗癌新药**

盐酸埃克替尼（凯美纳®）是我国近十年自主研发、完全拥有自主知识产权的国家 1.1 类创新药，也是中国第一个自主创新的小分子靶向抗癌新药。它是一种强效、高选择性的小分子口服表皮生长因子受体酪氨酸激酶抑制剂（EGFR-TKI），单药适用于治疗表皮生长因子受体（EGFR）基因具有敏感突变的局部晚期或转移性非小细胞肺癌（NSCLC）患者的一线治疗。

2011 年 6 月 7 日，盐酸埃克替尼获得国家食品药品监督管理局（CFDA）批准上市，填补了我国小分子靶向抗癌药物的空白。2012 年，盐酸埃克替尼被纳入《国际新药研发年度报告》，是中国首个列入该报告的创新药。2013 年 8 月 13 日，国际权威期刊《柳叶刀·肿瘤》全文刊登埃克替尼Ⅲ期临床 ICOGEN 研究成果。国际肿瘤专家、美国科罗拉多大学肿瘤中心 Ross Camidge 教授在编者按中评价埃克替尼"开启中国新药研发的新纪元，是国际肿瘤领域的里程碑"。

（2）双靶点酪氨酸激酶抑制剂

拉帕提尼（商品名：Tykerb®）是针对 ErbB1（EGFR）和 ErbB2（Her2）的双靶点酪氨酸激酶抑制剂，与抗癌药物卡培他滨联合用于晚期 Her2 阳性乳腺癌的治疗。

达沙替尼（商品名：Sprycel®）是靶向 Abl 和 Src 激酶的双重抑制剂，因为和 Abl 的结合方式与格列卫不同，对构象的要求不严格，因此对大部分格列卫®耐药的肿瘤都有效。此外，达沙替尼还可以与 Src

家族激酶结合抑制其活性，用于治疗对其他治疗耐药或不能耐受的成人慢性髓细胞白血病和费城染色体阳性的急性淋巴母细胞白血病。

（3）多靶点酪氨酸激酶抑制剂

除了以上所述的几个有代表性的小分子酪氨酸激酶抑制剂外，还有很多小分子酪氨酸激酶抑制剂成功上市。临床实践发现，单一靶点和双靶点的药物治疗范围比较窄，并且容易产生耐药性，因此目前提出开发多靶点酪氨酸激酶抑制剂的策略。多靶点抑制剂可以抑制多个信号通路或一条通路中多个分子而达到协同治疗的目的，克服耐药作用。舒尼替尼（商品名：索坦®）是同时靶向 VEGFR、PDGFR、c-KIT、FLT3 和 RET 等多种酪氨酸激酶的小分子抑制剂，用于肾癌和格列卫耐药的胃肠道间质细胞瘤的治疗。

> **知识链接 7-3**　　　　　　　　　　**伊马替尼的研发史**
>
> 1960 年，宾州大学的彼得·C.诺埃尔和福克斯蔡斯肿瘤研究中心的大卫·亨格福德发现了慢性粒细胞白血病患者白细胞有一种短小的染色体，称为费城染色体。
>
> 1973 年，芝加哥大学的珍妮特·戴维森·罗利发现慢性髓性白血病（CML）患者中，22 号染色体长臂，费城染色体，易位到 9 号染色体。进一步观察还发现，在急性粒细胞白血病中存在 8 号和 21 号染色体的易位，在早幼粒细胞白血病中存在 15 号和 17 号染色体易位。于是罗利提出，每种染色体易位（chromosomal translocation）都会导致相应的疾病发生，这是对传统的肿瘤是由病毒引发的观念的挑战。到 1990 年已经发现了 70 多种染色体异位。
>
> 1985 年，费城染色体易位生成的高活性酪氨酸激酶（Bcr-Abl）蛋白被发现是引起 CML 的机制。1980 年代末，瑞士汽巴嘉基制药公司的研究员尼古拉斯·B.莱登组建了一支团队，与俄勒冈健康与科学大学（Oregon Health & Science）的布莱恩·J.德鲁克尔等合作研发抗肿瘤药物。寻找费城染色体易位造成的高活性酪氨酸激酶 Bcr-Abl 蛋白的抑制剂，并发现了 2-苯氨基嘧啶（2-phenylaminopyrimidine）这一化合物，最终得到了伊马替尼（Imatinib）。
>
> 1996 年，汽巴嘉基公司和山德士（Sandoz）公司合并，成立诺华公司（Novartis）。诺华公司经过研究，继续推动本品的开发。临床试验非常成功。美国于 2001 年批准了伊马替尼对 CML 的一线治疗用药（商品名：格列卫®，Gleevec®）。整个申报过程只用了 72 天。自上市之日起，伊马替尼一直位于畅销药物之列。

（二）作用于离子通道偶联受体的药物

离子通道偶联受体主要分布于神经、肌肉等可兴奋的细胞内，信号分子为神经递质，因此主要在神经肌肉转导中发挥作用。

1. 作用于 GABA 受体的药物

GABA 受体是中枢神经系统的重要抑制性受体。巴氯芬（Baclofen）是第一个应用于临床的选择性GABA-B 受体激动剂，作为肌松药使用；巴比妥类和苯二氮䓬类药物可作用于 GABA-A 受体，发挥镇静、催眠、抗惊厥作用；地西泮类药物是 GABA 受体的正性变构调节，可作为抗焦虑镇静药和肌松药。

2. 作用于谷氨酸受体的药物

谷氨酸是中枢神经系统内最常见的兴奋性神经递质，通过刺激几种类型的受体而兴奋突触后神经元，使钙离子内流，后者又可激活酶类，最终导致细胞破坏。阻断 N-甲基-D-天门冬氨酸（NMDA）谷氨酸受体可降低钙内流，减轻神经元损伤。美金刚是谷氨酸受体拮抗剂，可用于晚期阿尔茨海默病患者的治疗；氯胺酮以及苯环利定是经典的 NMDA 受体阻断剂，用于治疗卒中。

3. 作用于 5-羟色胺受体的药物

5-羟色胺（5-HT）是人体内一种重要的中枢递质，5-HT$_3$ 受体广泛分布于中枢神经系统、孤束核和外周神经系统的神经细胞上，介导 5-HT 诱发的去极化效应，昂丹司琼、托烷司琼，格拉司琼、雷莫司琼等药物属于 5-HT$_3$ 受体拮抗剂，临床上可用于止吐；氯米帕明可阻断中枢神经系统对 5-羟色胺的再摄取，具有抗抑郁及抗焦虑作用，亦有镇静和抗胆碱能作用。

三、干预信号转导的药物的特点

（一）靶向性

干预信号转导的药物是针对与疾病发病机制有关的特异的信号转导途径开发，因此这类药物有一个显著的特点，就是作用机制明确，靶向性很高，主要阻断某一个或某几个信号通路，对生物体的其他生理活动过程基本无影响或影响很弱。同时，由于其靶向性高，所以往往副作用相对较低。例如小分子 EFGR 抑制剂盐酸埃罗替尼，通过抑制 ATP 与细胞内 EGFR 突变的酪氨酸激酶位点结合，抑制磷酸化，阻断细胞表面信号转导，导致肿瘤细胞生长停滞于 G_1 期，从而抑制肿瘤细胞增殖、生长、转移和血管生成，最终会导致肿瘤细胞凋亡。EGFR 突变的酪氨酸激酶位点在其他正常组织中基本不存在，因此该靶向药对机体其他组织的正常生理活动过程影响很弱。

（二）耐药性

由于靶向药物针对某一或某几个信号通路特定的环节，但是由于信号通路具有适应性和反馈调节机制，因此在使用了一段时间的靶向药物以后，细胞的信号通路会产生相应的调节机制，对该靶向药物产生耐药性。目前发现，这种耐药性的产生有多种机制，包括靶点分子自身的突变，或者其他信号通路的适应性补偿。例如吉非替尼治疗肺腺癌一段时间后会出现耐药性，分析发现，一部分耐药性患者是由于吉非替尼的靶点分子 EGFR 出现新的突变 T790M，这种突变使 EGFR 对吉非替尼的抑制不再敏感，可以继续激活下游信号通路；此外，有部分患者是由于其他酪氨酸激酶信号通路的上调，补偿了 EGFR 被抑制的作用，使肿瘤细胞继续增殖。

本章小结

多细胞生物通过细胞通讯来协调各种细胞间的功能，控制细胞的生长和分裂，组织发生和形态构建，而信号转导是实现细胞间通讯的关键过程。细胞通讯主要有三种方式：化学信号通讯、接触依赖通讯和间隙连接通讯。信号分子是细胞的信息载体，包括化学信号和物理信号。化学信号根据其化学性质可分为以下三类：亲水性信号分子、亲脂性信号分子、气体性信号分子。受体是一类能够识别和选择性结合某种配体信号分子的大分子。受体具有灵敏性、特异性、可逆性和饱和性。受体与配体相互作用过程中，受体的数目和亲和力会发生变化，称为受体的调节。

根据激活的效应器蛋白的不同，G 蛋白偶联受体分为三大类：一是激活离子通道的 G 蛋白偶联受体；二是激活或抑制腺苷酸环化酶，以 cAMP 为第二信使的 G 蛋白偶联受体；三是激活磷脂酶 C，以 IP_3 和 DAG 作为双信使的 G 蛋白偶联受体。经典的离子通道受体如 N 型乙酰胆碱受体（nAChR）将化学信号转换为电信号，继而改变突触后细胞的兴奋性，产生生物学效应。酶偶联受体具有三个共同的特征：一是均为单次跨膜蛋白；二是具有相同的活化机制，与配体结合后受体发生二聚化而激活，启动下游信号转导；三是受体的胞内段激酶或胞内段结合的激酶交叉磷酸化，为下游信号蛋白提供锚定位点。

细胞信号转导具有一过性与记忆性的特点。一过性主要是通过信号转导链中多节点的受体和信号转导蛋白的快速"活化-失活"的可逆性调节来实现的。在某些情况下，上游信号已经终止后，信号转导蛋白仍然保持一定时间的持续活化状态，表现出记忆性，但是这种记忆是受到严格调控的。此外每条信号通路还可以通过各个层级进行反馈调控。确保信号通路不会过度激活，维持细胞的平衡和稳态。

信号转导通路发生异常会出现代谢和功能障碍，最终导致疾病。了解信号转导异常的不同作用靶点对疾病治疗的发展具有重要意义。

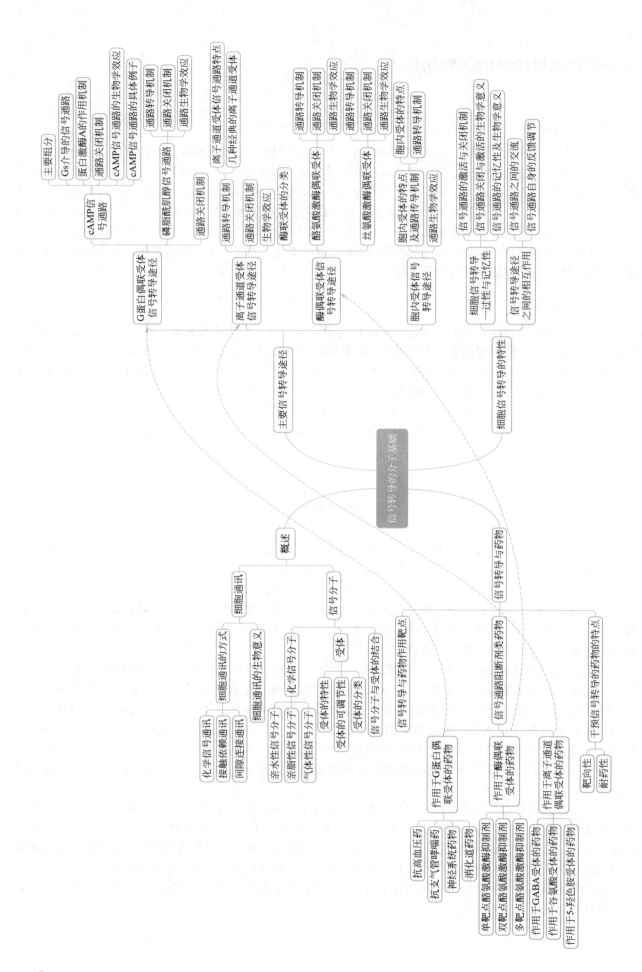

主要组分
Gs介导的信号通路
蛋白激酶A的作用机制
通路关闭机制
cAMP信号通路的生物学效应
cAMP信号通路的具体例子
cAMP信
号通路
cAMP信号通路的离子通道受体

G蛋白偶联受体
信号转导途径

磷脂酰肌醇信号通路
通路转导机制
通路关闭机制
通路生物学效应

通路关闭机制
通路转导机制
通路关闭机制
生物学效应
酶联受体的分类

离子通道受体信号转导途径特点
离子通道受体信号转导途径
几种经典的离子通道受体

酶联受体信
号转导途径

酪氨酸激酶偶联受体
通路转导机制
通路关闭机制
通路生物学效应
通路转导机制
通路关闭机制
通路生物学效应

丝氨酸激酶偶联受体

胞内受体信号
转导途径

胞内受体的特点
胞内受体信号
及通路传导机制
通路生物学效应

主要信号转导途径

信号转导的分子基础

细胞信号转导的特性

信号通路的激活与关闭机制
信号通路的激活与激活的生物学意义
细胞信号转导
一过性与记忆性
信号转导的记忆性及生物学意义
信号转导途径
之间的相互作用
信号通路之间的交流
信号通路自身的反馈调节

概述

细胞通讯

化学信号通讯
接触依赖通讯
同隙连接通讯

细胞通讯的方式

细胞通讯的生物意义

信号分子

亲水性信号分子
亲脂性信号分子
气体性信号分子

化学信号分子

受体

受体的特性
受体的可调节性
受体的分类
信号分子与受体的结合

信号转导药物

信号转导药物的作用靶点

作用于G蛋白偶
联受体的药物

抗高血压药
抗支气管哮喘药
神经系统药物
消化道药物

信号通路阻断剂类药物

作用于酶联偶联
受体的药物

单靶点酪氨酸激酶抑制剂
双靶点酪氨酸激酶抑制剂
多靶点酪氨酸激酶抑制剂

作用于离子通道
偶联受体的药物

作用于GABA受体的药物
作用于谷氨酸受体的药物
作用于5-羟色胺受体的药物

干预信号转导的药物的特点

靶向性
耐药性

拓展学习

思考题

1. 为什么同一信号分子在不同的靶细胞上可以产生不同的生物学效应？
2. 细胞内钙离子浓度对细胞的信号转导起到什么作用？

参考文献

［1］ 周庆同，戴之卓，赵素文 . G 蛋白偶联受体的共同激活机制［J］. 自然杂志，2021，43（1）：45-52.

［2］ 赵雁杰，苏位君，李帅 . 靶向 G 蛋白偶联受体的肽类药物［J］. 中国生物化学与分子生物学报，2021，37（7）：837-846.

［3］ Vasan N，Toska E，Scaltriti M. Overview of the relevance of PI3K pathway in HR-positive breast cancer［J］. Annals of Oncology，2019，30（Suppl10）：x3-x11.

［4］ Huang T X，Guan X Y，Fu L. Therapeutic targeting of the crosstalk between cancer-associated fibroblasts and cancer stem cells［J］. E-Century Publishing Corporation，2019，9（9）：1889-1904.

［5］ Wu S G，Shih J Y. Management of acquired resistance to EGFR TKI-targeted therapy in advanced non-small cell lung cancer［J］. Molecular Cancer，2018，17（1）：38.

［6］ Murtuza A，Bulbul A，Shen J P，et al. Novel third-generation EGFR Tyrosine Kinase Inhibitors and strategies to overcome therapeutic resistance in lung cancer［J］. Cancer Research，2019，79（4）：689-698.

［7］ Castellanos E，Feld E，Horn L. Driven by mutaions：the predictive value of mutation subtype in EGFR-mutated non-small cell lung cancer［J］. Journal of Thoracic Oncology，2017，12（4）：612-623.

（章良）

第八章

分子生物学研究方法与技术

1. 掌握：基因的制备、干预和编辑以及基因表达的分析。
2. 熟悉：各种技术的研究思路和实现机制（实验步骤）。
3. 了解：先进的分子生物学研究思路和研究技术。

分子生物学既是一门理论学科，也是一门应用性很强的实验性学科。分子生物学在医药各个领域的渗透使医药研究全方位进入分子水平。药学研究的深入需要分子生物学的理论基础和思维模式，也需要各种分子生物学的研究技术。

第一节　目的基因制备技术

一、聚合酶链反应

（一）概念

聚合酶链反应（polymerase chain reaction，PCR），又被称为基因体外扩增特定序列技术，由美国生物化学家 Kary Mullis 及其同事于 1983 年发明并命名的一种体外扩增特定 DNA 片段的方法。PCR 技术在体外通过特定的引物介导和酶促反应，能将极微量水平的特定 DNA 序列通过数十个反应循环特异性扩增至微克水平。PCR 技术使微量的核酸操作变得简单易行，同时还可以使核酸研究脱离活体生物。PCR 技术与分子克隆和 DNA 序列分析方法共同构成了整个现代分子生物学技术的基石。正是由于对 PCR 技术的发明贡献，Kary Mullis 和 Michael Smith 一起被授予 1993 年诺贝尔化学奖。

（二）PCR 的原理与基本步骤

1. PCR 的原理

PCR 的基本原理就是体外重复进行的 DNA 复制，这种体外扩增技术与体内复制类似，主要是根据碱基互补配对和半保留复制合成的原理。先将模板 DNA 分子在高温下进行变性解离，然后通过引物特异性引导 DNA 起始合成，在 DNA 聚合酶催化和 dNTPs 的参与下完成目的 DNA 序列的扩增过程。一般情况，PCR 反应过程由 20～40 个反应循环过程组成。

2. PCR 的反应体系

完整的 PCR 反应体系包括如下基本成分：待扩增 DNA 作为 PCR 反应的模板，*Taq* DNA 聚合酶，引物，四种**脱氧核糖核苷三磷酸**（deoxyribonucleoside triphosphates，dNTPs），Mg^{2+} 和合适的缓冲液体系。

（1）模板分子（template molecule）

模板分子即含有目的基因的样品核酸序列，作为 PCR 扩增的起始基因序列，主要包括 DNA 模板和 RNA 模板两类。

DNA 模板在 PCR 反应中包含两种形式：①被扩增的目的基因序列；②非目的基因的 DNA 序列（"burden" DNA）。DNA 模板分子可从常规组织或细胞中分离获得，而 PCR 过程中使用的模板 DNA 浓度能够显著影响 PCR 的最终效果。在局限的反应体系中，过高的模板 DNA 浓度能够降低聚合酶催化合成新生链的效率，常用模板 DNA 用量 0.05～1μg。

对于真核生物和更高级生物体的基因，其线性表达被内含子阻断。为了通过 PCR 扩增技术获得能直接编码蛋白质的核苷酸序列，可提取组织或细胞中的总 RNA，以其中的 mRNA 作为模板，采用 Oligo（dT）或随机引物利用逆转录酶反转录成 cDNA。再以 cDNA 为模板进行 PCR 扩增，从而获得目的基因序列。一般而言，来源于 1 μg 细胞的总 RNA 足够用于扩增低拷贝数基因的转录。

（2） DNA 聚合酶

DNA 聚合酶是以亲代 DNA 为模板，催化底物脱氧核糖核苷酸分子聚合形成子代 DNA 的一类酶。在 PCR 反应过程中以模板的形式，催化脱氧核糖核苷酸的聚合，聚合后的分子将会组成模板链并再进一步参与配对。沿模板的 $3'→5'$ 方向，将对应的脱氧核苷酸连接到新生 DNA 链的 $3'$ 端，使新生链沿 $5'→3'$ 方向延长。新链与原有的模板链序列互补，亦与模板链的原配对链序列一致。

> **知识链接 8-1**   **耐热型 DNA 聚合酶**
>
> 早期 PCR 实验所用的 DNA 聚合酶是来源于大肠杆菌，最适温度 37℃，且不耐受 DNA 加热变性温度，需在每次反应循环加热变性后重新补加，导致 PCR 过程烦琐，扩增效率较低，扩增产物产生较多的非特异性扩增带。现今 PCR 实验中较为常用的 DNA 聚合酶是 *Taq* DNA 聚合酶，*Taq* DNA 聚合酶能够耐受 DNA 加热变性温度，整个 PCR 过程中只需添加一次酶即可完成整个实验。
>
> *Taq* DNA 聚合酶是第一个被发现的热稳定 DNA 聚合酶，分子质量约 65 kDa，由 Chien 等从热温泉中分离的一株水生嗜热杆菌（*Thermus aquaticus*）中提取获得。*Taq* DNA 聚合酶发挥活性的最适温度在 75～80℃，此酶在 70℃ 保存 2 h 后其活性仍然保留原酶的 90%，即使在 DNA 变性温度 95℃ 下保存 2 h 后，其活性仍然能够保持原酶的 40%。在 72℃ 时，*Taq* DNA 聚合酶能够在 10 s 内复制合成 1000 bp 链长的 DNA 分子，其活性还与环境中 KCl 和 Mg^{2+} 浓度有关。在分子克隆中 *Taq* DNA 聚合酶常用于 DNA 序列测定和聚合酶链反应（PCR）对 DNA 的特定 DNA 片段进行体外扩增。在 PCR 过程中，由于 *Taq* DNA 聚合酶在变性步骤中不失活，可直接进入第二轮循环，这使得 *Taq* DNA 聚合酶成为 PCR 反应中最常用的酶。

（3）引物（primer）

PCR 反应中有两条引物，即上游 $5'$ 端引物和下游 $3'$ 端引物。引物决定了 PCR 扩增产物大小及其特异性，引物设计及合成的优劣直接影响有效扩增能否成功。设计引物时以一条 DNA 单链为基准（常以信息链为基准），$5'$ 端引物与位于待扩增片段 $5'$ 端上的一小段 DNA 序列相同；$3'$ 端引物与位于待扩增片段 $3'$ 端的一小段 DNA 序列互补。引物设计通常需要考虑以下几个原则：①引物长度；②G＋C 碱基比例；③引物的 T_m 值；④碱基随机分布；⑤引物自身的二级结构或引物间互补聚体；⑥引物的 $3'$ 端与 $5'$ 端结构；⑦密码子简并性；⑧引物特异性等。

（4）脱氧核糖核苷三磷酸（dNTPs）

DNA 聚合酶以脱氧核糖核苷三磷酸（dATP、dCTP、dGTP 和 dTTP，统称 dNTPs）为底物，四种核苷酸通常以相等物质的量加入到 PCR 反应体系中，以实现最佳的碱基引入。在某些情况下，如通过 PCR 方法进行随机突变，偶尔也会使用浓度不等的 dNTPs，以促进非校正 DNA 聚合酶产生更多的错误碱基插入。Mg^{2+} 可与 dNTPs 结合，使用高浓度 dNTPs 时可能降低反应体系中 Mg^{2+} 的有效浓度。

（5）缓冲液体系

PCR 反应缓冲体系对 PCR 反应效率有显著影响。适当浓度的 KCl 有利于增强 DNA 聚合酶的活性。*Taq* DNA 聚合酶是 Mg^{2+} 的依赖性酶，Mg^{2+} 的浓度对扩增产物的特异性及产量均有显著影响。模板 DNA 浓度、金属离子螯合剂、dNTPs 浓度以及样品中蛋白质含量均会影响反应体系中 Mg^{2+} 的有效浓度。过低的 Mg^{2+} 浓度降低 *Taq* DNA 聚合酶的活性，而过高的 Mg^{2+} 浓度则会降低 DNA 聚合酶的保真度导致目的基因扩增的特异性降低。

（6）PCR 增强剂或辅助溶剂

在某些情况下，可在缓冲液中加入化学添加剂或辅助溶剂，通过减少错配来提高扩增特异性，并通过去除二级结构来提高扩增效率。此外，一些 DNA 聚合酶还随附提供了专为 DNA 聚合酶和 PCR 缓冲液优化的特殊增强剂。常见的 PCR 添加剂包括有机溶剂（如二甲亚砜、甘油、甲酰胺）、非离子型表面活性剂（如 Tween 20、Triton X-100）和蛋白质类（如牛血清白蛋白）等。部分化学添加剂或辅助溶剂会影响引物退火、模板变性、Mg^{2+} 结合以及酶活性，还可能干扰后续产物的应用，如基因芯片实验中的非离子去污剂。

3. PCR 的基本步骤

PCR 是由变性、退火、延伸三个基本步骤组成的循环（图 8-1）。

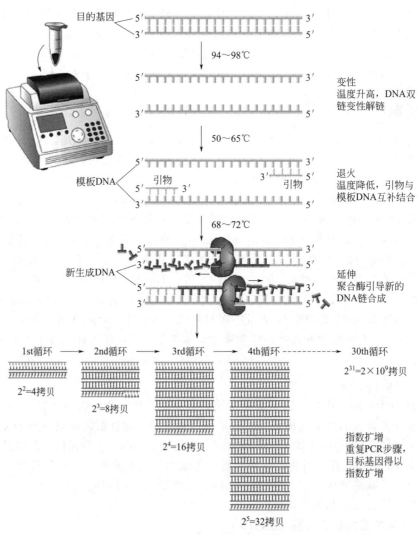

图 8-1　PCR 扩增的原理及基本步骤示意

（1）变性（denaturation）

将待扩增基因片段加热到94℃～98℃，时间维持30～60 s，通过破坏DNA双链中互补碱基间的氢键作用力，促使双链DNA解离成两条单链DNA分子，作为DNA聚合酶链式反应的合成模板。

（2）退火（annealing）

将反应体系温度降低至50℃～65℃，时间维持30～60 s，使化学合成方法合成的两条寡核苷酸链引物（20～30 bp）与变性后两条模板链两侧DNA相结合，配对复性。退火的温度和维持时间对目的基因的扩增效率和特异性至关重要，退火温度需要足够低才能使引物序列和单链DNA杂交结合，但是过低的温度又会影响结合的特异性。通常情况下，退火的温度低于引物的T_m值3℃～5℃较为合适。在这步骤中，聚合酶与引物-模板复合物结合并催化DNA双链分子形成。

（3）延伸（elongation）

将反应体系温度调整至DNA聚合酶作用的最适温度（通常72℃），在合适的缓冲体系、Mg^{2+}及四种dNTPs存在下维持90 s左右。DNA聚合酶能够严格地根据模板碱基序列合成互补链，即从引物的3′端-OH进行延伸，合成方向为5′→3′，从而合成两个分子与原来基因结构互补的片段。经过一个反应循环后，原始的模板链加上新产生的DNA链共同作为下一个反应循环中的合成模板。经过反复多个反应循环后，可实现目的基因序列的指数级扩增。一般而言，经过25～30个反应循环后，足够扩增得到微克级水平的目的基因。

（三） PCR的技术方法种类

1. 常规PCR

对于一般的DNA模板，使用一对引物，在DNA聚合酶参与和dNTPs底物存在下，经过20～30个变性-退火-延伸循环反应，扩增获得预期的目的产物，通常用于多拷贝DNA分子的扩增。

2. 逆转录-PCR（reverse transcription-PCR，RT-PCR）

由于真核生物和更高级生物体的基因的线性表达被内含子阻断，为了通过PCR扩增技术获得能直接编码蛋白质的核苷酸序列，可提取组织或细胞中的总RNA，以其中的mRNA作为模板。由于Taq DNA聚合酶只能以DNA为模板进行DNA序列的扩增，因此需利用逆转录酶将mRNA反转录成cDNA。再以cDNA为模板进行PCR反应，扩增获得目的基因序列。

3. 实时荧光定量PCR（quantitative real-time PCR或qPCR）

通过荧光染料或荧光标记的特异性探针，标记跟踪PCR产物进行实时监测反应，通过荧光信号不断累积而实现实时监测PCR全程，然后通过标准曲线对未知模板进行定量分析。实时荧光定量常用的荧光化学分类有SYBR GreenⅠ法和Taq Man探针法。

4. 巢式PCR（nested PCR）

巢式PCR即为使用两对PCR引物扩增完整片段的PCR技术。第一对PCR引物扩增片段和普通PCR相似。第二对引物称为巢式引物，结合在第一次PCR产物内部，扩增其内小区域片段基因。通过两次连续的放大，可以提高PCR检测的灵敏度。此外，如果第一次扩增产生了错误片段，则第二次能在错误片段上进行引物配对并扩增的概率极低。因此，巢式PCR的扩增特异性非常高。

5. 多重引物PCR（multiplex PCR）

在同一PCR反应体系里加上两对以上引物，同时扩增出多个核酸片段的PCR反应，其反应原理、反应试剂和操作过程与常规PCR相同。

6. 其他类型的PCR

其他的PCR技术还包括原位PCR（in situ PCR）、免疫PCR（immuno PCR）、锚定PCR（anchored PCR）、不对称PCR（asymmetric PCR）、长片段PCR（long-range PCR）、反向PCR（inverse PCR）等。随着PCR技术的发展，将会有更多的改进技术不断被应用。

二、DNA 文库

（一）概念

DNA 文库包括基因组文库和 **cDNA**（complementary DNA）文库。基因组文库是指将某种生物的整个基因组中不同基因的 DNA 片段，与载体连接后导入受体菌的群体中储存，各个受体菌分别含有这种生物的不同基因。基因组文库包含了某种生物的所有基因。cDNA 文库是指特定的组织或细胞基因组中所有可表达的基因片段，经总 mRNA 反转录后获得相应的 cDNA 的集合，将这些 cDNA 的集合经转入和克隆后贮存于受体细胞群落中，这些重组 DNA 克隆群体（具有编码蛋白质功能的外显子序列的总和）即构成该生物的 cDNA 文库。cDNA 是通过剪接加工后的成熟 mRNA 反转录制备获得，因此 cDNA 只包含基因的外显子编码序列，能够在原核细胞中直接编码氨基酸合成蛋白质。相对基因组文库而言，cDNA 文库缺少了基因中的增强子、内含子以及其他调节元件序列，cDNA 文库特异地反映某种组织或细胞中，在特定发育阶段表达的蛋白质的编码基因，因此 cDNA 文库具有组织或细胞特异性和发育特异性的特点。构建细胞 cDNA 文库是研究鉴定基因表达产物的非常有效的途径。

（二）DNA 文库的原理与构建基本步骤

1. DNA 文库的原理

DNA 文库的用途十分广泛，如用于分析、分离特定的基因片段，用于基因表达调控、人类及动植物基因组工程的研究。通常情况下，基因组文库的构建可以归为 4 大步骤：分离基因组 DNA、对基因组 DNA 作相关的处理、将基因组 DNA 片段连接入载体、将重组载体转入宿主细胞。

当利用原核细胞作为目的基因的表达体系时，由于原核细胞自身缺乏 mRNA 转录后的处理功能，从真核生物基因转录而来的 RNA 无法去除掉内含子序列并拼接成成熟的 mRNA。真核生物及更高级的生物体的基因组非常庞大，其单拷贝基因仅仅占据染色体 DNA 的很小一部分，而大多数的结构基因序列由外显子和能够转录但是不能编码蛋白质的内含子组成，其线性表达被内含子阻断，转录后必须自细胞核内转移至细胞质中去除内含子才能合成 mRNA。因此从染色体 DNA 内直接分离或克隆获得能够编码蛋白质的目的基因序列极为困难。为此，只能直接从研究对象细胞中提取出总 mRNA，经过逆转录成 cDNA 互补文库，才能筛选出目的基因，进行结构、功能或表达研究。因此，cDNA 文库的复杂程度相比于从基因组克隆构建的基因文库和染色体 DNA 文库要简单得多，能够更容易从中筛选克隆得到细胞特异表达的基因。

2. 构建 DNA 文库的基本步骤

基因组文库和 cDNA 文库的构建原理大体相似，不同之处在于文库 DNA 片段获取方式的差异。下面以 cDNA 文库构建为例（图 8-2），简单阐述构建 DNA 文库的基本步骤。cDNA 文库的容量是指构建出的原始的 cDNA 文库中所包含的独立重组子克隆数，是构建高质量 cDNA 文库的关键。cDNA 文库的构建分为以下几个步骤。

（1）总 RNA 的提取和高质量 mRNA 的分级

真核生物及高等生物体细胞内的 RNA 主要由核糖体 RNA（rRNA）、转运 RNA（tRNA）、核小 RNA（snRNA）和信使 RNA（mRNA）等多种类型组成，而 mRNA 仅占据细胞总 RNA 的 1%～3%，并且不同 mRNA 之间的序列大小和核苷酸组成差异显著。与其他几种 RNA 类型不同的是，真核生物和高等生物体细胞的 mRNA 在 3′端均由 50～250 个重复腺嘌呤核苷酸［Poly(A)］组成，可通过生物素化的寡聚胸腺嘧啶脱氧核苷酸 oligo（dT）亲和吸附小柱分离，对总 RNA 进行分级，获得高纯度的总 mRNA 分子。

（2）mRNA 逆转录生成 cDNA

通过 oligo（dT）亲和小柱分离所得到的 mRNA 都带有 Poly(A) 尾，因此可直接以长度为 12～18 个寡聚胸腺嘧啶脱氧核苷酸 oligo（dT）为引物，以 mRNA 为模板，在逆转录酶的参与下合成与 mRNA 互补的第一条单链 DNA（ssDNA）。随后使用 RNA 酶将模板 mRNA 降解，而 cDNA 单链得以存留下来，再以 cDNA 单链为起始模板，在 dNTPs 的存在下，合成出完整的 cDNA 双链分子。

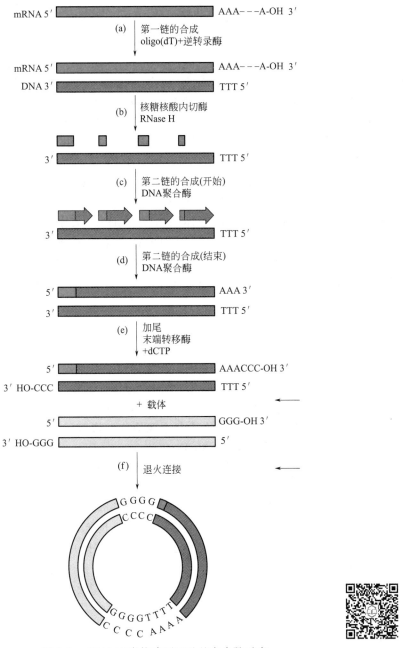

图 8-2　cDNA 文库构建原理及基本步骤示意

（3）cDNA 片段与载体连接

首先使用 S1 核酸酶对双链 cDNA 末端进行修整以获得平末端 ds-cDNA 分子，然后再使用末端转移酶分别在 cDNA 分子和线性化质粒 DNA 分子的两个末端加上同聚物尾。Poly(dC) 加到 cDNA 的两端，Poly(dG) 则加到线性化质粒的两端，借助突出末端互补的特性，将 cDNA 分子和质粒连接起来，最后在 DNA 连接酶的参与下，形成环状的重组 DNA 质粒。

（4）cDNA 文库的筛选

cDNA 文库筛选的方法有多种，主要原理是利用已知的分子作为检测目标，在检测条件下，文库中与目标分子发生相互作用的基因序列或是其编码的表达产物，从而分离出目标基因。常见的筛选方法包括 λ gt11 噬菌体筛选法、核酸探针杂交筛选法和免疫筛选法等。

cDNA 文库的应用非常广泛，主要可用于新的未知基因的发现，体外研究基因的功能，研究不同细胞或组织中的 mRNA 表达差异，以及研究基因在不同组织或细胞中的剪接方式等。cDNA 文库的容量具有细胞组织和发育特异性，不同 mRNA 来源的 cDNA 文库其包含的类型、数量和特征性蛋白的信息差异较大，即使是同一细胞中的不同 mRNA 的拷贝数和序列大小也存在很大差异。除了自身来源因素外，cDNA 文库的容量还受获取的起始 RNA 质量和数量、mRNA 反转录为 cDNA 的效率和 cDNA 与载体的连接效率等因素密切相关。

相比于基因组文库，cDNA 文库具有以下几点优势：①所得的 cDNA 均为成功转录的基因片段，能够在基因组水平上研究特定基因对组织和细胞中的差异表达，并可实现量化；②对 cDNA 文库片段序列的鉴定，可有效地获取外显子基因序列和基因结构组成等信息；③基因编码蛋白质的序列连续性，cDNA 不含有内含子序列，而大多数的细菌不能加工处理掉内含子序列，cDNA 的获取为真核生物或高等生物体的蛋白质在细菌中的表达制备提供方便。

同时，cDNA 文库也具有一定的局限性：①cDNA 文库片段的序列源自成熟 mRNA 的序列，所以其不包含基因 DNA 间隔序列（内含子）以及一些转录后被加工剪切掉的序列，此外和基因表达相关的一些序列如启动子和增强子元件等不能在 cDNA 文库中被体现，所以 cDNA 文库不能提供非转录区域序列以及调控序列的结构和功能；②cDNA 文库只能代表其来源的特定组织或细胞中的表达基因序列信息；③cDNA 文库中的特定 cDNA 片段分布状态由其来源的组织或细胞中的 mRNA 的丰度所决定，相比之下，基因组文库中的所有基因 DNA 序列的分布状态几乎一致。

三、DNA 的化学合成

（一）原理

生物合成法合成 DNA 的过程，其合成方向是从 $5'→3'$ 方向进行延伸，而 DNA 化学合成方法是从 $3'$ 端合成开始，向 $5'$ 端进行延伸。DNA 化学合成的基本原理是首先将所需要合成的寡核苷酸链 $3'$ 末端的 $3'-OH$ 共价偶联于化学惰性的不溶性支持载体如 CPG（controlled pore glass，主要成分为二氧化硅）上，然后从 $3'→5'$ 方向将核苷酸单体按逆合成基因序列的顺序逐一缩合偶联上去，重复循环，逐步延伸寡核苷酸链，合成所需长度寡核苷酸序列后，将寡核苷酸链从支持载体上解离并脱去保护基，再进行分离获得所需的寡核苷酸链，最后再进行拼接获得最终的目的基因序列。在 DNA 的化学合成中，先合成一定长度的并具有特定碱基序列的片段（目前合成单个片段长度可达 100～200 bp），然后通过 DNA 连接酶作用将这些片段按顺序拼接成最终的完整长度的目的基因序列。随着合成技术的快速发展，DNA 的化学合成可通过 DNA 合成仪来完成，且合成的基因序列长度越来越长，合成周期大幅缩短，单位长度的成本也得到更好的控制。DNA 的化学合成目前已经广泛应用于基因工程改造和蛋白质药物分子工程改造等领域。

（二）化学合成的方法和基本步骤

核苷酸片段的化学合成的方法主要有磷酸二酯法、磷酸三酯法、固相亚磷酸三酯法和固相亚磷酰胺三酯法。其中固相亚磷酰胺三酯法具有反应速度快、偶联效率高、反应特异性高和易于自动化等优点，是目前应用得最广泛的方法。在此以固相亚磷酰胺三酯法为例（图 8-3），DNA 合成的具体反应步骤如下。

（1）脱保护基

根据拟合成基因 $3'$ 末端的需要选取合适的预偶联（A，G，C，T）载体合成柱，用三氯乙酸脱去连接在 CPG 载体上的核苷酸的保护基团 $5'-DMT$（二甲氧基三苯甲基），获得游离的 $5'-OH$ 端，供后续核苷酸缩合反应。

（2）活化与连接（activation and coupling）

将亚磷酰胺保护的核苷酸单体与四氮唑活化剂混合溶解于乙腈，并进入合成柱，形成亚磷酰胺四唑活性中间体（其 $3'$ 端已被活化，但 $5'$ 端仍受 DMT 保护），此中间体将与 GPG 上的已脱保护基的核苷酸发生缩合并脱去四唑，此时合成的寡核苷酸链向前延长一个碱基。亚磷酰胺保护的核苷酸单体结构稳定易于储存，只有在活化剂存在时被质子化时才变得具有反应活性。

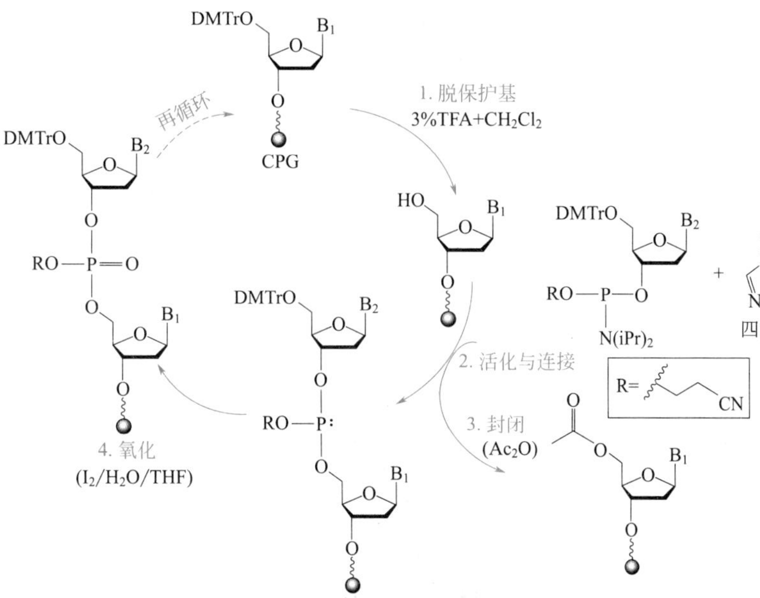

图 8-3　DNA 化学合成原理及基本步骤示意

（3）封闭（capping）

虽然每单个缩合反应循环偶联效率可高达 99.0%，但是仍然有少量的 5′端羟基未反应。如果放任不管，继续后续的偶联，会导致后续核苷酸序列缺失一个碱基。整个合成过程中，经过多个缩合循环的累积，最终会产生大量的寡核苷酸混合物，并且这些混合物极其难以和目标核苷酸进行有效分离，严重影响后续的使用。因此在每个缩合循环反应后，为了防止连在 CPG 上的未参与反应的 5′-羟基在随后的循环反应中被继续延伸，常通过封闭试剂对此端羟基进行封闭，常用的封闭试剂有乙酸酐和 N-甲基咪唑等。

（4）氧化（oxidation）

缩合反应时核苷酸单体是通过亚磷酯键与连在 CPG 上的寡核苷酸连接，而亚磷酯键不稳定，易被酸、碱水解，后续循环中三氯乙酸处理时易于断裂，此时常用碘的吡啶溶液将亚磷酰转化为磷酸三酯，得到稳定的寡核苷酸。

经过以上四个步骤后，一个脱氧核苷酸就被连到 CPG 的核苷酸上，同样再用三氯乙酸脱去新连上的脱氧核苷酸 5′-羟基上的保护基团 DMT 后，重复以上的活化、连接、封闭、氧化过程即可得到一段寡核苷酸粗品。最后对其进行切割、脱保护基、纯化、定量等合成后处理即可得到符合预期要求的寡核苷酸片段。

（三）片段的连接

通过化学合成的方法合成寡核苷酸，单次合成寡核苷酸片段的长度越长，其收率就越低，错误率越高。单次合成寡核苷酸片段的长度一般都在 200 bp 内，远不能满足目的基因的长度的需求。因此，在化学合成全基因序列过程中，需要对多个寡核苷酸片段进行连接。目前寡核苷酸片段的连接方式主要有两种：聚合酶循环组装法和连接合成基因法。

（1）聚合酶循环组装法（polymerase cycling assembly, PCA）

聚合酶循环组装法（图 8-4）利用单链模板，而不是依靠全合成两条 DNA 链，PCA 法常用于合成较大的目的基因。在 PCA 法中，20～30 个碱基长度的短寡核苷酸被交替引入在基因的两条链之间，然后聚合酶利用 dNTPs 通过碱基互补配对的方式来填补整条基因链上的空缺。最后，再通过传统的聚合酶链反应（PCR）扩增构建目的基因序列。

（2）连接合成基因法（gene synthesis by ligation）

当合成的目的基因序列长度较小时（<2 kbp），常采用连接合成基因法（图 8-5）。连接合成基因法要求合成双链的完整序列，因此在连接过程中不再需要聚合酶的参与，消除了由聚合酶引起突变的可能性，能够降低连接错误率。连接合成基因法又可分为鸟枪法连接（shotgun ligation）、连接酶链式反应法

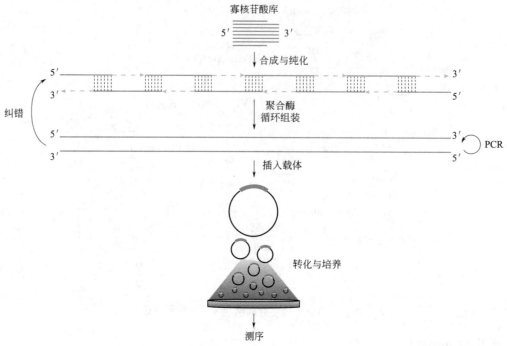

图 8-4　聚合酶循环组装法原理及基本步骤示意

（ligase chain reaction）和固相连接法（solid-support based ligation）。其中鸟枪法连接通过简单地将所有寡核苷酸片段混合在一起并添加连接酶，即可合成该基因。

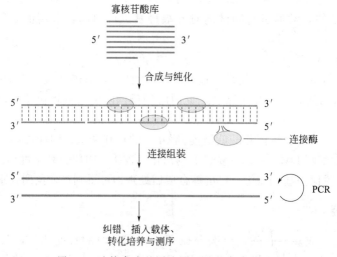

图 8-5　连接合成基因法原理及基本步骤示意

第二节　核酸序列测定技术

一、DNA 测序

随着 DNA 测序技术发明和不断革新（图 8-6），人类正式开启了从 DNA 分子水平研究生命活动的新时代，并在 2001 年完成了首个人类基因组图谱绘制的壮举。在过去近半个世纪的时间里，测序技术已取得了相当大的发展，从第一代到第三代乃至第四代，测序读长从长到短，再从短到长。测序技术的一次次变革，使研究者越来越多的认识到测序技术在基因组研究、疾病研究、药物研发、育种等领域中的重要作用，对基因和基因组结构的研究和探究也就没有停止过。

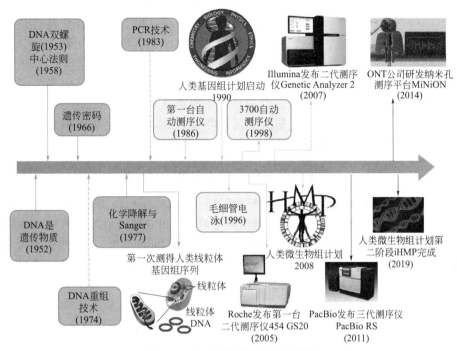

图 8-6　基因测序技术的发展历史

（一）第一代 DNA 测序技术

第一代 DNA 测序技术，又被称为 DNA 双脱氧链终止法测序技术。其原理（图 8-7）是使用聚合酶从

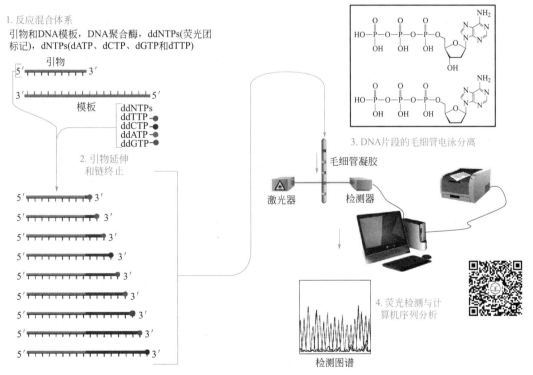

图 8-7　Sanger 法（链终止法）测定 DNA 序列的原理及基本步骤

一段引物开始合成，利用 dNTPs 的化学结构类似物 ddNTPs 中缺少 DNA 延伸过程中所必需的 3'-OH，其在 DNA 的合成过程中不能形成磷酸二酯键，因此可以用来终止 DNA 合成反应。在 DNA 合成反应体系中分别加入一定比例带有放射性同位素标记的 ddNTPs（ddATP、ddCTP、ddGTP 和 ddTTP），利用 DNA 聚合酶来延伸结合在待测核酸模板上的引物，直到掺入一种链终止核苷酸为止，最终会得到一组长度各相差一个碱基的链终止产物。这些产物通过凝胶电泳分离后可用 X-光胶片放射自显影进行检测，从而根据电泳带的位置确定待测分子的 DNA 序列。利用 DNA 双脱氧链终止法测序技术，1977 年 Sanger 等成功测定了第一个基因组序列，噬菌体 φX174 的全序列碱基。

值得注意的是，在测序技术起步发展的这一时期中，除了 Sanger 法之外还出现了一些其他的测序技术，如焦磷酸测序法、链接酶法等。但他们的共同核心手段都是利用了 Sanger 中的可中断 DNA 合成反应的 ddNTPs。第一代测序技术的主要特点是测序读长可达 1 kb，准确性高达 99.999%，但其测序效率低、成本高、通量低等方面的缺点难以满足基因组 DNA 测序的常规应用需求。

弗雷德里克·桑格（Frederick Sanger）

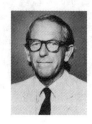

弗雷德里克·桑格（1918 年 8 月 13 日—2013 年 11 月 19 日）是一位英国生物化学家。桑格完整测定了胰岛素的氨基酸序列，同时证明蛋白质具有明确构造。他还提出了快速测定 DNA 序列的技术双脱氧链终止法（Sanger 法）。桑格因此分别于 1958 年和 1980 年两次获得诺贝尔化学奖。他是世界上第四位两度获得诺贝尔奖的人，也是唯一两获诺贝尔化学奖的人。他被认为是 20 世纪世界最伟大的科学家之一，被誉为"基因组学之父"。桑格于 1982 年退休，英国的维康信托基金会和医学研究理事会于 1993 年在英国剑桥成立了桑格研究院（Sanger Institute），是世界上进行基因组研究的著名机构之一。

（二）第二代 DNA 测序技术

第二代 DNA 测序技术又称**大量并行测序技术**（massive parallel sequencing，MPS）、**高通量测序技术**（high throughput sequencing，HTS），以低成本、99% 以上的准确度，单次可对几百、几千个样本的几十万至几百万条 DNA 分子同时进行快速测序分析。第二代 DNA 测序技术平台中代表性的有 Roche 454、Solexa 和 SOLiD。

Roche 454 焦磷酸法测序系统使用的是边合成边测序（sequencing by synthesis，SBS）技术。首先将待测的目的 DNA 分子断裂成 300~800 bp 的片段，然后在 DNA 片段的 5' 端加上一个磷酸基团，3' 变成平端，在两端分别加上不同的衔接头，或将待测 DNA 变性后用杂交引物进行 PCR 扩增，连接载体，构建目的 DNA 的样品文库。目的 DNA 片段固定到一个磁珠上之后，将磁珠包被在单个油水混合小滴，在小滴里进行独立的扩增，从而实现了所有目的 DNA 片段进行平行扩增乳滴 PCR（emulsion PCR，emPCR），经过富集之后，每个磁珠上都有约 10^7 个克隆的 DNA 片段。测序前需要先用一种聚合酶和单链结合蛋白处理带有 DNA 的磁珠，接着将磁珠放在一种 PTP 平板上。这种平板上特制有许多小孔，每个小孔仅能容纳一个磁珠，通过这种方法来固定每个磁珠的位置，以便检测接下来的测序反应过程。测序反应以磁珠上大量扩增出的单链 DNA 为模板，每次反应加入一种 dNTPs 进行合成反应。如果 dNTPs 能与待测序列配对，则会在合成后释放焦磷酸基团。释放的焦磷酸基团会与反应体系中的 ATP 硫酸化酶反应生成 ATP。生成的 ATP 和荧光素酶共同氧化使测序反应中的荧光素分子迸发出荧光，同时由 PTP 板另一侧的 CCD 照相机记录，最后通过计算机进行光信号处理而获得最终的测序结果。由于每一种 dNTPs 在反应中产生的荧光颜色不同，因此可以根据荧光的颜色来判断被测分子的序列。

Solexa 测序技术与 Roche 454 类似，都是边合成边测序的方法。测序过程可分为以下四个步骤。①DNA 待测文库构建：利用超声波将待测的 DNA 样本断裂成 200~500 bp 长的序列小片段，并在这些小片段的两端添加上不同的衔接头，构建出单链 DNA 文库。②Flowcell：它是用于吸附流动 DNA 片段的流动室，当文库建好后，目标 DNA 在通过流动室时可随机附着在其通道表面。通道表面都附有能和建库过程中加在 DNA 片段两端互配对的衔接头，能支持 DNA 在其表面进行桥式 PCR 的扩增。③桥式 PCR 扩增与变性：桥式 PCR 以流动室表面所固定的接头为模板，进行桥形扩增。最终每个 DNA 片段都将在各自的位置含有单个 DNA 模板的很多分拷贝，可将碱基的信号强度放大，达到测序所需的信号要求。④测序：Solexa 测序方法采用边合成边测序的方法。如同 Sanger 测序法，向反应体系中同时添加 DNA 聚合酶、接头引物和带有碱基特异荧光标记的 4 种 dNTPs。这些 dNTPs 的 3′-OH 被化学方法所保护，因而每次只能添加一个 dNTPs。在 dNTPs 被添加到合成链上后，所有未使用的游离 dNTPs 和 DNA 聚合酶会被洗脱掉。接着，再加入激发荧光所需的缓冲液，用激光激发荧光信号，并有光学设备完成荧光信号的记录，最后利用计算机分析将光学信号转化为测序碱基。

SOLiD 测序技术平台在 DNA 文库构建和 PCR 扩增步骤与 Roche 454 大体相近。其独特之处在于没有采用 DNA 聚合酶，而是采用了连接酶。SOLiD 连接反应的底物是 8 碱基单链荧光探针混合物。连接反应中，这些探针按照碱基互补规则与单链 DNA 模板链配对。探针的 5′末端分别标记了不同的荧光染料。这个 8 碱基单链荧光探针中，第 1 和第 2 位碱基（XX）是确定的，并根据种类的不同在 6～8 位上加上了不同的荧光标记。这是 SOLiD 的独特测序法，两个碱基确定一个荧光信号，相当于一次能决定两个碱基。这种测序方法也称为两碱基测序法。当荧光探针能够与 DNA 模板链配对而连接上时，就会发出代表第 1、2 位碱基的荧光信号。在记录下荧光信号后，通过化学方法在第 5 和第 6 位碱基之间进行切割，这样就能移除荧光信号，以便进行下一个位置的测序。

（三）第三代 DNA 测序技术

第三代 DNA 测序技术又被称为单分子 DNA 测序技术。DNA 测序过程不需要经过 PCR 扩增，直接对每一条 DNA 分子单独测序。第三代测序技术也叫从头测序技术，即单分子实时（single molecule real time，SMRT）DNA 测序技术。

第三代 DNA 测序技术原理主要分为两大类：第一类是单分子荧光测序，代表性的技术为 PacBio SMRT 测序系统。脱氧核糖核苷酸经荧光分子标记，可以实时记录荧光的强度变化。当荧光标记的脱氧核糖核苷酸被掺入 DNA 链的时候，它的荧光就同时能在 DNA 链上探测到。当它与 DNA 链形成化学键的时候，它的荧光基团就被 DNA 聚合酶切除，荧光消失。这种荧光标记的脱氧核糖核苷酸不会影响 DNA 聚合酶的活性，并且在荧光被切除之后，合成的 DNA 链和天然的 DNA 链完全一样。第二类是纳米孔测序（nanopore sequencing）技术。新型纳米孔测序法是采用电泳技术，借助电泳驱动单个分子逐一通过纳米孔来实现测序。由于纳米孔的直径非常细小，仅允许单个核酸聚合物通过，而 ATCG 单个碱基的带电性质不一样，通过电信号的差异就能检测出通过的碱基类别，从而实现测序。

虽然目前单分子 DNA 测序技术仍然还需要完善，但是其拥有诸多独特的优点：不需要 PCR 扩增，样品保真度更高，可测定的 DNA 序列更长，可测定 10 kbp 以上的片段，甚至是整条 DNA 链，并且测序速度快，准确度更高。随着科技的快速发展和技术的不断革新，第三代 DNA 测序技术必将成为未来的测序主流技术。

二、RNA 测序

RNA 测序又被称为转录组测序，是一种用高通量测序技术对 mRNA、sRNA 和 ncRNA 等进行测定，用于通过观察其基因表达来分析整个基因组表达水平的技术。转录组通常是指特定发育阶段或生理条件下的一个细胞中的所有转录本。因此可以通过转录本测序对细胞的转录本进行分析研究。伴随着 DNA 的测序技术的进步，RNA 测序技术也不断改善，特别是基于二代 DNA 测序技术的 RNA 测序技术是目前采用的主要方法。

早期 RNA 的测序工作主要是通过基因芯片技术来实现。首先在芯片上排列大量的核酸探针，包含生物的整个基因组或部分基因组，比如外显子、miRNA、单核苷酸多态性 SNP 等。然后从特定的细胞中提取成熟的 mRNA，反转录为 cDNA，并进行荧光标记。带有荧光标记的 cDNA 片段与芯片上的探针杂交，芯片上各点的信号强弱代表了该探针目的基因的表达量。但是基因芯片测序技术过于依赖已知的基因组信息（核酸探针库容量）。在很多探索性的研究中，基因芯片技术存在难以发现新的剪接点和突变的不足。

随着高通量二代 DNA 测序技术的发展，将 RNA 测序技术带入了一个新的时代。与第二代 DNA 测序技术相比，RNA 测序技术是首先要将成熟 mRNA 逆转录为 cDNA 文库，然后进行 cDNA 测序。基于高通量二代 DNA 测序技术建立的 RNA 测序技术，避免了基因芯片技术的不足，能够发现未知转录本和稀有转录本，精确地识别可变剪切位点以及编码序列单核苷酸多态性，提供最全面的转录组信息。其测序技术流程主要包括 RNA 提取、cDNA 文库构建、DNA 成簇扩增、高通量序列测定和数据分析。相比于基因芯片杂交测序技术平台，基于高通量二代 DNA 测序技术建立的 RNA 测序技术具有不依赖于已知基因组信息的优势，无须预先针对已知序列设计探针，即可对任意来源整体转录活动进行检测，提供更精确的结果、更高的检测通量以及更广泛的检测范围，是目前最常用的测序技术方法。此外值得关注的是，随着第三代 DNA 测序技术的出现，纳米孔 DNA 测序技术可实现 RNA 直接测序，产生实时的序列数据，无须逆转录或扩增过程，从而避免引入偏倚。相信随着科技的不断进步，RNA 直接测序技术会越来越受到重视。

第三节　分子杂交技术

分子杂交技术是广泛利用生物大分子的特异性识别结合作用而建立起来的定性、定量检测特异核酸序列和蛋白质的有力工具，广泛应用于生命科学研究的各个领域。在分子杂交体系中，能与待测分子发生特异性相互作用的已知分子被称为探针（probe）。探针可以是核酸序列、抗体、配体、底物甚至药物分子等，多数情况下带有标记物供检测。

分子杂交技术可进行液相杂交或固相杂交。液相杂交是将待测分子和探针都置于杂交液中进行，包括核酸酶 S1 保护分析技术和核糖核酸酶保护测定（ribonuclease protection assay，RPA）技术。固相杂交是将待测分子（或探针）固定于固相支持物，然后与液相中游离的探针（或待测分子）进行杂交，杂交分子结合于固相支持物。基于技术实现手段的不同，固相杂交技术有印迹杂交、原位杂交和生物芯片技术三大类，其中印迹杂交和原位杂交属于低通量常规技术，生物芯片属于高通量技术。

一、印迹杂交技术

印迹杂交技术是将待检测生物大分子电泳分离后转印并固定在膜上，然后用特异性探针去识别检测的技术。与其他分子杂交技术相比，该技术最大特点在于有电泳分离和转膜过程，通过转膜，被电泳分离开来的待测分子被印在了亲水膜上，所以被形象地称为印迹杂交技术。目前，针对不同的检测分析对象，科学家们建立了多种不同的印迹杂交技术，它们是通过 DNA-DNA 杂交来分析 DNA 的 **Southern 印迹**（Southern blotting）**杂交技术**、通过 DNA-RNA 杂交分析 RNA 的 **Northern 印迹**（Northern blotting）**杂交技术**、利用抗原-抗体特异性结合的原理分析蛋白质的 **Western 印迹**（Western blotting）**杂交技术**、检测蛋白质翻译后修饰（如磷酸化）的 **Eastern 印迹**（Eastern blotting）**杂交技术**、检测 DNA 和蛋白质相互作用的 **Southwestern 印迹**（Southwestern blotting）**杂交技术**以及检测蛋白质之间相互作用的 **Far Western 印迹**（Far Western blotting）**杂交技术**，其中 Eastern、Southwestern 和 Far Western 印迹杂交技术都是信号通路研究的重要技术手段。

（一）Southern 印迹杂交技术

Southern 印迹杂交技术由英国科学家 Edward Southern 于 1975 年建立，是目前基因组 DNA 序列定位和靶 DNA 序列检测的有效方法。该方法的基本原理是 DNA-DNA 杂交，即两条互补 DNA 单链通过碱基配对特异性地杂交形成双链。

1. Southern 印迹杂交技术基本步骤

Southern 印迹杂交技术基本步骤如下（图 8-8）：①将待测 DNA 样品用限制性核酸内切酶进行消化；②用琼脂糖凝胶电泳（或聚丙烯酰胺凝胶电泳）分离 DNA 片段；③将凝胶浸泡在 NaOH 溶液中使 DNA 变性成单链；④将 DNA 原位转移至硝酸纤维素膜或尼龙膜等固相膜上，经干烤或紫外线照射固定；⑤预杂交固相膜，封闭膜上对探针的非特异性吸附位点，故又称为封闭；⑥将放射性同位素或生物素标记的 DNA 探针变性后与膜进行杂交；⑦洗涤除去未杂交的 DNA 探针，烘干固相膜后检测膜上的杂交探针，从而分析靶 DNA 序列的存在及其含量水平。放射性同位素标记的探针可用放射自显影（autoradiography）或磷光成像（phosphor imaging）的方法进行检测，生物素标记的探针可用酶反应显色。显色成像后，通过与 DNA 分子量标准品比较，条带位置反映靶序列的分子大小，条带的深浅反映靶序列的水平高低。

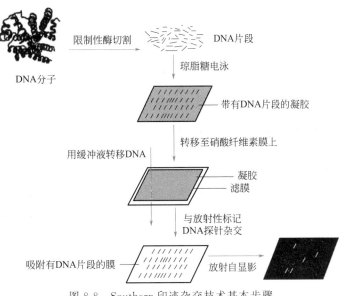

图 8-8　Southern 印迹杂交技术基本步骤

基于核酸分子杂交的特异性及杂交信号检测的高灵敏度，Southern 印迹杂交技术能灵敏地检测出基因组中的靶序列，包括单拷贝序列。但实际研究中，Southern 印迹杂交技术能否准确灵敏地检测出靶序列，除了取决于靶序列在基因组中所占比例以及探针的特异性、大小与比活性之外，还与实验操作中很多关键因素有关，包括电泳分离效果、DNA 变性情况、转印效率、封闭效果等。

2. Southern 印迹杂交技术应用——DNA 指纹图谱和 DNA 分型

Southern 印迹杂交技术不仅是生命科学研究的重要工具，还被广泛应用于罪犯认定以及亲属关系的确立，这就是 DNA 指纹图谱和 DNA 分型技术的应用。**DNA 指纹图谱**（DNA fingerprinting）或 **DNA 分型**（DNA typing）由英国莱斯特大学遗传学家 Alec Jeffreys 在 1985 年首次提出。Jeffreys 用 α 珠蛋白小卫星 DNA 重复序列单元的互补序列为探针，与人体基因组 DNA 的酶切片段进行杂交，获得了多个位点上长度不等的杂交条带，提示人体基因组的多处不同位点上分布着与 α 珠蛋白小卫星 DNA 类似甚至相同的重复序列。Jeffreys 还发现，不同个体的基因组 DNA 在用同一种限制性核酸内切酶切割后获得的杂交条带图谱不同，这类似于人类的指纹，故称为 DNA 指纹。

DNA 指纹图谱就是根据基因组不同位点的微（小）卫星 DNA 有相同重复序列单元的特点，用一种核心重复序列作为探针，经 Southern 印迹杂交技术所获得的多区带杂交图谱。DNA 指纹图谱看上去就是一系列不等距离、相互隔离的粗细不一、深浅不一的条带，如同商品包装上的条形码，一个条带代表一个（或一个以上）等位基因，即代表一定长度的 DNA 片段，不同个体之间的差异可以表现为条带的位置和数量以及条带的深浅和宽度的差异（图 8-9）。由于具有多位点性、高变异性和简单而稳定的遗传性，DNA 指纹图谱不仅可用于个体鉴定，还可用来检测目标基因组的变异情况，即用

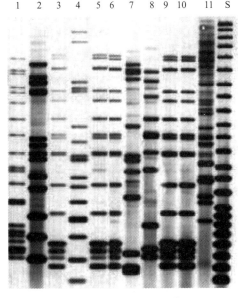

图 8-9　DNA 指纹图谱
1～11 代表不同个体的基因组 DNA，
S 代表分子量标准品

于基因分型。

（二）Northern 印迹杂交技术

Northern 印迹杂交技术是应用 RNA 或 DNA 探针检测特异 RNA 分子的一种印迹杂交技术，常用于检测 mRNA 以获得基因的转录水平及转录产物分子量大小等信息。Northern 印迹杂交技术由斯坦福 James Alwine 提出，其基本步骤类似于 Southern 印迹杂交技术。

1. Northern 印迹杂交技术基本步骤

Northern 印迹杂交技术的基本步骤与 Southern 印迹杂交相似，但有几点不同：①RNA 样品提取后不酶切；②RNA 样品进行变性电泳以保持单链状态，即凝胶中加入乙二醛或甲醛等变性剂，电泳结束后立即转膜；③所有操作均应避免 RNase 的污染，否则 RNA 样品的降解会降低实验结果的可信度。

2. Northern 印迹杂交技术应用——蛋白基因表达分析

mRNA 水平分析是蛋白质基因表达分析的重要内容，可为疾病机制和药物作用机制的研究提供重要数据。目前，用于转录分析的常规技术手段包括 Northern 印迹杂交技术、原位杂交技术、核酸酶保护分析和 qPCR 等，其中 Northern 印迹杂交技术是标准方法，虽然灵敏度相对最低，但是目前能同时提供转录产物分子大小、剪接异构体及基因家族信息的最简便方法。

（三）Western 印迹杂交技术

Western 印迹杂交技术，又称蛋白印迹杂交技术或免疫印迹杂交技术，是基于抗原-抗体特异性识别结合原理建立起来的分析蛋白质的印迹杂交技术，是将蛋白质电泳、印迹和免疫检测融为一体的分析特异性靶蛋白的有力工具。该方法最先由 George Stark 提出。

1. Western 印迹杂交技术基本步骤

Western 印迹杂交技术基本步骤见图 8-10：①从组织细胞中提取总蛋白并进行定量；②用十二烷基硫酸钠-聚丙烯酰胺凝胶电泳（sodium dodecyl sulfate-polyacrylamide gel electrophoresis，SDS-PAGE）将蛋白质按分子质量大小分离；③将凝胶中的蛋白质条带原位转移至固相膜上；④用脱脂牛奶或牛血清白蛋白溶液封闭膜上的非特异性吸附位点；⑤加入靶蛋白的特异抗体（一抗）进行孵育；⑥洗涤除去未吸附一抗后，加入与一抗能专一结合的标记抗体［二抗，比如识别兔源抗体的羊抗兔 IgG 或带有标记物的金黄色葡萄球菌蛋白 A（staphylocical protein A，能与各种抗体球蛋白 Fc 区相结合）］进行孵育；⑦洗涤除去未吸附的二抗或蛋白 A 后，利用二抗或蛋白 A 上标记物的特异性显色反应进行检测，分析靶蛋白的存在及含量水平。目前，Western 印迹杂交技术常用辣根过氧化物酶（horseradish peroxidase，HRP）标记的

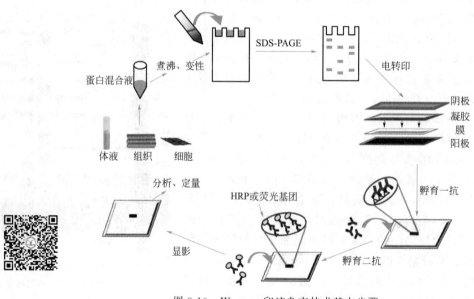

图 8-10　Western 印迹杂交技术基本步骤

二抗，HRP 可使增强化学发光（enhanced chemiluminescence，ECL）试剂显色从而检测靶蛋白。曝光显影后，通过与分子量标准品比较，条带位置反映靶蛋白分子量大小，条带的深浅反映靶蛋白含量水平的高低，通过分析条带的灰度值可相对定量。

Western 印迹杂交技术除了使用一抗和标记二抗进行免疫检测外，也可仅使用标记一抗以缩短操作时间，并进一步提高检测特异性，但标记一抗的成本相对较高。

2. Western 印迹杂交技术应用——蛋白质基因表达分析

Western 印迹杂交技术灵敏度高，可从复杂的组织细胞总蛋白样品中检测到靶蛋白，常与 Northern 印迹杂交技术和 qPCR 等转录水平分析手段相结合，用于研究靶基因的表达。

蛋白质修饰是信号通路激活和蛋白质功能实现的主要机制。为了检测蛋白质的翻译后修饰，Western 印迹杂交技术还延伸出了一个技术变型——Eastern 印迹杂交技术，这是一种检测靶蛋白上特定修饰基团（脂肪酸链、糖基、磷酸化等）的技术。在 Eastern 印迹杂交技术中，蛋白质样品需要通过双向电泳进行分离，然后转印到膜上进行杂交和检测。

二、原位杂交技术

根据分析对象生物学来源的不同，**原位杂交**（in situ hybridization）技术可分为**组织原位杂交**（tissue in situ hybridization）**技术和菌落原位杂交**（colony in situ hybridization）**技术**。

（一）组织原位杂交技术

组织原位杂交技术是将分子杂交与组织化学相结合的一门技术，是用探针在原位检测组织、细胞中的生物分子，常直接简称为原位杂交技术。与印迹杂交技术相比较，原位杂交技术的优势在于可对靶分子进行组织细胞和亚细胞定位。很多时候，原位杂交技术是指狭义上的核酸（组织）原位杂交技术，即组织细胞内的核酸分子在原位与核酸探针杂交从而检测其存在的分子杂交技术。如果适当处理细胞使其通透性增加，让探针进入细胞（核）内与 DNA 或 RNA 杂交，原位杂交技术可确定靶序列在胞内和染色体上的定位。

（二）菌落原位杂交技术

菌落原位杂交技术是将细菌从培养平板原位转移至硝酸纤维素膜上，裂解菌落使 DNA 释放后用探针进行检测的杂交技术。菌落释放的 DNA 烘干固定于膜上后可与 ^{32}P 标记的核酸探针杂交，通过放射自显影检测菌落杂交信号，与培养平板上的菌落对位，寻找阳性克隆（图 8-11）。该方法适用于重组体的筛选以及从基因文库或 cDNA 文库中筛选目的基因。

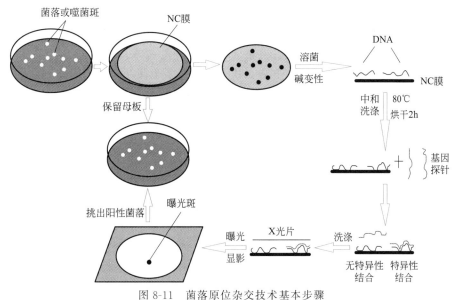

图 8-11　菌落原位杂交技术基本步骤

（三）原位杂交技术应用——免疫组织化学技术和荧光原位杂交技术

原位杂交技术在疾病机制和药物作用机制的研究中有着非常重要的应用，为基因表达水平的分析及表达模式的探索提供了直接数据，如**免疫组织化学**（immunohistochemistry）**技术**和**荧光原位杂交**（fluorescence in situ hybridization，FISH）**技术**都属于原位杂交技术。免疫组织化学技术又称免疫细胞化学（immunocytochemistry）技术，是应用抗原抗体特异性结合的原理，用抗体与靶蛋白原位杂交，再通过特定方法让抗体标记物（荧光素、酶、金属、同位素等）显色，在组织细胞原位确定靶蛋白，从而对其进行定位和相对定量。该技术将免疫反应的特异性和组织化学的可见性巧妙结合，利用显微镜的成像和放大效应，在细胞和亚细胞水平原位，形象地展示某种特定的多肽或蛋白质的存在。免疫组织化学技术现已有免疫荧光组织（细胞）化学技术，免疫酶组织（细胞）化学技术，亲和组织化学技术，免疫金、银及铁标记免疫组织化学等技术类型。

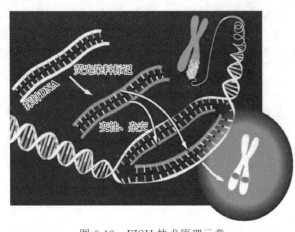

图 8-12　FISH 技术原理示意

FISH 技术是将标记的 DNA 探针与染色体上的靶 DNA 进行原位杂交，借助显微镜观察靶序列的染色体分布和定位的实验技术（图 8-12）。如果标记物是荧光素，可以直接在荧光显微镜下观察；如果标记物是生物素，则需要借助荧光素标记的亲和素进行显色；而如果标记物是地高辛，需要借助荧光素或酶标记的地高辛抗体进行显色。

由于遗传性疾病和肿瘤的发病机制均涉及染色体和基因的变异，因此 FISH 技术在产前筛查和多种肿瘤的早期诊断中有着非常广泛的应用，它具有重复性好、灵敏度高、特异性高、序列定位准确和结果易观察等诸多优点。目前，FISH 技术在方法学上已经从一种颜色发展为多种颜色、从中期染色体 FISH 发展为粗线染色体 FISH 和纤维 FISH，灵敏度及分辨率进一步提高，其临床应用价值也进一步提升。

三、生物芯片技术

（一）概念

生物芯片技术是近年来生命科学领域里发展十分迅速的一项综合性高新技术。传统的**生物芯片**（biochip）是指将核酸、蛋白质等生物大分子、细胞、组织等探针，有序高密度地排列在玻片或硅片等载体上形成的二维分子阵列，又称**微阵列**（microarry）。根据分子间特异性相互作用的原理，将生物样本与生物芯片杂交，通过检测杂交信号实现快速高效、高通量分析检测的技术即为生物芯片技术或生物微阵列技术。从原理上讲，生物芯片技术就是一种分子杂交技术，它将多个探针分子同时排列在同一芯片上，因此可以在平行实验条件下，同时完成同一样品中多个不同分子的检测，从而实现高通量分析。从技术角度讲，生物芯片技术将微电子、微机械、化学、物理和计算机等多种技术融为一体，是分子生物学技术与其他多学科技术相互交叉和渗透的产物，实现了分子杂交分析过程的连续化、集成化和微型化，极大提高了平行分析的精确度。

（二）生物芯片的技术种类

基于探针的不同，传统的微阵列生物芯片可以分为**基因芯片**（gene chip）、**蛋白质芯片**（protein chip）、**细胞芯片**（cell chip）和**组织芯片**（tissue chip）。

1. 基因芯片

基因芯片又称 DNA 芯片（DNA chip）或 DNA 微阵列（DNA microarray），是将 cDNA 探针或寡核苷酸探针按预设的微阵列方式固定在微型载体（硅片或玻片等）上而制成的一种生物芯片（图 8-13）。

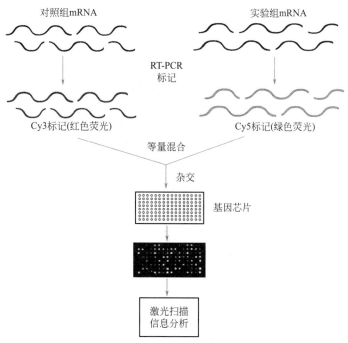

图 8-13 基因芯片分析 mRNA 水平的基本步骤示意

2. 蛋白质芯片

蛋白质芯片又称蛋白质微阵列（protein microarray），是将已知多肽、蛋白质等按预设的微阵列方式固定在微型载体上而获得的一种生物芯片。

3. 细胞芯片

细胞芯片又称细胞微阵列（cell microarray），是将细胞按照特定的方式固定在微型载体上形成的微阵列。细胞芯片是以活细胞为研究对象，在芯片上可完成对细胞培养的精确控制，通过集成化的化学分析方法，实现对细胞高通量、多参数的原位信号的连续检测，同时分析细胞间相互影响或相互作用。目前，细胞芯片技术发展很快，已有整合的微流体细胞芯片、微量电穿孔细胞芯片和细胞免疫芯片等。

4. 组织芯片

组织芯片又称组织微阵列（tissue microarray），是将组织切片等按照特定方式固定在微型载体上形成的微阵列，可用于组织间成分差异研究。由于独特的高通量并行检测优势，组织芯片已经在肿瘤研究、病原体检测、药物筛选和新药毒理学等方面取得了广泛应用。

目前，生物芯片技术获得了极大发展。广义的生物芯片技术是指根据生物分子间特异性相互作用的原理，将生化分析过程集成于芯片表面，从而实现对核酸、蛋白质（多肽）以及其他生物成分的高通量快速检测技术。生物芯片也在传统的微阵列芯片基础上发展出以生物芯片为基础的集成化分析系统——**微流控芯片**（microfluidic chip），又叫**芯片实验室**（lab-on-chip）。微流控芯片是目前微全分析系统（miniaturized total analysis system）发展的热点领域，其发展目标是将分析全过程集成在同一芯片上，形成芯片实验室。具体来讲，微流控芯片是将化学中所涉及的样品预处理、反应、分离、检测以及生命科学中的细胞培养、分选、裂解等基本操作单元集成到一块几平方厘米大小的芯片上，并以微通道网络贯穿各个实验环节，从而实现对整个实验系统的灵活操控，承载传统化学或生物实验室的各项功能。微流控芯片容纳流体的有效结构（通道、反应室和其他某些功能部件）为微米级，流体在其中产生了与宏观尺度不同的特殊性能。目前，将分析全过程（包括样品制备在内）集约化，形成微型分析系统的芯片实验室已经问世（图 8-14），如集成化样品制备和 PCR 扩增反应的芯片，集成化核酸分离、荧光标记和分子杂交的芯片等。这些微流控芯片实验室具有液体流动可控、消耗试样和试剂极少的优势，可在几分钟内进行上百个样品的并行分析。

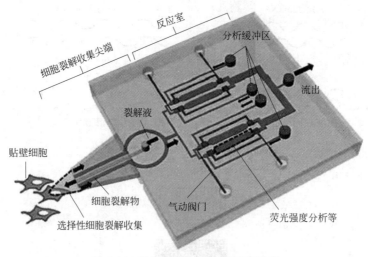

图 8-14　微流控芯片实验室原理示意

知识链接 8-3

核糖核酸酶保护测定

核糖核酸酶保护测定（ribonuclease protection assay，RPA）是近十年发展起来的一种全新的 mRNA 定量分析方法，属于液相杂交技术。其基本原理是将 ^{32}P 或生物素标记的特异 RNA 探针与待测 RNA 样品液杂交，RNA 探针与靶 RNA 通过碱基配对杂交形成双链；杂交后未结合的单链 RNA 被 RNaseA 或 RNaseT1 消化，而双链 RNA 免受影响，即靶 RNA 被探针保护，故该方法被称为核糖核酸酶保护测定。在核糖核酸酶消化后，被保护的靶 RNA 可以借助其配对的探针信号进行定量。对于 ^{32}P 标记探针，杂交双链进行变性聚丙酰胺凝胶电泳后，用放射自显影或磷光成像系统检测被保护的探针信号强度；对于生物素标记的探针，杂交双链经过变性聚丙酰胺凝胶电泳后电转移至尼龙膜，与链霉亲和素-HRP 特异反应，最后 HRP 用化学发光底物进行分析。

第四节　基因敲除技术

基因敲除技术是指在基因组水平上改变或破坏靶基因的结构，使其功能完全丧失的实验技术，包括同源重组介导的基因敲除技术和新一代的基因编辑技术等。这里介绍同源重组介导的基因敲除技术。

同源重组介导的基因敲除技术，即基因打靶技术，是以胚胎干细胞技术和同源重组为基础，通过 DNA 定点同源重组，改变基因组中某一特定基因，从而在生物活体内研究此基因功能的实验技术。该技术可应用于基因功能研究、人类疾病动物模型的制备以及经济动物遗传物质的改良等方面。

一、同源重组介导的基因敲除原理

同源重组介导的基因敲除技术利用胚胎干细胞（embryonic stem cell，ES 细胞）为操作平台（图 8-15）：基因敲除载体通过同源修饰序列与 ES 细胞的靶基因序列发生同源重组，导致靶基因序列改变而失活。基因敲除的 ES 细胞导入胚胎后，植入假孕雌鼠的子宫内，发育成熟后分娩的新生小鼠经过多次交配传代，最终获得靶基因敲除的纯合基因型子代小鼠。假孕雌鼠是指与结扎雄鼠交配后的性成熟雌鼠，其生殖系统、生理状态与移入卵的发育阶段同步，可为移植胚胎提供着床和继续发育的条件。

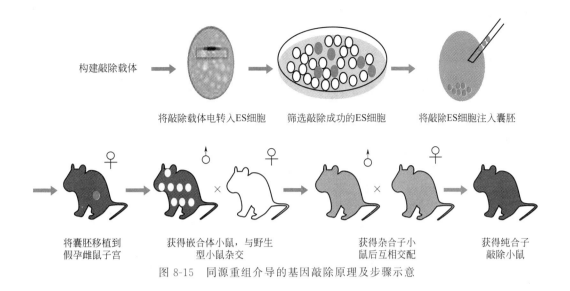

构建敲除载体 → 将敲除载体电转入ES细胞 → 筛选敲除成功的ES细胞 → 将敲除ES细胞注入囊胚

→ 将囊胚移植到假孕雌鼠子宫 → 获得嵌合体小鼠，与野生型小鼠杂交 → 获得杂合子小鼠后互相交配 → 获得纯合子敲除小鼠

图 8-15　同源重组介导的基因敲除原理及步骤示意

二、基因敲除的基本步骤

（一）基因敲除载体的构建

为了对 ES 细胞实现基因敲除，并方便重组体的筛选，基因敲除载体需含有与靶基因同源的 DNA 序列及选择性标记基因，同源重组后载体上的同源序列可置换或插入靶基因的同源序列，并提供筛选标记。

选择性标记基因可以分为正选择标记基因和负选择标记基因。正选择标记基因一般为抗性基因，如新霉素抗性基因（neo^r）、嘌呤霉素抗性基因（$puro^r$）等。新霉素抗性基因编码的新霉素磷酸转移酶能灭活新霉素及其类似物 G418，从而赋予宿主细胞对新霉素及其类似物 G418 的抗性。负选择标记基因一般为毒性基因，如胸腺嘧啶激酶基因（tk）、次黄嘌呤磷酸核糖转移酶基因（$Hprt$）等。tk 基因的表达产物可使更昔洛韦等核苷类似物转化为毒性物质而杀死细胞，从而使其宿主细胞不能在含有更昔洛韦的培养基中生长。

将同源序列和选择性标记基因的序列按一定方式插入克隆质粒中，即可构建基因敲除载体。根据载体与基因组重组方式的不同，基因敲除载体有插入型和置换型两种，其中常用的是置换型载体，重组体稳定且容易筛选。置换型载体（图 8-16）的线性化位点位于同源序列外侧，一般携带正、负选择两种标记基因，正选择标记基因位于靶基因同源序列内部，负选择标记基因位于同源序列外侧。载体线性化后，需要载体与 ES 细胞基因组进行两次同源序列的交换，交换后正选择标记基因直接置换靶基因的同源序列从而敲除靶基因。

（二）基因敲除载体导入 ES 细胞

基因敲除载体在体外构建完成之后，需要使其线性化并通过一定途径导入 ES 细胞，让其与细胞内基因组发生同源重组而定点整合到基因组上。基因敲除载体导入 ES 细胞的方法有很多，将外源基因导入哺乳动物细胞的方法均可被采用，包括显微注射法、电穿孔法、DNA-磷酸钙共沉淀法、脂质体法、病毒感染法等。显微注射法借助显微注射仪将载体准确注入细胞，转染效率高，但操作难度大，一次只能转染一个细胞，无法获得大量细胞用于筛选。电穿孔和 DNA-磷酸钙共沉淀法操作简单，能同时转染多个细胞，但转染效率较低。病毒转染法模仿了病毒感染细胞的生物学过程，为单拷贝整合，不易发生重排，转染效率高，且可实现组织细胞特异性转染，尤其适合条件性基因敲除和基因治疗。

（三）重组体筛选与鉴定

由于同源重组交换频率低，在基因敲除载体转染 ES 细胞后，大部分细胞并未插入外源基因，即使插入了也有很多随机插入的情况。因此，转染后从大量细胞中筛选鉴定出重组体（即发生了同源重组的 ES

细胞），是基因敲除的重要步骤。重组体的常用筛选鉴定方法有正负筛选法和正向筛选法等。

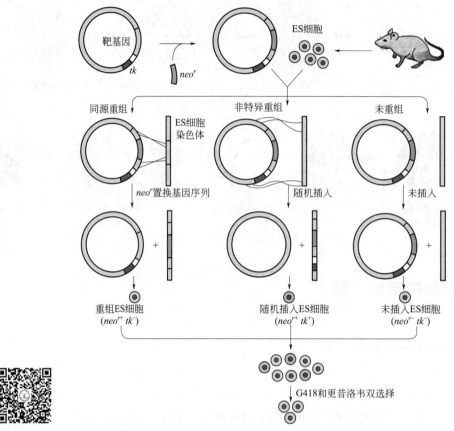

图 8-16　置换型载体介导的序列重组及筛选

正负筛选法一般适用于置换型载体，它同时利用了载体上正、负选择性标记基因的选择作用。以携带 neo^r 和 tk 的置换型载体为例（图 8-16），未插入外源基因的 ES 细胞基因型为 neo^{r-}/tk^-，缺乏对 G418 的抗性，不能在含有 G418 的培养基中生长；由于大多数随机插入均发生在染色体末端，负选择标记基因随着同源序列一起插入基因组，因此随机插入外源基因的 ES 细胞绝大多数基因型为 neo^{r+}/tk^+，具有对 G418 的抗性，但更昔洛韦对其有毒性，故不能在含有更昔洛韦的培养基中生长；发生同源重组的 ES 细胞，正选择标记基因随着同源序列插入基因组，负选择标记基因位于同源序列外侧而未能整合，其基因型为 neo^{r+}/tk^-，具有对 G418 的抗性，同时更昔洛韦对其无毒性，故能在含有 G418 和更昔洛韦的双选择培养基中生长。综上所述，对于携带了正、负选择性标记基因的置换型载体，其重组体就是可以在对应双选择培养基中生长的细胞。

选择性培养基筛选得到的 ES 细胞往往还会混杂一些随机整合的细胞，需要进一步用 PCR 或 Southern 印迹杂交技术的方法进行鉴定。PCR 是重组体鉴定的常用方法，快速、简便且灵敏度高。为了实现鉴定功能，需要通过引物的设计使 PCR 能特异性扩增基因组上通过同源重组方式定向插入的外源序列，其设计原则是一条引物与载体上的非同源序列（如正选择标记基因）互补，另一条引物与载体同源序列之外的内源靶基因序列互补。如果用 Southern 印迹杂交技术进行重组体的鉴定，探针常以载体同源序列以外的内源靶基因序列进行设计，即探针的识别位点位于同源序列外侧，被称为侧翼探针。对重组体来讲，由于同源重组将外源序列定向插入靶基因，导致靶基因处的基因组序列在同种限制性核酸内切酶作用下的酶切片段长度发生改变，故可根据杂交条带的位置变化进行判断。

（四）胚胎发育及交配传代，基因敲除动物产生

重组 ES 细胞导入胚胎，在假孕雌鼠子宫内发育成熟，分娩产生嵌合体（图 8-15）。

ES 细胞引入胚胎的方式有多种，包括显微注射法、胚胎聚合法和核移植法等。显微注射法是在显微镜

下将 ES 细胞注入囊胚腔或桑葚胚中。胚胎聚合法是利用胚胎间的聚合作用使 ES 细胞进入胚胎内部，即将 ES 细胞夹在两个无透明带的胚胎之间形成聚合体，通过过夜培养形成早期囊胚，从而将 ES 细胞导入。

为了保证 ES 细胞与胚胎受体之间具有较好的生物相容性以获得较高的嵌合率，胚胎受体应根据 ES 细胞的遗传背景进行选择，同时考虑二者间遗传学标志的差异（如表型差异等），以便于嵌合体的筛选。例如，若使用 129 系小鼠 ES 细胞进行基因敲除，则可选用 C57BL/6 系小鼠胚胎作为 ES 细胞的受体，因为 129 系小鼠的皮毛呈野灰色，而 C57BL/6 系小鼠的皮毛呈黑色，且野灰色对黑色显性，可通过出生小鼠的毛色嵌合度估计 ES 细胞整合的情况。

ES 细胞导入胚胎后，在子宫内可以发育成嵌合体或完全由 ES 细胞来源的动物。对于嵌合体来说，需要关注的是 ES 细胞是否已真正整合入生殖系，可以通过嵌合体与胚胎供体品系回交进行检测。仍以小鼠 129 系 ES 细胞和 C57BL/6 系胚胎产生的嵌合为例，与 C57BL/6 系纯种回交，如果子代小鼠皮毛均为黑色，说明 ES 细胞并未整合进生殖系；如果部分子代小鼠皮毛为野灰色，说明确实是生殖嵌合体。由于 129 系小鼠繁殖能力低下，不利于后续基因敲除小鼠的获得与维持，故常将其产生的生殖嵌合体小鼠与 C57BL/6 等其他品系小鼠杂交，以获得稳定的杂合型突变体小鼠。杂合型突变小鼠在杂交子代中的比例约为 50%，具体可通过提取基因组 DNA，用 PCR 或 Southern 印迹杂交技术进行鉴定。对于由核移植或四倍体胚胎聚合法产生的动物，可直接从中筛选完全 ES 细胞来源的杂合型突变个体。具体可通过使用葡萄糖磷酸异构酶电泳分型法和原位杂交等高灵敏度方法鉴定细胞来源，从而进行筛选。

最后，纯合型基因敲除动物可通过将杂合型突变动物互交得到，对表型符合纯合体预判的子代动物要进行基因鉴定。

第五节　基因编辑技术

基因编辑（gene editing）又称**基因组编辑**（genome editing）或基因组工程（genome engineering），是一种能对生物体基因组特定目标基因进行修饰的基因工程技术。与传统基因治疗"缺啥补啥"的思路不同，基因编辑的思路是通过一种外科手术式的精确操作，精准修复变异基因，从根本上实现对因治疗。

近年来，基于多种位点特异性核酸酶的发现和构建，基因编辑技术得到了快速发展和广泛应用，主要包括**锌指核酸酶**（zinc finger nuclease，ZFN）技术、**转录激活因子样效应物核酸酶**（transcription activator-like effector nuclease，TALEN）技术、**成簇的规律间隔的短回文重复序列**（clustered regularly interspaced short palindromic repeat，CRISPR）/CRISPR 相关蛋白（CRISPR-associated protein，Cas）系统介导的基因编辑技术等。这些基因编辑技术的共同点在于通过核酸酶精确靶向基因组，诱导双链 DNA 断裂（DSBs），启动细胞内两种主要修复机制——非同源末端连接（NHEJ）和同源重组修复（HDR）。通常情况下，细胞若通过 NHEJ 方式进行修复，可以产生不同长度片段的插入或缺失，导致基因功能失活，实现基因敲除；若同时提供同源序列模板，细胞则可通过 HDR 实现特定位点的精准插入、缺失或者碱基置换。

一、ZFN 技术

ZFN 技术是第一个被普遍使用的基因编辑技术，由人工设计的 ZFN 介导。ZFN 是由锌指蛋白结构域与 FokⅠ核酸酶活性结构域形成的嵌合蛋白，能在锌指蛋白结构域的引导下由 FokⅠ对特定 DNA 序列进行切割产生 DSBs。锌指蛋白结构域是由几个 Cys2-His2 型或 Cys4 型锌指结构单元串联组成。30 个氨基酸组成的单个结构域能特异性识别 DNA 双螺旋中一条单链上的三个连续核苷酸。一般 6 个锌指结构单元串联形成的锌指蛋白结构域就可识别一段具有基因特异性的核苷酸序列。FokⅠ是一种来源于海床黄杆菌的限制性核酸内切酶，以二聚体的形式发挥作用，能在识别位点（5′-GGATG-3′）附近 5～7 bp 处切割 DNA 产生 DSBs。若有 5～6 bp 的间隔序列隔在两个识别序列之间，可设计成对的锌指蛋白结构域以结合切割位点的上、下游，形成 Fok I 异源二聚体，从而将 ZFN 特异性识别的序列长度倍增。

ZFN 技术可应用于疾病模型的建立和基因治疗策略的开发中，如针对 HIV 感染的晚期患者，通过靶向编辑病毒的长末端重复序列（long terminal repeat，LTR），利用 ZFN 技术，能够将整合在患者 T 细胞基因组上的 HIV1 前病毒 DNA 敲除。

ZFN 技术的关键在于序列特异性锌指蛋白结构域的设计和工程化，但实现多个锌指结构单元的有效协作以及序列特异性单元的筛选过程都是很复杂的过程，而且 ZFN 往往存在脱靶效应严重的问题，这些问题在一定程度上限制了该技术的发展和推广。

二、TALEN 技术

TALEN 是转录激活因子样效应子（transcription activator-like effector，TALE）与 Fok I 嵌合构建而成。TALE 是植物病原菌黄单胞菌入侵宿主细胞时释放的一种蛋白效应分子，能特异性结合到宿主 DNA 序列上并影响其转录。TALE 具有精确定位 DNA 序列的能力，其工作原理与锌指蛋白类似但又有不同。在 TALE 中，亦有多个相似度很高的结构域反复出现，34 个氨基酸组成的单个结构域精确对应 DNA 的 1 个碱基。TALE 的单碱基识别特性使其具有比锌指蛋白更大的设计灵活性，可以通过删减、添加、自由组合不同的 TALE 结构域，定位任意长度和任意序列的 DNA 片段。

由于 TALE 独特的可编程优势，TALEN 很快成为了基因编辑的热门工具酶。基于 Fok I 是以二聚体的形式发挥作用，TALEN 被设计成两条 TALE-Fok I 臂，导入细胞后特异性结合并切割靶 DNA 序列，启动修复机制，实现基因组定向编辑。

目前，TALEN 已被广泛应用于人类、鼠、斑马鱼以及微生物等多种模式生物的研究。与 ZEN 技术相比较，TALEN 实现了对任意基因序列的编辑，构建和筛选相对容易，毒性和脱靶率低。但 TALE 分子比 ZFN 大很多，因而仍面临构建过程烦琐、不能有效导入细胞、易引起机体免疫反应等问题。

三、CRISPR/Cas 系统介导的基因编辑技术

CRISPR/Cas 系统是原核生物在长期进化过程中获得的一种适应性免疫防御系统，由 CRISPR 序列和与其串联的 Cas 基因组成，通过序列特异性 RNA 的介导，能切割降解外源 DNA，从而对抗病毒及外源 DNA 的入侵。根据 Cas 蛋白基因的种类和同源性不同，CRISPR/Cas 系统可分为 I，II，III 型，它们除了都携带有 Cas1 和 Cas2 以外，分别携带标志基因 Cas3、Cas9 和 Cas10。在 CRISPR/Cas 系统中，最简单、研究最清楚的是表达 Cas9 的 II 型系统，即 CRISPR/Cas9 系统，目前该系统已被开发成一种高效的基因编辑工具。这里我们介绍 CRISPR/Cas9 系统的体内防御机制及其介导的基因编辑技术。

（一）CRISPR/Cas9 系统的结构和组成

CRISPR/Cas9 系统基因座（图 8-17）由 CRISPR 序列、Cas 基因和反式激活 crRNA（trans-activating CRISPR RNA，tracrRNA）的基因组序列三部分组成。

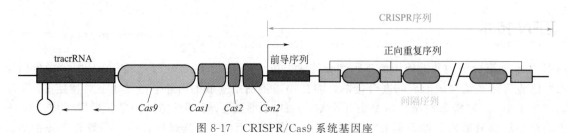

图 8-17　CRISPR/Cas9 系统基因座

1. CRISPR 序列

CRISPR 序列由一个前导（leader）序列、多个短而高度保守的正向重复序列（direct repeats）和多个

间隔序列（spacers）组成。前导序列一般位于 CRISPR 序列上游，是一段富含 AT 的长度 300 bp～500 bp 的区域，可能是 CRISPR 序列的启动子序列。每个正向重复序列单元的长度为 21 bp～48 bp，含回文序列，转录产物可形成发卡结构。重复序列两两之间被长度为 26～72 bp 的间隔序列隔开。间隔序列是由细菌俘获的外源 DNA 片段，是外源 DNA 的身份证明。含有间隔序列同源序列的外源 DNA 可被 CRISPR/Cas9 系统识别切割。

2. Cas 基因

CRISPR 序列附近存在一个多态性基因家族，其编码的蛋白质均含有可与核酸发生作用的功能域（包括核酸酶、解旋酶、整合酶和聚合酶等活性），与 CRISPR 序列协同发挥作用，因此被命名为 CRISPR 相关（CRISPR associated，*Cas*）基因。目前发现的 *Cas* 基因有 *Cas1*～*Cas10* 等多种类型。

CRISPR/Cas9 系统的 *Cas* 基因座上除了有 *Cas9* 基因外，还有 *Cas1*、*Cas2*、*Csn2* 或 *Cas4*，其中 *Csn2* 出现在 Ⅱ-A 亚型中，*Cas4* 出现在 Ⅱ-B 亚型中。各种 *Cas* 基因编码产生 Cas 蛋白。Cas9 蛋白是双链核酸酶（同时具有解旋酶活性），能在 RNA 引导下对靶位点进行切割，产生 DSBs。除此之外，Cas9 还参与 crRNA 的成熟。Cas1 蛋白和 Cas2 蛋白也是双链核酸酶，参与新入侵 DNA 上原间隔序列（protospacer）的切割捕获。

作为 CRISPR/Cas9 系统的标志性蛋白，Cas9 主要有三个功能结构域（图 8-18）：识别区、核酸酶活性区和原间隔序列邻近基序（protospacer adjacent motif，PAM）结合区。识别区（REC Ⅰ 和 REC Ⅱ）中富含 Arg 的 α 螺旋负责与 RNA-DNA 杂交链 3′ 端结合，将酶锚定于作用位点。核酸酶活性区包括 RuvC 和 HNH 两个独立的活性位点，其中 HNH 切割与 crRNA 互补的 DNA 单链，RuvC 切割另一条非互补 DNA 单链，在 crRNA 成熟和双链 DNA 剪切中发挥作用。PAM 结合区（PAM interacting，PI）可以识别结合外源 DNA 上的 PAM 基序。

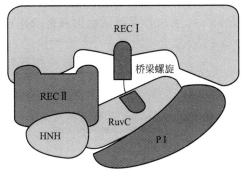

图 8-18　Cas9 的功能结构域

3. tracrRNA 的基因组序列

tracrRNA 的基因组序列在多态性 *Cas* 基因座 5′ 端，转录产生的 tracrRNA 属于非编码序列，其碱基序列与 CRISPR 序列中的重复序列互补。tracrRNA 可指导 Cas9 和 RNaseⅢ 将 CRISPR RNA 前体（pre-CRISPR RNA，pre-crRNA）加工为成熟的 CRISPR RNA（crRNA），并与 crRNA 的重复序列配对成 RNA 二聚体，招募 Cas9 蛋白形成巡逻复合体，识别和降解入侵的外源 DNA。

（二）CRISPR/Cas9 系统的作用机制

1. 间隔序列的俘获

间隔序列俘获的目的是登记"入侵者"的黑名单，即将入侵 DNA 的一小段序列切割下来，以间隔序列的形式整合到 CRISPR 序列 5′ 端两个正向重复序列之间，作为入侵 DNA 身份的象征。其大致步骤如下（图 8-19）：当病毒 DNA 首次入侵时，Cas1 和 Cas2 蛋白将对其进行扫描，识别 PAM 结合区，将邻近 PAM 的 DNA 序列作为候选的原间隔序列从外源 DNA 中切割下来。切割下来的原间隔序列被插入前导序列下游的两个正向重复序列之间，形成新的间隔序列。值得注意的是，作为外源 DNA 身份证明的原间隔序列，其选择并不是随机的。原间隔序列向两端延伸的几个碱基都十分保守，被称为原间隔序列邻近基序

（PAM）。PAM 通常为 5′-NGG-3′（N 为任意碱基），是原间隔序列的扫描标识，外源 DNA 分子中临近 PAM 的序列将被作为候选的原间隔序列。

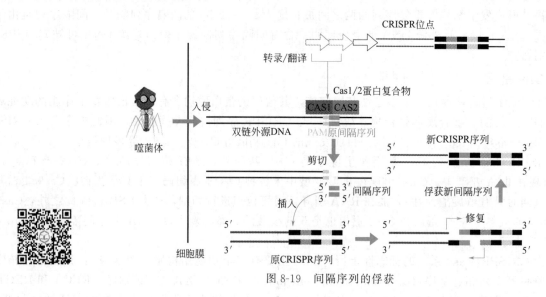

图 8-19　间隔序列的俘获

2. crRNA 的产生

CRISPR/Cas 系统抵抗外源 DNA 的再次入侵需要武器，是一个由 crRNA、tracrRNA 和 Cas9 装配起来的三元复合物（图 8-20）。在前导序列的调控下，CRISPR 序列转录产生长的 pre-crRNA，其中包含若干间隔序列；同时与 crRNA 重复序列互补的 tracrRNA 也被转录出来。Pre-crRNA 与 tracrRNA 通过碱基配对的方式相互作用形成复合物，同时招募 Cas9 蛋白，并激活胞内双链 RNA 特异性的 RNAase III 进行切割，形成一系列成熟的 crRNA-tracrRNA-Cas9 复合物，每一个复合物中的 crRNA 序列含有一段保守的重复序列和一个间隔序列。这些 crRNA-tracrRNA-Cas9 复合物在细胞内执行着巡逻任务，利用自带识别功能的 crRNA 查验入侵的外源 DNA。

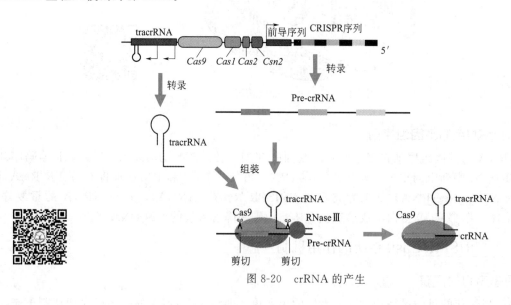

图 8-20　crRNA 的产生

3. 靶向干扰

在 crRNA-tracrRNA-Cas9 三元复合物中，crRNA 与 tracrRNA 形成的杂合 RNA 分子被称为**向导 RNA**（guide RNA，gRNA）。gRNA 引导三元复合物中的 Cas9 对入侵的 DNA 进行靶向干扰，沉默靶基因（图 8-21）。具体机制如下：在 gRNA 的引导下，crRNA-tracrRNA-Cas9 三元复合物扫描外源入侵 DNA，识别 PAM 基序；若 PAM 附近的原间隔序列与 crRNA 同源，则原间隔序列的 DNA 双链被解开，形成 R-Loop，其中 crRNA 与互补链杂交，而另一条链则保持单链状态；随后，Cas9 蛋白发挥功能，其 HNH 活性剪切与 crRNA 互补的 DNA 链，RuvC 活性剪切非互补链，使外源 DNA 产生 DSB 而被沉默。

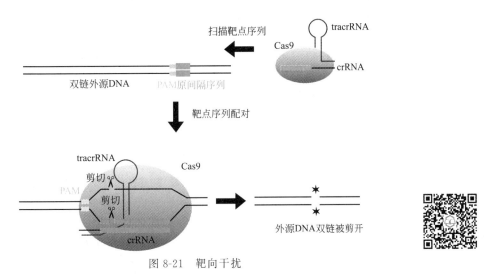

图 8-21　靶向干扰

（三）CRISPR/Cas9 系统介导的基因编辑

基于 CRISPR/Cas9 系统的靶向干扰作用，目前该系统已被开发成一种高效的基因编辑工具。为了简化操作，在基因编辑实操中，研究人员根据 crRNA、tracrRNA 和 gRNA 的结构特征，设计出模拟细菌细胞内 gRNA 结构和功能的单链 gRNA，也叫小向导 RNA（small guide RNA，sgRNA），利用 sgRNA 引导 Cas9 基因进行靶向编辑。经过改造后的 CRISPR/Cas9 编辑系统，即 sgRNA-Cas9 靶向修饰系统，只需将设计好的 sgRNA 和 Cas9 基因导入细胞即可实现基因组的靶向编辑（图 8-22）。

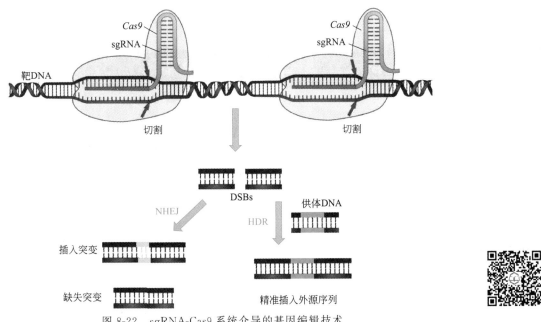

图 8-22　sgRNA-Cas9 系统介导的基因编辑技术

sgRNA 通过融合 crRNA 与 tracrRNA 序列进行设计。目前，研究者可使用在线数据库进行 sgRNA 的设计，如麻省理工学院的 CRISPR Design 在线工具，设计靶标 DNA 区域中一对 20 bp 左右的寡聚核苷酸作为引导序列，注意避免引导序列跨内含子。若选取的引导序列第一个碱基不是 G，则应添加一个 G。

sgRNA 设计完成后，构建 sgRNA 和 Cas9 的表达载体，共转染细胞即可获得 sgRNA-Cas9 系统。目前，sgRNA-Cas9 系统的构建方法有 *Cas9* 载体与 sgRNA 载体共转染法和 *Cas9* 与 sgRNA 共表达载体法两种。若将多个 sgRNA 克隆与一个 *Cas9* 克隆共转染，则可同时靶向多个基因组位点，进行多点定向编辑。sgRNA-Cas9 系统介导宿主细胞基因组 DNA 产生位点特异性的 DSBs。DSBs 可通过 NHEJ 机制进行修复，引入 indels 突变，导致基因沉默；或通过 HR 方式修复，实现特定位点的精准插入、缺失或者碱基置换。

CRISPR/Cas 系统被认为是自双螺旋结构建立以来，生命科学领域最为重要的发现之一，由其介导的基因编辑技术也被认为是二十一世纪最重要的生物技术突破。CRISPR/Cas 系统介导的基因编辑技术可同时对多个靶基因序列或单碱基进行定点的精确编辑，具有操作简单高效和对多种生物细胞的普适性等特点。

知识链接 8-4　　　　　　　　　　　**CRISPR/Cas9 系统的研究历程**

1987 年，日本学者 Nakata 发现，*E. coli K12* 基因组上有一段 29 bp 的序列反复出现，其间被 32 bp 的无规律序列隔开。1993 年，西班牙科学家弗朗西斯科莫希卡（Francisco Mojica）在地中海嗜盐菌中发现了类似重复序列。2000 年，莫希卡检索发现多种不同微生物都存在这种重复序列。2002 年，这种重复序列被命名为成簇的规律间隔的短回文重复序列（CRISPR）。2007 年，科学家证明 CRISPR 赋予了细菌对病毒的免疫能力，且具有自我进化的高级功能。当新的噬菌体入侵，侥幸存活下来的细菌就会截取噬菌体的基因组序列整合到自己的 CRISPR 中。2010 年，科学家发现 CRISPR 的功能是找到并切割病毒 DNA。2012 年，珍妮弗杜德纳（Jennifer Doudna）与艾曼妞卡朋特（Emmanuelle Charpentier）首先证明 CRISPR/Cas9 系统能在体外对 DNA 定点切割，介导基因编辑，它具有可编程性，"sgRNA 指哪，*Cas9* 就打哪"。2013 年，华裔科学家张锋首次在哺乳动物上应用了 CRISPR/Cas9 技术，证明 CRISPR 可以用于人体细胞的基因编辑。2014 年，杜德纳与卡朋特合作阐释了 CRISPR/Cas 系统的工作原理和 Cas 蛋白切割核酸的机制。同年，CRISPR/Cas9 技术相关的第一项专利被授予了张锋及其研究所，专利涵盖了 CRISPR/Cas9 技术在所有真核生物上的应用。2020 年，珍妮弗杜德纳与艾曼妞卡朋特被授予诺贝尔化学奖。

第六节　RNA 干扰技术

RNA 干扰（RNAi）是在进化上高度保守的、由 dsRNA 介导的同源 mRNA 高效特异性降解现象，属于转录后基因沉默。基于 RNAi 的基因特异性和高效性，科学家们以此为基础建立了 RNAi 技术。

RNAi 技术是一种适用于真核生物功能缺失研究的基因特异性有效方法，可实现特定靶基因的转录后沉默。siRNA 是 RNAi 作用发生的中介分子，在 RNAi 技术中，关键环节就是 siRNA 的设计、传递和表达。

一、siRNA 的设计

RNAi 作用的靶向精确性依赖于 siRNA 与靶 mRNA 的碱基配对。而对同一个靶 mRNA 来讲，siRNA 配对识别位点的不同，RNAi 作用效率也会有很大不同。因此，为了实现靶 mRNA 的特异性高效沉默，需要设计出与靶 mRNA 特定序列专一配对的 siRNA。siRNA 的设计是 RNAi 技术成功的关键。

1. siRNA 的设计原则

① 序列位置的选择。设计时要避开 5′UTR 和起始密码子 AUG 附近区域，从 AUG 下游 50~100 nt 处开始向下游寻找 siRNA 互补序列。一般越靠近靶 mRNA 的 3′端，干扰效果可能越好。

② 序列组成及长度的考虑。siRNA 序列最好为 AA（N）*n*UU，NA（N）*n*UU 和 NA（N）*n*NN 也

可，其中 N 为任意碱基，n 为碱基数目，可在 19～29 之间。G＋C 含量最好控制在 30％～52％，尽量避免序列内的单碱基重复和反向重复。为了增加 siRNA 的内在稳定性，反义链 5′端第一个碱基最好为 A 或 U，正义链 5′端第一个碱基最好为 G 或 C。

③ siRNA 3′端突出碱基的选择。为了增加 siRNA 的稳定性，正义链 3′端突出碱基一般为 dTdT。由于正义链不会参与靶 mRNA 的配对识别，这种设计不会降低干扰效果。为了提高识别靶 mRNA 的效率，反义链 3′端突出碱基应该与靶 mRNA 互补。

④ 核实靶基因的唯一性。将备选序列与靶基因组序列进行同源性分析，排除与其他 CDS（或 EST）同源的备选序列。

⑤ 若靶基因有多个转录本，需选择各转录本的共有 CDS 设计 siRNA。

⑥ 由于 siRNA 的干扰效率与 mRNA 中识别位点的关系尚未明确，至少应设计三条识别序列相隔 25 nt 以上的 siRNA 序列，最后通过实验效果进行筛选。

2. siRNA 的在线设计

除了参考上述原则人工设计 siRNA 以外，研究者可更多地借助在线工具进行设计，筛选目标序列。siRNA 有很多在线设计工具，包括 ThermoFisher SCIENTIFIC 旗下的在线设计工具 Invitrogen BLOCK-iT™ RNAi Designer、InvivoGen 的 siRNA Wizard Software、siDirect 在线工具和 DSIR 在线工具等。各个网站的具体方法会有所不同，但设计原则基本上相同。

二、 siRNA 的制备

siRNA 的制备方法有 5 种，包括化学合成、体外转录、长片段 dsRNA 经 RNaseⅢ降解、短发卡 RNA（short hairpin RNA，shRNA）表达载体和基于 PCR 的 siRNA 表达框。其中，前三种方法属于胞外（体外）制备，需要专门的转染试剂将 siRNA 转到细胞内；后两种方法属于胞内（体内）制备，是通过 DNA 模板胞内转录得到 siRNA。

（一）siRNA 的胞外制备

siRNA 的化学合成一般是从公司获得的有偿服务，适用于已经找到有效 siRNA 序列，需要大量 siRNA 进行研究的情况。

siRNA 的体外转录法是以化学合成的 DNA 寡核苷酸为模板，利用体外转录系统转录制备 siRNA，是一种性价比高的筛选 siRNA 的方法。

长片段 dsRNA 经 RNaseⅢ降解法是选择 200～1000 nt 的靶 mRNA 为模板，体外转录制备长片段 dsRNA，然后用 RNaseⅢ或 Dicer 处理，去除未消化的 dsRNA，得到多种 siRNA 的混合物，直接用于干扰实验。该方法跳过了复杂的筛选有效 siRNA 的过程，而且由于 siRNA 混合物中含有针对同一靶 mRNA 的多条不同 siRNA，通常能够保证目的基因被有效抑制，因此该方法适用于快速经济地进行基因缺失的相关功能研究。但要注意该方法可能引发非特异的基因沉默，尤其是同源基因的沉默。

（二）siRNA 的胞内制备

shRNA 表达载体法是构建一个利用 RNAPⅢ启动子的 shRNA 表达载体，将表达载体导入细胞后转录得到 shRNA，从而启动干扰过程。由于表达载体可实现持续稳定的 shRNA 表达，因此该方法适用于已知一个有效的 siRNA 序列，需要维持较长时间的基因沉默，或者需要用抗生素筛选能表达 siRNA 的细胞。shRNA 表达载体有质粒和病毒供选择，相较于质粒载体，病毒载体的转染和表达效率更高，基因沉默的效果也更好。

基于 PCR 的 siRNA 表达框是一种由 PCR 得到的 siRNA 表达模板，不需要克隆到载体中，能够直接导入细胞进行表达。该方法适用于筛选有效 siRNA 以及特定体系中启动子和 siRNA 的最佳搭配；但缺点在于 PCR 产物不易转染和维持表达，故常在表达模板两端添加酶切位点，筛选结束后可以直接克隆到载体中构建 siRNA 表达载体，用于稳定表达 siRNA 和长效抑制的研究。

三、 RNAi 技术的药学研究应用

基因治疗给人类带来了治愈遗传疾病的希望，基因编辑技术的出现为基因治疗送来了全新的升级工具，RNAi 技术则在 DNA 序列组成之外的遗传信息表达及传递环节拓展出基因治疗的新思路。除了基因功能的研究，RNAi 技术被广泛运用到疾病治疗领域，包括各种基因表达异常的重大疾病，如遗传疾病、癌症、阿尔茨海默病和病毒感染等。

（一）病毒感染性疾病的治疗

病毒感染人体细胞的共同机制是将其核酸注入人体细胞，利用人体细胞的各种功能进行病毒核酸的复制及其蛋白质的合成，从而完成病毒颗粒的复制和包装。从理论上讲，如果能设计出针对病毒基因的 siRNA 分子，特异性沉默病毒关键基因，就能阻断病毒颗粒在人体细胞中的复制过程，从而治疗病毒感染性疾病。这是一种特异性高的靶向治疗措施。目前已有科学家将这种思路应用于艾滋病的治疗研究中。

（二）肿瘤的治疗

在肿瘤的众多发病机制中，被公认的机制是各种基因异常导致的原癌基因和抑癌基因之间的失衡而造成的原癌基因相对激活。从理论上讲，阻断原癌基因及其信号通路相关蛋白基因的表达，是可以治疗大多数肿瘤的。但由于肿瘤是多因素、多基因、多步骤突变的结果，因此只针对单个突变基因进行的基因治疗，效果并不明显。自从 RNAi 技术出现以来，科学家们就开始大量进行肿瘤的 RNAi 治疗研究。利用同一基因家族中各基因间的同源序列设计 siRNA，可以同时沉默多个同源基因，提高肿瘤治疗效果。不仅如此，RNAi 技术还可以同时沉默多个不同的基因，从而多环节、多靶点阻断肿瘤的发生。

目前，除了单基因遗传疾病已有 RNAi 药物（详见第五章）以外，针对病毒感染、肿瘤和阿尔茨海默病等多基因疾病的 RNAi 治疗研究还处于细胞和动物实验阶段，脱靶效应、转染效率、生物安全等问题仍是 RNAi 研究道路上的"拦路虎"。

第七节　生物大分子的相互作用分析技术

生物体携带的遗传信息由基因经转录、翻译传递给蛋白质，再由蛋白质执行细胞生命活动的各种生理功能。在生命活动中，核酸和蛋白质均不是孤立存在的，核酸之间、蛋白质之间、核酸与蛋白质之间，通过各自的识别规则相互作用、相互协调，形成有功能、有秩序的生命网络。明确核酸以及蛋白质在生命动态网络中的动态相互作用关系是最终阐明细胞生命机制的关键。

一、 DNA 和蛋白质相互作用分析

核酸与蛋白质的相互作用存在于复制和表达的各个环节，这种相互作用关系的阐明对于理解遗传信息的传递及表达机制具有重要意义。核酸与蛋白质的相互作用包含了 DNA 或 RNA 与蛋白质的相互作用两种情况，前者介导了 DNA 的复制和转录，后者参与了翻译及其调控。这里介绍 DNA 和蛋白质相互作用的分析方法，包括凝胶阻滞分析、DNase I 足迹法、酵母单杂交技术、染色质免疫共沉淀分析等。

（一）凝胶阻滞分析

凝胶阻滞分析（gel retardation assay），又称**电泳迁移率变动分析**（electrophoretic mobility shift assay，EMSA），是基于特异性 DNA 探针-蛋白质复合物在聚丙烯酰胺凝胶电泳中的迁移速率较游离探针慢的原理而设计的，是体外研究核酸与蛋白质相互作用的实验技术。

EMSA 法中，DNA 探针的标记物有放射性核素、地高辛和生物素等。探针标记不同，分析方法也略有不同。以生物素标记探针为例（图 8-23），将双链 DNA 探针与核蛋白粗提物或纯化因子共同孵育，然后进行非变性聚丙烯酰胺凝胶电泳，此时结合探针出现阻滞现象，与游离探针分离。再将凝胶中的 DNA 快速（30 min）转印至尼龙膜上进行紫外交联，用 HRP 标记的链霉亲和素和 ECL 试剂进行显色。根据结果显示的滞后比例，可以推测相互作用的存在和结合活力的大小等。

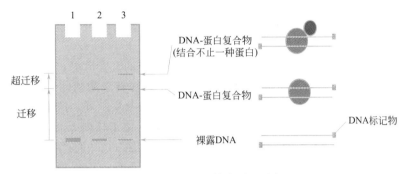

图 8-23　EMSA 技术原理示意

EMSA 技术通常用于从核蛋白粗提物中纯化核酸结合蛋白，或确定一种已知的潜在的 DNA 结合蛋白所识别的核酸序列。目前，EMSA 技术领域里还出现了超迁移率分析和毛细管凝胶阻滞电泳技术。作为传统方法的升级换代，超迁移率分析特异性更高，常用于鉴定其他方法的筛选结果；毛细管凝胶阻滞电泳的样品用量少、分辨率也更高，适用于一些获取困难的受限组织样品的分析，如胚胎发育的研究。

（二）DNase I 足迹法

DNase I 足迹法（DNase I footprinting）常与 EMSA 结合，用于 DNA-蛋白质相互作用的体外分析。它更适合用于证明 DNA 元件和目标蛋白的特异结合，并能分析出与相应 DNA 元件的核苷酸序列。DNase I 足迹法的原理为（图 8-24）：用 DNase I 部分消化单链末端标记的待测双链 DNA，除去蛋白后获得一系列具有不同长度的 DNA 片段混合物，通过变性聚丙烯酰胺凝胶电泳分离，形成仅相差一个核苷酸的 DNA 条带梯度；当 DNA 片段与蛋白结合后，蛋白会阻碍 DNase I 在结合位点及其附近序列的结合，形成 DNA 条带梯度的空白区域（留下了"足迹"），进而可推测出蛋白质结合位点的碱基序列。

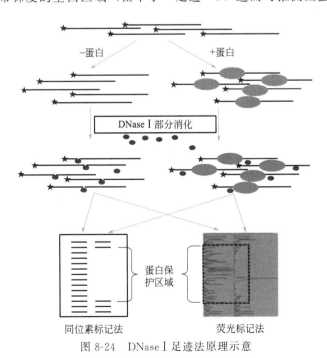

图 8-24　DNase I 足迹法原理示意

（三）酵母单杂交技术

酵母单杂交（yeast one-hybrid）**技术**是指用待研究的 DNA 结合蛋白置换酵母转录因子 GAL4 的 DNA 结合域，构建具有潜在转录激活作用的融合蛋白。融合蛋白通过 DNA 结合蛋白与靶元件之间的相互作用激活 RNA 聚合酶，启动下游报告基因的转录。报告基因的表达状况可用来分析靶元件和待研究蛋白质间的结合情况。实际工作中需要构建两个质粒，结合蛋白（对于未知结合蛋白的寻找，需筛选蛋白库）与 GAL4 转录激活域的融合表达质粒和上游携带靶元件的报告基因质粒，将质粒共转染酵母细胞，进行胞内报告基因的表达分析。

酵母单杂交属于胞内分析，体现了真核细胞内基因表达调控的真实情况，可用于快捷、灵敏地筛选活细胞内的 DNA 结合蛋白。但如果插入的靶元件与酵母细胞的内源转录激活因子发生相互作用，或插入的靶元件不需要转录激活因子就可激活报告基因的转录，酵母单杂交实验则会产生假阳性；而如果转录激活域融合蛋白出现了细胞毒性、不能稳定表达、折叠错误、不能定位于核内或激活域封闭了蛋白质的 DNA 结合位点等情况，则可能干扰融合蛋白识别结合 DNA 靶元件的能力，从而产生假阴性。

（四）染色质免疫沉淀分析

染色质免疫沉淀分析（chromatin immunoprecipitation assay，ChIP）又称结合位点分析，是利用抗体来沉淀与染色质 DNA 结合的靶蛋白复合物，可揭示染色质中某一特定基因组位置与特定蛋白的相互作用，是阐明真核生物基因表达及其调控机制的有效途径。

ChIP 的基本步骤为：在活细胞或生理条件下，抽提染色质并用甲醛等交联剂固定蛋白质-DNA 复合物，通过超声或酶处理将其随机切割成一定长度的染色质片段后，加入抗体进行免疫沉淀，特异性地富集目的蛋白结合的 DNA 片段；然后解除 DNA 与蛋白质之间的偶联，对目的 DNA 片断进行 PCR 扩增，获得蛋白质与 DNA 相互作用的信息。在不同生理状态下进行 ChIP 分析，可检测蛋白因子与染色质 DNA 的动态结合，再现染色质水平基因表达调控的瞬时状态。

二、蛋白质和蛋白质相互作用分析

细胞中的蛋白质并不是独立完成各自的功能，它们通常与其他蛋白质相互作用，以传递生命信息或形成大的蛋白质复合体，在复合体构筑的微环境中执行特定的功能。不仅如此，有些蛋白质还参与了一个以上复合体的形成，或招募一个以上的蛋白质以完成信息传递，蛋白质之间形成了一个组织有序的网络结构。

目前，蛋白质相互作用的研究成为了生命科学研究的热点，其技术手段较多，主要有酵母双杂交、串联亲和纯化、免疫共沉淀、GST pull-down 技术和双分子荧光互补等方法。

（一）酵母双杂交技术

酵母双杂交技术是将待研究的两种蛋白质分别克隆到转录激活因子的 DNA 结合域和转录激活域上，根据共表达酵母细胞中靶基因的表达情况来分析蛋白质的相互作用。

1. 酵母双杂交原理

真核生物转录激活因子的结构是组件式的，由两个以上相互独立的结构域构成，其中 DNA 结合域（DNA binding domain，BD）和转录激活域（activation domain，AD）是其发挥功能所必需的。BD 和 AD 在结构和功能上均相互独立，互不影响，但只有当二者在空间上充分接近时，下游基因才被激活。来自不同转录因子的 BD 和 AD 可重新组装成新的转录激活因子，其靶基因选择性取决于 BD。根据这一原理，可将两个待研究蛋白质分别与转录因子的 BD、AD 克隆，构建融合表达质粒，转入同一酵母细胞中表达。如果两个蛋白质存在相互作用，就会拉近 BD 和 AD 之间的空间距离，获得转录激活功能。通过识别启动子的上游激活序列（upstream activation sequence，UAS），激活下游基因的表达（图 8-25）。

2. 酵母双杂交系统组成

酵母双杂交系统由三个部分组成：与 BD 融合的已知蛋白（诱饵蛋白）表达载体，与 AD 融合的靶蛋白（猎物蛋白）表达载体，带有一个或多个报告基因的酵母宿主菌株。常用的报告基因有 *HIS3*、*URA3*、*LacZ* 和 *ADE2* 等，菌株则必须是相应的缺陷型，比如，若报告基因为 *HIS3*，则菌株应为 *HIS3* 缺陷型。

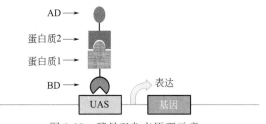

图 8-25　酵母双杂交原理示意

酵母双杂交系统有 LexA 系统和 Gal4 系统两种。在 LexA 系统中，BD 是一个完整的原核蛋白 LexA，AD 是一个酸性的大肠杆菌多肽 B42，在酵母中可以激活基因的转录；在 Gal4 系统中，BD 和 AD 分别是酵母转录激活因子 Gal4 的两个不同结构域。

3. 酵母双杂交的应用

酵母双杂交是研究蛋白质相互作用、蛋白质结构与功能的重要手段，其具体应用思路主要有以下几个方面：①分析已知蛋白质间的相互作用；②用已知功能的蛋白质筛选 cDNA 文库，研究蛋白质间相互作用的传递途径，探索信号通路网络；③结合定点突变或基因编辑技术，探索蛋白质间发生相互作用的结构基础；④分析新基因、新蛋白的生物学功能。用功能未知的新基因、新蛋白去筛选文库，根据调取的已知蛋白的功能推测新基因、新蛋白的功能。

酵母双杂交可以直接、快速地进行蛋白质间相互作用的胞内分析，灵敏度高，但它也可能出现假阳性。导致酵母双杂交假阳性的原因较多，其中待研究蛋白质自身的转录激活作用和蛋白质表面的一些非特异性低亲和力区是比较常见的原因。因此，研究中需要设计正确的对照，要对蛋白质自身能否单独激活报告基因进行验证。此外，在酵母双杂交实验中，待研究蛋白质必须定位于核内才能激活报告基因，但很多蛋白质的相互作用依赖于细胞质内的翻译后加工，这类蛋白质就不适合使用酵母双杂交技术进行分析。

目前，酵母双杂交技术已经衍生出了三杂交技术、反向杂交技术和核外双杂交技术等一系列改型技术，以适应不同的研究需要，其中核外双杂交技术可以有效解决核外蛋白质相互作用的分析。

（二）串联亲和纯化

串联亲和纯化（tandem affinity purification，TAP）既是一种研究蛋白质相互作用的方法，又是一种纯化蛋白质复合物的方法，是通过两步串联亲和层析获得具有相互作用的蛋白质复合物。

1. TAP 的基本原理与步骤

TAP 的基本原理是用两个亲和标签分别纯化蛋白质组件，其技术步骤包括靶蛋白与亲和标签的融合表达、亲和纯化与蛋白质鉴定分析等内容。

（1）靶蛋白与亲和标签的融合表达

TAP 的亲和标签是一类蛋白复合物，由 Protein A 的 IgG 结合域、烟草蚀纹病毒（tobacco etch virus，TEV）蛋白酶切割位点和钙调蛋白结合肽（calmodulin-binding peptide，CBP）三部分组成。在亲和纯化前，需要利用基因重组技术将靶蛋白基因克隆到亲和标签的 CBP 端，然后导入细胞，实现靶蛋白与亲和标签的融合表达。对于胞内表达的融合蛋白来讲，其中的靶蛋白会与其天然的相互作用蛋白结合起来，并在非变性温和条件下裂解细胞时保持。

（2）亲和纯化

通过两步串联亲和层析将细胞裂解液中的相互作用蛋白复合物纯化出来。第一步，用 IgG 亲和柱纯化细胞裂解液。IgG 亲和柱可通过特异识别亲和标签的 Protein A 而抓住靶蛋白复合物，洗去杂蛋白后用含 TEV 蛋白酶的洗脱液分离释放 Protein A 标签，洗脱获得仅含 CBP 标签的靶蛋白复合物。第二步，用钙调蛋白亲和柱纯化含 CBP 标签的靶蛋白复合物。在钙离子存在的情况下，钙调蛋白亲和柱通过特异识别 CBP 而抓住靶蛋白复合物，进一步清洗除去杂蛋白后，用含有钙离子螯合剂的洗脱液洗脱获得高纯度的靶蛋白复合物。

（3）蛋白质鉴定分析

用串联质谱、免疫杂交等方法进行鉴定分析，获取与靶蛋白相互作用的蛋白质信息。

2. TAP 的应用及优缺点

TAP 技术假阳性和假阴性水平低，可串联质谱法用于蛋白质相互作用网络的研究。但 TAP 技术也有局限性，如亲和标签的引入可能会影响靶蛋白与相互作用蛋白的识别；少数靶蛋白可能会在 TEV 蛋白酶处理过程中被破坏；细胞裂解和纯化过程有时会影响靶蛋白复合物。

（三）免疫共沉淀

免疫共沉淀（coimmunoprecipitation，CoIP）是以抗原抗体特异性结合为基础的研究蛋白质相互作用的经典方法，是研究生理条件下蛋白质相互作用的有效方法。

coIP 同时利用了抗原抗体特异性结合和 Protein A（或 Protein G）特异结合抗体 Fc 片段的现象。细胞在非变性条件下裂解时，胞内存在的蛋白质间相互作用被保留下来。用探针蛋白的特异抗体沉淀探针蛋白，与其相互作用的蛋白质也一起被沉淀。研究中先加入探针蛋白特异性抗体与细胞裂解液一起孵育，然后再加入预先固化在琼脂糖凝胶珠上的 Protein A（或 Protein G），借助琼脂糖珠上 Protein A（或 Protein G）对抗体以及抗体对探针蛋白的特异识别结合作用，通过离心可直接将探针蛋白及其相互作用蛋白分离下来。最后探针蛋白复合物可通过串联质谱、免疫杂交等方法进行鉴定分析，从而获取与探针蛋白相互作用的蛋白质信息。该方法不适合用于大规模筛查相互作用蛋白。

（四）GST pull-down 技术

GST pull-down 是利用重组技术将探针蛋白与谷胱甘肽-S-转移酶（glutathione S-transferase，GST）融合，借助 GST 与固相化在琼脂糖珠上的谷胱甘肽（glutathione，GSH）结合，从而分离出探针蛋白的相互作用蛋白。其技术步骤包括探针蛋白与 GST 的融合表达；融合蛋白与 GSH 琼脂糖珠亲和吸附；与真核细胞裂解液（或组织蛋白）孵育，拉出探针蛋白的相互作用蛋白；相互作用蛋白的鉴定分析等内容。GST pull-down 技术是基于蛋白质间的结构基础进行的体外相互作用分析，其优势在于可验证蛋白质之间的直接相互作用；而且由于 GSH 偶联球珠亲和力强、洗脱纯度高，杂蛋白的干扰小。但融合表达的 GST 标签可能会改变探针蛋白原有的折叠结构，它不一定能反应细胞内真实的蛋白质相互作用状态。

（五）双分子荧光互补

双分子荧光互补的原理是两个不发荧光的荧光蛋白多肽片段在细胞内共表达或体外混合时，不能自发组装成完整的荧光蛋白，不能发出荧光。但是，若将两个荧光蛋白多肽片段分别与两个具有相互作用的蛋白质融合，通过蛋白质的相互作用，可以将两个片段重新构建成完整的具有荧光活性的荧光蛋白分子。因此，通过分析荧光蛋白的荧光强度，可判断与之融合的两个蛋白质间是否具有相互作用。这也是一种可以快速、直观地检测蛋白质相互作用的体内分析方法。

除了上述基于生化与分子生物学技术建立起来的分析方法，科学家们还建立了生物物理学的研究技术（如荧光共振能量转移法、表面等离子共振分析等）和生物信息学的分析手段，也开发出了生物分子相互作用仪，极大地提高了研究效率。

第八节　生物信息学技术

一、核酸序列分析数据库

（一）数据库类型

核酸数据库伴随着核酸测序技术的进步得到迅速发展，可分为核酸序列数据库、基因组相关数据库、核酸三维结构数据库、基因表达数据库、人类基因突变及疾病相关数据库、进化相关数据库及其他特殊类型核酸有关的数据库。本章节主要介绍核酸序列数据库，其中美国基因数据库（GenBank）、欧洲分子生物实验室数据库（EMBL-EBI）和日本 DNA 数据库（DDBJ）是目前在国际上成立较早的也是最著名的三大综合性核酸序列数据库。三大数据库中心在 1988 年共同成立了国际核酸序列数据库联合中心（INSDC），根据协议三方每天进行数据交换并同步更新，确保世界范围内核酸序列信息的一致性和完整性。

1. 美国基因数据库

美国基因数据库（GenBank）是一个综合性的核酸序列数据库，目前由美国国立卫生研究院（NIH）下属机构美国国家生物技术信息中心（NCBI）负责维护管理。NCBI 免费提供 GenBank 数据提交、存储和编码服务。截至 2019 年 8 月，仅传统的 GenBank 部分就有超过 2.14 亿条序列记录，总计超过 3.67 千亿对碱基数据。GenBank 进一步将这些数据按高通量基因组序列（HTG）、表达序列标记（EST）、序列标记位点（STS）和基因组概览序列（GSS）进行单独分类。GenBank 中最常用序列文件的基本单位是序列条目，包括核苷酸碱基排列顺序和注释两部分，序列代码具有唯一性和永久性。GenBank 数据库可以与各种核酸序列分析软件结合使用，提供基因序列检索、序列分析和序列比对等功能。GenBank 是目前最使用最广泛的核酸序列数据库。

2. 欧洲分子生物实验室数据库

欧洲分子生物实验室数据库（EMBL-EBI），是国际上成立最早的综合性核酸序列数据库，目前由欧洲生物信息学研究中心（EBI）负责管理和维护，主要负责建立 EMBL-DNA 数据库，提供核苷酸序列检索及序列相似性查询等服务。EMBL-EBI 还参与了日内瓦大学进行的 Swiss-Prot 数据库的构建。在 Swiss-Prot 与 EMBL 核苷酸序列库之间的数据转移的基础上，产生了新的数据库 TrEMBL，即使核苷酸序列库的核苷酸序列自动翻译成 SWISS-PROT 蛋白序列库中的蛋白序列。EMBL-EBI 的数据库结构和序列格式与 GenBank 有差异，但是它们的数据量是同步更新一致的。EMBL 数据库的基本单位和 GenBank 都是序列条目，包括核苷酸碱基排列顺序和注释两部分。序列条目由字段组成，每个字段由标识字起始，后面为该字段的具体说明。

3. 日本 DNA 数据库

日本 DNA 数据库（DDBJ）是亚洲唯一的综合性核酸序列数据库，由日本国立遗传研究所（NIG）于 1986 年创建，目前由日本信息生物中心（CIB）和日本 DNA 数据库共同维护管理。DDBJ 主要向研究者收集 DNA 序列信息并赋予其数据存取标识号，信息来源主要是日本国内的研究机构，收集的数据主要体现日本国内所产生的 DNA 数据情况，DDBJ 同样也接受其他国家和地区呈递的核酸序列。DDBJ 与 GenBank、EMBL-EBI 合作，每天交换数据，同步更新，其数据库格式也与 GenBank 的一致。DDBJ 数据库除了负责数据提交收集外，还提供数据库检索和数据分析、序列比对等功能和服务。

（二）数据库信息检索

1. Entrez 数据检索系统

Entrez 数据检索系统是由 NCBI 开发的基于文本检索的综合性检索系统。Entrez 整合了 NCBI 的 36 个数据库的信息，包括生物医学文献数据、核酸序列数据、蛋白质序列数据、3D 蛋白质结构数据、基因组学数据、遗传学和生物分类数据等。Entrez 检索系统具有强大的检索功能，可对 NCBI 所有的子数据库进行检索，也可以执行单个子数据库检索，还可以进行跨库检索。通过 Entrez Gene 系统可以直接访问 GenBank 中的序列记录。通过 Entrez Gene 检索到目标核苷酸序列的同时，系统还提供相关的图谱、表达、结构、基因、同源数据、功能和索引文献等关键链接，为研究者对相关数据的快速挖掘提供极大的便利。

2. SRS

SRS（sequence retrieval system）是一个强大的生物信息学、基因组和相关数据整合平台，可进行数据库集成、序列查询、序列分析处理等服务。SRS 是一个由 EMBL 开发，目前由 LION Bioscience 公司负责更新和维护的开放性系统，其允许用户在 SRS 中根据不同的需求安装与自己相关的数据库。目前世界各地多个研究机构或高校的相关网站使用 SRS 提供查询服务。欧洲的 EMBL-EBI 数据库和日本的 DDBL 数据库都通过 SRS 进行检索查询。此外，国内的北京大学生物信息研究中心和上海的生命科学研究院生物信息中心也均使用 SRS。SRS 是当今国际上最具有影响力的生物信息数据库检索系统之一。

通过 SRS 获取核苷酸序列信息主要通过序列收录号或其中的注释信息。与 NCBI 的 Entrez 数据检索系统采用的交叉引用的方式不同，SRS 进行数据库检索可以使用同一的界面，同时对指定的序列、结构、功能等不同类型的数据库中的信息进行检索，具有查询范围更广、信息量更大的优势。

二、蛋白质序列分析数据库

（一）数据库类型

随着分子生物学和转录基因组学的不断发展，越来越多的关于蛋白质序列、结构和功能信息被发现。为了便于研究蛋白质序列和结构功能，科学家将这些信息整合集成，构建了各种蛋白质数据库，包括蛋白质序列数据库、蛋白质 3D 结构数据库、蛋白质组数据库及蛋白质-蛋白质相互作用数据库等。相比于核酸序列，蛋白质的合成或提取获得的难度较大，氨基酸测定技术也不及核酸序列测定技术成熟，且难以实现高通量的测定。因此，蛋白质序列数据库中的序列信息部分是通过实验测得获取，另一部分则是依据 cD-NA 文库序列等预测获得。蛋白质序列数据库主要有 Swiss-Prot 和 PIR 两大数据库。蛋白质的生理活性与功能除了与氨基酸序列紧密相关之外，对整个分子的空间结构还有很高要求，蛋白质结构数据库（PDB）是最重要的蛋白质晶体结构数据库。

Swiss-Prot 是一个有注释的蛋白质序列数据库，由日内瓦大学和 EMBL 数据图书馆于 1986 年共同创建，后期由瑞士生物信息学研究中心（SIB）和欧洲生物信息学研究中心共同运行和维护。自 2003 年到现在，Swiss-Prot 由联合蛋白质数据库协会（UniProt consortium）管理。数据库由蛋白质序列条目构成，条目内容包括蛋白质一级序列、索引文献、分类和注释等信息。其中注释信息又包括蛋白质的生理功能、转录翻译后修饰、特殊位点和区域、二级结构、四级结构、序列同源性、序列突变位点及报道序列冲突位点等信息。Swiss-Prot 数据库的注释信息具有可信度高并可与其他数据库建立交叉引用等特点，其中交叉引用的数据库包括核酸序列数据库、蛋白序列数据库和蛋白质 3D 结构数据库等。Swiss-Prot 数据库只接受氨基酸测序获得的蛋白质序列。而作为 Swiss-Prot 数据库的补充部分，TrEM-BL 是计算机注释的蛋白质序列数据库。TrEMBL 蛋白质序列数据库包含了 EMBL-EBI 中的蛋白质编码核酸序列所有的翻译产物，然后剔除了已经包含在 Swiss-Prot 数据库中的序列，与 Swiss-Prot 的数据分开保存管理。

蛋白质信息资源数据库 PIR 是一个由美国国家生物医学（NBRF）基金会于 1984 年创建的综合性公共生物信息学数据库。PIR 后来与日本国际蛋白质信息数据库（JIPID）和德国慕尼黑蛋白质序列信息中心（MIPS）合作共同建立 PIR-PSD（protein sequence database）。2002 年 PIR 加入联合蛋白质数据库（UniProt）并将 PIR-PSD 序列信息并入 UniProt 中的 Swiss-Prot 和 TrEMBL 数据库中。PIR 是国际上最全面的、经过注释的蛋白质序列数据库，其中包括来自多个完整基因组的蛋白质序列，并将这些蛋白质序列按蛋白质家族或蛋白质超家族进行分类。PIR 的注释中还包括对相关序列、结构、基因组和文献数据库的交叉索引及数据库内部条目之间的索引。提供蛋白质活化与级联调控、酶-底物相互作用以及具有共同特征的条目之间的检索信息。PIR 目前仍然免费提供包括蛋白质序列数据库在内的蛋白质数据库和一级序列相似性等序列分析和序列比对服务。

蛋白质结构数据库 PDB 是一个主要专注于收录蛋白质晶体结构的数据库，美国 Brookhaven 国家实验室于 1971 年所创建，由结构生物信息学研究协会（RCSB）负责管理。在 2003 年，美国 RCSB 和欧洲蛋白质数据库 PDBe（前身为英国大分子结构数据库 MSD）、日本蛋白质数据库（PDBJ）共同组建了国际蛋白质结构数据库（wwPDB）。后期美国 Wisconsin 大学的生物磁共振数据库（BMRB）也成为wwPDB 组织成员，为世界范围内所有国家和地区提供免费服务的蛋白质结构数据库。截至 2019 年 10

月，wwPDB 数据库中收录的各种生物大分子（包括蛋白质、核酸和复杂组装体分子等）结构数据记录达到 165678 条。

（二）数据库信息检索

蛋白质数据库信息的检索同样可以通过 Entrez 系统和 SRS 完成，相关的内容在本章前面小节中已做介绍，在此不再累述。在生物信息学技术中，数据库中对已知核酸碱基序列或蛋白质氨基酸序列的搜索和序列相似性的比对就有很高的统计分析意义，特别是在对于不同物种或同物种、同家族的蛋白质间的结构和功能的研究中，氨基酸序列比对尤为有价值。因此，此处主要介绍 BLAST 和 FASTA 两种序列相似性检测的检索工具。

1. BLAST

BLAST（basic local alignment search tool）是一个基于局部比对并建立在严格的统计学分析基础上的序列相似性搜索工具，具有搜索速度快的特点，是目前最常用的数据库搜索程序之一。国际上众多大型生物信息数据中心如 NCBI 和 UniProt 等都提供免费在线 BLAST 服务，也可下载 BLAST 程序安装在本地计算机上运行，但需要有 BLAS 格式的数据库。BLAST 程序实际上是集成了一系列的子程序，包括 blastn、tblastn、blastx、tblastx、blastp 等，不仅可以用于对蛋白质序列数据库和核酸序列数据库直接进行搜索，还可以将输入的核酸序列或蛋白质序列进行互相转化后再进行相应的搜索。此外 BLAST 不仅用于对数据库的搜索，还可以用于对提供的两个序列之间的比对。BLAST 程序的反馈结果包括对匹配序列的简单描述，数据库中得分最高的序列的比对图和一个表明匹配统计的直方图三部分。BLAST 的应用主要有以下几个方面：①搜索一段氨基酸或碱基序列的同源序列，分析同源性高低；②确定蛋白质家族归属；③确定核酸或蛋白质的突变多样性；④搜索蛋白质中的相似结构域。

2. FASTA

FASTA（fast all）是由 Pearl 和 Lipman 在 1988 年开发的最早用于蛋白质序列与核酸序列相似性搜索的程序。EMBL-EBI 提供免费在线 FASTA 服务。针对不同的序列查询方式和数据库类型，EMBL-EBI 在线的 FASTA 提供了一系列的子程序，包括 FATSA、FASTAX、FASTAY、SSEARCH、GGSEARCH 和 GLSEARCH。FASTA 系列程序也同样不仅可以用于对蛋白质序列数据库和核酸序列数据库直接进行搜索，还可以将输入的核酸序列或蛋白质序列进行互相转化后再进行相应的搜索。FASTA 搜索反馈信息包括结果序列的序列号、序列来源、序列长度、结果序列与输入的搜索序列的匹配程度等，搜索结果反馈形式可以通过电子邮件或交互式网页。由于 FASTA 和 BLAST 两者的算法不同，因此在用相同的搜索条件时可能会出现不一致的结果，FASTA 在对与搜索序列的亲缘关系较远的序列的匹配结果较低。

三、高通量数据分析

（一）基因组学分析

基因组学的研究可以追溯到 20 世纪 80 年代后期，是指从整体上研究一个物种的所有基因结构和功能。在人类基因组计划实施以前，科学家对各个基因之间的相互影响和协同作用的了解甚少。因此人类基因组计划项目提出的目标就是从整体水平去研究基因的存在、基因的结构与功能、基因之间的相互关系。人类基因组计划进行得非常顺利，于 2001 年（提前 2 年）完成基因组测序工作。随着近年来第二代 DNA 测序技术的飞跃进步，越来越多的物种的基因组的测序被完成。基因组学的研究重心也已经从揭示生命的所有遗传信息调整为在分子整体水平上对基因组结构和基因功能的研究。如何从这些海量的基因组数据中分析提炼出有价值的信息显得尤为重要。

Wisconsin 软件包（Genetics Computer Group，GCG）是最常用的基因组学分析工具，是由 Wisconsin-Madison 大学遗传学系在 1982 年开发的一组综合性的序列分析程序。自软件推出以来经不断完善，GCG 软件包目前集成了 130 余个独立的序列分析和数据库搜索程序，可以进行数据库检索、多重序列联配与分析、序列编辑与比较、片段拼接等多项分析。此外还可以进行蛋白质分析、限制性酶切位点与蛋白水解酶的图谱制作等。GCG 一直致力于序列分析服务，也提供序列数据的存储，发现和可视化数据管理等业务。目前全球超过 650 个机构使用 GCG 软件包，被认为是序列分析的行业标准。

（二）转录组学分析

转录组是指生物体中合成的所有 RNA，包括编码蛋白质的和非编码蛋白质的。不同于基因组，转录组受多方面的因素的影响，不同组织或细胞甚至同一组织或细胞在不同的发育阶段的转录组都存在显著的差异。转录组学是指从基因组水平上对基因表达进行研究的一门学科。转录组的研究方法可以分为封闭式研究法（closed method）和开放式研究法（open method）。封闭式研究法中代表性的就是基于杂交技术的基因芯片技术对预先已知序列进行分析的方法，由于其芯片上的探针高度依赖于已知序列信息，因此该方法对未知的基因难以鉴定。而开放式研究法是基于序列分析的基因表达系列分析，不需要预先已知分析序列，通过直接测序获得序列信息，因此可以鉴定分析未知的基因。

基因芯片（gene chip）技术是高通量筛选和大规模检测基因转录谱的最有效手段之一。基因芯片是将已知序列的核酸片段密集有序地固定排列在固相平面载体上预先设置好的区域内所形成的微型检测器件。利用碱基互补配对原理，和标记后的待测样品进行杂交，与芯片上的探针分子特异性杂交结合后，通过检测待测核酸序列上的标记分子产生的信号值，从而检测出是否存在对应片段和丰度等信息。其优点在于所有基因的转录水平或表达水平都能够在一份样品中被同时监测到。常用的基因芯片主要包括 cDNA 微整列和寡核苷酸微阵列。基因表达系列分析（serial analysis of gene expression，SAGE）是另一种更复杂的快速检测基因表达信息的技术。随着 DNA 测序技术的发展，通过构建 cDNA 文库，然后利用 DNA 测序技术的优势对 mRNA 文库进行高通量测序，通过快速和详细分析成千上万个表达序列标签（expressed sequenced tags，EST）来检测出表达丰度不同的 SAGE 标签序列，进而获得完整的基因组表达信息。SAGE 技术与基因芯片是目前两种最常用的基因表达谱研究的方法。

（三）蛋白质组学分析

中心法则的发现揭示了从 DNA 到 mRNA，再到蛋白质的遗传信息传递路线。然而基因组和转录组却无法直接回答蛋白质的活性与功能以及大部分疾病的病理机制。细胞在分裂周期的特定时期、分化的不同阶段、对应的生长和营养状态、温度、应激、病理等状态下对应的蛋白质组都存在差异。为此，国际研究机构在 2001 年成立了国际人类蛋白质组组织（HUPO），并提出了人类蛋白质组计划（HPP）。蛋白质组学是以蛋白质组为研究对象，研究细胞、组织或生物体蛋白质组成及其变化规律的科学。蛋白质组是指一种基因组所表达的全套蛋白质，或者一种组织或细胞所表达的全部蛋白质。蛋白质组学本质上指的是在大规模水平上研究蛋白质的特征，包括蛋白质的表达水平、翻译后的修饰、蛋白质与蛋白质相互作用等，由此获得蛋白质水平上的关于生理、病理状况、细胞代谢等方面的认识。

双向电泳分离技术、质谱技术是蛋白质组研究中最常用的两大关键核心技术。双向电泳技术是分析复杂蛋白质样本的基本的技术手段，具有分辨率高、重复性好、结果直观和实验成本相对较低的优势，特别是 2D-CE 技术的快速发展为鉴定低丰度表达的蛋白质提供极佳的效果。双向电泳图像分析是蛋白质组学研究中的一个重要环节，经专业图像软件处理，将电泳的结果数字化呈现，最大程度上挖掘出易被隐藏的信息。常用的图像分析软件主要有 ImageMaster、Melanie 和 PDQuest 等。国际上很多研究机构都建立了蛋白质 2DE 图谱数据库，为全世界的研究者提供更方便的信息资源共享平台。其中，SWISS-2DPAGE 数据库是全球最重要的综合性蛋白质双向电泳数据库之一，由日内瓦大学和瑞士生物信息学研究中心共同维护。SWISS-2DPAGE 数据库主要收录 2D-PAGE 和 SDS-PAGE 鉴定的蛋白质，提供图谱和文本格式的数据，可以通过 SRS 对数据库信息进行检索。生物质谱的发展得益于电泳分离技术的进步和质量分析器的改进，电喷雾电离质谱（ESI-MS）和基质辅助激光解析电离质谱（MALDI-MS）是蛋白质组研究中最常用的两种质谱技术。质量分析器是质谱的核心器件，常见的几种主要有：飞行时间（TOF）、四级杆（Q）、离子肼（IT）和傅里叶变换离子回旋（FTICR）。为了提高生物质谱鉴定蛋白质的分辨率，可将各种分析器进行组合，如基质辅助激光解吸电离飞行时间质谱（MALDI-TOF-MS）就是组合发展起来的一种软电离生物质谱，具有灵敏度高、准确度高及分辨率高的优势。在蛋白质组研究中，质谱技术可用于蛋白质的完整分子量的分析和蛋白质经酶切后的多肽序列鉴定以及各种修饰的分析等。基于不同的算法，生物信息学专家联合质谱技术专家开发了一系列的质谱数据分析搜索软件。常见的质谱数据分析搜索软件有：Mascot、PreSea 和 PreFrag 等，可提供多肽质量指纹（PMF）图谱查询、序列查询和串联质谱离子查询等功能。

四、生物信息学技术在药学中的应用

（一）药物靶标的发现

生物信息学技术已经成为药物新靶点的发现与筛选的重要手段。生物信息学技术虽然不能直接产生药物，但却能够让新药设计、发现与筛选更具有目的性，提供更好的设计方案，缩短新药开发的周期。在新药的开发中，药物靶点的发现与筛选是关键，通过生物信息学技术可在基因组学和蛋白质组学两个层面寻找新的药物靶标。

基因组学层面的方法侧重于对静态的遗传信息的研究，包括以下几种方法：

① 同源性比较。将已知的药物靶标基因或功能模体对应的序列在全基因组中进行同源性搜索分析，寻找相关功能的基因序列，获取可能与已知靶标密切相关的新的潜在靶点。利用已知靶标基因进行基因组内同源性搜索尤为适用于研究细胞信号转导通路中的基因家族的发现。

② 基因组的表达谱分析。利用表达谱基因芯片技术，可对一些特殊样本（病理状态或不同诱导因素）中的基因表达进行检测，通过与正常样本的基因表达情况进行对比分析，来发现和筛选出与疾病密切相关的一些基因。差异表达技术是应用最广泛的高通量筛选方法之一。

③ 药物作用相关基因筛查。与药物作用相关的基因的筛查也是发现潜在药物靶标的一种有效手段。筛查的方法与基因组表达谱分析方法类似，不同之处在于样本来自于经药物作用后的患者。获取药用作用前后相应组织或细胞中基因表达谱的变化信息，进而可能获得药物作用过程中涉及的基因表达关系机制，发现全新的治疗靶标。

蛋白质组学层面的方法是另一种发现和筛选潜在药物靶标和具有治疗活性的新分子实体（NME）的常用策略。蛋白质组学的研究侧重点不仅仅局限于基因组或转录组所携带的遗传信息，还包括蛋白质的结构修饰（糖基化、磷酸化和乙酰化等）、蛋白质稳定性（折叠、聚集和沉淀等），以及蛋白质的细胞定位等。为了寻找新的药物靶标，常用的蛋白质组学层面的策略是从整体上鉴定、分析（定性和定量）正常组织或细胞和病理组织或细胞的蛋白质组的差异。近年来双向电泳分离技术和质谱分析技术的快速发展，可鉴定出极低丰度的蛋白质，为在蛋白质组学层面发现与筛选潜在的药物靶标提供了极大的便利。蛋白质组学研究已经广泛用于各种癌症和肿瘤疾病的治疗靶点和肿瘤标志物的发现与鉴定。

无论是从基因组学还是蛋白质组学信息技术发现的潜在新药物靶标，都还需要进一步确定是否对疾病的发生或控制起着关键作用，需要验证靶标的有效性。常用的靶标验证方法主要有两种：①针对特定基因进行基因敲除（knock out）或转基因动物模型（最常用）。不足之处在于周期较长，且对某些关键性蛋白质的基因敲除后，动物无法存活。②利用蛋白质组学确认靶标蛋白质在细胞信号转导中的功能。蛋白质组学研究结合免疫印迹和免疫共沉淀技术，在单张印迹膜上可以提供超过 2000 种蛋白质的鉴定结果，能够有效获得靶标蛋白质的糖基化或磷酸化等异构调节信息，从而阐明靶标蛋白质在疾病的发展过程中所扮演的生理、病理角色。

（二）药物设计

药物设计是一项复杂的系统工程，涉及受体理论、生化机制、药物在体内转运等多学科领域。早期的药物设计更多是基于定量构效关系进行 Hansch 分析，其中心思想是认为分子理化性质参数反映其药物活性，通过拟合化合物的理化性质参数与生物活性数据，获得反映化合物构效间的关系，从而能够预测更高活性的药物分子，再进行成药性验证。随着生物信息学技术的快速兴起与不断更新进步，现代药物设计中最常用的策略是利用生物信息学技术针对药物靶标分子或其配体进行计算机软件分子模拟辅助设计新的分子结构，并由此开创出一门新的学科——计算机辅助药物设计（computer aided drug design，CADD）。

计算机辅助药物设计的策略可分为两大类：①基于靶标蛋白的药物分子结构设计，也被称为直接药物设计法。在已获得靶标蛋白的 3D 结构，或者能够通过同源建模的方法模拟出靶标蛋白结构的前提下，通过分析靶标蛋白结构特征进行新配体的从头设计（de novo ligand design），或者通过分析靶标蛋白和先导化合物（lead compound）之间的相互作用方式，进行分子对接模拟的虚拟筛选。②基于配体（包括抑制剂）的药物分子结构设计，也被称为间接药物设计法。在无法直接获得或模拟获得靶标蛋白的 3D 结构的情况下，利用配体的空间结构和物化特性，通过计算机软件模拟获取该类药物的药效团（pharmacophore），再利用药物结构设计一系列的化合物，并结合类似早期的基于定量构效关系进行 Hansch 分析方法，拟合化合物的物化性质参数与生物活性数据，获得反映化合物构效间的关系，从而能够预测更高活性的先导化合物或药物分子，再进行成药性验证。在这类药物设计方法中，药效团模型的建立是关键，直接关系到后续模拟的先导化合物活性。

常用的药效团模型的建立方法可分为两种：①根据靶标蛋白已知的底物和抑制剂的相似度推导获得，即根据这些底物和抑制剂等配体分子的空间结构与形状相似程度推导与靶标蛋白结合时所需要的关键结构形状。②利用一系列结构不同的活性分子来推导药效团，通过模拟分析一系列对靶标蛋白具有不同的结合能力的各种分子结构，得出这些分子构型与靶标分子间作用的共通性和特异性，进而确定与靶标蛋白结合的药效团结构模型。

计算机辅助药物设计常用的工具软件主要有 Insight Ⅱ、Catalyst 和 DOCK。①Insight Ⅱ 是一款集成了从生物大分子结构功能研究到基于靶标药物设计的三维图形软件包。Insight Ⅱ 软件包共包括图形界面、结构模型构建工具、能量计算工具、生物大分子结构模建与性质分析、基于靶标结构的药物设计和核磁共振结构测定六大模块，具有生物大分子和小分子化合物建模和显示、功能分析、结构模拟改造和动力学模拟等功能。Insight Ⅱ 可广泛应用于基于靶点的药物设计、揭示蛋白质结构与功能关系、生物大分子结构模拟与动力学计算、生物大分子间的相互作用、抗体结构模拟与优化设计和蛋白质组研究等领域。②Catalyst 是一款面向药物研究领域的综合性药物开发设计软件包。Catalyst 通过确立的药效团模型，并利用药效团模型及基于受体结构的约束条件，对 Catalyst 所关联的化合物数据库进行搜索，并对搜索结果进行预测和评价，帮助获得理想的先导化合物结构。Catalyst 软件包包括图形显示界面、药效团模拟、分子比较和数据库关联与检索等模块，具有分子构建，三维结构编辑、生成与检索，药效团模拟与生成，分子间比较与叠合，以及数据库检索与配比等功能。③DOCK 是一款分子对接软件，是应用最广泛的分子对接分析工具，可用于各种靶标配体分子的对接与筛选分析。DOCK 能够自动模拟靶标蛋白与配体分子的最佳作用方式，确定相互作用位点，并能够对配体的三维结构进行数据库自动检索，因此被广泛用于基于受体结构的数据库搜索的药物设计中。

本章小结

分子生物学技术的进展推动着分子生物学理论及其相关领域研究的深入发展，对遗传信息及其表达的研究主要涉及基因的制备、测序、检测分析和编辑以及基因表达的分析和干预等技术。

目的基因制备技术主要有 PCR 扩增（包括常规 PCR、RT-PCR 或 cDNA 文库）和化学合成技术；目的基因准确性的验证需要测序，而全基因组序列需要进行深度测序（二代和三代测序等），RNA 测序则可分析基因的表达水平，尤其是差异化表达，实现转录组学的研究。要检测靶基因及其表达产物（mRNA 和蛋白质）的存在及其水平高低，除了使用 qPCR 和 RNA 测序技术以外，常用方法还有分子杂交，包括印迹杂交、原位杂交和生物芯片技术等。

基因功能研究的有效方法是干预后进行比较，包括基因敲除（同源重组）、基因（组）编辑和表达干预等，其中 CRISPR/Cas9 编辑技术能有效实现基因敲除、敲入以及基因组的定向编辑，而 RNAi 技术能实现转录后的基因沉默，有效进行表达干预。

错综复杂的生命机制是一个相互关联的生命信号传递网络，其基础是各种生物大分子的相互作用。弄清楚核酸、蛋白质等在生命动态网络中的相互作用是阐明生命机制的关键所在。目前已有酵母杂交技术、EMSA 等多种实验技术用于生物大分子相互作用的研究。

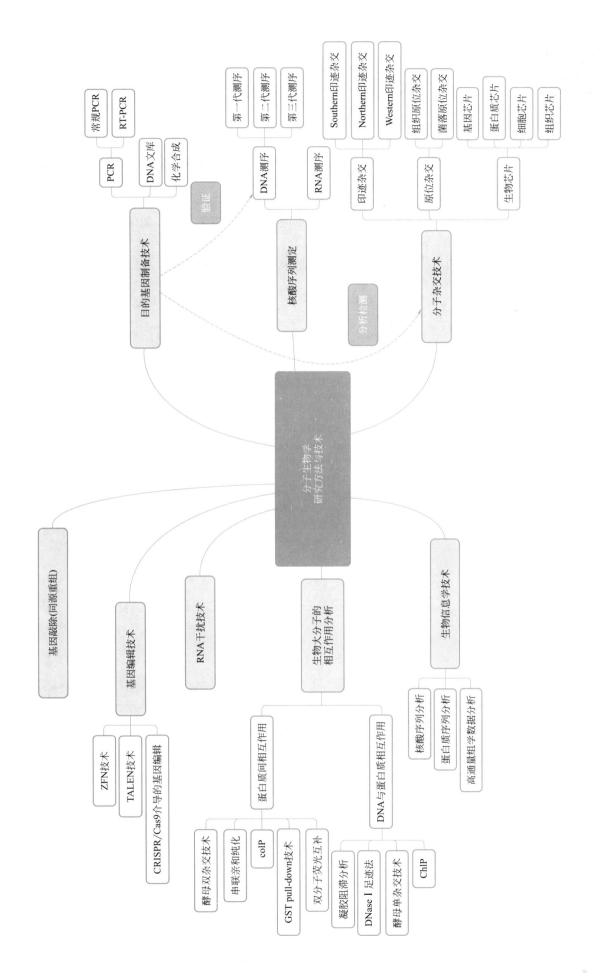

思考题

1. 影响 PCR 扩增产物特异性的因素有哪些？

2. 印迹杂交、原位杂交和生物芯片技术的检测结果各自能获得哪些信息？它们各自的检测信号应该标记在探针还是待分析样本上？

3. 与基因组编辑技术相比较，RNAi 的不同在哪里？

4. 如果需要实现某个蛋白质在细胞培养实验中的高表达，可以怎么做？如何证明？如果要实现其在体内的持续性高表达呢？

5. 如果需要实现某个蛋白质在细胞培养实验中的低表达，可以怎么做？如何证明？如果要实现其在体内的持续性低表达呢？

参考文献

[1] 许忠能. 生物信息学 [M]. 北京：清华大学出版社，2008.

[2] 张阳德. 生物信息学 [M]. 2 版. 北京：科学出版社，2009.

[3] 李霞. 生物信息学 [M]. 北京：人民卫生出版社，2010.

[4] 张景海. 药学分子生物学 [M]. 5 版. 北京：人民卫生出版社，2016.

[5] Robert F. Weaver. Molecular Biology [M]. Fifth Edition. New York：McGraw-Hill，2012.

[6] 王伯瑶. 分子生物学技术 [M]. 北京：北京大学医学出版社，2016

[7] 马文丽. 核酸分子杂交技术 [M]. 北京：化学工业出版社，2007

[8] 汉农 G J. RNAi-基因沉默指南 [M]. 陈忠斌，译. 北京：化学工业出版社，2004.

（李晓红　张纯）

第九章

组学研究

1. 掌握：基因组学的基本概念、意义，转录组学的概念、意义，转录组学和基因组学的关系，蛋白组学的基本概念、意义。

2. 熟悉：基因组学、转录组学和蛋白质组学主要研究方法的基本原理、技术和优缺点等。

3. 了解：基因组学、转录组学和蛋白组学在药学中的应用。

生命科学就是围绕其重要的基石——中心法则而进行的三个层次的研究，即 DNA→RNA→蛋白质，从而形成了三个层面的科学，即基因组学、转录组学和蛋白质组学，这是目前生命科学研究最重要、最热门，也是最前沿的三个研究领域。基因组学是伴随着人类基因组计划的进行而诞生的一门新学科，其主要目的是阐明不同个体和不同人群中差异的遗传学机制，为个体化医疗的实现奠定基础。不同的基因参与了哪些细胞内不同的生命过程，基因表达的调控、基因与基因产物之间的相互作用，以及相同的基因在不同的细胞内或者疾病和治疗状态下表达水平等问题受到人们的重视。因此，在人类基因组计划完成后，转录组的研究迅速受到科学家的青睐，转录组学也成为后基因组学的一个新兴而重要的分支。蛋白质组学本质上指的是在大规模水平上研究蛋白质的特征，包括蛋白质的表达水平、翻译后的修饰、蛋白质与蛋白质之间的相互作用等，由此获得蛋白质水平上的关于疾病发生、细胞代谢等过程的整体而全面的认识。本章内容将从基因组学、转录组学和蛋白质组学的概念、产生背景、对疾病治疗和药物研发的影响等多方面进行介绍。

第一节　组学概述

一、概念

组学（omics）通常指生物学中对各类研究对象（一般为生物分子）的集合所进行的系统性研究，例如，基因组学、转录组学、蛋白质组学和代谢组学等，而这些研究对象的集合称为组。

组学技术的标志性特征是它们在细胞、组织或生物体环境中的整体性。主要旨在以非靶向的方式对特定生物样品中的基因（基因组学）、mRNA（转录组学）、蛋白质（蛋白质组学）和代谢物（代谢组学）进行普遍检测。这些方法的优点是：如果把一个复杂的系统看作一个整体，就可以更全面地理解它。组学方法适用于假设生成实验，因为整体方法获取和分析所有可用数据，以定义一个假设，该假设可以在缺乏数据而不知道或没有规定假设的情况下进一步测试。研究充分的情况下，组学仍然适用于测试和证明复杂生理状态的许多方面之间的联系和相互关系，并发现现有研究中缺失的部分。

二、发展历程与分类

最早的组学技术是由 Leroy Hood 及其同事于 20 世纪 90 年代早期开发的自动 DNA 测序仪和喷墨 DNA 合成仪，作为全球基因表达分析的工具（如转录组学）。在同一时间，Hood 团队还引入了蛋白质测序器和蛋白质合成器，以研究细胞水平上的蛋白质表达，这一过程被称为蛋白质组学。此外，1998 年 Frank Baganz 和他的团队开始的代谢组学研究也随之出现，完成了生物信息处理和合成的整个流程，从基因表达到蛋白质合成，以及代谢物的变化。

分子生物学中，组学主要包括**基因组学**（genomics），**转录组学**（transcriptomics），**蛋白质组学**（proteomics），**代谢组学**（metabolomics），**脂质组学**（lipidomics），**免疫组学**（immunomics），**糖组学**（glycomics）等。本章主要介绍基因组学、转录组学和蛋白质组学。

基因组学是一门研究基因组的结构、功能、进化和定位的科学，旨在对基因进行表征和量化，在酶和信使分子的帮助下指导蛋白质的生产。转录组是一个细胞、组织或有机体中所有信使 RNA 分子的集合，它包括每个 RNA 分子的数量或浓度以及分子的同一性。蛋白质组是指细胞、组织或有机体中所有蛋白质的总和。蛋白质组学是研究这些蛋白质的生物化学性质和功能作用，以及它们的数量、修饰和结构在生长过程中如何变化以及对内外刺激的反应的科学。代谢组代表了生物细胞、组织、器官或有机体中所有代谢物的集合，这些代谢是细胞过程的最终产物。更具体地说，代谢组学是对特定细胞过程在其活动期间建立的化学指纹的研究，它是对所有小分子代谢物图谱的研究。总的来说，组学科学的目标是识别、表征和量化与细胞、组织或有机体的结构、功能和动力学有关的所有生物分子。

第二节　基因组学

一、基因组学的概念

基因组学是研究基因组的科学。它以分子生物学、电子计算机和信息网络技术为研究手段，以生物体内全部基因为研究对象，在全基因组背景下和整体水平上探索生命活动的内在规律及内外环境对机体影响机制的科学。组学研究包括对基因组及基因产物（转录组和蛋白质组）的系统研究，随后必然要上升到细胞机制、分子机制和系统生物学的水平。

二、基因组学的分支

基因组学作为一门新兴学科，根据其研究重点及研究对象的不同，又分成多分支学科。根据研究的重点不同，基因组学可以分为结构基因组学和功能基因组学，结构基因组学以全基因组测序为目标，而功能基因组学以基因功能鉴定为目标。根据研究的对象不同还可将基因组学分为疾病基因组学、药物基因组学和宏基因组学等。

（一）结构基因组学

结构基因组学是基因组学的一个重要组成部分，代表基因组分析的早期阶段，是通过基因作图和核苷酸序列分析确定基因组成、基因定位的科学。遗传信息在染色体上，但染色体不能直接用来测序，必须将基因组这一巨大的研究对象进行分解，使之成为较易操作的小的结构区域，这个过程就是基因作图。根据使用的标志和手段不同，作图分为四种类型：遗传图谱、物理图谱、序列图谱和转录图谱。

1. 遗传图谱

通过遗传重组所得到的基因在具体染色体上的线性排列图称为遗传图谱（又称遗传连锁图谱）。它是通过计算连锁的遗传标志之间的重组频率，确定它们的相对距离，一般用厘摩（cM，即每次减数分裂的重组频率为 1%）来表示。随着 DNA 多态性的开发，可利用的遗传标志数目迅速扩增。早期使用的多态性标志有限制性酶切片段长度多态性（RFLP）、随机引物扩增多态性 DNA（RAPD）、扩增片段长度多态性（AFLP）；20 世纪 80 年代后出现的有（短串联重复序列 STR，又称微卫星）、DNA 遗传多态性分析和20 世纪 90 年代发展的**单核苷酸多态性**（single nucleotide polymorphism，SNP）分析。

2. 物理图谱

物理图谱是利用限制性内切酶将染色体切成片段，再根据重叠序列确定片段间连接顺序，以及遗传标志之间物理距离〔碱基对（bp）或千碱基（kb）或兆碱基（Mb）〕的图谱。以人类基因组物理图谱为例，它包括两层含义。一是获得分布于整个基因组 30000 个序列标志位点，将获得的目的基因的 cDNA 克隆，进行测序，确定两端的 cDNA 序列，约 200 bp；设计合成引物，并分别利用 cDNA 和基因组 DNA 作模板扩增，比较并纯化特异带；利用 STS 制备放射性探针与基因组进行原位杂交，使每隔 100kb 就有一个标志。二是在此基础上构建覆盖每条染色体的大片段，首先是构建数百 kb 的酵母人工染色体（YAC），对 YAC 进行作图，得到重叠的 YAC 连续克隆系，称为低精度物理作图，然后在几十 kb 的 DNA 片段水平上进行，将 YAC 随机切割后装入黏粒的作图称为高精度物理作图。

3. 序列图谱

序列图谱（sequence map）即人类基因组核苷酸序列图，是人类基因组在分子水平上最高层次、最详尽的物理图谱。其绘制方法是在遗传图谱和物理图谱的基础上，精细分析各克隆的物理图谱，将其切割成易于操作的小片段，构建 YAC 或 BAC 文库，得到 DNA 测序模板，测序得到各片段的碱基序列，再根据重叠的核苷酸序列将已测定序列依次排列，获得人类全基因组的序列图谱。序列图谱揭示：①人类基因总数在 2 万～2.5 万个之间，低于原来估计数目的一半。②基因组中存在着基因密度较高的"热点"区域和大片段不携带人类基因的"荒漠"区域。如基因密度在第 17、19 和 22 号染色体上最高，在 X、Y、第 4号和第 18 号染色体上密度较低。③大约 1/3 以上基因组包含重复序列。④所有人都具有 99.99% 的相同基因，任何两个不同个体之间大约每 1000 个核苷酸序列中会有一个不同，这称为单核苷酸多态性（SNP），每个人都有自己的一套 SNP，它对"个性"起着决定性的作用。

4. 转录图谱

利用**表达序列标签**（expressed sequence tag，EST）作为标记所构建的分子遗传图谱被称为转录图谱。通过从 cDNA 文库中随机挑取的克隆进行测序所获得的部分 cDNA 的 5′端或 3′端序列称为表达序列标签，一般长 300 bp～500 bp。一般说，mRNA 的 3′端非翻译区（3′-UTR）是代表每个基因的比较特异的序列，将对应于 3′-UTR 的 EST 序列进行 RH 定位，即可构成由基因组成的 STS 图。截止到 1998 年12 月底，在美国国家生物技术信息中心（national center for biotechnology information，NCBI）数据库中分布的植物 EST 的数目总和已达几万条，所测定的人基因组的 EST 达 180 万条以上。

（二）功能基因组学

功能基因组学（functional genomics）是确定基因组所有基因及其产物生物学功能的科学。随着测序技术的不断完善，大规模分析某一生物的基因组全序列逐渐成为目前分子生物学领域的热点。随着 2008年小鼠基因组全序列测定完成，生命科学进入了**后基因组学**（post-genomics）时代，在对基因组的结构进一步了解的同时，功能基因组学逐渐成为核心研究内容。经过几十年的探索，已经建立起的基因功能研究方法主要有基因表达谱、表达蛋白质的双向凝胶电泳及质谱技术、酵母双杂交体系、基因敲入和基因敲除、噬菌体表面展示、突变体功能互补、反义 RNA 技术和 RNA 干扰等。

功能基因组例证

功能基因组学面临的最大挑战是需要建立高通量和规模化的基因功能研究体系。规模化分析基因功能的最好例证是对鼻腔细胞膜气味受体的研究。1991年，理查德·阿克塞尔和琳达·巴克发现了由大约1000种基因组成的一个基因大家族，占人体基因总数的3%。这些基因编码的蛋白质可以区分各种各样的气体，称为气味受体。气味受体分布在鼻腔中的气味受体细胞的细胞膜上，每个气味受体细胞只能对有限的几种相关分子做出反应。气味受体细胞与大脑有直接联系，它们被气味分子激活后能够产生信号，这种信号被传送到大脑的特定区域以及其他区域后，会形成特定的气味模式。绝大多数气味都由多种气体分子组成，其中每种气体分子会激活相应的多个气味受体。气味受体只有大约1000种，但它们能够产生大量的组合，形成大量的气味模式，这就是人们能够记忆大约10000种不同气味的基础。理查德·阿克塞尔和琳达·巴克由于在气味受体方面的发现于2004年获得诺贝尔生理学或医学奖。

传统的基因功能研究方法被称为正向遗传学方法，也就是先对基因的功能有一定的了解，然后分离基因的序列。很多重要的基因都是以它们编码的蛋白质为基础被克隆的，这些蛋白质往往具有很高的表达量和很重要的功能。利用传统遗传学方法分离基因的另一个重要方法是图位克隆法。该方法通过合适的分离群体首先对决定某一性状的基因进行遗传作图，确定它在染色体上的具体位置，然后以紧密连锁的分子标记为起点采用染色体跳查和步查技术来克隆基因序列，得到的基因在功能上十分明确。

基因组计划的进行改变了基因功能研究的传统思路，基因组计划的最大特征是在几年的时间内可以得到大量的DNA序列，而对这些序列的生物学功能了解很少，所以功能基因组学将来的研究内容是以测定的基因组全序列为基础来确定基因的功能，这种研究方法被称为反求遗传学方法，即先知道序列，然后确定功能。目前建立的高通量基因功能研究方法还十分有限，在很多情况下仍然会使用传统的基因功能研究体系。

（三）疾病基因组学

基因组研究首先是从人类基因组计划开始的，而人类基因组计划的动因是从根本上解决复杂性状疾病的发病机制，因此在后基因组时代，生物医学将成为基因组学研究的"主战场"，疾病基因组学研究则将成为"主旋律"。

众所周知，人类基因组含有3×10^9bp，包括大量的重复序列，这些核苷酸片段分布在人类24条染色体上。因此，我们可以根据染色体上的长臂、短臂、区、带和亚带对人类每一个功能基因进行定位，并进一步运用基因克隆技术将基因组DNA进行切割和克隆，深入研究这些基因的结构、特性和功能，分析它们与人类健康、疾病、生殖和发育之间的关系。疾病基因组学的最终研究目的就是分离并阐明人类疾病相关基因的功能。疾病基因组学研究方法和策略包括疾病相关致病基因的定位、连锁与克隆和疾病微效易感基因的鉴定。

1. 疾病相关致病基因的定位、连锁与克隆

基因定位（gene mapping）指将致病基因定位到人类染色体某一区段上。基因定位对于研究基因的结构、功能和相互作用有重要意义，并可应用于基因工程中的重组体DNA操作。单基因疾病的定位已形成了一套行之有效的方法，并已定位和克隆了1000多个致病基因。

（1）体细胞杂交（somatic cell hybridization）

体细胞（somatic cell）是生物体除生殖细胞外的所有细胞，与基因定位有关的是体细胞杂交。细胞杂交又称细胞融合（cell fusion），是将来源不同的两种细胞融合成一个新细胞。大多数体细胞杂交是用人的细胞与小鼠、大鼠或仓鼠的体细胞进行杂交。这种新产生的融合细胞称为杂种细胞（hybrid cell），含有双亲不同的染色体。杂种细胞有一个重要的特点是在其繁殖传代过程中保留啮齿类一方染色体而人类染色体则逐渐丢失，最后只剩1条或几条。这种仅保留少数甚至1条人类染色体的杂种细胞正是进行基因连锁分析和基因定位的有用材料。由于人和鼠类细胞都有各自不同的生化和免疫学特征，Miller等运用体细胞杂交并结合杂种细胞的特征，证明杂种细胞的存活需要胸苷激酶。凡是含有人类第17号染色体的杂种细胞都因有胸苷激酶活性而存活，反之则死亡，从而推断胸苷激酶基因定位于第17号染色体上。这是首

例用细胞杂交法进行的基因定位。由此可见，研究基因定位时，由于有杂种细胞这一工具，只需要集中精力于某一条染色体上，就可找到某一基因定位。

（2）辐射杂交（radiation hybridization）

用含有辐射切割的人类染色体片段的细胞与啮齿类细胞融合产生的杂种克隆细胞，可构建部分基因组放射染色体杂种细胞或单染色体杂种细胞，进而进行基因定位。

（3）原位杂交（in situ hybridization, ISH）

原位杂交指将放射性或非放射性标记的已知顺序核酸为探针与细胞或组织切片中核酸进行杂交，从而对特定核酸顺序进行精确定量定位的过程，可以在细胞标本或组织标本上进行。

（4）荧光原位杂交（fluorescence in situ hybridization, FISH）

荧光原位杂交是利用荧光标记的特异核酸探针与细胞内相应的靶 DNA 分子或 RNA 分子杂交，通过在荧光显微镜或激光共聚焦扫描仪下观察荧光信号，来检测细胞内 DNA 或 RNA 的特定序列。

（5）连锁分析基因定位

利用疾病基因与某一酶切片段连锁，通过家系分析进行基因定位。如果基因突变致病，可能引起缺少或增加一个酶切位点，改变酶切图谱。基因定位的连锁分析是根据基因在染色体上呈直线排列，不同基因相互连锁成连锁群的原理，即应用被定位的基因与同一染色体上另一基因或遗传标记相连锁的特点进行定位。生殖细胞在减数分裂时发生交换，一对同源染色体上存在着两个相邻的基因座位，距离较远，发生交换的机会较多，则出现基因重组；若两者较近，重组机会较少。

（6）cDNA 或遗传标记基因定位

通过基因的表达产物 mRNA 反追到染色体的位置。稳定的 cDNA、EST 或其他遗传标记作为探针进行分子杂交，鉴别出有关的基因。

（7）基因克隆（gene cloning）

将目的基因插入某种载体内，利用载体在宿主细胞内大量繁殖以获得足够量的拷贝，从而进行基因结构和功能的分析。在遗传图和物理图工作的带动下，疾病基因的定位、克隆和鉴定研究已经开始，逐步从表位→蛋白质→基因的传统途径转向反向遗传学或定位克隆法的全新思路。随着人类基因组图谱的完成，许多人类基因已被精确地定位于染色体的各个区域。一旦某个疾病位点被定位，就可以从局部的基因图中遴选出相关基因进行分析，这一研究策略被称为定位候选克隆，大大提高了发现疾病基因的效率。目前，疾病基因克隆的策略包括定位克隆和功能克隆。其中，定位克隆（positional cloning）方法是首先通过家系分析找到基因，用一定的方法把基因分离出来，分析基因变异及基因产物，进而探明生理作用或临床机制的策略。功能克隆（functional cloning）则是先研究相关基因的功能，再定位克隆该基因。

2. 疾病微效易感基因的鉴定

除通过胚系遗传突变等位基因引发疾病——家族性疾病外，疾病作为多因素、多基因病已得到公认。绝大多数疾病的发生是众多微效（低危险度）的低外显率的易感基因相互作用以及它们与环境因素相互作用的综合结果。不同组织特异性疾病发生过程有多少个微效易感基因参与？如何鉴定微效易感基因？欲回答这些问题，最重要的是要建立多基因病的理论模型，然后在理论模型指导下采用合理的技术手段去筛查、鉴定疾病易感基因，进一步运用高通量技术，结合遗传分析方法，从疾病患者基因组中逐个找出变异等位基因。目前正在研究和采用的方法包括：

（1）候选基因关联分析

以序列标记（SNP、突变、微卫星等）为筛查标记，根据疾病患者组与匹配对照组出现频率的显著性差异，从候选基因中筛选出易感基因。这是目前最常用的方法。

（2）单倍型（haplotype）关联分析

据新近单倍型作图结果表明，人类基因组中含有 12 万个单倍型域（每个域平均长度为 25 kb，加起来正好覆盖整个基因组，而每个域最多横跨 1 个目标基因）。因此，可以单倍型域为靶标，进行全基因组扫描，寻找与疾病易感性相关的单倍型域，找到了单倍型域，也就找到了相应的易感基因。

（3）建立小鼠模型

可以在对致病物质具有不同敏感性的近交系小鼠中对数量性状位点作图，以缩小寻找疾病易感基因的范围。同时也可在产生一系列单倍型不足的小鼠（如具有高比例 LOH 的 Blm−/−小鼠模型）中去搜寻新的抑制疾病基因。

（4）模式生物基因组测序

具有完全不同遗传背景的个体可具有相同的疾病表型（疾病易感性）。这提示，不论何种理论模型，都面临相同的问题：疾病相关变异等位基因的不同组合和相互作用是决定疾病易感性的主要因素，而目前的分析方法尚无达到解决这个问题的水平。这是疾病基因组学迫切需要解决的问题，也是最大的挑战。

（5）明确分子表型与临床表型的关系

分子表型（molecular phenotype）在单个基因水平称为基因型（genotype），在基因组表达水平称为基因表达谱（gene expression profile），在蛋白质组水平称为蛋白质组图谱（proteome profile）等。关键是把疾病发生发展中的特异性突变（即特异性分子表型）组合在一起，从而阐明特异性分子表型之间的相互作用及其与疾病不同表型特征之间的对应关系。近年来，采用微阵列技术和质谱分析技术发现了一些疾病发生发展中特有的基因表达谱和蛋白质图谱。将来，特异性分子表型可能会被作为"标签"标明疾病的各种临床表型特征，为临床医生进行合理的治疗和个性化治疗提供科学依据和可操作指标，为人群防治疾病体系制定预案提供可能性。

（6）疾病发生发展的分子作用机制

阐明疾病发生发展的分子作用机制必须至少回答 3 个问题：疾病易感基因涉及的信号通路、信号通路之间的相互作用和影响、疾病易感基因在信号通路内发挥作用的原理。疾病中基因的缺陷与突变比人们原先假设的情形要复杂得多，还有许多工作有待完成。

（四）药物基因组学

药物基因组学（pharmacogenomics）是生命科学中发展迅速和备受关注的热点研究领域，是精准医学重要的组成部分，是实现个体化治疗与精准用药的理论支柱。药物基因组学的主要任务是研究人类全基因组中所有基因结构、表达、功能等改变对药物反应的影响。其主要目的是阐明药物反应的个体差异，达到提高药物疗效、降低毒性反应、节约医疗成本，最终实现药物的个体化治疗。

药物基因组学研究的内容是寻找与药物反应个体差异相关的基因多态性，主要包括药物代谢酶基因多态性、药物转运体基因多态性、药物作用靶点基因多态性等。药物代谢酶参与内源性物质和外源性物质的代谢，许多药物代谢酶的基因多态性具有显著的功能意义，导致其对底物代谢能力发生改变，最终导致药物反应出现个体差异。

药物基因组学作为一个交叉学科，涉及基因组学、分子生物学、遗传学、药理学、大数据、生物信息学以及临床医学等多个学科，综合运用上述学科技术，研究与药物反应相关的基因变异、RNA 及蛋白质特征，阐明决定药物反应个体差异的根本机制，为临床基因导向个体化治疗提供理论依据。药物基因组学的研究可以是从临床现象的发现，再到体外的功能验证，也可以是体外的基础研究逐渐过渡到临床研究。因此，药物基因组学的研究也涉及分子细胞水平、动物水平以及人体研究水平等多个方面。一些药物基因组学研究中相对较常见的方法如下。

1. 分子水平

研究基因多态性对基因表达和功能的影响，进而明确基因多态性对药物的影响及机制，是药物基因组学研究中常用的方法。常见的基因多态性包括单核苷酸多态性、插入缺失突变（insert-deletion）、微卫星、微卫星不稳定性、拷贝数变异（copy number variation，CNV）、DNA 甲基化（DNA methylation）、融合基因（fusion gene）等。

基因多态性的检测方法较多，包括聚合酶链反应（polymerase chain reaction，PCR）、限制性片段长度多态性 PCR、等位基因特异性 PCR、高分辨率熔解曲线、基质辅助激光解吸电离飞行时间质谱（matrix-assisted laser desorption ionization time of flight mass spectrometry，MALDI-TOF-MS）、数字 PCR（digital PCR，dPCR）、荧光原位杂交、第一代测序（first generation sequencing）、焦磷酸测序、第二代测序（next generation sequencing，NGS）、第三代测序（third generation sequencing，TGS）。

（1）基因表达检测

基因多态性可能是直接影响基因的功能而发挥作用，也有可能是影响基因的 mRNA、蛋白质的表达而发挥作用。常用的检测 mRNA、蛋白质表达的技术，如实时荧光定量 PCR、Western 印迹杂交，在药物基因组学研究中也较常用。

（2）基因过表达

在药物基因组学研究中，常常需要探寻药物和某一特定基因之间的关系。在细胞中过表达这一特定基因是研究药物与基因相互作用的一个非常有效的手段。通过将某一特定基因的 cDNA 连接到特定的表达载体上，构建出重组载体（质粒），然后通过转染的方式将质粒携带的遗传信息在细胞内进行表达。在药物基因组学中，这一方法尤其适用于单核苷酸多态性功能的研究。通过定点突变，可以构建具有不同 SNP 的质粒。然后通过将这些质粒在细胞内表达，再研究其和药物的相互作用，比较不同 SNP 之间功能性的差异。

（3）基因敲低

基因敲低就是通过实验的方法将细胞内某一特定基因的表达降低的方法。基因敲低与基因过表达一起，成为研究基因功能的一对可以相互印证的方法。比较常见的做法是通过 RNA 干扰技术来实现对特定基因表达的下调。通过转染将与特定基因的 mRNA 互补的小干扰 RNA（small interfering RNA，siRNA）或者由此设计的短发夹 RNA（short hairpin RNA，shRNA）载体导入细胞内，siRNA 或者载体表达的 shRNA 经修剪形成的 siRNA 会与特定基因的 mRNA 结合，使 mRNA 降解来达到减少其表达的目的。基因编辑技术，如 CRISPR/Cas9 技术等，也是药物基因组学中研究基因突变功能的有效武器。

2. 细胞水平

（1）肝原代细胞培养

肝脏作为药物代谢的最主要器官，一直是药物基因组学的研究重点。相比被广泛使用的肝脏肿瘤源性细胞（如 HepG2 等），原代细胞基本保留了肝细胞各种药物代谢酶、转运体的活性，所以原代细胞也更多地被用来研究药物的代谢通路以及药物对代谢酶的诱导和抑制。HEPARG 细胞是另外一种越来越被广泛使用的肝源性细胞。通过对未分化的 HEPARG 细胞进行培养，研究人员可以获得相较 HepG2 细胞高出许多的肝源性酶的表达，这也使得 HEPARG 细胞在一定程度上能够替代肝原代细胞来开展研究。

（2）肝微粒体研究

通过机械外力将肝组织细胞破坏，肝细胞的内质网会形成数量众多的小囊结构，可溶性药物代谢酶就存在于这种小囊结构（肝微粒体）中。通过差速离心将肝微粒体和其他细胞碎片进行分离，然后再通过超高速离心将肝微粒体中的其他杂质清除。这种方法获得的肝微粒体基本保留了肝细胞酶的活性，方便用来研究药物的代谢通路和产物，筛选酶的抑制剂和诱导剂，以及在体外研究药物的相互作用。

3. 体内水平

在药物基因组学中，基因敲除的小鼠成为明确某一基因在药物代谢中所起的作用的极其有力的工具。将小鼠的某个基因敲除，再插入人源性的同源基因，构建人源化转基因小鼠，从而成功让小鼠表达人源性的药物代谢、转运体以及核受体，很好地解决了药物在动物和人体中经常呈现不同的毒性或者作用这一问题。

药物基因组学研究的最终目的是根据个体遗传背景的不同，提供合理的个体化治疗方案。所有在体外和动物水平的研究最终都需要在人体水平进行验证，包括基于健康受试者的药物基因组学研究和基于特定患者的药物基因组学研究。

基于健康受试者的药物基因组学研究是指将健康受试者根据某一基因多态性进行分组，再观察分组间对于同一药物处置后反应的差异。利用健康受试者开展研究的优势在于其较少受到疾病状态的影响，更易观察到遗传因素的作用。基于特定患者的药物基因组学研究是指将患者作为药物基因组学最终的服务对象。药物基因组学根据遗传特点进行的个体化治疗，也必须经过在特定患者中的临床验证，才能被用来指导临床个体化用药。

（五）比较基因组学

比较基因组学（comparative genomics）是基于基因组图谱和测序基础，对已知的基因和基因组结构进行比较，来了解基因的功能、表达机制和物种进化的学科。利用模式生物实验系统上的优越性，在人类基因组研究中的应用比较作图分析复杂性状，加深对基因组结构的认识，探讨疾病发生的分子机制，阐明生物进化、基因功能的演化、基因调控、种族血缘、寿命、疾病和衰老等生命现象的本质，为重大生物医学问题提供线索和方法。

比较基因组学的主要研究内容：①序列相似性比较。将待研究序列与 DNA 或蛋白质序列库进行比较，用于确定该序列的生物属性。完成这一工作只需要使用两两序列比对算法，常用的软件有 BLAST 和 FASTA 等。②序列同源性分析。将待研究序列加入一组与之同源但来自不同物种的序列中进行多序列比对，以确定该序列与其他序列之间的同源性大小。完成这一工作必须使用多序列比对算法，常用的软件有 Clustal 等。③进化树构建。通过研究不同生物、不同物种基因组结构和功能上的相似及差异，可以勾画出一张详尽的系统进化树，而且还将显示进化过程中最主要的变化所发生的时间及特点。

1. 序列相似性比较

序列相似性比较即序列比对，又称为序列对位排列或序列联配，其基本思想是找出检测序列和目标序列的相似性。一般方法是通过插入间隔的方法使不同长度的序列对齐，达到长度一致。优化的对位排列应该使间隔的数目最小，同时序列间的相似性区域最大。

最常见的比对是在蛋白质序列之间或核酸序列之间进行的双序列比对，通过比较两个序列之间的相似区域和保守性位点，寻找二者可能的分子进化关系。进一步，可以将多个蛋白质或核酸同时进行比较，即多序列比对，寻找这些有进化关系的序列之间共同的保守区域、位点和谱模式，从而探索导致它们产生共同功能的序列模式。此外，可以把蛋白质序列与核酸序列相比较，以探索核酸序列可能的表达框架；还可以把蛋白质序列与具有三维结构信息的蛋白质相比较，从而获得蛋白质折叠类型的信息。

2. 序列同源性分析

按照基因在进化上的关系，可以定义直系同源和旁系同源。直系同源是指两个基因通过物种形成而产生，或源于不同物种的最近的共同祖先。旁系同源是指两个基因在同一物种中，通过至少一次基因复制或分歧的事件而产生。通常认为，直系同源序列在不同的物种中具有相近甚至相同的功能及相似的调控途径，扮演着相似的角色，而且绝大多数核心生物功能是由相当数量的直系同源基因承担的，序列比对就是发现直系同源序列的一种基本方法。

通过序列比对，能够发现不同物种中的同源基因，进而由序列的保守性推断基因功能上的保守性。即如果基因 A 与基因 B 具有序列的保守性，那么基因 A 可能具有类似基因 B 的功能。通过寻找不同基因的相同序列片段，可以推断最新测定的基因功能、预测基因家族的新成员并探索基因的进化关系。如果两个序列之间具有足够的相似性，就推测二者可能有共同的进化祖先，经过序列内残基的替换、残基或序列片段的缺失，以及序列重组等遗传变异过程分别演化而来。

如果两个序列有显著的保守性，那么为了确定二者具有共同的进化历史，进而认为二者有近似的结构和功能，还需要更多实验和信息的支持。通过大量实验和序列比对的分析，一般认为蛋白质的结构和功能比序列具有更大的保守性。粗略地说，如果序列之间的相似性超过 30%，它们就很可能是同源的。

3. 进化树构建

进化树（evolutionary tree）是指重建所有生物的进化历史并以系统树的形式加以描述。根据蛋白质序列或结构差异关系可构建分子进化树或种系发生树（phylogenetic tree）。在进化树中，分支层次反映了产生新的基因复制或享有共同祖先的生物体的歧异点，而树枝的长度反映了当这些事件发生时已存在的蛋白质与现在的蛋白质之间的进化距离。根据进化树不仅可以研究从单细胞生物到多细胞生物的进化过程，而且可以粗略估计现有的各类种属生物的分歧时间（图 9-1）。

构建进化树的方法主要有两类：一类是序列相似性比对，主要是基于氨基酸相对突变率矩阵（常用 PAM250）计算不同序列的差异性打分，构建序列进化树；另一类是在难以通过序列比对构建序列进化树的情况下，通过蛋白质结构比较等方法，建立结构进化树。

构建序列进化树的主要方法有距离法、最大简约法和最大似然法。其中，最大简约法主要适用于序列相似性很高的情况，距离法适用于序列相似性较高的情况，最大似然法可用于任何相关的数据序列集合。从计算速度看，距离法的计算速度最快，其次是最大简约法，最后是最大似然法。

距离法考察数据组中所有序列的两两比对结果，通过序列两两之间的差异决定进化树的拓扑结构和树枝长度。最大简约法考察数据组中序列的多重比对结果，优化出的进化树能够利用最少的离散步骤去解释

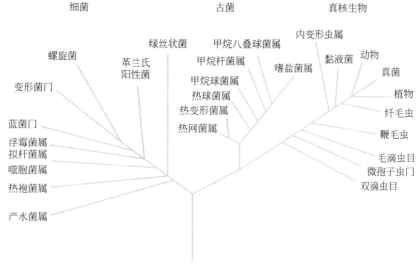

图 9-1　基于 16SrRNA 构建的进化树

多重比对中的碱基差异。最大似然法根据数据组中序列的多重比对结果，优化出拥有一定拓扑结构和树枝长度的进化树，该进化树能够以最大的概率导致考察序列的多重比对结果。

（六）宏基因组学

1. 宏基因组学概念

广义宏基因组学是指特定环境下所有生物遗传物质的总和。它决定了生物群体的生命现象。它是以生态环境中全部 DNA 作为研究对象，通过克隆、异源表达来筛选有用的基因及其产物，研究其功能和彼此之间的关系和相互作用并揭示其规律的一门科学。狭义的宏基因组又叫微生物环境基因组、元基因组，以生态环境中全部细菌和真菌基因组 DNA 作为研究对象，它不是采用传统的培养微生物的基因组，包含了可培养和不可培养的微生物的基因。

2. 宏基因组学技术

由于环境中 99.8％以上的微生物不可用常规方法培养，所以以往对微生物的研究主要停留在单一可培养微生物物种上，对不可培养微生物资源的开发利用知之甚少。而宏基因组学技术并不依赖于分离培养，是直接把微生物基因的遗传物质从自然环境中提取出来，通过基因分析研究微生物群体的特性，从而在更深程度上研究微生物资源。宏基因组学技术主要包括 DNA 提取、宏基因组文库的建立和宏基因组文库的筛选（图 9-2）。

（1）DNA 提取

DNA 提取方法有两大类，即原位裂解法和异位裂解法。原位裂解法用机械、超声等手段将样品预处理，直接置于裂解缓冲液中提取纯化。异位裂解法则是用物理方法将微生物细胞从样品中分离出来，然后用密度梯度离心、低熔点琼脂糖裂解 DNA 等比较温和的方法提取出样品的 DNA。

（2）宏基因组文库的建立

构建宏基因组文库时常用的 DNA 克隆载体有质粒、黏粒和细菌人工染色体等。构建基因组文库最常用的宿主是大肠杆菌，其次是恶臭假单胞杆菌。不同的研究目标应该选择不同的宿主菌株，因为不同的微生物种类所产生的活性物质是有明显差别的。

（3）宏基因组文库的筛选

宏基因组文库的筛选方法有四种：第一种，基于目标克隆的代谢活性的功能驱动筛选，该方法筛选工作量大，效率低；第二种，基于不同物质的不同结构有不同吸收峰的化合物结构筛选，此方法工作量大，费用高；第三种，基于不同功能的基因序列来筛选具有目标序列克隆子的序列驱动筛选，该方法无法筛选基因文库中的未知基因；第四种，基于底物诱导基因表达的底物诱导筛选，该方法对筛选抗体基因和生物活性物质十分有效。

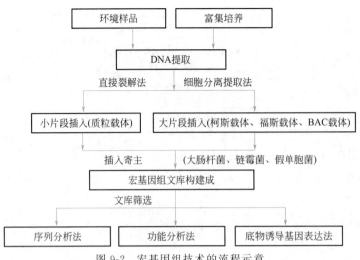

图 9-2 宏基因组技术的流程示意

从宏基因组学技术获得的信息大大丰富了工业、农业、医学、生态环境科学等领域的研究手段，宏基因组学的深入研究也将会大大扩大对生命了解的宽度，扩展对各个领域了解的深度。

三、基因组学相关技术的应用

（一）测序在基因组学中的应用

1. 长读长测序技术在宏基因组学研究中的应用

利用长读长测序技术揭示出了前所未有的肠道宏基因组多样性，特别是种内的多样性。利用 10X Genomics 合成长读长技术研究干细胞移植后白血病患者的粪便宏基因组，发现在经历强化疗法的巨大选择压力后，成为优势菌的粪便拟杆菌转座子集成位置的差异和基因组岛现象（大区域转移），并证实因此产生的抗生素抗性基因的过表达现象；而这些决定功能差异的微生物个体基因组结构差异，在以往碎片化的短读长组装结果中是无法得到的。

2. 高通量测序技术在宏基因组学研究中的应用

llumina 高通量测序技术对肠道微生物测序的研究表明，不同年龄、身体质量、性别及国籍的人群肠道菌群可以分为 3 种类型，即拟杆菌型、普氏菌型及瘤胃球菌型。通过该测序技术检测高脂饮食和正常饮食对正常小鼠和基因敲除小鼠肠道微生物和代谢的影响，发现饮食结构对肠道菌群变化的影响达到 57%，而遗传因素对肠道菌群变化的影响则不足 12%。通过该测序平台对 345 个中国人的肠道微生物样本进行了深度测序，并以全宏基因组相关联研究的方法对 2 型糖尿病与肠道微生物失调之间的关系进行了深入研究，结果表明 2 型糖尿病患者肠道菌群发生失调，丁酸盐产生菌丰度下降，多种条件致病菌增多。利用该平台对肥胖患者粪便菌群进行宏基因组测序分析，筛选出一株导致肥胖的阴沟肠杆菌 B29；该菌株能使无菌小鼠在高脂饮食条件下表现出明显的肥胖和胰岛素抵抗的表型。

3. 单细胞测序技术在肿瘤基因组学中的应用

应用胰腺癌小鼠模型，对处于疾病不同阶段的肿瘤组织进行单细胞测序，发现腺泡化生细胞具有不同的亚群，在肿瘤进展过程中不断变化，并和其他细胞相互作用，鉴定了腺泡化生过程中参与调控 KRAS 下游通路基因的转录因子 ONECUT2，该转录因子与预后相关，可能作为胰腺癌早期进展的新的驱动因子。

采用降维聚类分析 NSCLC 患者的单细胞测序数据，发现一些细胞类群的 T 细胞耗竭特征基因表达相对较低。研究治疗前后的 T 细胞表达状态，有助于识别和预测接受免疫调节剂治疗的 NSCLC 及其他类型肿瘤的预后。

（二）DNA 芯片的应用

随着人类基因组计划的实施和分子生物学相关学科的迅猛发展，越来越多的动植物基因组序列得以测定，DNA 芯片正在使分子生物学和生物技术发生一场变革。DNA 芯片主要应用于以下几个方面。

1. 利用 DNA 芯片研究疾病状态基因的差异表达模式

CpG 岛的过度甲基化是肿瘤中的常见事件，Yan 等发展了一种基于微阵列的方法，称为差异性甲基化杂交（differential methylation hybridization，DMH），制备了含 1104 个 CpG 岛标签的微阵列，用于筛查 28 位配对的原发乳腺癌和正常样本，结果显示，其中将近 9% 的标签在大部乳腺癌样本中的甲基化程度相对于它们的正常对照有显著增加，同时揭示出 CpG 岛过度甲基化与乳腺癌的分化程度相关。

（1）基因诊断方面的应用

从正常人的基因组中分离出 DNA 与 DNA 芯片杂交就可以得出标准图谱。从患者的基因组中分离出 DNA 与 DNA 芯片杂交就可以得出病变图谱。通过比较、分析这两种图谱，就可以得出病变的 DNA 信息（图 9-3）。这种基因芯片诊断技术以其快速、高效、敏感、经济、平行化、自动化等特点，将成为一项现代化新技术。

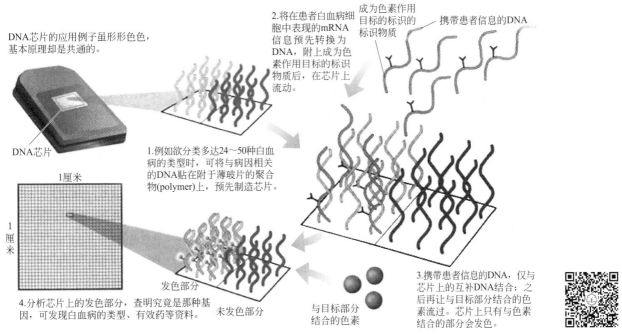

图 9-3　DNA 芯片在疾病诊断中的应用

（2）药物筛选方面的应用

利用 DNA 芯片分析用药前后机体的不同组织、器官基因表达的差异。如果在 cDNA 表达文库得到的肽库制作肽芯片，则可以从众多的药物成分中筛选到起作用的部分物质。利用 RNA、单链 DNA 有很大的柔性，能形成复杂的空间结构，更有利于与靶分子相结合，可将核酸库中的 RNA 或单链 DNA 固定在芯片上，然后与靶蛋白孵育，形成蛋白质-RNA 或蛋白质-DNA 复合物，可以筛选特异的药物蛋白或核酸，因此芯片技术和 RNA 库的结合在药物筛选中将得到广泛应用。

（3）个体化医疗方面的应用

临床上，同样药物的剂量对患者甲有效可能对患者乙不起作用，对患者丙则可能有副作用。在药物疗效与副作用方面，患者的反应差异很大。这主要是由于患者遗传学上存在差异（单核苷酸多态性），导致对药物产生不同的反应。利用 DNA 芯片技术对患者先进行诊断，再开处方，就可对患者实施个体优化治疗。

2. 利用 DNA 芯片研究病原体感染后宿主基因表达模式的改变

为了在 mRNA 水平上全面了解 HIV 感染 CD4 T 细胞后产生的总体效应，Geiss 等用 cDNA 微阵列分析了大约 1500 个受 HIV-1 感染的细胞的 cDNA，发现在感染后 2 天左右，宿主细胞基因表达几乎无改变，但在感染后 3 天时，可检测出 20 种细胞基因有差异表达。其中包括参与 T 细胞信号转导、亚细胞运输、转录调节的基因以及其他一些未知基因。这些结果支持了关于 HIV-1 感染将导致大量细胞基因表达改变的假说，并为将来进一步研究差异性表达 mRNA 产物的功能提供了框架。

3. 利用 DNA 芯片检测药物治疗对基因表达的影响

应用高密度微集芯片在酵母中检测药物治疗对基因表达的影响。应用芯片在酵母基因组水平上检测了激酶抑制剂治疗前后 mRNA 水平的变化，从而分析蛋白激酶抑制剂对基因表达的影响。如果将类似的方法应用于人细胞及组织，将大大提高新药鉴定及药效评估的效率。

4. 利用 DNA 芯片进行模式生物体中的基因表达及功能研究

模式生物体的基因组织结构相对简单，但是它们的核心细胞过程和生化通路在很大程度上是保守的，通过对其研究，可加速对人类基因结构和功能的了解。

（三）SNP 在疾病分析中的应用

单核苷酸多态性（SNP）是指在单个核苷酸上发生变异而引起的 DNA 序列多态性，其方式包括转换、颠换、插入、缺失。从理论上来看每一个 SNP 位点都可以有 4 种不同的变异形式，但实际上发生的只有两种，即转换和颠换，二者之比为 2∶1。SNP 在 CG 序列上出现最为频繁，而且多是 C 转换为 T，原因是 CG 中的 C 常为甲基化的，自发地脱氨后即成为胸腺嘧啶。在人类基因组中大概每 1000 个碱基就有一个 SNP，人类基因组上的 SNP 总量大概是 3×10^6 个。随着人类基因组计划的进展，人们愈来愈相信基因组中的 SNP 有助于解释个体的表型差异、不同群体和个体对疾病，特别是对复杂疾病的易感性以及对各种药物的耐受性和对环境因子的反应。因此，寻找和研究 SNP 已成为人类基因组计划的内容和目标之一。

1. SNP 的检测方法

一般来说，一个 SNP 位点只有两种等位基因，而检测这一对等位基因类型的技术则被称为基因分型（genotyping）。随着对 SNP 研究的不断深入，关于 SNP 的检测方法与技术也在不断发展。根据是否需要凝胶电泳和自动化程度的高低，可以把 SNP 检测方法分为基于凝胶电泳的检测方法（传统 SNP 检测方法）和高通量、自动化程度较高的 SNP 检测方法。

传统的 SNP 检测方法主要包括 DNA 测序、限制性片段长度多态性（RFLP）、单链构象多态性（SSCP）、酶切扩增多态性序列（CAPS）、变性梯度凝胶电泳分析（DGGE）、寡核苷酸连接分析（OLA）和等位基因特异性（AS-PCR）等。这些方法必须经过凝胶电泳进行检测，存在不能多重分析、难以实现自动化、速度慢、不易大规模展开等问题，只能进行小规模的 SNP 测试，因此必然会被淘汰。

随着生物技术的发展出现了自动化程度较高、高通量的 SNP 检测方法，主要包括直接测序、DNA 芯片、质谱检测、高分辨熔解曲线（HRM）、异位点杂交（ASH）、变性高效液相色谱（DHPLC）和单碱基延伸（SBCE）等。这些方法能够实现高通量、自动化检测，但是对技术和设备的要求高，成本也高。近年来已经在晶体上用光刻法实现原位合成，直接合成高密度的可控序列寡核苷酸，使 DNA 芯片法表现出强大威力，对 SNP 的检测可以自动化、批量化，并已在建立 SNP 图谱方面投入实际应用。SNP 芯片针对性越来越强、芯片密度和检测效率越来越高、分析方法越来越科学，从而精准定位与性状相关的 SNP 位点。

2. SNP 在疾病分析中的应用

（1）人类单倍型图的绘制

大多数染色体区域只有少数几个常见的单体型，代表了一个群体中人与人之间的大部分多态性。某些染色体区域可以有很多 SNP 位点，但是只用少数几个标签 SNP，就能够提供该区域内大多数的遗传多态性模式。绘制人类单倍型图的目的就是描述人类常见的遗传多态性模式和染色体上具有成组紧密关联 SNP 的区域。人类单倍型图的绘制完成，将为精确定位复杂疾病，如糖尿病、癌症、心脏病、脑卒中、哮喘等的易感基因提供重要信息。

（2）确定疾病的遗传学基础信息

SNP 作为目前最好的遗传标记，不仅在人类基因组遗传图谱的绘制上发挥了巨大作用，也为确定疾病的遗传学基础提供了信息。早期的传统测序方法及芯片技术已检测到大量人类常见 SNP，而 Hapmap 工程将这些 SNP 的共有模式进行分类，形成单体型，找出这些单体型的代表性标签 SNP，从而有效地增加了实际操作中能够确定出个体单体型的区域。虽然少数疾病相关 SNP 被定位于已知基因的蛋白编码序列，解释了疾病发生的机制，大多数的疾病相关 SNP 却定位于了解甚少的基因区域。因此，这些 SNP 可能只是真正导致疾病的遗传多态性的邻近标记，需要对该区域进行更精细的研究，直到找出参与调控疾病发生的 SNP。

（3）SNP 与疾病易感基因的相关性分析

当一个遗传标记的频率在患者中明显超过非患者时，就表明该标记可能与这种疾病相关。随着大量代谢通路和上百万 SNP 的确认，SNP 作为新一代遗传标记在人类疾病研究中显示出极高的潜在价值。已经通过 SNP 的相关研究发现了高血压、哮喘、类风湿关节炎、肺癌、前列腺癌等疾病的相关易感基因。

（4）指导用药与药物设计

由于 SNP 能够充分反映个体间的遗传差异，所以通过研究 SNP 与个体对药物敏感或耐受的相关性研究，可能阐明遗传因素对药效的影响，因此可能建立与基因型相关的治疗方案，对患者施行个性化用药。因此，根据特定的基因型来设计药物可能在不久的将来成为现实。

（四）药物基因组学的应用

1. 个性化用药

人体对药物反应的差异是相关基因的多态性和表达水平不同造成的。药物基因组学区别于一般意义上的基因组学，是以药物效应及安全性为目标，研究各种基因突变与药效及安全性的关系。药物对有的患者疗效良好，对有的患者则作用微弱；肿瘤化疗时，药物可以使有的患者肿瘤明显消退，却使有的患者死于毒性反应。通过药物基因组学为患者或者特定人群寻找合适的药物，来改善患者的药物治疗；通过为特定的药物寻找合适的使用人群，来缩短新药临床研究的时间，减少新药临床试验的病例数和费用，提高新药临床研究的成功率。药物基因组学强调因人制宜的个体化用药，有重要的理论意义和广阔的应用前景。

2. 新药研发

药物基因组学将促进制药产业的革命性发展。随着基因组序列的解读和后基因组研究的进展、大量功能基因和疾病基因的发现，科学家可以依据已知的基因序列和功能基因找出控制某种疾病的基因，并针对相应的靶位进行药物筛选，有望找到治疗心脑血管疾病、糖尿病、癌症等目前人类主要疾病的基因药物。发现生物体内有特定功能的蛋白质后，也可以用基因工程的方法制造特定的蛋白质药物如干扰素、胸腺素、促红细胞生成素等，来治疗某些特定的疾病。

3. 临床合理用药

药物基因组学应用到临床合理用药中，为特定人群设计最为有效的药物，不仅提高了疗效、缩短了病程，而且减少了毒副作用和成本。可以设想，再过一二十年每个人都将拥有一张"基因身份证"，上面详细记录了所有的遗传信息和基因缺陷，预测将来可能会患上哪些疾病以及如何进行防治等。无论是去医院或在互联网上就诊，经过一系列检查，确诊为某一种疾病时，只要把"基因身份证"插入电脑，同时输入疾病和检测的相关信息，电脑就会提示你该选择什么药物、什么剂型、最佳剂量和注意事项，既快捷又准确。

第三节　转录组学

一、基本概念

转录组通常指一个活细胞所能转录出来的所有 RNA 的总和。与基因组不同的是，转录组是可变的，与细胞所处的时间、空间和环境条件息息相关。作为细胞表型和功能的重要研究手段，转录组研究是从RNA水平研究基因表达的情况。所谓基因表达，是指基因携带的遗传信息转变为可辨别的生物表型的整个过程。以DNA为模板合成RNA的转录过程是整个基因表达过程的第一步，也是基因表达调控的关键环节。同一细胞在不同生长时期及生长环境下，其基因表达情况可能是不完全相同的。转录组学就是在全局水平上研究细胞中基因转录和相关调控规律的学科。

二、转录组学的研究意义

对转录组差异表达谱进行研究，可以提供不同条件下基因转录的信息，并据此推断相应未知基因的功能，揭示特定调节基因的作用机制，甚至可以用于疾病的诊断和药物的开发。已有研究证实，某些疾病不是由单一基因引起，而很可能是由一组不稳定的基因造成的多基因病变，通过比对正常人群和患者的转录组差异，可以筛选出与疾病相关的具有诊断意义的特异性表达差异，一旦这种特异的差异表达谱被建立，就可以用于疾病的诊断，甚至在临床症状表现之前就对疾病进行诊断，并及早开始干预治疗。借助转录组差异表达谱，还可将表面上看似相同的病症进行分型，例如针对原发性恶性肿瘤，通过转录组差异表达谱的建立，可以详细描绘出患者的生存期以及对药物的反应等。

三、转录组学的发展历程

1991年，在Southern印迹杂交技术原理的基础上，世界上第一块寡核苷酸芯片诞生，自此微阵列技术（基因芯片）得到迅速发展和广泛应用，已成为功能基因组研究中最主要的技术手段。然而芯片技术也存在一些短板，例如无法同时大量地分析组织或细胞内基因组表达的状况，无法对未知的序列进行研究，并可能遗漏低丰度的但具有重要生理功能的基因。基因表达系列分析技术（serial analysis of gene expression，SAGE）则是以测序为基础对特定组织或细胞类型中基因群体表达状态进行分析，其显著特点是快速高效地、接近完整地获得基因组的表达信息。SAGE可以定量分析已知基因及未知基因表达情况。在疾病组织、癌细胞等差异表达谱的研究中，SAGE可以帮助获得完整转录组学图谱、发现新的基因及其功能、作用机制和通路等信息。1997年，利用SAGE描述了酿酒酵母细胞转录组的性质，这也被认为是第一个转录组研究。随后，转录组研究很快成为生命科学领域最重要的研究手段之一。2000年建立了基于测序的大规模并行信号测序系统（massively parallel signature sequencing，MPSS），MPSS是对SAGE的改进，该技术能在短时间内检测细胞或组织内全部基因的表达情况，然而需要配套的软硬件较为昂贵。MPSS技术在致病基因的鉴定、揭示基因在疾病发生发展过程中的作用，以及分析药物的作用等方向将会发挥巨大的作用。

四、转录组学的研究方法

（一）基因芯片技术

基因芯片（gene chip）通常指DNA芯片，其基本原理是将大量寡核苷酸分子固定于支持物上，然后与标记的样品进行杂交，通过检测杂交信号的强度进而获取样品分子的数量和序列信息。按照载体上点的DNA种类的不同，基因芯片可分为寡核苷酸和cDNA两种芯片。按照基因芯片的用途不同，基因芯片可分为表达谱芯片、诊断芯片、指纹图谱芯片、测序芯片、毒理芯片等。基因芯片技术利用这种原理，对数以千计的DNA片段同时进行处理分析，诸如基因组DNA突变谱和mRNA表达谱的检测（图9-4）。基因芯片技术的主要特点是技术操作简单、自动化程度高、序列数量大、检测效率高、应用范围广、成本相对低。

（二）基因表达系列分析技术

基因表达系列分析技术（SAGE）是一种快速分析基因表达信息的技术，它通过快速和详细分析成千

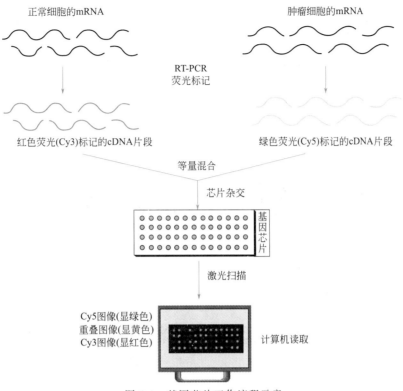

正常细胞的mRNA　　　　　　　　　肿瘤细胞的mRNA

RT-PCR
荧光标记

红色荧光(Cy3)标记的cDNA片段　　　绿色荧光(Cy5)标记的cDNA片段

等量混合

芯片杂交

基因芯片

激光扫描

Cy5图像(显绿色)
重叠图像(显黄色)　　　　　　　　　计算机读取
Cy3图像(显红色)

图 9-4　基因芯片工作流程示意

上万个 EST 来寻找出表达丰度不同的 SAGE 标签序列，从而接近完整地获得基因组表达信息。此技术通过限制性酶切可以产生非常短的 cDNA（10 bp～14 bp）标签，并通过 PCR 扩增和连接，随后对连接体进行测序。SAGE 可以定量分析已知基因及未知基因表达情况，在疾病组织、癌细胞等差异表达谱的研究中，SAGE 可以帮助获得完整转录组学图谱，发现新的基因及其功能、作用机制和通路等信息（图 9-5）。

（三）大规模平行测序技术

大规模平行测序技术（MPSS）的核心技术由 MegaClone、MPSS 和生物信息分析三部分组成，是基于序列分析技术的高通量、高特异性和高敏感性的基因分析技术。MPSS 方法学基础是一个标签序列（10 bp～20 bp）含有能够特异识别转录子的信息，标签序列与长的连续分子连接在一起，便于克隆和序列分析。通过定量测定可以提供相应转录子的表达水平。也就是将 mRNA 的一端测出一个包含 10～20 个碱基的标签序列，每一标签序列在样品中的频率（拷贝数）就代表了与该标签序列相应的基因表达水平。所测定的基因表达水平是以计算 mRNA 拷贝数为基础，是一个数字表达系统，只要将病理和对照样品分别进行测定，即可进行严格的统计检验，能测定表达水平较低、差而且不必预先知道基因的序列。该技术的特点是基因表达水平分析的自动化和高通量。MPSS 技术对于致病基因的识别、揭示基因在疾病中的作用、分析药物的药效等都非常有价值，该技术的发展将在基因组功能方面及其相关领域研究中发挥巨大的作用（图 9-6）。

（四）RNA-Seq 技术

RNA-Seq 技术又称转录组测序技术，是近几年发展起来的应用新一代高通量测序进行转录组学研究的技术（图 9-7）。该技术使得核酸测序的单碱基成本与第一代测序技术相比急剧下降。以人类基因组测序为例，二十世纪末进行的人类基因组计划花费 30 亿美元解码了人类生命密码，而第二代测序使得人类基因组测序进入万（美）元基因组时代。如此低廉的单碱基测序成本使得实施更多物种的基因组计划，从而解密更多生物物种的基因组遗传密码。同时在已完成基因组序列测定的物种中，对该物种的其他品种进行大规模地全基因组重测序也成为了可能。

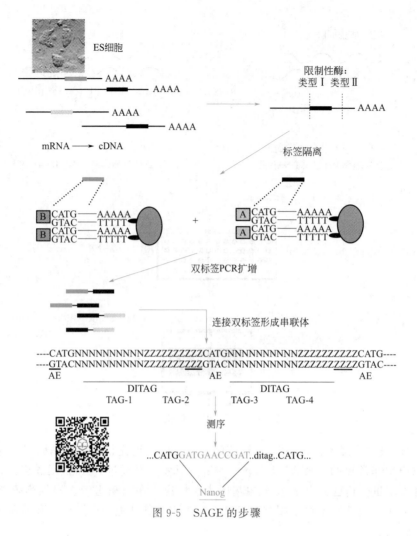

图 9-5　SAGE 的步骤

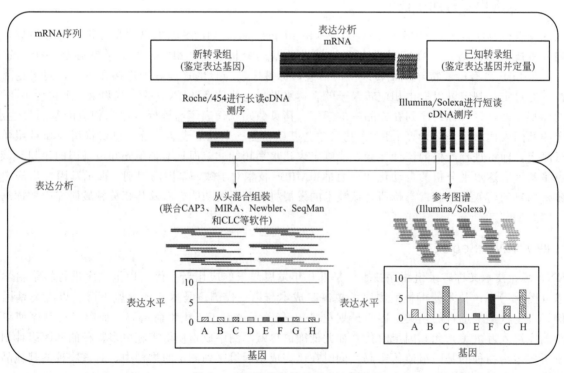

图 9-6　MPSS 进行转录组表达分析

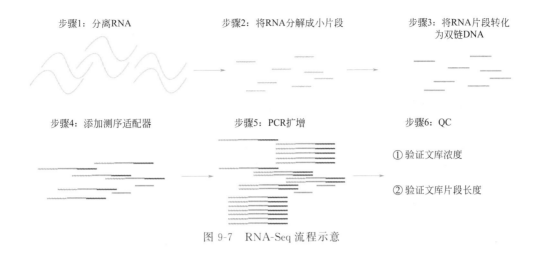

步骤1：分离RNA　　　　步骤2：将RNA分解成小片段　　　　步骤3：将RNA片段转化
　　　　　　　　　　　　　　　　　　　　　　　　　　　　为双链DNA

步骤4：添加测序适配器　　　步骤5：PCR扩增　　　　　步骤6：QC

① 验证文库浓度

② 验证文库片段长度

图 9-7　RNA-Seq 流程示意

五、转录组学在医药中的应用

（一）转录组学在药靶候选基因鉴定中的应用

药物靶标是指体内具有药效功能并能被药物作用的生物大分子，如某些蛋白质和核酸等生物大分子。靶标是药物作用实现疗效的目标分子，靶标的发现是创新药物的前提，也是药物筛选的基础。目前全球治疗药物的作用生物靶标约为 500 个，人类基因组数据中，可能含有的新靶标有 5000～10000 个。新靶标的发现对于更优良的创新型药物的开发具有巨大的促进作用。

选择药物作用靶标必须关注两个方面：①靶标的有效性，即靶标与疾病确实相关，并且通过调节靶标的生理活性能够有效地改善疾病症状。②靶标的副作用，如果对靶标的生理活性的调节不可避免地产生严重的副作用，那么将其选作药物作用靶标是不合适的。

靶标发现与确证的一般流程：①寻找疾病相关生物分子线索，利用基因组学、蛋白质组学以及生物芯片技术获取疾病相关的生物分子信息，并进行生物信息学分析，获取线索；②对相关的生物分子进行功能研究，以确定候选药物作用靶标；③候选药物作用靶标，设计小分子化合物，在分子、细胞和整体动物水平上进行药理学研究；④验证靶标的有效性。

靶标发现技术的应用：①发现有效单体化合物。以疗效确定的单体化合物（天然产物或现有药物）为探针，利用计算机模拟单体分子与相关蛋白质三维结构及其相互作用，找到所有能与其特定结合的蛋白质，这些蛋白质可能与活性药物单体发挥作用的机制相关，因而也是潜在的药物靶标分子。②揭示基因表达差异。基因在不同组织和疾病发生发展的不同时空存在明显的基因表达差异，表达明显发生变化的基因常与发病过程及药物作用途径密切相关，这些表达异常的基因很有可能是药物作用的靶点，可作为潜在的筛选药物的靶标。

基因芯片技术、mRNA 差异显示技术、抑制性消减杂交技术（SSH）和基因表达系列性分析技术等在现代生命科学研究中使用日益广泛，这些技术在新的药物靶标的发现中都扮演了重要的角色。

（二）转录组学在单细胞研究中的应用

单细胞 RNA 测序（single-cell RNA-seq，scRNA-seq）技术的发展为揭示单个细胞转录组特征提供了有效方法，进一步发现基因可变剪接和新转录本，特别是为数量稀少的早期胚胎细胞、干细胞及疾病分子机制等深入研究开辟了新道路。

转录组测序技术在单细胞研究中的主要应用包括：①分析稀有细胞类型及揭示细胞间异质性；②在免疫细胞中进行单细胞 RNA 测序，描述了免疫细胞的异质性；③在神经细胞中使用 SCRNA-seq 技术发现分子重编程路径是连续的；④在胚胎干细胞中发现发育基因；⑤分析肿瘤微环境中恶性肿瘤细胞、免疫细胞、基质细胞等在细胞个体、空间、功能和转录组的异质性；⑥通过单细胞 RNA 测序和大规模细胞计数法（飞行时间的细胞计数）对健康和疾病细胞进行了深入表征，以构建细胞图谱。

（三）转录组学反义药物研究中的应用

反义药物能与靶 mRNA 或靶 DNA 互补杂交，抑制或封闭基因的转换和表达，或诱导 RNase H 识别或切割 mRNA，干扰致病蛋白的产生过程，即干扰遗传信息从核酸向蛋白质的传递使其丧失功能，在基因水平上干扰致病蛋白质的产生过程。蛋白质在代谢中扮演非常重要的角色，不管是宿主疾病（肿瘤等）还是感染疾病（肝炎等），几乎所有的人类疾病都是由蛋白质的异常引起的。传统药物主要是直接作用于致病蛋白本身，反义药物则作用于产生蛋白的基因，因此可广泛应用于多种疾病的治疗，如传染病、炎症、心血管疾病及肿瘤等。

反义药物研究主要依赖最佳作用靶序列的确定、透膜性和靶向性。有一些疾病如肿瘤、心脑血管疾病、糖尿病等是多基因共同作用的结果，因此难以找到关键性基因作为靶标，故需要与转录组学相结合，通过转录组学的筛选确定某个或多个关键基因，才能有效地设计翻译药物，从而达到治疗疾病的目的。细胞解链及编辑 RNA 进化机制的阐述、计算机辅助药物设计及生物芯片技术的发展也可能有助于反义药物作用靶序列的选择。

（四）转录组学在疾病研究中的应用

融合基因是由两个相邻基因的全部或一部分序列相互融合通过基因间剪接从而形成的一种新的转录物。基因融合是恶性肿瘤的重要致病因素：用转录组测序的方法检测乳腺癌细胞系以及组织的转录组序列，发现每个癌症基因组中都有自己特定的基因融合，这说明基因融合在一些癌症中有着重要的作用。通过对前列腺癌样本的转录组测序，发现 RAF 信号途径中的 *BRAF* 和 *RAF1* 基因会发生融合现象。对不同的癌症样本进行荧光原位杂交实验，结果表明了各种癌症样本如胃癌、肝癌、黑色素瘤和前列腺癌中 *BRAF* 和 *RAF1* 基因均会发生融合现象。说明 RAF 信号途径在系列癌症如前列腺癌、胃癌和黑色素瘤发病过程中起到了非常重要的作用，RAF 信号途径中的融合基因有潜力成为抗肿瘤治疗与抗肿瘤药物筛选的靶标。在胃癌中，用高效探测基因融合的全转录组测序技术对 23 个融合本包括嵌合体 RNAs 和融合基因进行研究，发现融合基因包括细胞生长因子受体、周期依赖性蛋白受体和成纤维生长因子受体 2 均可作为药物作用的重要靶标。将 TCGA 数据库的结肠癌样本和临床结肠癌样本高通量测序数据联合分析来筛选鉴定结肠癌新抗原，大大扩充了新抗原预测的样本与突变数量，并且提高了高频新抗原筛选的准确性，为治疗性疫苗和细胞治疗提供了新的候选靶标抗原。

（五）转录组学在药用植物研究中的应用

转录组学在发现药用植物次生代谢产物生物合成关键酶基因、阐明次生代谢途径及调控方面具有重要的应用价值。通过对药用植物的转录组进行描述，能够对理解物种的生物学和生物化学的各个方面提供新的信息。目前，转录组学已经在西洋参、甘草、丹参等多种药用植物中得到应用，转录组学研究已经成为发现新基因及分析基因功能研究的重要手段之一。例如，利用高通量测序技术对丹参根的转录组进行测序，研究其基因表达谱，获得 46722 个表达序列标签。从中分析获得了可能参与丹参酮合成的序列 27 条（编码 15 个关键酶），参与丹酚酸合成的序列 29 条（编码 11 个关键酶），细胞色素 P450 序列 70 条，转录因子序列 577 条。分析获得的丹参有效成分生物合成途径关键酶基因，为丹参有效成分的生物合成调控奠定了理论基础。青蒿素是一种被广泛用于治疗致命性疟原虫的有效疗法中的关键成分，目前，青蒿的遗传密码已被破译，通过青蒿全部 mRNA 分子（转录组）的序列分析，找到了一些与青蒿培育有关的特别基因和标记物。

知识链接 9-2　　　　　　　　　　**植物提取药物—青蒿素**

中国药物学家屠呦呦带领的科研团队研究了 200 多种中药、历经 380 多次失败，于 1972 年提取到了一种分子式为 $C_{15}H_{22}O_5$、熔点为 156～157℃ 的无色结晶体活性成分—青蒿素，并因此获得了 2015 年诺贝尔生理学或医学奖！青蒿素是从植物黄花蒿茎叶中提取的有过氧基团的倍半萜内酯药物，是继乙胺嘧啶、氯喹、伯喹之后最有效的抗疟特效药，具有高效、速效、低毒的特点，曾被世界卫生组织称作是"世界上唯一有效的疟疾治疗药物"。

（六）转录组学在代谢工程领域中的应用

转录组分析有利于更加精确地评估细胞表型与基因表达的关系，加深对细胞代谢的理解，有助于研究者鉴定菌种改良的目标基因，加速对微生物细胞工厂的合理设计及构建。

目前转录组在代谢工程领域的应用主要涉及如下几个方面：①微生物发酵生产药物或药物的中间体是生物制药中重要的技术。微生物发酵过程中必然会遭受一些抑制细胞正常生长及产物合成的不利环境因素，细胞对不利环境的耐受性是一种非常复杂的表型，通过对不同环境中生长的菌株的转录组比较，往往可以发现那些和表型密切相关的基因，从而更好地优化菌种耐受性及减少代谢副产物合成，扩大底物的利用范围，提高目标产物的产率和产量。②植物次级代谢物为药物的研发提供了丰富的资源，然而其调控是一个十分复杂的系统，造成目的次级代谢产物的产量极低。通过转录组分析挖掘次级代谢物合成相关基因，可有效促进相关植物细胞改造，提高次级代谢产物产率。③可通过转录组的分析，利用代谢工程的手段提高植物对环境胁迫的抗性，保护植物免受外界不良环境的影响。此外，动物细胞系目前已经被广泛用于蛋白质药物等产品的大量生产，利用动物细胞表达蛋白的优势在于：有助于蛋白质正确折叠、组装并进行翻译后的修饰，目标蛋白可正常行使其功能。转录组分析在减少细胞代谢负担、控制细胞贴壁性、调控细胞生长活性等方面都有成功的应用。

第四节　蛋白质组学

一、概述

（一）蛋白质组学的定义

蛋白质组学（proteomics）是研究生物体、器官、组织或细胞在特定的时间、空间和生理状态下的所有蛋白质的表达水平、结构特性、相互间作用方式与生理功能及其变化规律的一门跨越生物学、生物信息学和蛋白质化学等多个领域的交叉学科。1994 年澳大利亚 Macquarie 大学的 Marc Wilkins 和 Keith Williams 首先提出了蛋白质组的概念，即一个基因组编码的全部蛋白质。随着对蛋白质组的深入认知，后期学者对蛋白质组进行更详细的阐释，认为蛋白质组的内涵是一种生物的基因组或一种组织或者细胞中的基因在特定时期和状态下表达的所有蛋白质。

蛋白质组学以蛋白质及其活动规律为研究对象，是继基因组学之后，从分子水平进一步认知生命过程的一门学科。蛋白质组学可根据研究内容的差异进一步划分为结构蛋白质组学、功能蛋白质组学和表达蛋白质组学三类（图 9-8）。

1. 结构蛋白质组学（structural proteomics）

结构蛋白质组学主要研究蛋白质的三维空间结构以及其存在于特定细胞器中的结构。蛋白质的空间结构及其变化往往与其在细胞中的生化和细胞功能密切相关，测定这些蛋白质的空间结构并准确定位其在细胞中的位置有助于探索其在细胞活动中的生物学功能。

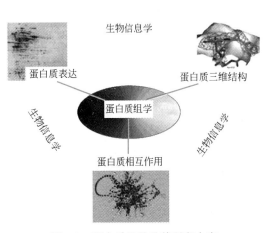

图 9-8　蛋白质组学及其研究内容

2. 功能蛋白质组学（functional proteomics）

功能蛋白质组学主要研究所有蛋白质的生物学功能，包括蛋白质与蛋白质之间以及蛋白质与其他生物大分子之间的相互作用方式，进而获得蛋白质在细胞内信号传递、疾病发病机制和蛋白质与药物间相互作用关系等重要信息。

3. 表达蛋白质组学（expression proteomics）

表达蛋白质组学是蛋白质组学中最基础的研究之一，其主要研究内容是定性和定量鉴定分析一种基因或一种细胞在不同的发育阶段或特定的生理条件下的表达水平以及其在一段时间内的变化规律。通过鉴定和对比蛋白质在不同时期或生理、病理状态条件下或药物等刺激下的表达水平变化，能够获得蛋白质在细胞中的信号传递、疾病发病机制和药物作用靶标等信息。

（二）蛋白质组学的特点

人类基因组计划的实施和完成让人们认识到人类基因组的数目远比预期的要少得多，全人类基因组的序列信息并不能解释或预测人体的各种生命活动和现象。多种生物基因组序列测定的完成，证实了生命体的复杂程度并不是简单地由基因组的基因数量所决定，蛋白质才是生命现象和细胞功能的主要执行者，生物体的复杂性基于蛋白质组的多样性与复杂程度。与基因组学研究相比较，蛋白质组学研究具有鲜明的学科特征。

1. 蛋白质组的多样性

基因组作为生物体遗传信息的载体，其特征是具有统一性，即对一种生物个体而言，其基因组在不同的发育阶段或是不同的细胞类型中都是高度一致的。而蛋白质是生命活动的主要执行者，不同类型的细胞或同一细胞在不同的发育阶段或生理状态下，蛋白质组的构成是具有差异化的，这也是不同细胞间或同一细胞不同时间或状态下生物功能或生理状态差异化的物质基础。

2. 蛋白质组的复杂性

人类基因组中含有的基因数目仅为 2 万～3 万个，人体内被鉴定出的蛋白质种类却超过 10 万种，而人体内的蛋白质种类数目预计达到数百万种。可变剪接作用、基因重组和 RNA 编辑等基因转录过程机制可以从一个基因产生出多种转录产物，从而使蛋白质的数量远远超过基因组中的数目。可变剪接作用是单基因引起蛋白质多样化的最重要机制，使得蛋白质组的复杂程度远远高于基因组。此外，蛋白质的翻译后修饰使得蛋白质组中的蛋白质数量进一步扩大，使蛋白质的结构更为复杂、功能更为完善、调控更精准。常见的蛋白质翻译后修饰类型包括糖基化、磷酸化、乙酰化和泛素化等。

3. 蛋白质组的动态性

在生物个体或细胞的新陈代谢过程中，蛋白质组具有动态性。生命活动中的蛋白质中，一类是参与生物体组织或细胞结构的蛋白质，另一类则是随着细胞的活动周期和生理/病理状态变化在表达水平上或空间结构上动态变化的蛋白质。功能蛋白质组学的研究内容就是以蛋白质在不同的生长状态或病理状态下的同一种细胞或组织中的差异和变化为主。蛋白质表达水平的差异和空间结构的动态变化是生命活动形式的重要组成部分，研究在正常或病理状态下蛋白质表达水平的差异或空间结构的变化规律是发现疾病发生机制、防治疾病和筛选药物靶标的重要途径。

4. 蛋白质组的时空特异性

研究蛋白质组严格受控于时间和空间。高等生物个体从 1 个受精卵细胞开始，逐渐发育分化成为成千上万种细胞类型，最终发展成为由数以万亿计的细胞组成的复杂个体。在整个过程中，基因组基本保持恒定，而蛋白质组在时间和空间上却发生着循序渐进的变化。同一种细胞在不同阶段或不同活动时期，其细胞中产生的蛋白质种类和表达水平存在明显差异，而不同蛋白质被表达后在细胞内存在的时间长短也不同。蛋白质的功能与其在细胞中的空间定位密切相关，细胞的生理活动如细胞周期调控、细胞信号转导和转录调控等过程都高度依赖于蛋白质在细胞中的空间位置的变化与运动。

5. 蛋白质组的关联性

蛋白质是生命活动的物质基础，基因组通过转录和翻译将生物遗传信息传递到各种蛋白质上，并使其具有各自的生化特性及生物学活性。但是蛋白质并非孤立地参与生命活动，而是主要以蛋白质间相互作用的形式参与生物体内的各种生命活动。蛋白质功能的发挥离不开蛋白质与蛋白质之间或蛋白质与其他生物大分子之间的相互作用。蛋白质相互作用的形式可分为级联式相互作用和形成蛋白质复合体两大类。细胞内的很多生理事件的发生如生理信号的转导和细胞对环境变化的响应等，都是通过一个复杂交错且具有精准调控的蛋白质相互作用网络得以实现，即级联式相互作用。而通常地蛋白质复合体又可以分为结构型蛋白质复合体和功能型蛋白质复合体两种类型，前者一般以比较稳定的形式存在，如核孔蛋白复合体，后者通常仅在执行蛋白质的功能时才形成复合体，因此不稳定，严格受到细胞内生理活动的调控。蛋白质组的相互作用决定着几乎所有的生物功能，是整个生命结构和生命活动的基础和重要特征之一，也是高等生物体复杂性的重要体现形式。

二、蛋白质组学的研究方法

蛋白质组的研究通常具有体系成分复杂、目标蛋白众多的特点，因此需要借助于足够有效且精密的技术手段。常见的蛋白质组研究技术手段包括：电泳技术、质谱技术、酵母双杂交系统技术、蛋白质芯片技术以及能够进行大规模数据处理的生物信息学技术等。

（一）电泳分离结合质谱分析技术

1. 蛋白质组的电泳分离

蛋白质组学研究的是一种生物体或组织、细胞内所有蛋白质的种类以及不同蛋白质的表达水平差异及其变化特征，建立高效、简便的蛋白质分离技术尤为关键。电泳分离技术是蛋白质组学研究中最常用的技术，包括等电聚焦（IEF）、聚丙烯酰胺凝胶电泳（PAGE）、毛细管电泳（CE）和双向凝胶电泳（2-DE）等，其中双向凝胶电泳是当前蛋白质组学研究中分辨率最高、信息量最大、重现性最好、使用最频繁和兼具微量制备性能的电泳分离技术。

双向凝胶电泳分离蛋白质组的基本原理：首先将复杂蛋白质混合样品根据其等电点的差异在 pH 梯度凝胶内进行等电聚焦，实现第一向的电泳分离；然后再按照分子质量大小进行区分，实现第二向的电泳分离，第一向与第二向的电泳方向相互垂直。早期的双向凝胶电泳技术中首先使用滤纸条进行第一向的等电聚焦分离，第二向的分离是在淀粉胶上进行。随着聚丙烯酰胺凝胶电泳技术的发明和不断完善，在现代高分辨率双向凝胶电泳（IEF-SDS-PAGE）中，第一向和第二向电泳中均采用的是聚丙烯酰胺凝胶作为电泳支撑介质，基于凝胶电泳胶尺寸设计和 pH 梯度的优化，当前的双向凝胶电泳可同时实现超过 5000 种蛋白质的分离，每个蛋白质斑点的检测灵敏度<1.0 ng。根据第一向等电聚焦的方式和条件的不同，双向凝胶电泳又可以划分为 IPG-DALT、ISO-DALT 和 NEPHGE 三种系统。IPG-DALT 系统使用固相 pH 梯度（immobilized pH gradient，IPG）胶进行第一向等电聚焦分离，其胶内pH 梯度的形成是基于一类具有不同 pK 值的丙烯酰胺衍生物，能够根据实验需要在 pH 2.5~12 范围内，配制成不同 pH 梯度范围的 IPG 胶。IPG-DALT 系统因其不依赖于外加电场，具有 pH 梯度稳定、样品载量大、重现性好和分辨率高等优势，是当今蛋白质组学研究中使用最广泛的双向电泳体系。ISO-DALT 系统的等电聚焦过程在聚丙烯酰胺管胶中进行，载体两性电解质在外加电场作用下形成 pH 梯度，具有操作简便的优点。该系统的缺点是 pH 梯度不稳定，特别是在碱性区易产生阴极漂移，难以用于等电点在 8.0 以上的蛋白质的分离。此外，还存在上样量低和重现性较差等不足。非平衡 pH 梯度电泳（NEPHGE）系统是一种旨在克服 ISO-DALT 系统平衡 pH 梯度电泳时严重阴极漂移和碱性蛋白质丢失的问题，主要用于碱性蛋白质分离的一种技术。

双向凝胶电泳图谱能够提供分析样品中的信息包括：①表达蛋白质的种类数目，即电泳图谱上的凝胶斑点个数；②蛋白质的相对表达丰度，即凝胶上斑点的灰度深浅；③蛋白质的大概等电点以及蛋白质的分布范围（偏酸性或偏碱性）；④蛋白质或组成亚基的粗略分子质量大小。此外，双向凝胶电泳还能够提供蛋白质的翻译后修饰信息，如蛋白质经修饰后可能呈现出不同等电点。因此，在某些情况下，同一种蛋白质的不同修饰形式在电泳图谱上表现为点横向排列，即等电点漂移现象，由此可以用于鉴定蛋白质的不同存在形式。

2. 质谱和串联质谱鉴定

生物质谱（Bio-MS）是指用于生物分子分析的质谱技术，是蛋白质组学研究中蛋白质鉴定的最主要支撑技术，被广泛用于大规模系统蛋白质的分子质量测定、肽质量指纹图谱分析以及氨基酸测序等。生物分子往往具有更大的分子质量和更复杂的结构组成，要求生物质谱能够测定分子质量为上万甚至几十万的生物分子，用于小分子化合物鉴定的传统质谱技术不能够满足生物大分子的鉴定。质谱技术的基本原理是将样品分子离子化后，根据不同离子间的质荷比（m/z）差异来分离并确定分子量，其中的离子化源和质量分析器是质谱技术的关键核心部件。随着基质辅助激光解吸电离（MALDI）技术、电喷雾离子化（ESI）技术以及串联质谱（MS/MS）的完善和成熟，生物大分子的质谱分析得以迅速发展。

基质辅助激光解吸电离质谱（MALDI-TOF-MS）具有高灵敏度、高分辨率、分析速度快、测定分子量范围宽和图谱简明等特点，在蛋白质组学研究中容易实现微量化、大规模化、并行化和自动化分析。基质辅助激光解吸电离质谱离子化的原理是将生物分子样品包埋于固体基质中，利用激光发射激发分子解离。在此过程中，基质吸收激光提供的能量而蒸发，将部分样品分子携带进入气相，并将部分能量传递给样品分子，使其离子化。MALDI 特别适用于对热敏感或难以挥发的大分子的离子化。MALDI 最大的特点是离子电荷通常为 1 或 2 个，因此对于生物大分子而言，不会形成复杂的多电荷图，图谱简明，可测定的分子质量范围高达 1000 kDa 以上。MALDI 常与飞行时间分析器质谱相结合，如 MALDI-TOF-MS 和 MALDI-TOF/TOF-MS 等，具有分析速度快、操作简便和灵敏度高等优点，广泛用于诸多生物大分子如蛋白质、核酸以及多糖等的完整分子的分子质量测定。

电喷雾离子化质谱（ESI-MS）离子化的原理是利用强静电场将液相样品分子离子化，并将溶液中的离子转变为气相离子。待测分子溶解于溶剂中，以液相的形式到达喷口，并在强电压作用下雾化形成带电荷微滴，微滴随着溶剂的蒸发，表面电荷密度增加，达到临界点时，样品分子以离子化形式从微滴表面气化，实现离子化。与 MALDI 相比，电喷雾离子化质谱的最大特点是可形成多电荷离子，在较小的 m/z 范围内即可检测到分子质量较大的分子或片段。蛋白质被特异性的蛋白酶水解后产生的片段质量可以通过 MS 进行测定。不同蛋白质的氨基酸序列差异导致其降解片段的质量谱图具有唯一性，称为肽质量指纹谱。通过测定蛋白质的肽质量指纹谱与数据库中多肽的理论质量进行比对，即可鉴定出蛋白质。电喷雾质谱常与液相色谱（LC）和毛细管电泳（CE）联用，组合成液相色谱-电喷雾质谱（LC-MS）和毛细管电泳-电喷雾质谱（CE-MS），蛋白质样品经液相或毛细管电泳分离后直接进入质谱进行分子质量测定，常用于 100 kDa 以下生物分子或片段的分子质量测定以及蛋白质的肽质量指纹谱（PMF）分析。

串联质谱是一种在蛋白质组学研究中被广泛采用的技术手段，是目前鉴定蛋白质一级结构序列最先进和最可靠的方法，也是一种新的机制的蛋白质测序方法。传统的 Edman 降解蛋白质测序方法，样品用量大、费用昂贵、不确定性影响因素多，且不能对 N 端封闭的蛋白质进行测定，而基于肽质量指纹谱的蛋白质鉴定方法不能够获得肽序列和肽修饰位点的信息。串联质谱测序首先是将样品蛋白进行蛋白质酶切处理（如胰蛋白酶），然后对酶切后的肽段进行检测。MS/MS 可将肽段的前体离子或母离子进一步碎裂成为更小的碎片离子，得到的 MS/MS 谱图是由多肽的前导离子和一系列的碎片离子峰组成的，能够提供一系列来自于肽段序列中连续氨基酸碎裂产生的碎片离子的质量信息（图 9-9），通过肽段碎片离子之间的质量差，进一步推断得出肽段氨基酸序列组成。串联质谱如 ESI-MS/MS，能够对飞摩尔级的样品进行测定，目前已经广泛应用于蛋白质的肽段鉴定和氨基酸测序。

当碎裂发生在肽键时，N 端带电离子为 b 离子型，C 端带电离子为 y 离子型，在质谱中均能被检测出来。b 离子和 y 离子碎裂可以产生碎片阶梯，阶梯质量差异对应不同氨基酸残基，因而可获得肽段的氨基酸序列信息。

3. 蛋白质组学定量

蛋白质组学研究中，细胞内蛋白质的表达水平及其量变的监测对研究细胞体内的各种生物进程及生理事件

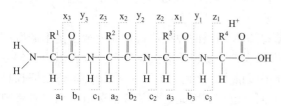

图 9-9　MS/MS 分析中四肽碎裂及对应标记

的发生与调控至关重要。但仅对蛋白质进行鉴定并不能完全阐释蛋白质功能的信息。很多时候细胞内各种蛋白质表达丰度和 mRNA 的丰度并不是呈现较好的相关性，因此也难以通过对 mRNA 丰度检测来对蛋白质进行间接定量。多数情况下，定量蛋白质在细胞中的表达水平时，更关注的是蛋白质的相对含量变化的准确定量，其足以反映出细胞在不同状态下的蛋白质差异表达情况即可。目前，在蛋白质组学研究中常用的大规模系统蛋白质定量技术可分为化学染料染色定量法和质谱定量法。

（1）化学染料染色定量法

化学染料染色定量法是一种传统的、比较成熟的蛋白质定量方法，其原理是建立在双向凝胶电泳基础上，使用能够与蛋白质结合的染料染色，通过比较胶上的染色强度实现对蛋白质表达水平的相对定量。化学染料染色定量的关键是找到显色灵敏度高、对蛋白质结合特异性强和检测动态线性范围宽的染料，常用的凝胶染料如 SYPRO^{TM} Ruby 等。化学染料染色定量法存在灵敏度较弱和准确性较低等不足，特别是对具有极端等电点、分子质量较大或较小以及低丰度的蛋白质和膜蛋白等的定量表现得尤为突出。

（2）质谱定量法

质谱定量法是一种基于稳定同位素标记与质谱联用的蛋白质定量方法，具有高通量和易于自动化的优势，其原理是将待测样品中的完整蛋白质或酶切后的肽段使用化学性质相同但质量不同的同位素（如 $^{12}C/^{13}C$、$^{14}N/^{15}N$、$^{16}O/^{18}O$ 和 H/D）标记。相同的蛋白质或肽段因质量差异在质谱图中出现一堆特征的同位素峰，由于它们具有相同的离子化能力，因此可以通过比较稳定同位素比率质谱（SIRMS）来获得两个样品中相同蛋白质不同表达量的相对定量信息。

同位素引入方式主要有三种：①体内标记，利用细胞生长过程中的正常代谢将培养基中的同位素引入蛋白质，可进一步分为 ^{15}N 代谢标记、^{13}C 代谢标记和稳定同位素标记的必需氨基酸体内标记（SILAC）三种；②体外标记，通过人工设计合成含有稳定同位素的化学修饰试剂，通过与蛋白质或肽段样品中特定氨基酸位点发生化学修饰反应而引入，按蛋白质化学修饰位点的不同可分为氨基标记、羧基标记和巯基标记（ICAT）等；③酶解引入，利用在蛋白质酶降解过程中加入含有稳定同位素的重水（D_2O 或 $H_2^{18}O$）的方式实现在肽段的同位素标记。

（二）酵母双杂交系统技术

蛋白质是基因组的对应产物，但是蛋白质很少能够独自发挥作用，任何生命活动的过程都依赖于蛋白质相互作用才能得以实现。自从生命科学研究进入蛋白质组学时代后，蛋白质相互作用作为功能蛋白质组学的主要研究内容也越来越受到重视。在蛋白质相互作用的研究中，利用酵母双杂交系统定位两个或成对的蛋白质之间的相互联系是目前最主要的手段之一。酵母双杂交系统能够基于基因转录因子的模块化特性，在酵母细胞中构建两种杂合反式作用因子，将蛋白质 X 与特定基因（如大肠杆菌的 *LacZ* 基因）的转录因子 DNA 结合结构域（DBD）融合，成为作用受体蛋白（DBD-X）。另将蛋白质 Y 与特定基因的转录激活结构域（AD）融合为作用配体蛋白（AD-Y）。当编码的两种结构域的基因在细胞核内同时表达时，如果是蛋白质 X 和蛋白质 Y 之间存在相互作用，就将重新构建具有完整功能的转录因子，进而激活转录过程，使得特定基因得以成功表达，因此即可通过检测特定基因是否表达来鉴定蛋白质 X 和蛋白质 Y 间的相互作用。酵母双杂交系统具有方便构建、易于筛选和干扰小等优势，是一种简便有效的研究蛋白质相互作用的方法。在酵母双杂交体系的基础上，发展出了更加完善的杂交体系，如反向双杂交体系和三杂交体系（Y3H）等。

（三）蛋白质芯片技术

早期研究蛋白质组相互作用的方式是对每一个蛋白质或少数相互关联蛋白质进行研究，这种低效和孤立的研究模式难以满足蛋白质组学研究快速发展的需求。蛋白质芯片技术的出现与发展，让蛋白质组学研究得以实现高通量分析，目前已经广泛应用于蛋白质与生物大分子间相互作用、临床疾病诊断以及药物设计与筛选等多个领域。按不同的固相载体形式，蛋白质芯片可分为三类：蛋白质微阵列、微孔板蛋白质芯片和三维凝胶蛋白质芯片。蛋白质芯片的检测分析方法可大致划分为探针标记检测和无探针标记检测两类。探针标记检测按探针类型又可分为荧光探针和放射性同位素探针，其中荧光探针具有简单、安全、高灵敏度和易于自动化检测等特点，是目前最常用的检测方法。无探针标记检测是对蛋白质芯片直接进行检测的一种方法，可以避免由于探针标记而引起某些蛋白质空间结构的变化带来的潜在影响。无标记检测方法主要有表面等离子体共振（SPR）、碳纳米线传感器（CNWS）和原子力显微镜（AFM）等几种，其中表面等离子体共振是一种可以对蛋白质相互作用进行动态检测的技术，目前广泛用于蛋白质相互作用动力学方面的研究，特别是抗体-抗原和蛋白受体-配体等的亲和力评价与筛选。

（四）生物信息学技术

蛋白质组学研究中，数据结果的处理与分析尤为关键。为了实现高通量、高精度的结果分析，研究者们针对图像数据和质谱数据开发出了多种蛋白质组学数据软件工具。常用的图像分析软件主要有 ImageMaster、Melanie 和 PDQuest，质谱数据分析软件主要有 Mascot、X! tandem 和 Sequest 等几种，以下简单介绍其中最常用的两款：PDQuest 软件和 Mascot 软件。

PDQuest 是由 Bio-Rad 公司开发的一款用于双向凝胶电泳图谱显示和分析以及数据库查询比对的软件工具包。PDQuest 2-D 分析软件（8.0 版）可提供精密定量和灵活可视化的二维凝胶电泳分析，可为比较分析进行样本分类，能够辨别出 2-D 凝胶之间的细微差别，并且拥有强大的自动的点检测和匹配算法，能够在不需要手动干预的情况下迅速准确地匹配凝胶，实现高精度、高吞吐量和灵活性进行点切割配置。PDQuest 软件灵活的注释功能使之成为一个可以用来建立中央信息库的有用工具，使几乎任何类型的特征数据都可以链接到主凝胶图像上的每个点上，便于查询和共享蛋白质斑点的相关信息。

Mascot 是一款由 Matrix Science 公司开发的基于质谱数据的蛋白质鉴定软件工具。Mascot 软件工具是针对质谱数据，利用分子序列数据检索的方法来鉴定样本中蛋白质的组成以及翻译后修饰。Mascot 分析是目前蛋白质质谱鉴定最常用的软件，可进行肽指纹图谱检索、序列比对和串联质谱离子检索。Mascot 支持目前主流的三种检索算法，可基于记分概率，支持标准统计显著性检验分析，也可针对大数据集检索，整合 FDR 阈值选项及 Percolator 大规模数据检索质量控制算法，提高大规模数据检索的结果质量。Mascot 还可用于检索任何 FASTA 数据库，包括蛋白质数据库、EST 数据库以及基因组数据库。Mascot 可以自动建立检索目录，自动扫描数据库目录中已有的库文件识别其格式，无须指定酶的特异性，对于特异性的化学修饰或翻译后修饰的鉴定都非常灵活，并支持几乎所有常用的质谱仪输出的数据文件格式。

三、蛋白质组学的药学应用

蛋白质组学旨在从整体水平对蛋白质进行分析与鉴定，已经被广泛应用于医学研究。蛋白质组学在药学研究领域中也同样显示出巨大的应用价值和潜力，主要体现在以下几个方面。

（一）发现新的药物作用靶标，为新的药物设计提供依据

药物靶标是指在体内参与重要生物信号转导或在疾病的发生机制中扮演重要角色，并通过药物干预（激动或拮抗）能够对疾病起到治愈或缓解的关键分子，包括基因位点、受体、酶、离子通道等生物大分子。筛选与确定新的药物作用靶标不仅为揭示药物的作用机制提供了重要信息，而且对新药的开发研制、建立筛选模型、发现先导化合物等也具有重要意义。运用二维电泳、生物质谱和蛋白质芯片等技术，通过对病理和正常组织的蛋白质组进行比较分析，进而发现在疾病过程中表达异常的蛋白质，这些蛋白质往往与疾病的发生机制紧密相关，经筛选后可能作为药物的作用靶标。同样，对比药物处理后的病理和正常组织的蛋白质组，也可找到药物作用的靶标。药物研究的目的之一在于寻找新的药物靶标，并且对新发现的靶标进行验证，确定它们在疾病发展中起到作用以及对其进行药物干预时对疾病进程的影响程度。随着蛋白质筛选技术的发展，极大程度上促进了靶标的发现，但在药物靶标的验证阶段却耗时费力。如果能用分子生物学或细胞生物学技术，使某个靶标失活或激活，能逆转疾病的进程，便可推论这类抑制剂或激动剂对该靶标有类似的作用。靶标蛋白在信号转导中起到的功能常常通过蛋白质组学来评价，通过它得知靶标蛋白质如何干扰信号途径的信息，并为新药物的设计提供依据。

（二）阐释药物作用及耐药机制

药物作用机制研究是药效学研究的重要内容。目前而言，许多药物的作用机制仍然不甚清楚，运用蛋

白质组学研究技术，鉴定和分析药物作用处理后的细胞、组装或体液中所表达的蛋白质组，然后再构建差异蛋白表达图谱，分析图谱检测药物表达前后蛋白质的改变情况，便可获得阐明药物作用机制的信息。值得关注的是，蛋白质组学技术的高通量特点也为以多活性成分、多作用靶点、作用机制复杂为特点的传统中药方剂的作用机制研究带来新的思路。在癌症、感染等疾病的治疗中，抗肿瘤、抗菌以及抗病毒等药物的耐药问题已经成为相关疾病难治疗、易复发的主要原因之一。关于耐药机制的探讨已经成为抗菌药物领域的研究热点。运用蛋白质组学研究技术，可发现与耐药相关的蛋白，如通过蛋白质组学研究发现 Sigma 调控因子 RpoD 和膜孔蛋白 F（PorinF）可能与铜绿假单胞菌多重耐药相关，这些蛋白质的鉴定为深入研究铜绿假单胞菌多重耐药机制提供了线索，而且对进一步筛选具有潜力的抗多重耐药的铜绿假单胞菌药物治疗作用靶标具有重要的参考价值。

（三）研究药物的毒理学

运用蛋白质组学研究药物的毒理学，主要包括两个方面的研究内容：一方面是对药物毒性的预测，另一方面是对药物毒性机制的研究。随着药物研究开发进度的加快，需要借助一些新技术和方法来理解一些药物毒理现象和临床前试验预测。蛋白质组学可以通过比较给药前后细胞的蛋白质组，鉴别出毒理学的蛋白质标志物，快速准确地筛选或预测药物的毒性，并进一步弄清毒理学的分子机制，在药物开发早期获得药物毒理学信息。在传统的方法中，毒理学研究通常结合病理和生化技术，利用动物实验来评价一个新药的安全性。新的毒理学研究手段能够运用蛋白质组学技术在细胞水平上通过鉴定新蛋白或蛋白质谱的变化来解释一些毒理现象，在实验室和临床中对人和动物进行药物安全性观察。在机制研究的基础上，蛋白质组学更适用于药物毒性筛选和预测。运用灵敏的蛋白质组学技术可以在比传统方法（如组织病理和临床化学）剂量更低、时间更短的情况下更准确地鉴定出毒性作用，更适合应用于新药的评价。这样就可以对研究的早期预测药物潜在的毒性作用和对先导化合物进行毒性排序，从而有效地节省大量时间和经费。目前，蛋白质组学研究已经应用于药物对肝脏、肾脏和致癌性等方面的毒性预测。另一方面，与传统方法相结合，蛋白质组学在鉴定药物毒理机制上具有广阔的应用前景，能更准确地鉴定出药物在人体中所发生的毒性。确立毒性作用和蛋白质标志物之间的关联机制就意味着可以利用这些标志物进行新化合物的毒性筛选。

（四）筛查药物适用的生物标志物

生物标志物（biomarkers）是指可以被检测到的与疾病发生机制和疾病发展进程紧密关联的各种能够反应系统、器官、组织、细胞及亚细胞结构或功能变化以及可能发生变化的生化指标，可用于疾病诊断、疾病分期或者药物治疗有效性评价。生物标志物可以对疾病风险、预后或治疗反应进行分类。近年来，蛋白质组学技术被广泛应用于临床医药研究中。蛋白质组学技术高通量、大规模的优势在临床药物研究中得以充分发挥。依据不同疾病进程中蛋白质的类型和含量变化，筛选出与疾病进程中关联度高的蛋白质。这些与疾病进程相关的蛋白质可作为临床生物标志物进行疾病筛查和分型、分期，以对患者个体进行个体化药物治疗方案设计。并且还能够根据不同治疗、用药阶段的蛋白质组表达发生的变化，筛选病程、药物作用相关的蛋白质，利用这些蛋白质标志物进行病程分析和用药时机的选择，进而为临床选择用药及观察疗效提供有力依据。此外，根据生物标志物在不同疾病中的变化，从而辨别疾病的性质和进程，以及对预后进行更准确的判断。

本章小结

组学指生物学中对各类研究对象的集合所进行的系统性研究，包括基因组学、转录组学和蛋白质组学等。本章主要介绍了基因组学、转录组学和蛋白质组学的概念、研究意义、研究方法和其在医药中的应用。基因组学和转录组学的研究方法要注意区分和联系，各组学在医药中的应用为临床提供了有效的参考，也为探究药物的靶点提供了依据。

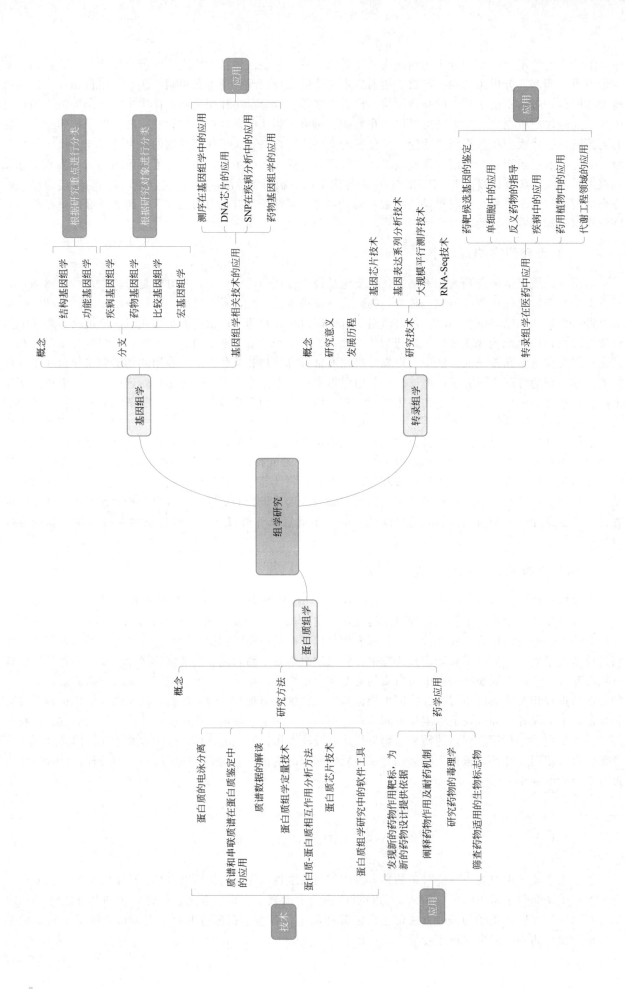

拓展学习

思考题

1. 阐述疾病与基因的关系。

2. 阐述转录组学的研究意义以及在药学中的应用。

3. 阐述基因组与蛋白质组之间的关系。

4. 阐述蛋白质组学的研究意义以及在药学中的应用。

5. 归纳讨论人类 DNA 多态性研究和分析在疾病易感基因查找、药物靶基因筛选、基因定位和个体识别等方面的应用。

6. 请运用转录组学与基因组学的相关知识，设计如何进行人类复杂疾病的研究。

7. 如何利用差异蛋白质组学分析进行新的药物治疗作用靶点的筛选。

8. 如何运用蛋白质组学的相关知识进行人类复杂疾病机理的研究。

参考文献

[1] 张景海，杨宝胜，颜真. 药学分子生物学 [M]. 4 版. 北京：人民卫生出版社，2011.

[2] 刘伟，张纪阳，谢红卫. 生物信息学 [M]. 2 版. 北京：电子工业出版社，2018.

[3] 樊龙江，邱杰，吴三玲，等. 生物信息学 [M]. 杭州：浙江大学出版社，2017.

[4] Hindorff L A，Bonham V L，Brody L C，et al. Prioritizing diversity in human genomics research [J]. Nat Rev Genet，2018，19 (3)：175-185.

[5] Shendure J，Findlay G M，Snyder M W. Genomic medicine-progress，pitfalls，and promise [J]. Cell，2019，177 (1)：45-57.

[6] Luo C，Fernie A R，Yan J. Single-cell genomics and epigenomics：technologies and applications in plants [J]. Trends Plant Sci，2020，25 (10)：1030-1040.

[7] Holmer R，Van V R，Geurts R，et al. GeneNoteBook，a collaborative notebook for comparative genomics [J]. Bioinformatics，2019，35 (22)：4779-4781.

[8] Joseph P. Transcriptomics in toxicology [J]. Food Chem Toxicol，2017，109：650-662.

[9] Chambers D C，Carew A M，Lukowski S W，et al. Transcriptomics and single-cell RNA-sequencing [J]. Respirology，2018，24 (1)：29-36.

[10] Song Y，Xu X，Wang W，et al. Single cell transcriptomics：moving towards multi-omics [J]. Analyst，2019；144 (10)：3172-3189.

[11] Woese C R. On the evolution of cells [J]. Proceedings of the National Academy of Sciences of the United States of America，2002；99 (13)：8742-28747.

[12] Wobus A M，Boheler K R. Embryonic stem cells：Prospects for developmental biology and cell therapy [J]. Physiology Reviews，2005；85：635-78.

[13] Lim J，Choi B，Lee J，et al. Survey of the Applications of NGS to Whole-Genome Sequencing and Expression Profiling [J]. Genomics & informatics，2012；10：1-8.

（周飒　张纯）

第十章

精准医疗的分子生物学基础

随着人类社会的进步，生活水平和医疗条件的不断提升，人们对健康价值的认知内涵越来越丰富，对疾病预防、诊断和治疗得精确化的要求也越来越高。科学与技术的发展和积累，也提供较为丰厚的理论基础和种类多样的现代技术手段，使得精准医疗成为可能。

第一节　精准医疗

一、精准医疗的概念

精准医疗（precise medicine）是指通过分子生物学和遗传学等研究手段，对患者进行细致而精确的分型，同时根据患者具体分型的生物学机制，给予个性化的针对性治疗方式，是基于对相关疾病分子生物学的深入认知和相关技术手段快速发展相结合的一种崭新的医学模式。

精准医疗主要包括精准诊断和精准治疗两个方面，与传统的临床医学有很大的不同，能够发现许多传统医学无法发现的问题。在一种疾病中，有不同的发病机制，但是发病时的生理特征极为相似，传统的诊断手段无法精确地区分其差异，从而导致治疗效果不佳，而利用基因检测等相关技术可以从分子水平上发现发病机制的不同，快速地确定对症药物，为患者制定精准治疗方法，提升了治疗效果，也节省了时间。此外，在疾病的早期发现、亚型分型、药物的敏感性、预后恢复状况等方面，都可根据分子型不同精准地细分为不同的亚群，从而给出更为精确的治疗方法。

精准医疗即是以基因组信息为基础的个体化治疗，为患者量身设计出最佳治疗方案，以期达到治疗效果最大化和不良反应最小化的医疗模式。精准医疗的本质是通过基因组、蛋白质组等组学技术以及医学前沿技术，对大样本人群和特定疾病进行生物标志物的分析与鉴定、验证与应用，从而精确找到疾病的原因和治疗的靶点，并对一种疾病的不同状态和过程进行精确分类，最终达到个性化精准治疗的目的，以提高疾病诊治与预防的效果。精准医疗的概念是个体化医疗的延伸，是在分子生物学基础上、因人因病而异、更加精确的个体化医疗。与个体化医疗相比，精准医疗更重视"病"的深度特征和"药"的高度精准性；是在对人、病、药深度认识基础上形成的高水平医疗技术。精准医疗主要目的是基于药物基因组学，根据患者本身的遗传信息、环境信息为患者制定最为合适的治疗方案，如进行个体耐药性检测后，患者可避免使用无效或有害的药物。因此，在精准医疗模式下，对疾病的理解和治疗模式，都将发生改变。

精准医疗是以个体化医疗为基础，随着基因组测序技术快速发展，在生物信息与大数据科学交叉应用中，孕育起来的新型医学概念与医疗模式。在精准医疗的发展过程中，还诞生了一项新技术——**伴随诊断**（companion diagnostic，CD），是能够提供有关患者针对特定治疗药物的治疗反应的信息，有助于确定能够从某一治疗产品中获益的患者群体，改善治疗预后且较为经济的针对性强的体外诊断技术。在精准医疗原则下，伴随诊断与医药治疗也必将紧密地绑定在一起。随着医疗技术的不断进步，伴随诊断技术范围进一步扩大，其技术也将不断丰富。特别要指出的是，近年来高通量测序（high-throughput sequencing，HTS），又称第二代测序（next generation sequencing，NGS）的发展为全基因组测序的个体化应用提供技术基础，也为精准医疗的实施提供了手段。随着伴随诊断技术的快速发展，以及相关制度和管理规范的进一步完善，精准医疗行业迎来了快速发展的新机遇。

二、精准医疗的实施

精准医疗主要概括了四个要素：精确、准时、共享、个体化。

（1）**精准**（the right treatment）

具体来说就对合适的患者，在合适的时间，开展合适的治疗。通过对患者的基因测序，明确药物的适宜人群。

（2）**准时**（at the right time）

医疗只有在合适的时间才是真正合适的，这也体现了预测医学和预防医学的含义，通过建立一套完整的体系，做到能预防疾病，保证健康，而不再是依赖发病后的治疗。

（3）**共享**（give all of us access）

精准医疗的要旨是医学的发展应该使我们自己和我们的家人都更加健康，最终是整个社会受益。共享还意味着共为。所有基因组学的研究结果将共享给全人类的医疗。

（4）**个体化**（personalized information）

个体化即个体化医学。每个患者都是独一无二的，他们个性化的特质构成了其个性化用药的遗传基础。

精准医疗的实施流程可以概括为 3 个主要步骤：首先对患者基因进行测序；再通过对其基因信息进行分析，对其电子健康档案和临床生理指标诊断疾病；最后是医生与患者及其相关人员进行协商确定治疗方案并开始治疗。

精准医疗使用遗传学或生物学手段将疾病在基因或分子水平进行细分，从而得到更精准的治疗方案。因此，根据地域、时节、环境、人群特征等流行病学数据建立的医疗信息库，是精准医疗的重中之重。利用信息技术对医疗信息库中大量人群的家族病史、特殊习惯或嗜好、分子遗传特征等医疗相关信息进行筛选和处理，建立人群及个体的疾病路线预防图，从而提升人群及个人疾病预防的成效，降低发病率，提升整体人群的健康水平。

（一）精准医疗实施的技术需求

能够满足临床上进行个体化治疗且提高疗效，减少副作用的方法和技术均可划为精准医疗的范畴，主要需求技术包括基因组学类技术、信息类技术、精准的药物靶向治疗技术等领域。

1. 基因组学类技术

基因组学类技术是指基因组学、蛋白质组学、代谢组学、转录组学等领域的相关技术，是生物学研究和临床精准医疗的热点和基础。基因组学类技术主要包括生物芯片技术、第二代测序技术（NGS）、Panomics 技术、NanoString 技术等。精准医疗的信息类技术归根结底就是生物大数据和信息库的建立。近年来肿瘤分子病理、基因检测等现代分子生物学领域的进展颇丰，临床数据的采集和积累也突飞猛进，但对这些数据的挖掘、评估、整合和应用亟待加强。

2. 精准医疗信息类技术

精准医疗信息类技术体系包括生物样本库、生物信息学、电子病历和大数据分析技术。生物样本库、生物信息学数据库和电子病历资源库数据的采集、互联和分享以及数据的计算和分析是精准医疗信息类技术要解决的重点，而大数据分析技术则是实现精准医疗的关键。

（1）生物样本库

生物样本库转化医学研究为精准医疗提供重要的组学数据和临床医学信息，是其重要的组成部分。生物样本库保存并提供人类生物资源及其相关信息，是转化医学研究的重要资源，因此被认为是精准医疗的前提条件之一。通过统计学、分子生物学、计算机科学等领域的方法和软件，结合组学技术，开展队列和疾病研究，分析生物样本库中的生物样本，发现和验证生物标志物，真正体现生物样本的资源保障作用。

（2）生物信息学

生物信息学综合利用统计学、分子生物学、计算机科学，存储和分析生物数据，研究重点包括基因组学、蛋白质组学、蛋白质空间模拟、药物设计等。结合患者信息和实验结果，生物信息学可以发现蛋白质、基因、代谢产物等生物标志物，从而帮助确定药物设计和诊疗方案。

（3）电子病历生物标志物

电子病历生物标志物的发现需要临床数据与患者样本数据相结合。因此，电子病历需要承载整合生物信息数据、临床数据、患者基本信息等信息的功能，从而为基因和分子信息分析以及其他数据分析奠定基础。

（4）大数据分析

利用数据挖掘、本体等大数据分析技术方法对医疗云、服务器集群等数字化平台中存储的精准医疗大数据进行转化规约，建立疾病知识共享平台，在大数据库的框架下，寻找疾病的分子基础及驱动因素，重新将疾病分类，实现精准的疾病分类及诊断，并在此基础上，开展循证医学研究，对有相同病因、共同发病机制的患者亚群实现精准评估、治疗及预防。目前，常用的数据挖掘技术有人工神经网络技术、Meta-Lab、MetaCore 等。

3. 靶向药物治疗技术

精准医疗和常规医疗的不同之处在于精准医疗的目标是寻找患者的致病机制并根据其基因组信息靶向用药，实现精准治疗；而常规医疗则是针对病症用药，会产生一定的毒副作用。精准的药物靶向治疗技术会大幅地减少药物对人体非靶向部位的损伤，更好地精确治疗与预防疾病。

（二）精准医疗的基础设施及设备需求

精准医疗的具体实施需要相关的基础设施和相关设备，具体可以概括为以下几个方面：

1. 基因测序设备

精准医疗首先需要的最基本的设备就是基因测序设备，只有充分掌握患者的遗传信息才能结合其他信息进行精准治疗。

2. 疾病检测及治疗设备

现在很多的设备都能够在一定的程度上帮助诊断和治疗疾病，有利于更好地精准治疗，如通过计算机的断层扫描以及超声波检查手段可以对腹痛患者提供更高灵敏度和特异性的术前检查；达芬·奇手术机器人能够帮助医生很好地完成很多手术。

3. 计算机设备

基因组信息十分复杂，且需要在不同平台上进行传输，方便医生和科学家们使用。一个良好的计算机设备无疑可以在基因组信息分析以及信息传输等方面起到重要作用，因此精准医疗对计算机设备运算和存储等有着较高的要求。

4. 移动设备

患者通过佩戴移动设备实时记录自身身体状态，有利于医生了解患者所处的环境，从而做出更好的精准治疗。

（三）精准医疗的临床要求

需要建立高质量的临床研究数据库，要形成、制定出一批可大规模推广的指南、标准，加强对国内外先进技术和经验的推广和应用。精准医疗要针对患者定制治疗方案，选择正确的药物，正确的剂量，正确的用药时间，实现精准的个体化治疗。临床上患者实时数据的采集对于精准医疗有重大意义，能让医生快速了解到患者状况的数据才是有用的数据。

（四）精准医疗的相关制度法规要求

我国在 2014 年之前没有关于精准医疗相关的法律、法规，只能将精准医疗中涉及的基因信息安全归于隐私权之中，相关法律在《中华人民共和国侵权责任法》中有提及。除此之外，对患者信息的保护就只有在《中华人民共和国合同法》中提出："依法成立的合同，对当事人具有法律约束力。当事人应当按照约定履行自己的义务，不得擅自变更或者解除合同。依法成立的合同，受法律保护。"医疗机构、从医人员与患者之间签署的就诊合同中，如有包含信息保护的内容，应当依法履行。近年来我国也陆续出台了一系列精准医疗相关的法律、法规。

三、精准医疗的意义

（一）对新药研发思路的启发

精准医疗的实施与推广催生精准研发，这给新药研发既提出了新的思路，也提出新的挑战。综合目前国内外的发展现状，精准医疗对新药研发思路的启发主要集中在以下几个方面：

① 在精准医疗的背景下，可通过群体药代动力学利用患者的血药浓度监测及基因检测结果，结合患者的生理、病理情况等个体化差异因素，建立群体药物动力学模型，针对患者开发出最佳的药物，并给出最安全、最有效的剂量。

② 新药的研发将会更多地考虑药物基因组相关基因及其变化的频率和分布数据，从而开发出最稳定、效果最好的新药。

③ 精准医疗的靶向性、高效性、预防性的特点同样也是新药研发上所追求的特点。

（二）对临床疾病治疗方式的影响

传统的临床疾病治疗方式是对症下药，但是同一种药对患同一种病的不同人也具有不同的疗效和不良反应，影响治疗的准确性，这也必然增加了患者的医疗费用，影响了受益人群。精准治疗是基于各方面数据进行系统分析，针对患者个人进行精准药物治疗，具有靶向性和高效性。随着大数据的进一步发展，临床疾病治疗方式已逐步转向精准治疗。

精准医疗通过设备对患者身体进行实时监测，准确了解患者的生活环境和社会状况，改变以前先诊断再治病的方式，而是转向先通过数据对健康进行预测、评估再进行干预的模式，有利于临床上医生对患者进行及时治疗。

随着精准医疗的发展，目前已经开发出一系列先进仪器可以对相关疾病进行诊断和治疗，加速了精准医疗在临床的应用。

（三）精准医疗的社会意义

2016 年 3 月，我国发布《科技部关于发布国家重点研发计划精准医学研究等重点专项 2016 年度项目申报指南的通知》，启动中国版"精准医疗计划"。中国版精准医疗主要包括三个层次，层次间逐级提高，难度呈几何级数加大。基础层次方面，基因测序是精准医疗的基础。无论是细胞治疗还是基因治疗，首先要通过基因测序诊断病情才能设计方案。中等层次方面，主要涉及细胞免疫治疗。这种技术治疗癌症效果好，但操作难度大，对患者身体素质要求较高，难以大面积推广。最高层次方面是基因编辑。癌症本质上是人体基因变异导致的细胞分裂失控。基因编辑就是对患者癌变细胞的变异基因进行批量改造，使之成为正常细胞。

目前我国精准医学采用统筹规划、分段实施，也制定具体规划：在 2016—2020 年组织实施中国精准医学科技专项，重点开展恶性肿瘤、高血压、糖尿病、出生缺陷和罕见病的精准防治治疗；加强创新能力、监管法规、保障体系建设；2021—2030 年在已建中国精准医学研究体系基础上，扩展到其他重要疾病领域。

精准医疗在实施和推广的进程中，尚存在一些急需完善和加强的地方。除了较高的医疗成本外，基因组信息将成为个人身份及因素的重要部分，对患者数据隐私的保护，愈发凸显。由于国家之间的政治、文化、道德、法律以及宗教信仰等因素，使得数据的标准化和共享不仅仅是技术问题，因此对于精准医疗的发展是极大的挑战。最后，人们不得不面对前所未有的基因伦理挑战。基因测序数据虽然有助于对疾病的诊断，但是也会对预测未来发生某种疾病的发生提供重要的参考，这会对潜在人群的心理造成一定的压力，也是精准医疗面临的一大难题。

第二节　药物基因组学在精准医疗领域的应用

一、指导精准药物研发

1959 年 Vogel 提出遗传药理学，被认为是药物基因组学的雏形。该理论主要从单基因的角度探究遗传因素对药物反应和药物代谢的影响，特别是遗传因素引起的异常药物反应。药物基因组学旨在通过探索整个人类基因组，发现作用于药物靶点、药物代谢水平的遗传标记，促进新药研发。

基于上述背景，药物基因组学应运而生，为评价疾病易感性和选择个体化药物治疗的患者特征的遗传变异标志理论指导。

（一）药物基因组学在精准药物研发中的作用

药物安全性和有效性是新药开发和临床用药的核心问题，也是药物基因组学研究的主要内容。据统计，绝大多数药物在约 1/3 的使用者中不能取得预期疗效，约 1/6 的使用者发生不同程度的毒副反应，总安全有效率不到 50%。

药物代谢酶、药物转运体和作用靶点，即药物相关生物标记，与药物的药代动力学、药效动力学及毒副作用等关系密切。药物相关生物标记的个体差异，尤其是一些能够明显影响代谢酶、转运体及作用靶点的多态性，引起了体内血药浓度的变化及药物反应的差异，导致不良反应出现及对药物的不敏感等。例如，减肥药西布曲明（曲美）因发生严重心血管不良反应在 2010 年被撤市。西布曲明被证实在体内可被高度遗传多态性的药物代谢酶 CYP2B6 所代谢，其明显增高的药物浓度极大地增加了心血管毒性损伤风险等严重不良反应。众多研究表明有些基因与肿瘤的发生和发展有着密切关联，依据这类研究结果我国学者在 2012 年首次提出驱动基因的概念。

近年来，随着驱动基因的不断发现和相应靶向药物的深入研究，开启了非小细胞肺癌（non-small cell lung cancer，NSCLC）精准治疗的新纪元，尤其是人表皮生长因子受体（EGFR）基因常见突变。据统计，大约 40%～50% 的亚裔 NSCLC 患者中存在表皮生长因子受体（epidermal growth factor receptor，EGFR）突变，其中约 85% 的患者为在第 21 号外显子中存在的单点突变 Leu858arg（L858R）或第 19 号外显子中的可变缺失（DEL19），可对酪氨酸激酶抑制剂（tyrosine kinase inhibitors，TKIs）产生较长时间的持续响应。吉非替尼作为 EGFR-TKI 的第一代靶向抑制剂，适合于以上两种突变类型。吉非替尼作为肺癌靶向药物被称为第一代靶向治疗药物，此外还有厄洛替尼、埃克替尼等。这些药物与靶点的结合力不强，具有明显的可逆性，因此被称为可逆的靶向药物。阿法替尼为第二代 EGFR-TKI，与第一代 EGFR-TKI 相比，它与 EGFR 结合后具有不可逆的特点，其对于 EGFR 基因的第 19 外显子缺失这一突变的患者，总体生存时间有显著获益。T790M 突变是第一代和第二代表皮生长因子受体酪氨酸激酶抑制剂（epidermal growth factor receptortyrosine kinase inhibitors，EGFR-TKI）最常见的耐药机制。第三代 EGFR-TKI 抑制 EGFR T790M 突变的临床疗效更高。

目前，生物标记遗传多态性与药物疗效及毒性的研究已取得突破性进展，以药物基因组学为基础的药物研发平台也受到了各大制药公司及药物研究机构的高度重视。曲妥珠单抗（赫塞汀）、吉非替尼、威罗非尼等肿瘤靶向药物就是应用药物基因组学的相关研究结果成功开发并上市。此外，对已上市药物的遗传药理学研究，同样可以指导临床合理用药，如华法林、阿巴卡韦等。与传统的研究方法相比，药物基因组学平台的应用有效地缩短了药物开发周期，降低了研究成本，也有助于指导用药降低药物毒副作用的发生。因此，将药物基因组学全面应用到药物研究各个阶段对临床医生正确指导患者用药十分必要。

（二）药物基因组学在新药研发各阶段中的应用现状

1. 在非临床研究中的应用

非临床研究包括了新化合物的发现、药理毒理研究、细胞及动物模型的研究，药物基因组学在药物非临床研究的各阶段均可发挥重要的作用。首先，在抗肿瘤药物的开发中，针对肿瘤特异性标记物设计的靶向药物在癌症治疗中的地位日显重要。曲妥珠单抗的研发成功揭开了肿瘤靶向药物治疗的序幕，该药物靶向性抑制乳腺癌细胞 HER2 受体的功能，使得 HER2 阳性患者获益。2002 年，Sanger 研究机构发现 60% 的黑色素瘤患者均出现了 BRAF-V600E 突变，突变后黑色素瘤出现持续增殖和凋亡抑制，而威罗非尼（Vemurafinib）可以特异性地阻断 BRAF 途径，抑制黑色素瘤。在 2007 年，间变性淋巴瘤激酶（anaplastic lymphoma kinase，ALK）的基因重排与非小细胞肺癌（non-small cell lung cancer，NSCLC）部分亚型密切相关，ALK 基因重排的发生约占 NSCLC 患者的 3%。同年发现克唑替尼（Crizotinib）具有明显抑制 ALK 和 c-Met 受体的功能，抑制 ALK 阳性肿瘤的发展，该药最终于 2011 年 8 月上市，用于 NSCLC-ALK 的治疗。因此，对新化合物的研究，应在药物基因组学的指导下，明确药物在体内的代谢过程和药效过程中所涉及的通路，推测其潜在靶点、信号通路及药动学过程中相关蛋白的遗传变异对药物处置及应答的影响，设计体外细胞实验及动物实验。此外，必要时，还应该利用定点诱变技术构建细胞模型及使用基因敲除小鼠模型，对药物相关的基因位点进行研究，为临床研究提供充足的证据。

2. 临床试验中的应用

（1）Ⅰ期临床试验中的应用

Ⅰ期临床试验是新药研发过程中首次在人体中进行的试验，试验对象为健康志愿者，排除疾病、老年人、儿童及其他变异因素，经过严格的试验方案设计，可以获得多个剂量组的血药浓度-时间曲线数据，因此可以考察基因突变和代谢酶、转运体以及药代动力学特点的关系。因Ⅰ、Ⅱ期临床试验的人数有限，往往采用的是回顾性研究方法。在Ⅰ期耐受性试验中，受试者将接受高剂量的试验药物，药物不良反应发生率可能增加，这样的高剂量在之后试验中很难再重复，因此也可在Ⅰ期临床试验中探索药物靶点基因多态性和药物不良反应的关系。在Ⅰ期临床试验中，直接加入药物基因组学的分析，而不是在药物应用到临床之后再展开该方面的研究来解决出现的药效个体差异和药物不良反应问题，既经济又科学。

（2）Ⅱ、Ⅲ期临床试验中的应用

当健康志愿者中观察到了活性物质（包括活性原药和/或其活性代谢产物）PK（即代谢和转运）中的基因多态性差异，那么在后续患者的研究中也应该考虑该项发现的重要性（如在特定基因型的亚组中进行的剂量-反应研究）。当特定的基因型与预测血药浓度和药效密切关联时，该信息即可应用于后续的其他临床试验设计中，如通过使用基因型来为试验选择患者（潜在药效反应试验组的丰富以及减少可能承受毒性反应的患者），以及对人群进行分层及剂量调整。这既提升平均药效，减少药物不良反应，节省临床研发成本，又提高整体研究成功的可能性，缩短药物上市时间。

剂量-反应（dose-response，D-R）研究中的药物基因组学研究通常在Ⅱ期临床试验中进行，用与临床有效性和安全性相关的生物标志物或临床终点进行 D-R 研究，期望获得设想的证据，确定Ⅲ期临床试验的剂量，确定较常见药物不良反应的剂量-反应关系。PK（药物代谢动力学）和 PD（药效学）的差异（如浓度-反应曲线的偏移）可导致个体的 D-R 差异。如果以前的 PK 和/或 PD 研究提示，应考虑根据基因型的剂量组进行分层 D-R 研究或特殊基因型指导的 D-R 研究（PK 校正的 D-R 甚至浓度对照研究）。在后期研究中，根据预期的个体血液水平确定剂量。如果基因组学因素所致药物血液水平差异较大以及 D-R 关系变异性明显，D-R 研究的药物血液水平评价（即使没有计划根据血液水平分组研究）可有助于解释结果。

（3）在Ⅳ期临床试验中的应用

药物毒性过敏反应应该是Ⅳ期临床试验应关注的重点。Ⅳ期临床试验应针对药物不良反应进行药物基因组学的再评价（如过敏相关的 *HLA* 基因突变位点），发现药物不良反应的遗传标记物，最终完善药物说明书，避免药物因使用不当造成严重药害事件而退市。

目前，大部分已经上市的药物在研发时并没有开展药物基因组学的研究，且许多药物在临床应用时按照平均推荐剂量使用出现了无效或者出乎意料的不良反应，提示这些药物在个体中的有效性和安全性随着患者的基因型变化而有所差异。针对不同基因型患者，其给药剂量应有所不同。上市药物的再评价显得尤为重要。在该方面较为成功的例子是华法林细胞色素 P450 2C9（*CYP2C9*）和 *VKORC1* 这 2 个基因突变的发现，使得预测华法林的个体用药剂量成为可能，使华法林的安全性大大提升。目前，国际上已有多家组织已经在遗传药理学和药物基因组学数据库（PharmGKB）网站上发布了包括华法林、氯吡格雷、别嘌醇、帕罗西汀、他汀类药物等 70 个药物的基因型给药剂量指南。在这些指南的指导下，各大医院针对其中的部分药物展开患者基因型测定，并依据检测结果给出合理的用药剂量。许多已上市的药物之前未进行药物基因组学的研究，且在临床应用阶段因严重药物不良反应而被撤市，如立西伐他汀、西布曲明等。但后续研究发现，导致撤市的药物不良反应与药物相关生物标记物的遗传多态性有关。如果把对特定基因多态性的检测为患者用药前筛查的关键步骤，将有利于预防药物的严重不良反应，也为药物个体化治疗提供依据，排除潜在的用药风险，增强药物治疗的安全性和有效性。药物基因组学在新药研发各阶段的应用如表 10-1 所示。

表 10-1　药物基因组学在新药研发各阶段的应用

新药研发阶段	药物基因组学的作用
药物非临床研究	根据编码药物靶点的基因多态性来预测药物效果和不良反应；排除具有多态性的靶点或根据这个靶点开发个体化治疗药物；寻找与药物吸收、分布、代谢、消除相关的多态性基因；在人体试验前预测特殊基因携带者发生过敏以及器官损伤的风险
Ⅰ期临床试验	验证早期非临床研究关于基因多态性的结果；解释不同受试者间血药浓度的个体差异，且与单独开展人体药物基因多态性的研究相比，直接在Ⅰ期临床试验中进行药物基因多态性的研究所需成本更小；用基因多态性来解释药物不良反应；将Ⅰ期临床试验获得该药物基因多态性的信息，用于指导Ⅱ期临床试验
Ⅱ期临床试验	根据基因型对受试者进行分层分析
Ⅲ期临床试验	确定该药物产生良好药效的人群；排除由于基因变异而易发生不良反应的人群；获得药品说明书中关于基因多态性的循证数据；通过广泛的药物基因组学研究来指定新的治疗原则以及发现新的药物靶点
Ⅳ期临床试验	对药物不良反应报告进行解释，判断其是否由基因多态性导致；完善药品说明书以及减少严重的不良反应

（三）基于药物基因组学的精准药物研发实例

药物基因组学可在药物开发阶段发挥其预测药效的作用，这一特点在癌症领域尤为明显。许多肿瘤靶向药物是根据基因引导发现的，故称为遗传靶向药物。这些药物针对特定突变进行基因测试和开发，并在说明书中标明应用该药物前需要做基因检测，药物仅用于突变携带者的患者。这种药物虽然价格较高，在一定程度上限制了其使用，但其高度敏感性、特异性的特点加速了未来基因特异性药物的开发和应用。美国 FDA 批准上市的具有遗传适应证的药物见表 10-2。

表 10-2　FDA 批准上市的具有遗传适应证的药物

药物	适应证	基因
西妥昔单抗	EGFR＋/KRAS-转移性结直肠癌	EGF 和 KRAS
克唑替尼	ALK＋非小细胞肺癌	ALK
地尼白介素	CD25＋T 细胞淋巴瘤(IL2-R 的 CD25 成分)	IL2R
依维莫司	HER2 阴性乳腺癌	ERBB2
帕尼单抗	转移性结直肠癌 KRAS 阴性	KRAS
帕妥珠单抗	HER2＋转移性乳腺癌	ERBB2
曲妥珠单抗	HER2＋过度表达乳腺癌	ERBB2
威罗非尼	转移性黑色素瘤伴 BRAFV600E 突变	BRAF

不仅限于上述药物，测试相关基因突变或下游蛋白质表达来预测药物疗效的方法已广泛地运用在癌症、传染病乃至一些慢性病的治疗药物中。研究发现，固醇酯转运蛋白（CETP）和前蛋白转化酶枯草溶菌素 9（PCSK9）的基因多态性与升高高密度脂蛋白、降低低密度脂蛋白相关，因此开发出调脂药 CETP 抑制剂和 PCSK9 抑制剂。

曲妥珠单抗的成功研发揭开了肿瘤靶向药物治疗的序幕，拯救了 HER2 阳性患者；之后，一系列靶向药物被陆续研发上市。对于一些公认的影响药物作用的基因靶标国外已有专门的试剂盒，能够快速特异地进行患者的基因分型，临床医生和临床药师可根据测试的结果对药物的使用进行调整。在研究上市药物的药物基因组学时，选择的药物应当是疗效差异明显、不良反应出现率高，针对特定的疾病无更加安全有效且价格低廉的药物。通过以上手段，避免一些疗效确切且价格低廉的药物因潜在风险而被淘汰，节省新药开发的费用，同时排除了具有潜在风险的患者，增强药物的安全性。

二、药物基因组学指导临床精准用药

（一）临床精准用药的药物基因组学基础

药物的疗效和副作用在每位患者身上都是有差异的，显著的差异性与许多因素有关。年龄、性别、健康状况、是否正在服用其他药物等等，都有可能对一种药物能否有效及有何不良反应等产生特定的影响。随着人类基因组研究的快速发展，越来越多的现代医学家和现代临床药学家认识到患者个体遗传基因是影响药物吸收、代谢、排泄的关键因素，这主要是由于药物进入人体后需要多种转运体蛋白、代谢酶以及药物受体等的参与，编码这些蛋白的基因决定了个体的代谢型，包括慢代谢型（PM）、中间代谢型（IM）、快代谢型（EM）、超快代谢型（UM）。临床主要研究的是超快代谢型（UM）以及慢代谢型（PM），因为这两类患者代谢速度与一般患者差异较大，在应用标准剂量的药物时，很容易出现血药浓度过高或过低的现象，表现在临床上即为发生毒性反应或治疗无效。因此，对于治疗窗窄或个体差异大的药物，药物基因检测能够有效地避免不合理用药，保证药物的治疗效果和用药安全。

药物基因组学是以研究药物效应及安全性为目的，探讨各种基因突变与药效及安全性的关系。目前，药物基因组学已被用于解释临床一些药物作用效果有差异的现象。研究人员已鉴定出数十种酶的活性因人而异，这可能决定了药物对患者是有利或有害，甚至是致命的作用。其中，与药物反应相关的具有代表性的遗传多态性主要集中在药物代谢环节，其中对细胞色素 P450（cytochrome P450，CYP450）家族和硫嘌呤甲基转移酶（thiopurinamethyl-transferase，TPMT）的研究最深入。CYP2D6 是第 1 个被发现存在药物氧化代谢遗传多态性的细胞色素 P450 酶，当由于遗传学变异而形成了无效等位基因的突变纯合子时，则丧失了对包括心血管药物、抗精神病药在内的许多药物的降解能力，产生了临床上的高度敏感人群，增加了药物的毒副作用；这种由于基因型的差别而导致患者对相同药物的药效差异是一种较为普遍的现象，因此，检测这些药物代谢酶的遗传多态性将有助于临床合理用药，减少药物毒副作用。

大部分药物的基因研究往往基于某一个位点，这对于受两种以上基因影响的药物而言，使剂量调整方面的指导不够准确。同时，对于同一种药物而言，不同种族人群剂量的调整存在差异。因此，发布客观且全面的用药指南以帮助医师、药师制定给药方案、调整给药剂量是尤为重要的。美国FDA颁布了140多种可通过基因谱优化的药物使用指南，遗传药理学和药物基因组学数据库（PharmGKB）提供3300多个用药警示和30篇用药指南，临床药物基因组学实施联盟（CPIC）制定了35种药物的基因组学应用说明书。这些文件已经针对部分人种和药物提供了具体剂量调整的步骤和计算方法，但其普适性和准确性依然有待加强。

（二）基于药物基因组学的临床精准用药实例

抗凝药物华法林的药物基因组学研究是目前最成功的一个案例。华法林的治疗窗口狭窄，个体间用药差异大，CYP2C9和VKORC1两个基因突变的发现，使得预测华法林的个体化用药剂量成为可能，华法林的安全性大大提升。通过遗传信息的检测可以估计达到稳定国际标准化比值（INR）时华法林的使用剂量，从而缩短华法林调整INR的时间。

基因对华法林剂量调整的预测主要与代谢酶CYP2C9和VKORC1相关。VKORC1呈现出明显的基因多态性，从而影响各族人群间对华法林剂量需求的差异。因此在临床治疗中需对CYP2C9和VKORC1基因进行检测。

除华法林之外，以阿巴卡韦的超敏反应为例，阿巴卡韦超敏反应是一种多器官综合征，会出现两种或两种以上的体征或症状，包括发热、皮疹、胃肠道反应、呼吸系统反应和全身性反应。超敏反应通常出现在治疗早期或治疗开始的前6周（中位时间为11天），由于症状较多以及合并用药的影响，难以在早期确诊。2006—2008年，Saag等进行了一项完善的随机双盲试验（PREDICT-1），试验对象为来自19个国家的1956例感染了HIV-1并且未曾接受过阿巴卡韦治疗的患者。随机安排患者进入试验组与对照组，试验组接受HLA-B * 5701用药前筛查且将阳性患者从阿巴卡韦治疗组排除，对照组则不接受用药前筛查，进行标准的阿巴卡韦治疗。临床诊断结果为93例患者产生阿巴卡韦的超敏反应，其中试验组为3.4%，对照组为7.8%，基因诊断明显降低了临床诊断阿巴卡韦超敏反应的发生率。

SHAPE就是以此为依据的一项具有前瞻性病例对照研究，目的是评估在美国的黑人患者和白人患者中HLA-B * 5701等位基因对阿巴卡韦超敏反应的敏感度和特异度。结果表明，无论是黑人还是白人，HLA-B * 5701和阿巴卡韦超敏反应之间都存在明显的关联性。美国FDA支持在使用阿巴卡韦前对患者进行HLA-B * 5701等位基因筛查，并对阳性患者选用其他方法治疗。因此，FDA发布有关阿巴卡韦（商品名：Ziagen）和含阿巴卡韦药物的安全信息，建议在使用阿巴卡韦治疗之前，对所有患者进行HLA-B * 5701等位基因的筛查，以减少发生超敏反应的风险，并通知阿巴卡韦生产商修改说明书，添加相关警告信息。

表10-3综合了临床药物基因组学实施联盟（CPIC）、荷兰皇家药剂促进协会——药物遗传学工作组（DPWG）和加拿大药物基因组学药物安全网络（CPNDS）所发表的指南文件，提炼出指南涵盖的药物及对应的基因位点，以供参考。

表 10-3　CPIC、DPWG 和 CPNDS 发表的药物剂量指南信息

药物	检测位点	解读
苯妥英钠	CYP2C9 HLA-A HLA-B	禁用于 HLA-B * 15：02 变异患者,因为苯妥英钠诱导的 Stevens-Johnson 综合征(SJS)、中毒性表皮坏死松解症(TEN)等皮肤不良反应的风险显著增加。另外,具有 CYP2C9 代谢不良表型的患者可能需要减少剂量
西酞普兰 艾司西酞普兰	CYP2C19	CPIC 给药指南推荐对 CYP2C19 超快代谢者不使用选择性 5-羟色胺再摄取抑制剂西酞普兰和艾司西酞普兰。对于 CYP2C19 慢代谢者,推荐将起始剂量减少 50% 并进行监测或选择替代药物
氯吡格雷	CYP2C19	若无禁忌证,CPIC 指南建议对 CYP2C19 活性低或 IM 型患者采用替代抗血小板治疗(如普拉格雷,替格瑞洛)

药物	检测位点	解读
丙咪嗪 阿米替林 曲米帕明 氯米帕明	CYP2C19 CYP2D6	三环类抗抑郁药具有相似的药代动力学特性。推荐对CYP2D6UM或CYP2D6PM以及CYP2C19UM、CYP2C19EM或CYP2C19PM使用替代药物。如果有必要使用三环类抗抑郁药,可考虑减少50%的剂量。对于CYP2D6IM,应考虑减少25%的剂量
泰勒宁 曲马朵 可待因	CYP2D6	CYP2D6EM和CYP2D6IM代谢型患者建议根据年龄或体重计算可待因剂量。另外,建议对CYP2D6PM和CYP2D6IM代谢型患者使用替代药物而不使用泰勒宁、可待因、曲马朵,或警惕镇痛不足。对于CYP2D6UM患者,建议使用替代药物而不使用泰勒宁、可待因、曲马朵,或警惕不良药物事件发生

尽管目前临床药物基因组学的研究取得了重大进展,越来越多的临床药物基因组学研究成果已向临床转化,但药物基因组学应用于临床依然面临诸多困境。①临床药物基因组学研究中的种族差异。尽管目前国际上已公布了140余种药物的遗传标签,但由于种族差异的存在,使得国外的临床药物基因组学应用指南并不一定适合在中国人群中应用。如在白种人群中,研究发现阿巴卡韦引起的药物超敏综合征与 HLA-B * 57：01 等位基因密切相关。但在中国人群中, HLA-B * 57：01 等位基因频率较低,尚未有足够的研究支持在中国人群中检测 HLA-B * 57：01 等位基因对预警阿巴卡韦引起的罕见毒性反应有足够的价值。②临床药物基因组学研究还需不断深化。目前临床药物基因组学研究尚缺乏前瞻性、大样本、多中心、随机对照试验,并且很多研究结果常常出现不一致。因此,难以有效地向临床应用转化。③临床药物基因组学还属于比较新的学科,其发展与近年来基因组学的快速发展息息相关。而目前大部分临床医师缺乏基因组与个体化治疗的相关知识。因此,还没有被更多的临床医生所接受。④药物基因检测产生的经济成本。基因检测指导药物治疗在我国还未能纳入医保系统,使得部分患者不能接受额外产生的医疗费用。⑤药物基因检测项目的技术和数据分析也尚需进一步规范。理想的基因检测项目要求包括：操作便捷、成本低廉、结果准确可靠、数据分析简单、检测自动化程度高、通量高、有较大灵活性并可以用来检测不同类型的突变等。目前尚未有一种检测项目具备上述所有特征,因此给卫生部门制定适合临床检验的药物基因检测方案带来了困难。

尽管目前临床药物基因组学与个体化治疗的临床应用面临各种困难,但随着精准医疗的提出和推进,将会对药物基因组学发展带来新的发展机遇。药物基因组学的研究目前受到广泛关注,对于传统方式调整剂量较为困难的药物,药物基因检测成为一项全新的、更为便捷的辅助手段指导临床用药,实现个体化的精准治疗。但随着检测技术的持续更新,相关检测成本的逐年降低,药物基因检测的临床会更加普及,相关研究也会不断更新。相信基于临床验证的药物基因组学的理论体系会蓬勃发展,更好地为患者进行用药指导。

第三节 基因诊断与精准医疗

一、基因诊断常用的分子生物学技术

(一)核酸分子杂交技术

核酸分子杂交(简称杂交,hybridization)是核酸研究中一项最基本的实验技术。互补的核苷酸序列通过 Watson-Crick 碱基配对形成稳定的杂合双链 DNA 或 RNA 分子的过程称为杂交。杂交过程是高度特异性的,可以根据所使用的探针已知序列进行特异性的靶序列检测。

（二）聚合酶链式反应

聚合酶链式反应可看作是生物体外的特殊 DNA 复制，其最大特点是能将微量的 DNA 大幅增加。该技术被广泛应用于临床基因诊断。

（三）基因测序

基因测序是一种新型的基因检测技术，随着人类基因组计划的进行，基因测序技术得到了长足的发展，在短短的四十年之间从无到有，由最初最简单的第一代化学裂解法到现在发展出第四代单分子纳米孔测序技术，变化十分巨大，在临床基因诊断中广泛运用。

二、基因诊断的基本策略

（一）检测已知的能产生某种特定功能蛋白的基因

使用这种方法的基础是这些基因已根据其特定功能蛋白而被克隆，并被定位在染色体上，而且基因序列也被测定，致病时的基因改变也较清楚。这些基因常常是因为其表达的蛋白产物被发现，而由此蛋白通过功能性克隆获得的。

比如原癌基因与抑癌基因，抑癌基因 $p53$ 是人类肿瘤中最常见的突变基因，约 50% 以上的肿瘤都存在该基因的突变。通过将 $p53$ 基因外显子 $2\sim11$ 区域内所有突变位点的突变探针以及对应的正常序列探针集成在一块芯片上，制成 $p53$ 基因芯片，可为肿瘤的早期诊断、分类提供一条新途径。Ahrendt 等人应用该芯片检测了 100 例早期肺癌患者的 $p53$ 基因序列，并与测序结果相比较，该芯片检测突变的准确率达 98%。

目前基因诊断所用探针的绝大部分是根据这一策略进行检测的。

（二）检测与某种遗传标志连锁的致病基因

多数遗传病通过染色体分析已知其基因在染色体上的定位，但因为没有被克隆，故对它的基因结构也不清楚。但是研究发现，同一染色体上相邻的 2 个或 2 个以上的基因或限制酶切位点，由于其位置十分靠近，在遗传时会出现连锁现象。所以科学家们经过长期研究与家系分析，以用限制性内切酶酶切位点作为遗传标志，定位了许多与之相连锁的正常基因与致病基因，建立了染色体的基因连锁图。通过 DNA 连锁分析确定待分离基因在染色体上的大概位置，利用距该基因最近的 DNA 标志筛选基因文库，一旦找到基因必须对其核苷酸序列及其编码蛋白质的氨基酸序列进行分析，推测其功能。如果是一个致病基因，则应分析其结构中有无各类突变。这种通过遗传连锁图定位基因并进行克隆的策略称为定位性克隆。通过比较正常和异常基因的差别，就可以找出导致遗传病的分子缺陷，进而阐明正常和异常基因产物的生理功能和病理效应。

以血友病 B 为例，血友病 B 是凝血因子Ⅸ（$F\text{Ⅸ}$）基因缺陷引起的一种 X 染色体连锁隐性遗传病，关节腔和肌肉出血是严重病例的特征性表现。研究人员通过 PCR 和 Genescan 法分别检测 87 例正常人和 8 个血友病 B 家系（35 人）的 8 个 STR 位点的多态性，并进行了家系遗传连锁分析。根据所检测的 8 个 STR 位点中 6 个可提供遗传信息，就能达到检测血友病 B 的目的。

（三）检测表型克隆基因

针对多基因病（如重度肥胖、哮喘、高血压、癫痫、肿瘤、精神病、多种自身免疫性疾病等），由于疾病的发生和多种基因与环境相互作用有关，使得上述两种基因诊断策略对这类疾病无能为力。

表型克隆是将有关表型与基因结构结合起来，直接分离该表型的相关基因。其方法是先从分析正常和异常基因组的相同或差异入手，如用差异显示-逆转录-聚合酶链反应（DD-RT-PCR）寻找二者之间的差异序列，或用基因组错配筛选技术寻找二者的全同序列，从而分离、鉴定与所研究疾病相关的基因，确定导致该病的分子缺陷。

以肿瘤这类疾病为例，肿瘤的形成是遗传因素与环境因素相互作用的结果。与肿瘤相关的基因包括癌基因、抑癌基因及 DNA 错配修复基因等。当癌基因、抑癌基因发生突变时，癌基因活化，抑癌基因失活，以及其他基因异常不断积累时就会导致肿瘤发生。因此，检测癌基因、抑癌基因中发生的基因突变有助于肿瘤的早期诊断，第一个被人们发现的 *Rb* 抑癌基因就是 Dryia 等通过用 cDNA 探针杂交来比较正常的视网膜 mRNA 与视网膜母细胞瘤 mRNA 的差别而发现的。

这种策略既不需预先知道基因的生化功能或图谱定位，也不受基因数目及其相互作用方式的影响。它是对疾病相关的一组基因进行克隆，然后用作多种探针，来诊断多基因遗传病。表型克隆技术的建立、发展和完善，展现了对复杂遗传病进行基因诊断的曙光。

三、基因诊断的特点

基因诊断具有如下特点：①特异性高。以基因作为检查材料和探查目标，属于病因诊断。基因作为内源性的致病因素，不同病症对应的突变基因和突变类型各不相同。分子杂交技术选用特定基因序列作为探针，可以筛选检测出 DNA 片段的缺失、插入、重排，甚至单个碱基的突变，特异性高。②灵敏度高。单拷贝基因虽然很少，难以检测，但分子杂交和聚合酶链式反应具有放大效应，同时也可将特定的 DNA 片段或 cDNA 片段作为探针，制成高灵敏度和高通量的基因探针芯片，所以待测标本往往只需微量，目的基因只需 pg 水平就已足够。③稳定性高。基因的化学组成是核酸，它比蛋白质稳定得多，即使在长期保存的蜡块中也能顺利检出。而且被检测的基因不需要一定处于活性状态。④早期诊断。基因诊断不仅可对有表型出现的疾病做出明确诊断，还可在产前早期诊断遗传性疾病，可检出感染疾病潜伏期的病原微生物，可预测和早期发现某些恶性肿瘤。⑤适用性强，诊断范围广。利用基因芯片对来源于不同个体（正常人与患者）、不同组织、不同细胞周期、不同发育和分化阶段、不同病变、不同刺激（包括不同诱导和不同治疗阶段）下的细胞内 mRNA 进行杂交，即可对这些基因表达的个体特异性、组织特异性、发育阶段特异性、分化阶段特异性、病变特异性、刺激特异性进行综合的分析和判断。因此，基因诊断不仅能对某些疾病做出确切的诊断或预测，如确定有遗传病家族史的人或胎儿是否携带致病基因等；同时也能确定与疾病有关联的状态，如对疾病的易感性、发病类型和阶段、是否具有抗药性等进行检测和预判。⑥临床应用前景好。随着分子生物学技术的普及，在配备有一定的仪器和试剂盒的情况下在临床实验室开展基因诊断是完全可能的，同时也可节约检测费用和时间。

四、基因诊断在精准医疗中的应用

（一）遗传性疾病的基因诊断

目前已发现的人类遗传性疾病有数千种之多，致病的分子机制各不相同。根据发病机制，遗传性疾病可分为染色体病、单基因病（显性遗传病、隐性遗传病、X 染色体连锁遗传病等）、多基因病、线粒体病、体细胞遗传病以及表观遗传修饰改变引起的疾病等多种类型。遗传病的早期诊断及防治是医学领域的重要任务。随着对多种遗传病致病基因正常序列和突变类型以及许多可用于基因连锁分析的遗传标志的阐明，再加上基因诊断方法学的不断改进和更新，使得基因诊断被广泛地应用于遗传病的诊断中。

目前对于遗传病的基因诊断所取得的成绩最为显著和突出，其中单基因病的基因诊断技术较为成熟。地中海贫血是最常见的人类单基因的遗传性血液病，其分子特征是珠蛋白基因的缺失或突变，致使组成血红蛋白的珠蛋白链比例失衡，从而引起红细胞损伤和溶血的贫血性疾病，包括 α 地中海贫血和 β 地中海贫血。基因诊断结果对于地中海贫血的确诊是必须的，并可用于预测临床表型和病情进展；同时基因诊断还是基因携带者确诊的检测指标和进行高风险胎儿产前诊断的有效手段。目前，多色探针熔解曲线分析技术临床上常用于基因缺失的检测，该技术将 α 珠蛋白基因缺失的检测转化为简便的熔点变化来进行检测，过程简便快速，无 PCR 后处理，通量高。目前利用该技术已可在两个双色荧光 PCR 体系中对 3 种中国人常

见的 α 珠蛋白基因突变进行检测和基因分型。此外，Southern 印迹杂交、MLPA、特异性扩增缺失断裂区的 gap-PCR 和实时 PCR 技术也是目前常用的基因诊断方法。β 地中海贫血主要以检测点突变为主，PCR 结合反向斑点杂交（reverse dot blot，RDB）技术是对 β 地中海贫血进行基因诊断的首选方法，可在 1 个杂交反应中同时分析同一样品中可能存在的多个点突变，方便快捷且准确，可对 17 种 β 地中海贫血突变类型做出明确的基因诊断。血友病 β 是凝血因子 Ⅸ（FIX）基因突变引起的一种 X 染色体连锁隐性遗传病，患者内源性凝血途径受到阻碍，无法进行正常凝血。该基因突变种类繁多，类型复杂。血友病 β 的基因诊断已经成为一项常规的诊断手段。研究人员利用研究组采用多重荧光 PCR 方法，通过对 FIX 基因外的 6 个多态位点进行检测，可完成血友病 β 携带者及家系样本的基因诊断和胎儿产前基因诊断，识别能力可达 99.99%。多基因病、线粒体病等其他复杂病症需要结合临床诊断及基因诊断等多种手段进行进一步检查。可以肯定的是，综合运用基因诊断技术，配合包括免疫化学、蛋白质化学及酶活性测定的其他分子检验技术以及传统的病理检查，目前临床上可以成功地检测几百种遗传病，对于遗传性疾病特别是胎儿的产前基因诊断和携带致病基因者的预防性监测有重要意义。

随着检测技术、药物研发和干预手段的进一步发展，新生儿疾病筛查的原则将会有所改变，部分发病率较低的疾病，即使针对患儿没有有效治疗，只要对家庭和社会有益的疾病都可纳入筛查，筛查疾病病种也会扩大。如溶酶体贮积症、脆性 X 综合征、新生儿 1 型糖尿病、新生儿进行性假肥大性肌营养不良和自闭症等疾病均在扩展研究中。

（二）肿瘤的基因诊断

肿瘤的形成是多个基因参与，遗传因素与环境因素相互作用的结果。与肿瘤相关的基因包括癌基因、抑癌基因、DNA 错配修复基因及核苷酸切除基因等。越来越多的实验结果显示，癌组织细胞的基因组 DNA 存在癌基因或抑癌基因的突变、缺失或易位等情况，这种改变即可作为肿瘤的特定基因标记。对人类癌基因和抑癌基因的检测，已在肿瘤的分类、发病机制、恶性程度预测、转移趋势和预后等多方面与肿瘤临床密切结合，逐渐地为肿瘤的诊断、鉴别诊断、病程预后的预测、疗效追踪及制定治疗方案等提供可靠有效的信息。

RAS 癌基因突变与约 30% 的人类恶性肿瘤相关，如在白血病、肺癌、结直肠癌和胰腺癌细胞中，都可检测到 RAS 基因的突变，突变后产物一直处于活化状态，其与肿瘤细胞的生存、增殖、迁移、扩散等均密切相关。RAS 基因中最常见的点突变的第 12、12、61 位密码子突变，常用的检测方法主要有 PCR/ASO 法和 PAR-SSCP 法。在抑癌基因中，$p53$ 是人类肿瘤中最常见的突变基因，约 50% 以上的肿瘤都存在该基因的点突变，常见的点突变主要发生在第 5、6、7、8 外显子中，常用的检测方法主要是 PCR-SSCP 法和 PCR-RFLP 法。有些组织类型 $p53$ 基因突变率较高，如小细胞肺癌约为 75%，大肠癌约 70% 等，更易通过检测 $p53$ 基因是否突变以确诊早期癌症，争取高治愈率及良好预后。例如，在结直肠癌发展过程中，K-RAS 癌基因和 APC 基因突变出现于早期病变中，而 $p53$ 和 DCC 肿瘤抑制基因突变则预示肿瘤已在晚期。筛查结直肠癌的传统方法往往存在假阳性结果，基因诊断则恰好弥补此缺陷。早期结直肠癌细胞已出现基因突变，因此可以 PCR 技术为基础，检测 RAS 基因突变。此外，早在 1998 年就有研究人员用 DNA 芯片检测了乳腺癌和卵巢癌基因 $BRCA1$ 第 11 外显子，全长 3.45 kb 的突变体，检测的 15 例患者中，准确率高达 99%。在今后的肿瘤发病机制研究和诊断等多方面将发挥越来越显著的作用。

（三）感染性疾病的基因诊断

感染性疾病是由病原微生物引起的一系列疾病，致病的病原体主要有病毒、衣原体、支原体、螺旋体、细菌或是寄生虫，都具有其特异的基因组。对感染性疾病做出准确、及时的判断是非常重要的，传统检测方法往往是采用形态学、生物化学或血清学方法诊断细菌、病毒、寄生虫和真菌等感染性疾病，有时存在灵敏度低、特异性差及速度慢等不足之处，其敏感度既受体内感染微生物数量以及抗原向感染组织释放量的影响，同时也受抗原与试验抗体是否迅速反应的影响。而有些病原体侵入体内后有较长潜伏期，潜伏期后才出现抗体，用血清学和常规生化方法很难及时诊断出来。如艾滋病病毒的血清学诊断只能确定是否有这种病毒接触，而不能肯定是否存在现行感染，从细胞中分离病毒又很费时，且有时极为困难。

基因诊断技术则可克服这些不足，应用病原体基因中的保守区可做通用检测；选定差异较大的基因部位作为探针可做分型检测。因此对感染性疾病患者进行基因诊断，既能检出正在生长的病原体，也能检出潜伏的病原体；既能确定既往感染，也能确定现行感染。对那些不容易体外培养和不能在实验室安全培养（如立克次体）的病原体，也可用基因诊断进行检测，而且基因诊断的灵敏度和特异性都远高于当前的免疫学方法。在大面积传染性流行病中，采用基因诊断分析同血清型中不同地域、不同年份病原体分离株的同源性和变异性，有助于研究病原体遗传变异趋势，指导暴发流行的预测。病原体基因诊断的主要技术方法有实时荧光定量 PCR（quantitative real-time flourescence PCR）和常规寡核苷酸探针杂交法。研究人员应用含有 18495 个寡核苷酸探针的微集阵列，对 *HIV-1* 基因组中逆转录酶基因与蛋白酶基因的多态性进行了分析。这两个基因在疾病过程中容易发生突变，这些突变将导致病毒对多种抗病毒药物如 AZT、DDI 等产生抗药性，利用基因芯片技术可为艾滋病病毒抗药性的判断提供可靠的依据。PCR 技术可直接灵敏地探测病毒基因组或病毒基因转录产物，而不依赖于血清学检验所要求的病毒抗原表达。因此，可在感染的潜伏期内诊断感染源，有利于及时采取相应治疗措施。

（四）基因诊断在法医学鉴定中的应用

在这一领域的应用主要是针对人类 DNA 遗传差异进行个体识别、亲子鉴定和性别鉴定。其中最常用的基因诊断技术是 DNA 指纹技术、建立在 PCR 技术基础之上的扩增片段长度多态性（Amp-FLP）分析技术，以及检测基因组中短串联重复序列（STR）遗传特征 PCR-STR 技术和检测线粒体 DNA（mtDNA）的 PCR-mtDNA 技术。其中 DNA 指纹技术具有高度的特异性、稳定的遗传性以及体细胞稳定性。利用重复序列人工合成寡核苷酸短片段作为探针，与经过酶切的人基因组 DNA 进行 Southern 杂交，得到大小不等的杂交带，而且杂交带的数目和分子量大小具有个体特异性，就像人的指纹一样，因此将这种杂交带图谱称为 DNA 指纹或基因指纹。人类个体的多样性和个性取决于基因组 DNA 核苷酸序列的差异，其中，微卫星 DNA 和小卫星 DNA 等是最重要的多态性标志。DNA 指纹技术的优势主要在于：不同的个体或群体有不同的 DNA 指纹图，两个随机个体具有完全相同的 DNA 指纹图的概率仅为三千亿分之一；DNA 指纹图谱中几乎每一条带纹都能在其双亲之一的图谱中找到，这种带纹符合经典的孟德尔遗传规律；同时，同一个人的不同组织如血液、肌肉、毛发、精液等产生的 DNA 指纹图形完全一致。基因诊断的迅速发展，逐渐取代了传统法医物证鉴别法，促进了法医学的进一步发展。

（五）疾病易感性的基因诊断

基因诊断在判断个体对某种重大疾病的易感性方面起着重要作用。所谓疾病易感性是指由遗传决定的易于罹患某种或某类疾病的倾向性。具有疾病易感性的人，一定具有特定的遗传特征，即带有某种疾病的易感基因组型。通过易感基因检测就能获取身体内这种易感基因组型，从而知道疾病的易感风险，帮助患者读懂疾病信号，真正做到疾病的未病先防，降低患病风险。如果正常人群携带有遗传性肿瘤相关变异基因，或检出携带 BRCA 有害变异基因，通过严密的定期检查、药物预防即预防性手术等早期干预措施即可显著降低患癌风险。同时，由于遗传性肿瘤大多遗传方式为常染色体显性遗传，携带者亲属也有较高的患病风险（子女有 50% 的发病可能）。如人类白细胞抗原（human leukocyte antigen，HLA）复合体的多态性与一些疾病的遗传易感性有关。类风湿性关节炎白种人患者 HLA-DR4 携带者高达 70%，而正常人阳性率仅 28%。疾病易感基因检测是通过提取人体细胞内的遗产物质，运用 *HLA* 基因分型对 *HLA* 多态性进行分析，既准确又灵敏，能检出血清学和细胞学分析方法无法检出的型别，根据所检测的结果即可进行疾病易感性判断，提前预防，避免疾病恶化。

（六）基因诊断在器官移植组织配型中的应用

基因诊断在器官移植组织配型中的应用也日益受到重视。器官移植（包括骨髓移植）的主要难题是如何解决机体对移植物的排斥反应。理想的方法是进行术前组织配型。基因诊断技术能够分析和显示基因型，更好地完成组织配型，从而有利于提高器官移植的成功率。

第四节　基因治疗

一、基因治疗的概念

基因治疗（gene therapy）是指将外源正常基因导入靶细胞，以纠正或补偿缺陷和异常基因，以达到治疗由此引起的疾病的目的。其中也包括转基因等方面的技术应用，也就是将外源基因通过基因转移技术将其插入患者适当的受体细胞中，使外源基因制造的产物能治疗某种疾病。从广义说，基因治疗还可包括从 DNA 水平采取的治疗某些疾病的措施和新技术。

1. 根据治疗途径分类

（1）体外转移途径

这是指将含外源基因的载体在体外导入人体自身或异体细胞（或异种细胞），经体外细胞扩增后，输回人体。

（2）活体直接转移途径

这是将外源基因装配于特定的真核表达载体，直接导入体内。这种载体可以是病毒型或非病毒性，甚至是裸 DNA。

体外基因转移途径比较经典、安全，而且效果较易控制，但由于步骤多、技术复杂、难度大，不容易推广。

体内基因转移途径操作简便，容易推广，但目前尚未成熟，存在疗效持续时间短，免疫排斥及安全性等一系列问题。

2. 根据操作方式分类

一类为基因修正和基因置换，即将缺陷基因的异常序列进行矫正，对缺陷基因精确地原位修复，不涉及基因组的其他任何改变。通过同源重组即基因打靶技术将外源正常的基因在特定的部位进行重组，从而使缺陷基因在原位特异性修复。

另一类为基因增强和基因失活，是不去除异常基因，通过导入外源基因使其表达正常产物，从而补偿缺陷基因等的功能；或特异封闭某些基因的翻译或转录，以达到抑制某些异常基因表达。

3. 根据靶细胞的不同分类

可分为生殖细胞基因治疗和体细胞基因治疗。广义的生殖细胞基因治疗以精子、卵子和早期胚胎细胞作为治疗对象。由于当前基因治疗技术还不成熟，以及涉及一系列伦理学问题，生殖细胞基因治疗仍属禁区。在现有的条件下，出于伦理的考虑，基因治疗仅限于体细胞。

二、基因治疗的基本程序

（一）治疗性基因的选择

基因治疗的首要问题是选择治疗疾病所需的目的基因。对于研究清楚的由某个基因的异常所引起的遗传病而言，其野生型基因就可用于基因治疗，如用 ADA 基因治疗 ADA 缺陷病。但在现在的条件下，这只是一个基本条件，尚需考虑以下因素：

① 在体内仅有少量的表达就可显著改善症状；

② 该基因的过高表达不会对机体造成危害；

③ 某些激素类基因如与血糖浓度相关的胰岛素基因目前尚不能用于糖尿病的基因治疗，在抗病毒和

病原体的基因治疗中，所选择的靶基因应在病毒和病原体的生活史中起重要的作用并且该序列是特异的，如针对 HBV 的 *HBeAg* 或 *X* 基因等。

此外，肿瘤患者多有免疫缺陷，可选用免疫因子基因转入人体，肿瘤细胞内往往存在多种基因异常形式，可采用反义技术封闭细胞内活化的癌基因或向细胞内转入野生型抑癌基因，抑制肿瘤生长，故针对的癌基因或抑癌基因应与该肿瘤的发生和发展有明确的相关性。

在确定所选目的基因后，制备目的基因。正向表达的基因可以是 cDNA，也可是基因组 DNA 段。可用传统的方法获取，也可采用多聚酶链式反应等新技术进行体外扩增等多种方法制备获得。

（二）基因载体的选择

基因治疗载体分为两大类：病毒载体（如，慢病毒、腺病毒、逆转录病毒、腺相关病毒等），非病毒载体（主要有裸露 DNA、脂质体、纳米载体等）。一般来说，载体的选择主要从以下方面考虑：①转移目的基因所要表达时间的长短；②靶细胞的分裂期；③靶细胞的类型；④转移目的基因的大小；⑤载体是否引起机体的免疫反应以及是否具有毒副作用；⑥载体是否可以多次导入体内；⑦构建载体的难易程度；⑧载体转移系统的有效性和可行性；⑨载体的安全性和目的基因的可调节性。

（三）靶细胞的选择

理论上讲，无论何种细胞均具有接受外源 DNA 的能力，目前基因治疗中禁止使用生殖细胞作为靶细胞，只能使用体细胞，用于转基因的体细胞必须取材方便，含量丰富，容易培养，寿命较长。故可选择淋巴细胞、造血细胞、上皮细胞、角质细胞、内皮细胞、成纤维细胞、肝细胞、肌肉细胞和肿瘤细胞等。在实际应用中应具体根据目的条件选择。

（四）基因转移

将目的基因导入靶细胞的方法很多，大致可分为物理方法、化学方法、融合法和病毒感染法四类。目前较多使用的是脂质体法。

在目前的技术支持下，一般而言其基因转染效率很难达到 100%。故必须首先将转导细胞和未转导细胞加以区分。这方面的新技术发展很快，常用的转导细胞筛选方法是利用基因表达产物筛选法。

（1）标记基因筛选法

在载体上引入一个标记基因，或同时导入标记基因，在转染后的适当时间选用合适剂量的选择培养基，筛选标记基因表型，那些已导入外源基因的细胞将存活下来，而未转导的细胞则死于选择性细胞培养基。如在较多的载体中都有 *neor* 抗性基因，若向培养基中加入 G418 进行选择，最后只有转导细胞存活下来。

（2）基因缺陷型受体细胞的选择性

以基因缺陷型细胞作为靶细胞，将正常基因导入基因缺陷型靶细胞后，使用选择性培养基进行筛选。例如将 *TK* 基因导入 TK⁻ 的靶细胞，转录细胞可在 HAT 培养基中生长，未转导的细胞则不能在 HAT 培养基中生长。

（3）基因共转染技术

将目的基因表达载体 DNA 和标记基因表达载体 DNA 混合后共同转移到靶细胞中，分别使用标记基因和目的基因对应的选择剂进行两次筛选，最后得到复合转导的转化子。

（4）分子生物学方法

外源基因是否成功转入靶细胞，须用分子杂交方法进行证实。常用的方法有原位杂效，Southern 杂交和斑点杂交。其中主要问题是杂交探针的选择。若靶细胞内原来不存在所转入的目的基因，可选用目的基因作为探针；靶细胞内一般无标记基因存在，故标记基因是特异性好的探针。探针大小可以是较大的 DNA 片段，亦可是人工合成的 DNA 单链探针分子。PCR 方法目前也已用于转导细胞的鉴定，且该法相对简单易行。

（五）外源基因表达的检测

在筛选出转化分子后还需要鉴定转导细胞中外源基因的表达状况。其中包括对目的基因和标记基因表达的鉴定。常用方法有原位杂交、Northern 杂交、免疫组织化学染色等，前几项是检测外源基因转录出的 mRNA，后者则是检测外源基因翻译出的蛋白质。流式细胞仪检测是一种较为客观准确的检测手段，能定量分析外源基因的表达状况。

（六）回输体内

将治疗性基因修饰的细胞通过不同方式回输入体内，以发挥治疗作用。如：①淋巴细胞经静脉回输入血；②造血细胞经自体骨髓移植；③皮肤纤维细胞经胶原包裹后埋入皮下组织。

三、基因治疗的主要策略与方法

（一）基因置换

将正常基因替换致病基因，使致病基因在原位得到永久的更正。这是最为理想的治疗策略。

（二）基因修正

将致病基因的突变碱基序列纠正，而正常部分予以保留。这种基因治疗方式最后也能使致病基因得到完全纠正，但操作上要求高，实践中有一定难度。

（三）基因修饰

将目的基因导入病变细胞或其他细胞，目的基因的表达产物能修饰缺陷细胞的功能或使原有的某些功能得到加强。但在这种治疗方法中，缺陷基因仍然存在于细胞内。

（四）基因失活

利用反义技术能专一地封闭某些基因表达，抑制一些有害基因的表达，达到治疗疾病的目的。如利用反义 RNA、核酶或肽核酸等抑制一些癌基因的表达，抑制肿瘤细胞的增殖，诱导肿瘤细胞的分化。

（五）其他策略

随着生物技术和相关学科的发展，新的基因治疗的策略必将会不断产生，如导入能使机体产生免疫力的抗原、抗体基因，达到预防和治疗疾病的目的；将抗药物毒性的基因导入人体细胞，提高机体耐受肿瘤化疗药物的能力等。

四、基因治疗的临床应用

（一）遗传病

至今，基因治疗在血友病 B、囊性纤维病、遗传性视网膜疾病和家族性高胆固醇血症治疗中均有不少的临床成功病例报道。

血友病是一种由于人凝血因子缺陷导致的遗传性出血疾病，1991 年，复旦大学遗传学研究所采用反转录病毒介导的自体皮肤成纤维细胞对 2 例血友病 B 患者进行了世界首次血友病基因治疗临床试验，患者体内凝血因子浓度和活性上升，出血症状减轻，取得了安全有效的结果。1999 年美国 UP 和 Avigen 公司合作采用 AAV 途径进行了血友病 B 基因治疗，患者治疗后出血症状显著改善。

（二）肿瘤

肿瘤的发生、发展是一个极其复杂的过程，分子生物学研究发现有多种基因的突变会导致肿瘤的发生，包括单基因突变或多基因突变。基因治疗用于肿瘤治疗的设想是针对突变基因而采取的正常基因的强化及替代治疗。

　　p53 基因（人体抑癌基因）突变与肿瘤发生发展高度相关（＞50％），将正常 *p53* 基因导入肿瘤细胞，可以诱发肿瘤细胞凋亡，而对正常细胞无害。1995 年进入临床试验以来，已经有 600 多名患者接受治疗；60％患者显示出安全有效，1999 年进入临床 III 期试验，腺病毒 *p53* 基因治疗临床方案已经超过 8 个，而且治疗肿瘤范围扩大到其他肿瘤和转移癌。2003 年，国家食品药品监督管理局批准重组人 p53 腺病毒注射液（商品名今又生）新药证书，意味着世界上第一个癌症基因治疗药物在中国诞生，标志着我国基因治疗癌症临床和基因药物产业化取得了突破性的阶段性成果。

（三）其他疾病

　　基因治疗还尝试用于心血管疾病、神经系统疾病（肌萎缩侧索硬化症），以及对免疫系统重建或针对猝死发生原因等领域的治疗研究。例如对慢性心力衰竭的基因治疗，近年结合基因靶向介导的钙调蛋白治疗取得明显疗效，其中以腺病毒为载体的治疗方案疗效较为显著；并且临床结合影响调控基因表达的后翻译调控子 miRNA 的基因治疗方案可望应用于心血管疾病的治疗。

本章小结

　　本章主要阐述了精准医疗、药物基因组学、基因诊断和基因治疗的基本概念，以及精准医疗产生的历史背景和在临床应用的现状与愿景，并从药物基因组学角度结合基因诊断和基因治疗手段，较为详细地阐述了精准医疗所依赖的分子生物学基础，介绍了药物基因组学在精准药物研发和临床精准用药中的具体指导作用，详细介绍了基因诊断常用的分子生物学技术和基因诊断的基本策略，以及基因治疗基本程序、主要策略与方法，举例说明了基因治疗在临床上的应用。

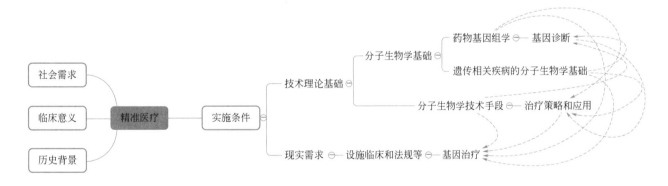

思考题

拓展学习

　　1. 基因治疗除了对遗传性疾病的治疗外，将来还可能在临床哪些领域会有较广泛的应用愿景？

　　2. 基因治疗只针对遗传性疾病吗？谈谈你的想法？

　　3. 你认为基因治疗的前景如何？

参考文献

［1］　王海. 新概念"精准医学"的理解和辨析［J］. 中国科技术语，2018，20（2）：62-65.

［2］　谢俊祥，张琳. 精准医疗发展现状及趋势［J］. 中国医疗器械信息，2016，22（11）：5-10.

［3］　任思冲，周海琴，彭萍. 大数据挖掘促进精准医学发展［J］. 国际检验医学杂志，2015，36（23）：3499-3501.

［4］ 范美玉，陈敏．基于大数据的精准医疗服务体系研究［J］．中国医院管理，2016，36（1）：10-11.

［5］ 刘文生．英特尔：以技术筑梦精准医疗［J］．中国医院院长．2016（21）：78-81.

［6］ 张昕，张洁利，李小溪，等．疟疾药物预防的现状与进展［J］．传染病信息，2019，32（5）：445-451.

［7］ 徐航，回翔，朱怀军，等．药物基因组学在临床药物治疗中的应用［J］．药学与临床研究，2019，27（1）：46-51.

［8］ 李喆霖．EGFR/HER220号外显子插入突变型非小细胞肺癌靶向治疗的研究进展［J］．临床肿瘤学杂志，2021；26（04）：367-372.

［9］ 陈丽鹃．第三代EGFR-TKI获得性耐药相关机制研究［J］．医学综述，2021；26（05）：888-893.

［10］ 张博，吴建春，骆莹滨，等．肿瘤免疫治疗及其相关标记物的研究现状与思考［J］．中国肿瘤临床，2020，47（11）：581-585.

［11］ 何柳媚，陈浩，钟艳平，等．第2代测序技术鉴定人类白细胞抗原等位基因 $A^{A*}24$：353及基因频率分析［J］．中国组织工程研究，2021，25（25）：4009-4012.

［12］ 钟小林，黄刚，张立，等．基因诊断的基本策略与临床应用［J］．医学综述，2004，（4）：197-199.

［13］ 杨鑫宇，王大勇，高旭．基因编辑技术和细胞疗法在体外基因治疗中的应用［J］．中国生物化学与分子生物学报，2020，36（11）：1265-1272.

（吕正兵）

索 引